中国古医籍整理丛书（续编）

伤寒经集解

清·屠人杰　辑著

许二平　许敬生　徐江雁　校注

U0194316

全国百佳图书出版单位
中国中医药出版社
·北　京·

图书在版编目(CIP)数据

伤寒经集解/(清)屠人杰辑著；许二平，许敬生，徐江雁校注. -- 北京：中国中医药出版社，2025. 1.

(中国古医籍整理丛书).

ISBN 978-7-5132-9108-8

Ⅰ. R222. 29

中国国家版本馆 CIP 数据核字第 20244Z4981 号

中国中医药出版社出版

北京经济技术开发区科创十三街 31 号院二区 8 号楼

邮政编码 100176

传真 010-64405721

北京盛通印刷股份有限公司印刷

各地新华书店经销

开本 710×1000 1/16 印张 31.75 字数 369 千字

2025 年 1 月第 1 版 2025 年 1 月第 1 次印刷

书号 ISBN 978-7-5132-9108-8

定价 129.00 元

网址 www.cptcm.com

服务热线 010-64405510

购书热线 010-89535836

维权打假 010-64405753

微信服务号 zgzyycbs

微商城网址 https://kdt.im/LIdUGr

官方微博 http://e.weibo.com/cptcm

天猫旗舰店网址 https://zgzyycbs.tmall.com

如有印装质量问题请与本社出版部联系(010-64405510)

国家中医药管理局
中医药古籍文献传承专项

专家委员会

中医药古籍文献传承工作专家组

中医药古籍文献传承工作项目管理办公室

主　任　王振国

副主任　宋咏梅　张丰聪

成　员　周　扬　王春燕　范　磊　陈　聪　相光鑫

前言

中医药古籍是中华优秀传统文化的重要载体，也是中医药学传承数千年的知识宝库，凝聚着中华民族特有的精神价值、思维方法、生命理论和医疗经验，也是现代中医药科技创新和学术进步的源头和根基。保护好、研究好和利用好中医药古籍，是弘扬中华优秀传统文化、传承中医药学术、促进中医药振兴发展的必由之路，事关中医药事业发展全局。

中共中央、国务院高度重视中医药古籍保护与利用，有计划、有组织地开展了中医药古籍整理研究和出版工作。特别是党的十八大以来，一系列中医药古籍保护、整理、研究、利用的新政策相继出台，为守正强基础，为创新筑平台，中医药古籍事业迈向新征程。《中共中央 国务院关于促进中医药传承创新发展的意见》《关于推进新时代古籍工作的意见》《“十四五”中医药发展规划》《中医药振兴发展重大工程实施方案》等重要文件均将中医药古籍的保护与利用列为工作任务，提出要加强古典医籍精华的梳理和挖掘，推进中医药古籍抢救保护、整理研究与出版利用。国家中医药管理局专门成立了“中医药古籍工作领导小组”，以加强对中医药古籍保护、整理研究、编辑出版以及古籍数字化、普及推广、人才培养等工作的统筹，持续推进中医药古籍重大项目的规划与组织。

2010年，财政部、国家中医药管理局设立公共卫生资金专项“中医药古籍保护与利用能力建设项目”。2018年，项目成果结集为《中国古医籍整理丛书》正式出版，包含417种中医药古籍，内容涵盖了医经、基础理论、诊法、伤寒金匮、温病、本草、方书、内科、外科、女科、儿科、伤科、眼科、咽喉口齿、针灸推拿、养生、医案医话医论、医史、临证综合等门类，时间跨越唐、宋、金元、明以迄清末，绝大多数是第一次校注出版，一批孤本、稿本、抄本更是首次整理面世。第九届、第十届全国人大常委会副委员长许嘉璐先生听闻本丛书出版，欣然为之作序，对本项工作给予高度评价。

2020年12月起，国家中医药管理局立项实施“中医药古籍文献传承专项”。该项目承前启后，主要开展重要古医籍整理出版、中医临床优势病种专题文献挖掘整理、中医药古籍保护修复与人才培训、中医药古籍标准化体系建设等4项工作。设立“中医药古籍文献传承工作项目管理办公室”，负责具体管理和组织实施、制定技术规范、举办业务培训、提供学术指导等，全国43家单位近千人参与项目。本专项沿用“中医药古籍保护与利用能力建设项目”形成的管理模式与技术规范，对现存中医药古籍书目进行梳理研究，结合中医古籍发展源流与学术流变，特别是学术价值和版本价值的考察，最终选定40种具有重要学术价值和版本价值的中医药古籍进行整理出版，内容涉及伤寒、金匮、温病、诊法、本草、方书、内科、外科、儿科、针灸推拿、医案医话、临证综合等门类。为体现国家中医药古籍保护与利用工作的延续性，命名为《中国古医籍整理丛书（续编）》。

当前，正值中医药事业发展天时地利人和的大好时机，中医药古籍工作面临新形势，迎来新机遇。中医药古籍工作应紧紧围绕新时代中医药事业振兴发展的迫切需求，持续做好保护、整理、研究与利用，努力把古籍所蕴含的中华优秀传统文化的精神标识和具有当代价值、世界意义的文化精髓挖掘出来、提炼出来、展示出来，把中医药这一中华民族的伟大创造保护好、发掘好、利用好，为建设文化强国和健康中国、助力中国式现代化、建设中华民族现代文明、实现中华民族伟大复兴贡献更大力量。

中医药古籍文献传承工作项目管理办公室

2024年3月6日

许序

“中医”之名立，迄今不逾百年，所以冠以“中”字者，以别于“洋”与“西”也。慎思之，明辨之，斯名之出，无奈耳，或亦时人不甘泯没而特标其犹在之举也。

前此，祖传医术（今世方称为“学”）绵延数千载，救民无数；华夏屡遭时疫，皆仰之以度困厄。中华民族之未如印第安遭染殖民者所携疾病而族灭者，中医之功也。

医兴则国兴，国强则医强。百年运衰，岂但国土肢解，五千年文明亦不得全，非遭泯灭，即蒙冤扭曲。西方医学以其捷便速效，始则为传教之利器，继则以“科学”之冕畅行于中华。中医虽为内外所夹击，斥之为蒙昧，为伪医，然四亿同胞衣食不保，得获西医之益者甚寡，中医犹为人民之所赖。虽然，中国医学日益陵替，乃不可免，势使之然也。呜呼！覆巢之下安有完卵？

嗣后，国家新生，中医旋即得以重振，与西医并举，探寻结合之路。今也，中华诸多文化，自民俗、礼仪、工艺、戏曲、历史、文学，以至伦理、信仰，皆渐复起，中国医学之兴乃属必然。

迄今中医犹为国家医疗系统之辅，城市尤甚。何哉？盖一则西医赖声、光、电技术而于20世纪发展极速，中医则难见其进。二则国人惊羡西医之“立竿见影”，遂以为其事事胜于中医。然西医已自觉将入绝境：其若干医法正负效应相若，甚或负远逾于正；研究医理者，渐知人乃一整体，心、身非如中世纪所认定为二对立物，且人体亦非宇宙之中心，仅为其一小单位，与宇宙万象万物息息相关。认识至此，其已向中国医学之理念“靠拢”矣，虽彼未必知中国医学何如也。唯其不知中国医理何如，纯由其实践而有所悟，益以证中国之认识人体不为伪，亦不为玄虚。然国人知此趋向者，几人？

国医欲再现宋明清高峰，成国中主流医学，则一须继承，一须创新。继承则必深研原典，激清汰浊，复吸纳西医及我藏、蒙、维、回、苗、彝诸民族医术之精华；创新之道，在于今之科技，既用其器，亦参照其道，反思己之医理，审问之，笃行之，深化之，普及之，于普及中认知人体及环境古今之异，以建成当代国医理论。欲达于斯境，或需百年欤？予恐西医既已醒悟，若加力吸收中医精粹，促中医西医深度结合，形成21世纪之新医学，届时“制高点”将在何方？国人于此转折之机，能不忧虑而奋力乎？

予所谓深研之原典，非指一二习见之书、千古权威之作；就医界整体言之，所传所承自应为医籍之全部。盖后世名医所著，乃其秉诸前人所述，总结终生行医用药经验所得，自当已成今世、后世之要籍。

盛世修典，信然。盖典籍得修，方可言传言承。虽前此50余载已启医籍整理、出版之役，惜旋即中辍。阅20载再兴整理、出版之潮，世所罕见之要籍千余部陆续问世，洋洋大观。

今复有“中医药古籍保护与利用能力建设”之工程，集九省市专家，历经五载，董理出版自唐迄清医籍，都400余种，凡中医之基础医理、伤寒、温病及各科诊治、医案医话、推拿本草，俱涵盖之。

噫！璐既知此，能不胜其悦乎？汇集刻印医籍，自古有之，然孰与今世之盛且精也！自今而后，中国医家及患者，得览斯典，当于前人益敬而畏之矣。中华民族之屡经灾难而益蕃，乃至未来之永续，端赖之也，自今以往岂可不后出转精乎？典籍既蜂出矣，余则有望于来者。

谨序。

第九届、十届全国人大常委会副委员长

許嘉璐

二〇一四年冬

校注说明

《伤寒经集解》初刻于清乾隆年间，题“嘉善屠俊夫集解”，稽古堂藏版，系一部价值较高的伤寒学著作，对后世产生了较大的影响。

一、作者及成书

屠人杰，字俊夫，清代嘉善（今浙江省嘉兴市嘉善县）人，生卒年不详。屠氏性嗜医学，博学强记，善于撷取众家之长，得名医何王模指授，对《伤寒论》尤多心解。于清乾隆五十三年（1788）著成《伤寒经集解》十卷，辑集61部历代前贤释《伤寒论》之著作，并附己见，是一部研究张仲景学说有价值的参考读物。

二、底本、校本的选择

据相关文献记载，本书有清乾隆五十七年壬子（1792）嘉善屠氏稽古堂刻本和抄本残卷两种。但经版本调研，现仅见清乾隆嘉善屠氏稽古堂刻本。关于该版本年代，依书名页“乾隆戊申初刊、嘉善屠俊夫集解、伤寒经解、稽古堂藏板”字样，当为乾隆五十三年（1788）刻本。但该版本书中有序言三则，依作序时间先后分别为乾隆五十一年作者屠人杰自序、乾隆五十三年作者再序、乾隆五十七年何世仁序，最晚序作于乾隆五十七年，似当为乾隆五十七年刻本。再考序言及相关著录文献，亦无该版本刊刻过程的相关记载，但该版本刊刻于乾隆年间当可信，故称该版本为清乾隆嘉善屠氏稽古堂刻本。本次校注以该版本为底本，以宋本《伤寒论》等为他校本进行校注。

三、校注原则

本次校注《伤寒经集解》以尊重原著，保持原貌为原则，并适当考虑其普及性与实用性。在此前提下，对原本进行标点、校勘、注释。将原本的繁体字竖排本，整理为规范的简化字横排本，并加以现代标点符号。具体事项如下：

1. 因版式改为横排本，底本中方位词“左”“右”分别径改为“下”“上”。

2. 原书“凡例”在目录后，今移于目录前。

3. 原书各卷卷名前有“伤寒经集解”，卷端有“嘉善居人杰俊夫氏撰”，卷之一至卷之九正文前有“汉南阳张机仲景著、后学嘉善居人杰俊夫氏集解”等，此次整理一律删去。

4. 凡底本无误，校本有误者，一般不出校记。底本有误，根据校勘的依据予以纠正者，出是非性校记。底本与校本虽然一致，但按文义疑有讹、脱、衍、倒之属，又缺乏依据未能遽定者，保留原文不作改动，出存疑校记。

5. 底本中的通假字首见出注；异体字、古今字、俗体字，除特殊情况予以保留外，以规范字径改，不出校。如：擁—拥，蹤—踪，譔—撰，歎—叹，採—采，倂—并，欬—咳，嚥—咽，槩—概，畧—略等。

6. 本书中凡是“藏”“府”“胎”等字，字义为“脏”“腑”“苔”时，径改，不再出校。

7. 底本中字形属一般笔画之误，如属日、曰混淆，己、巳不分者，径改，不出校记。

8. 同一个字词多次出现，如果该字词均为同一含义，则在首见处出校注记并注明“下同”，余者不一一出校。

9. 底本中表示数字的肉码字“〡”“〢”……“〩”“〸”分别径改为汉字“一”“二”……“九”“十”。

10. 原文中双行注释内容在本书中用小字加括号表示。

11. 本书所引诸家典籍，多有删节，与原书比较不失原义者，不出校记，以保持本书原貌。

本书由许二平、许敬生、徐江雁负责校注原则的制订，并负责对全书的审稿、统稿工作。其他整理者分别负责底本的打印校对、书稿的校注等工作，具体分工为：卷首施森、古豫蕾；卷一、卷二蔡永敏、刘铭泽、张白雪、邢铭瑞、张圆圆；卷三程传浩、李泽伦；卷四、卷五叶磊、苏鸿凯；卷六、卷七张瑞、古豫蕾、张楠；卷八、卷九谢忠礼、王佳。另，古豫蕾负责全部书稿的汇总及格式的统一等工作；关庆亚、樊月月参加了版本的调研工作。

许二平、许敬生、徐江雁

2024 年 8 月

伤寒经解序

夫作者之谓圣，述者之谓明，作者难而述者亦不易。伤寒经创自仲景先师，精深古奥，诚作者之圣也。自非神明于《灵》《素》之理者，不能作此书；亦非贯彻于南阳之蕴者，不能述此书。粤稽①古今论注，自成无已、巢元方以后，不下数十家，其间各抒已见，阐发固多，而缪戾②亦或有之。近世医家乐趋便易之门，且置伤寒经于高阁，又何暇博览论注诸家，而心知其得失哉！

俊夫先生积数十年之功，专力于《伤寒》一书。先将各家论注一一研求，指其孰是孰非，然后举本经原文，条分缕析，逐句逐字，融会而贯通之。不惑哤言③，亦不执偏见，必求无背于前圣作经之旨而后已。此真识力过人，而能独为其难者乎？忆昔先生曾问业于先大父④铁山公⑤，时大父年逾八旬，见先生天资高迈，学问深沉，甚器重之，以为我家世业得其人而道可传矣。不意未及数月，先大父去世而先生亦遂旋里⑥。惟予

---

① 粤稽：查考，考证。粤，助词，古与“越”“曰”通用，用于句首或句中；稽，停留，引申为考核。

② 缪戾：错乱，违背。

③ 哤（máng 忙）言：语言杂乱无序。

④ 大父：即祖父。

⑤ 铁山公：指何王模。清代世医何氏第二十代，字铁山，号萍香。撰有诗集《倚南轩集》等，何世仁之祖。

⑥ 旋里：返回故乡。

小子①，前已失怙②，赖大父指授，粗知医理。犹记大父曾以先曾祖嗣宗公③《伤寒类纂》为小子口讲指画，然禀性愚鲁，终未能望见仲景门墙④也。自是而后，应酬鹿鹿⑤，既不获闻祖父之教，又不得与先生晨夕聚首，相与讲明而切究，是则仁⑥之不幸也。夫今先生学业益纯，见解益高，著述亦益富。此书实发前人所未发，洵⑦南阳之功臣，后学之明镜也。而猥蒙⑧先生不以仁为不材，谆谆寓书，命为之叙禾，小子何人，而敢以元晏⑨自居乎？特以长者有命，无容推诿。爰⑩不揣鄙陋，聊志数语，至先生之书自足传世而行远，固无待末学之多赘也。

时乾隆五十七年壬子四月下浣⑪

通家侄何世仁拜撰

① 小子：何世仁谦称。清代世医何氏第二十二代，字元长，号澹安，撰有《伤寒类辨》等书。

② 怙（hù户）：指父亲。

③ 嗣宗公：指何炫。清代世医何氏第十九代，字令昭，号自宗，撰有《嗣宗医案》等书。

④ 门墙：本指连接大门处的院墙，此喻仲景学术的门径。

⑤ 鹿鹿：形容忙碌而无作为。

⑥ 仁：何世仁自称。

⑦ 洵：确实。

⑧ 猥蒙：谦词，犹承蒙。

⑨ 元晏：皇甫谧之号。东汉医家，字士安，撰《针灸甲乙经》等书。

⑩ 爰：于是。

⑪ 下浣：指下旬。

伤寒经集解序

人自幼读书，则必由四书而五经、而传史，以及诸子百家。夫医亦有医之四书五经在彼。《中藏》《病源》《褚氏遗书》以及《千金》《外台》者，医之子史也；《本经》《灵》《素》，医之五经也；《难经》犹传也，而所谓四书，则《伤寒》《金匮》是。自汉南阳太守张仲景，感往昔之沦丧，伤横夭①之莫救，求古博采，手著此书。其文简而详，其法精而奥，故自序云：虽未能尽愈诸病，庶可以见病知源。昔子程子②序《大学》曰："由是学焉，庶乎不差。"序《中庸》曰："终身用之，有不能尽。"而于《论》《孟》，一则谓其大有功于世，一则谓其读之愈久，意味深长。吾于是书亦云：宋元以来，名医无有不从此而入手。故刘河间曰：黄帝后二千五百余年，仲景方论出，使后之学者有可依据。李东垣曰：仲景书为万世法，号群方祖，治杂病若神。后之习医，宗《内经》法，学仲景心，可以为师矣。朱丹溪曰：仲景诸方实万世医门之规矩准绳，后之欲为方圆平直者，必于是取则焉。由是观之，而仲景书可勿读乎哉？

予读医术十余载，所仰慕者仲景一书为尤。岐黄之书非不如仲景，但义理深奥，各发其源，并无方治。若非仲景脉证及方同列，条辨方、续加减，为之阶梯者。竟不得其门而入矣。故朝于斯，夕于斯，虽日有所得，而究未易洞达其旨趣。欲得一师以指迷，因游云间，受业铁山何夫子，徘徊门下未及数月，何子逝世，不获领师训矣。嗣是再访洞庭宸仪周先生，晤对③

① 横夭：指夭折而死，此指因病而未尽天年而死。
② 程子：指程颢、程颐。
③ 晤对：见面交谈。

之下，未能深究仲景之书，故即旋里。噫！近世多从时派，各承家技，至于《伤寒论》，则有厌闻而恶见者，但时派家技不过剿①百家之一说，而自信为活人之书，殊不知唐宋以后各家之书，尚出于仲景之方法。今从其末而遗其本，是犹弃四子之全书。故王肯堂曰：世之医有终身目不识《伤寒论》者，独执陶氏《六书》② 以为枕中鸿宝。岂知陶氏之书不过剽窃南阳之唾余，尚未望见易水门墙，而辄诋《伤寒论》为非全书，聋瞽③来学，盖仲景之罪人也。故予不得不如王海藏④，寤而思，寐而思，始而终之，终而始之。采搜各论，反复详辨，考究义理，务取精确。其剖而不能明晰者，不揣管见，略为解之，名之曰《伤寒经解》，亦如四书之合讲云尔。欲付梨枣⑤，恐有义理舛谬⑥，其所遗祸岂浅鲜哉！敢就正诸有道焉，则庶乎⑦其可矣。

时乾隆岁次丙午⑧巧月⑨

屠人杰识

---

① 剿：抄袭。

② 陶氏六书：即《伤寒六书》，六卷。明代医家陶华撰。

③ 瞽（gǔ 古）：指盲人。

④ 王海藏：指王好古。金元医家，字进之，晚号海藏老人，撰《阴证略例》《医垒元戎》等书。

⑤ 欲付梨枣：准备刻版刊印。

⑥ 舛（chuǎn 喘）谬：错误。

⑦ 庶乎：几乎，差不多。

⑧ 乾隆岁次丙午：即1786年。

⑨ 巧月：指七月。

伤寒经集解序

尝慨人赋五常①而有身，当必挟一得以益于世，而后不虚其所生，此所以集解伤寒经而付梓也。或有诘予曰：注书立说，自古难之，子忽以此书问世，何易也？况医学性命攸关，非阅历多者不能，未必闭门造车，当即出门而合辙。因是思仲景云：阴阳幽微，变化难极。予何人斯？敢解圣经。固知僭妄②，惶愧已极，但医学废弛，弃本崇末，古人证详方晰，后世诊粗剂杂，若不从古考究，焉能得其旨耶？吾见今人忙忙临证，愦愦③终身，未识车之何以造，乌知辙之所以合？邵庸济④有曰：平时读书娴熟，然后与病脉印证，与书合者，必一见了然，不合者参互他条，必求甚解，其见日广，其道日进，所贵于老医之阅历者以此，若不深考古书古方，但凑成满江兜之法，佐使多而分量轻，以冀幸一遇，则生不知所以生，死不悔所以死，虽临证多者，徒自昧也。且夫无常者脉症，而有定者医理，得则闭门造车，原不难出门而合辙，其有不能合辙者，总由理之未明，苦不自知耳。故予深望读书明理者，改其疵谬，教所未逮⑤。及访诊多道高之辈，面稽则极口赞扬，背后则啧有烦言，殊辜鄙愫。今姑付之剞劂⑥，以质当世。嗟！壁影萤光⑦，能资

① 五常：指仁、义、礼、智、信。
② 僭（jiàn 剑）妄：超越本分而狂妄。
③ 愦愦：烦扰，纷乱。
④ 邵庸济：即邵成平，清代医家，字庸济。撰《伤寒正医录》等书。
⑤ 逮：做到。
⑥ 剞劂（jī jué 鸡绝）：指刻版印书。
⑦ 壁影萤光：指西汉经学家匡衡凿壁偷光的典故，在此形容家贫而刻苦读书。

志士。是集或有千虑之一得，亦可见择，倘中多纰缪，凡在明哲，不空滋腹诽，而逐一面教，俾得即行刊正，不致误于无穷，此予之深愿，亦病人之厚幸也夫。

乾隆五十三年岁次戊申仲秋下浣
嘉善屠人杰再记

凡 例

一，凡是集编次，悉从《伤寒论》，读间有更换数条，其脉法中所言江湖口气数条，以及编入六经中者，俱各删去不录。

二，是集注解，遵前贤者十之七，参鄙见者十之三。或辨其谬误，或畅其文义，或详其未悉，或置为阙疑①。但臆解甚多难以自检，惟冀有道君子发利济之心，面教驳正，非止惠我无疆，实万世有仁施焉矣。幸勿阳誉阴訾②，贻误后人。

三，是集先参酌诸注，间以鄙见，务令明晰，使读者瞭然③心目。其有不标姓氏者，非敢掩前人之长为一己之美，因各注间杂，故不列名，惟义出特□者，必直书某氏云。

四，程扶生④编入《金匮》之文，沈尧封⑤嫌其文气寸断，不便诵读，但同是痉湿之证，仲景之书何分为《伤寒》《金匮》？况仲景自序，《伤寒卒病论》合一十六卷，焉知其不一而分为伤寒杂病也。且经和叔翻乱编集，未必非晋时分而为二焉，故仍从程氏编附合辨其霍乱之吐利证，的系太阴为病，乌可不附之于后而同辨也。

五，原文虽有差误，字句不敢擅改，但注明应作如何字句。

六，从前各注悖谬以误经旨，今特驳正数条，商诸高明，未识有当否。如少阳病误解为表里之间，太阳病脉沉用四逆汤，

---

① 阙（quē 缺）疑：缺陷疑问。

② 訾（zī 资）：缺点、不足。

③ 瞭然：清晰明了。

④ 程扶生：清代医家，名知，字扶生。撰《伤寒经注》《医经理解》等书。

⑤ 沈尧封：清代医家，字又彭。撰《伤寒论读》《沈氏女科辑要》等书。

误注为舍证从脉，止欲治里而不顾其表之类是也。

七，注释专取易解，故虽俚言俗语，兹集亦用。

八，是集所辨特欲备法广义，故多文气重复。

目　录

卷之首

卷之一

采辑古今诸家伤寒六十余部书目

伤寒论

汉·南阳张机（仲景）述，宋·成无已注解，凡十卷。第一辨脉、平脉二法；二卷伤寒例、辨痓湿暍脉证及太阳病脉证并治法上；三卷、四卷辨太阳病脉证并治法中、下；五卷辨阳明、少阳病脉证并治法；八卷辨汗后病脉证治法，并辨可吐不可吐；九卷辨可下不可下并治法；第十卷辨发汗吐下后病脉证并治法。其方随证载入，缘多以加减为文，似未详备者二十五方，复载末卷详辨其注。虽多差误，然晋唐以来名医者众，但能摘论尚属差谬者多，况全文注解能无微瑕乎？幸成氏性识明敏，记问该博，故能析证疏方从未经道者，逐条注解，诚为仲景之功臣，并为万世之功臣。而后人不念开山创释之艰难，犹欲訾訾①于短失，岂不自谅为何如人，而能探其理致哉？

伤寒病源

隋·太医博士②巢元方撰，书凡二卷。其上卷以伤寒候起，至心否、结胸候止，共三十三论，皆伤寒中证；其下卷以伤寒余热起，至劳复、不相染易候止，共四十四论，皆病后之证居多。大意以《热病论》《伤寒论》为主，参以《内经》之意而自立论，以发明其病源，故名曰“病源”。后又论“时气病”

① 訾（zī滋）訾：诋毁，非议。

② 太医博士：古代医学教学职称。官阶从七品下，专门负责传授医学知识。

"热病温病"二卷，共论九十九条。即取仲景《伤寒论》中之意，自为畅发而别立其名，亦可发明《伤寒论》中温热病之义也。

外台伤寒方论

唐·开国伯[1]王焘撰《外台秘要》四十卷，摭[2]集上古及当时方论，以伤寒冠其首。所集伤寒书止二卷，分三十三门诸论。伤寒凡八家，曰仲景、曰和叔[3]、曰华佗、曰陈廪邱、曰范汪、曰《小品》、曰《千金》、曰《经心录》[4]，合共论一十六首；又论伤寒日数，则以《内经·热病》及巢氏《病源》叙之于前，复以《肘后》等方列之于后；又论伤寒、中风、结胸、呕哕，至百合狐惑等二十一证，共计二百六十三方。其书不专以仲景方论为主，能广采诸家方论，合而成书，实为明备。所以先哲有云：不观《外台》方，不读《千金》论，则医人所见不广，用药不神。至哉言也！

伤寒活人书[5]

宋·奉议郎[6]朱肱著，书凡二十卷。其第一卷至十一卷，设为一百一问，以畅发仲景奥义；第十二卷至十五卷，纂桂枝等汤一百一十二方，引《伤寒》原论以证之；第十六卷至十八卷，自升麻汤起至麦门冬汤止，共一百二十六方，此采《外台》

---

① 开国伯：爵位名，唐代国公以下爵位均加开国字样。
② 摭（zhí 直）：摘取。
③ 和叔：指王叔和。
④ 经心录：十卷。唐代医家宋侠撰。
⑤ 伤寒活人书：即《类证活人书》，宋代医家朱肱著。
⑥ 奉议郎：唐朝置，为从六品上文散官，宋朝复置为正八品寄禄官。

《千金》《圣惠》等方，以补仲景之未备；末后第十九、二十卷，则论妇人伤寒，复继以小儿痘疹。斯诚仲景之大功臣也！惟末后十劝，第一劝云“伤寒头疼又身热，便是阳症，不可服热药”，则麻黄、桂枝二汤，不可用于伤寒中风之发热头痛矣，然此而不可用，不知用于何证耶，并不知太阳病之头痛发热，将何方以治之也。第二劝云“伤寒当直攻毒气，不可补益”，则复脉、附子等汤不必设，而伤寒竟为无虚。仲景血弱气尽之句与《内经》所云“邪之所凑，其气必虚”，又曰“寒则真气去，去则虚，虚则寒，搏于皮肤之间”，反为大谬矣。第三劝云“伤寒不思饮食，不可服温脾药”，则理中、术附等汤亦为多赘，而“不能食，名中寒”，又有“不能食，攻其热必哕，胃中虚冷故也”之文，亦为差谬，此大悖仲景之法者也。虽然亦白璧微瑕，不可因其短而弃其长也。

伤寒总病论

汪苓友[①]云：宋·蕲水庞安时[②]撰，书凡六卷。其第一卷乃《叙论》及《六经》等篇；第二卷则论汗、吐、下可不可，及用水、用火、和表温里之法；第三卷则论结胸、痞气、阴阳毒、狐惑、百合、痉湿暍，及杂病、劳复等症；第四卷则论暑病、时行寒疫、斑痘等症；第五卷则论天行温病及变哕、变黄、败坏等症，复附以小儿伤寒症；第六卷则载冬夏伤寒发汗杂方，又妊娠伤寒方、伤寒暑病通用刺法、伤寒温热病死生症，及附

---

① 汪苓友：清代医家，名琥，字苓友，号青溪子，撰《伤寒论辨证广注》等书，下同。

② 庞安时：北宋医家，字安常，自号蕲水道人，撰《伤寒总病论》等书。

以瘥后禁忌、仲景脉说，华佗内外实辨。琥按：庞氏论中，虽间有发明仲景之处，然其用药亦寒热错杂，经络不分，即如苏子瞻所传圣散子方①一例载入，殊为骇观。

伤寒发微论②

汪苓友云：宋·翰林学士白沙许叔微③（知可）述。书分上、下二卷，共论二十二篇。其首论伤寒七十二证候；次论桂枝汤用赤、白芍药；三论伤寒慎用圆子药；六论伤寒以真气为主；十论桂枝、肉桂；十五论动脉阴阳不同。此皆发明仲景微奥之旨，书名“发微”，称其实矣。

伤寒百证歌

汪苓友云：此亦许学士述，凡五卷。其自序云：论伤寒而不论仲景书，犹为儒而不知有孔子六经也。于是取仲景方论，编成歌诀一百证，以便后学之记习。其中间或有仲景无方者，辄取《千金》等方以编入。其第三十症则以食积、虚烦、寒痰、脚气似伤寒者，采朱肱、孙尚之说以补入。又第五十一证发斑歌，云温毒、热病两者皆至发斑，其注中复采巢氏《病源论》以补入，此皆有裨于仲景者也。

伤寒活人总括④

汪苓友云：宋·三山杨士瀛（登父）撰次，书凡七卷。其

① 圣散子方：载方64首。宋代苏轼、郭五常等撰。

② 伤寒发微论：即《张仲景注解伤寒发微论》。宋代医家许叔微撰。

③ 许叔微：南宋医家，字知可，撰《普济本事方》《伤寒百证歌》等书。

④ 伤寒活人总括：即《伤寒类书活人总括》。宋代医家杨士瀛撰次。

第一卷活人证治赋；第二卷曰伤寒总括，调理伤寒统论起，至六经用药格法止；第三卷曰伤寒症治，表里汗下二证起，至痰证伤食类伤寒止；第四卷发热证起，至不可下证止；第五卷懊侬证起，至失音证止；第六卷怫郁证起，至阳证似阴、阴证似阳证止；第七卷小柴胡汤加减法起，至产科、小儿伤寒止。其书大旨以仲景论，并《活人书》① 总括成书，每条以歌诀贯其首。虽于张、朱两家之外间有附益处，要之据证定方，毫无通变，使后学习之宁无所误耶？

伤寒明理论

金·聊摄人成无己撰，书凡四卷。其第一卷至第三卷，共论五十篇，始于发热，终于劳复；其第四卷，发明桂枝等方二十首，此为深得《伤寒》之旨趣者也。汪苓友嫌其《四十五论》云“阳明病下血谵语，此为热入血室者，斯盖言男子，不止谓妇人”，此与仲景之意大悖。以杰论之，无已不悖于仲景，而苓友自悖，何反訾人？盖血室男女俱有，下血非妇人独病，乌得专以妇人论也？妇人之热入血室证多者，以每月经行，倘遇寒热，即乘虚陷入故也。男子少此症者，阳明病下血之症绝少故也。若止下血，而无寒热，则又无热可入矣。成氏以为该男子言，正合于理，取名“明理”，实探明《伤寒论》之理致也，汪氏何反言其一失耶？故予特为辨之。

伤寒直格

金·河间刘完素撰，书凡三卷。其上卷则以十干、十二支

① 活人书：即《类证活人书》，北宋医家朱肱撰。

分配脏腑，又四类、九气、五邪、运气、有余不足为病，及论七表八里等脉，此医书之统论，与《伤寒》不相涉者也；其中卷则论伤寒六经、表里主疗之法；下卷则自仲景麻黄、桂枝等二十六汤外，复载益元散、桂苓甘露饮等八方，共三十四方。其大旨以《素问·热病论》中所云“人之伤于寒也，则为病热”“热病者，皆伤寒之类也”，四语作纲，以六经受邪为目。泥定前三日，三阳受之，汗之则愈；后三日，三阴受之，下之则痊。六经传受，自浅至深，皆是热证，非有阴寒之病，而云汗乃阳热之气所为，非阴寒之所能也，观万物热极而出液可知矣。若果身内有阴寒者，止为杂病，终莫能为汗病也。故伤寒汗病，径直言热病而不言有寒也，故偏用寒凉，而作此书。所论实热之症，欲下欲清者，能发仲景所未发，大可法焉。若论皆宜攻下、皆宜清凉之句，则大失仲景观其脉症，以法治之之旨也。

伤寒心法类粹

此亦刘守真（完素）编集也，书凡二卷。其上卷则以伤风、伤寒、中暑、中湿四证为始，至劳食复，共四十六条。其下卷则集《伤寒》麻黄等汤二十八方，间附后贤杂方二十四，共五十二方。又无忧丸等治食积、虫积及外科之方，共十三方，末附用药加减赋。至其治两感证，则用大小柴胡汤、凉膈、五苓、天水、通圣、双解等散。热势甚可下者，用三一承气汤或解毒合承气汤。其言实超出乎朱奉议之上，然亦大变仲景之法者也。

伤寒保命集①

金·张元素之子张璧撰，书凡二卷。其上卷先辨三部九候之脉，又辨伤寒温病及刺结胸痞气、头痛、腹痛等法，有如辨桂枝汤几症、方几道，辨麻黄、葛根汤几证、方几道，又其次曰大、小青龙汤症，曰大、小柴胡汤证，曰三承气汤症，曰大、小陷胸汤证，曰泻心汤、抵当汤、栀子豉汤等证，凡仲景六经篇证，皆参以己意，阐扬发明，而继以痉湿暍、霍乱等证。其下卷则论差后劳复、水渴、阴阳厥、发黄、结胸等证，其后则续以妇人伤寒、胎产杂症，又小儿伤寒、中风、斑疹等症。是皆发仲景未发之意，而深探《伤寒》之奥旨者也。

伤寒治法举要

元·东垣老人李杲撰，书止一卷。首言冷热风劳虚复，续辨惑伤寒论，共举治法之要二十二条。其法治外感羌活冲和汤，夹内伤补中益气汤。如外感风寒，内伤元气，是内外两感之症，宜用混淆补中汤，即补中益气汤中加藁本、羌活、防风、苍术也。又一法，先以冲和汤发散，后以参、芪、甘草三味补中汤济之。其外则有三黄补中汤、归须补中汤，共补中一十二方。又其外则有葛根二圣汤、芎黄汤等七方。此虽发仲景之未发，要其说过于温补，不足取以为法也。汪苓友云：东垣撰《内外伤辨惑论》，恐有内伤之症似伤寒者，复续上论；恐有伤寒之症夹内伤者，故制混淆补中等汤，以主之也。

① 伤寒保命集：即《云岐子保命集论类要》，元代医家张璧撰。

此事难知

元·海藏老人王好古著，书凡三卷。其自序云：予读医书几十载矣，所仰慕者，仲景一书为尤焉。然读之未易洞达其趣，欲得一师指之，遍国中无有能知者。寤而思，寐而思，天其勤恤，俾我李公明之（东垣），援予及所不传之妙。旬储月积，浸就编帙，因目之曰《此事难知》。其书首卷即设为问答，以辨经络脏腑伤寒之源。次辨营卫清浊、气血、表里、阴阳、六经手足并传及六经证脉治法方法，并用药禁忌。又其次则辨左右手阴阳之脉、三元图式、用针之法，及咳疟喘渴大头病证，末后则附以治目瘰痈等杂方。虽名伤寒六经症治，实与仲景方论不符。

伤寒摘疑问目①

元·丹溪朱震亨撰，书止一卷。始议脉，终议症与汤。此亦阐扬仲景之文，大有益于后学者。惜乎其论止一十九条而已。

金镜内台方议

汪苓友云：建安许宏集，书凡十二卷。其第一卷至十卷议仲景麻黄、桂枝等汤方，第十一卷议五苓等散方，第十二卷议理中等丸方。其说虽以成注为主，然亦多所发明，是亦大有裨于仲景者也。琥按：许氏不知何代人，不详其字。阅其文义，想系是金元时人耳。

① 伤寒摘疑问目：即《伤寒摘疑》，元代医家朱震亨撰。

敖氏外伤金镜录[①]

元·清碧学士杜先生著，相传敖氏三十六验舌法。汪苓友云：仲景论但云白苔、苔滑，而此则更有纯红、纯黄、纯黑、刺裂之别。复于仲景大小柴胡、白虎汤、茵陈蒿、栀子豉汤、五苓散、三承气等汤之外，更用透顶清凉散、凉膈散、天水散、黄连解毒汤、元参升麻化斑等汤，此皆治伤寒温热之神法也。

伤寒医鉴

平阳马宗素撰，书止一卷。首论脉证、六经、汗下、阳厥等证以及治法，终以小儿疮疹，共十一条。每条之中皆引《活人书》于前，继则引守真氏之语，以辨其非，末又正以《素问》之文。其旨大都以伤寒为热病，无所谓寒证者，是偏从《素问·热论》中之义，而非仲景《伤寒》全论之大旨也。又著《铃法》一卷，托名仲景所撰，而以五运六气生命得病日时编成字号歌诀，挨入麻、桂等汤，殊非至理，用之非徒无益，而反有害。《薛氏医按》录之，此亦后人之附会耳。

伤寒心要

都梁镏洪编，书止一卷。其论伤寒，大率以热病为主。其用方药，第一则双解散，第二则用小柴胡、凉膈、天水合服，第三凉膈合小柴胡，第四大柴胡合黄连解毒汤，第五大柴胡合三乙承气汤，共三十方，皆复方也。卷末则新增病后四方及《心要》余论。此得河间之一偏，其用药混淆，不足法也。

---

① 敖氏外伤金镜录：即《敖氏伤寒金镜录》，元代医家杜本著。

伤寒心镜别集①

镇阳常德编，其书止论七条。首论伤寒双解散及子和增法；次论发汗，论攻里，论攻里发表，论捋衣撮空、何脏所主，论传足经不传手经，论亢则害承乃制。汪苓友言：其虽非阐扬仲景之旨，能深通河间之书。因其偏用寒凉，故褒中带贬也。汪苓友谓：以上三书皆附河间书后，著书者大都系元末时人也。

活人指掌②

汪苓友云：元·钱塘吴恕（蒙斋）图说本，宋·双钟处士李知先歌括也。书凡十卷。其第一卷前有《指掌赋》，亦吴氏所撰也。其说不过以《活人书》中方论，补仲景之未备。至第十卷，则又蒙斋门人熊宗立所续编，乃四时伤寒杂症通用之方，继之以妇人、小儿伤寒方。其书于张仲景、朱奉议二家之外并无发明，止以便学者记习耳。

伤寒例钞③

汪苓友云：元·许昌滑寿（伯仁）集。书凡三卷。其上卷首钞伤寒例，次钞六经，有如太阳一经；先钞本经总例，曰在经之证，曰入腑之症，曰传变之证；又次钞本经杂例，凡三阳经及合并病，皆如上例，钞作一卷。其中卷则钞三阴经例，及阴阳差后劳食复例。其下卷则钞脉例，有如亡血脉、阳衰脉、

① 伤寒心境别集：即《伤寒心境》，金代常德编。

② 活人指掌：即《伤寒图歌活人指掌》，元代钱塘医家吴恕（蒙斋）撰。

③ 伤寒例钞：即《读伤寒例钞》，元代医家滑寿集。

病脉、难治脉，又如六经中风及伤风见寒、伤寒见风、温病、风温、痉湿暍、霍乱、厥逆、下利、呕吐、可否汗下之条，皆钞其脉。末后则钞死证三十余条。其于仲景之论毫无发明，亦止便学者之记习耳。

伤寒补亡论

汪苓友云：河南郭雍撰次，书凡二十卷。其第一卷设为问答，以伤寒名例居前，附以叙论、治法及刺热等法。其第二、第三卷乃辨脉、平脉法。第四卷首叙六经统论，继之以太阳六经证治。至五、六、七卷，皆系仲景原论，其间有论而无方者，既补以庞安时、常器之两家之说，郭氏复为之校补于后。第八卷至十二卷则叙汗、吐、下、温、灸、刺及用水、用火之法。第十三至十五卷则叙两感、阴阳易，及病后劳复等二十余症；其第十六卷系阙文；第十七、第十八卷则叙痉湿暍等九症，及似伤寒诸证；其第十九、二十卷则叙妇人、小儿伤寒并痘疹诸证。是皆郭氏采《素》《难》《千金》《外台》《活人》等方论，以补仲景之阙略，治伤寒者不可以不知也。琥按：郭雍字白云，不知何代人，考《古今医统》书目，元人徐止善曾作是书，今其书不传，想郭氏必后于徐而重为撰次者也。

活人释疑

汪苓友云：赵嗣真所著，其书不传。其辨《活人》两感伤寒治法之误，又其论合病、并病、伤寒变温、热病能反覆，发明仲景大旨。其说载刘宗厚《玉机微义》中。琥按：刘氏系盛明时人，则是《释疑》一书，大约是元末人所著也。又昔贤著伤寒书，其有功于仲景者，如张兼善之《发明》，黄仲理之

《类证便览》，韩祗和之《微旨》，今王氏《准绳》中每节取其方论，而其书皆不传，良可惜矣。又王日休有《伤寒补遗》，盛启东有《六经症辨》，吕沧洲有《内外编》，张氏《缵绪二论》中每节取其语，及访其书，又秘而不传，浅见寡闻，甘为世诮。

伤寒类证要略

汪苓友云：汴人平①尧卿撰，书凡二卷。不过就仲景六经证略取其要而类集者也，别无发明。又明季虞山人校刊《类证》三卷于《仲景全书》中，其书以仲景三百九十七法，分为五十门，而以太阳等六经，编为辰卯寅丑子亥字号。有如五十门，以呕吐门为始，见辰字号某呕证，当用仲景某方，与马宗素《钤法》相似，亦别无发明处。故《准绳》凡例云：纂《伤寒》者众矣，知尊仲景书而遗后贤续法者，好古之过也，《类证》诸书是也。

伤寒治例

汪苓友云：明·吴陵刘纯（宗厚）编集，书止一卷。其辨伤寒自发热始，至循衣摸床，共病八十七条。末后又温疟等病八条。每条皆有治法，有如发热病，其治则曰解表、曰发汗、曰解肌、曰和营卫之类；其例则曰随经、曰随病、曰随时、曰变例、曰禁例、曰针例。其法详审精密，于仲景原论之外，而能杂以后贤方治。萧易庵序云：治伤寒者循此而行，如射而中，猎而获，可以起死回生。其言信不诬矣。

① 平：原作“王”，指宋代医家平尧卿，据改。

伤寒六书

明·余杭陶华（尚文）著，书凡六卷。其第一卷曰琐言；第二卷曰家秘；第三卷曰杀车槌；第四卷曰一提金；第五卷曰截江网；第六卷曰明理续论。命名俚鄙，乱句重复，辨证不明，方药杂乱，以至俗学传习，流祸至今未已。王宇泰云：陶氏之书，不过剽南阳唾余，尚未望见易水门墙，而辄诋《伤寒论》为非全书，聋瞽来学，盖仲景之罪人也。又著《治例》四卷，《段锦》二卷。徐春甫云：其论雷同，别无方治，不足取法。

伤寒蕴要①

汪友苓云：明·太医院判钱塘吴绶集，书凡四卷。其第一卷首叙或问运气、察色验舌、辨脉，及六经传变、药性制方、煎服之法。第二卷辨伤寒温热、合病、并病、两感、时气、寒疫、冬温、温毒、湿温、温疟、温疫、中暍、中暑、霍乱、痉证、痓症、伤食、虚烦、脚气，皆有方治。后论伤寒则曰大头例、发斑例、发黄例、又发狂、心下满、咳喘、悸等，共二十三例。第三卷辨三阳经热标本不同，则曰表症发热例、表症恶寒例、汗不彻汗后例、至谵语、郑声、懊侬共三十六例。第四卷辨阴阳二症例，又阳证似阴、阴症似阳，至妇人小儿伤寒，共五十一例。末后复继之以用针之法。大抵此书虽胜于陶氏《六书》，止以便俗学，寻例检方。初不知仲景论为伤寒根本，舍本逐末，求之多岐。是虽终身治伤寒，而未悟其理，吾恐其疗虽多，而误治者亦不少，是亦聋瞽来学者也。

---

① 伤寒蕴要：即《伤寒蕴要全书》，明代医家吴绶集。

伤寒类编

汪苓友云：明·会稽进士胡朝臣著，书凡七卷。列伤寒例于前，六经病次之，差后病又次之，相类病又次之，脉法居后，方附卷末。其大旨不过删削叔和繁丈，采集仲景要旨。如太阳病曰有汗、曰无汗、曰水气、曰里寒、曰里热、曰里虚、曰汗后、曰吐后、曰下后、曰汗吐下后，各自分类，他经仿此。每条之下皆节取成注，毫无增益。恐初学厌全书之繁，故为是编，使易于诵习耳。

伤寒证治准绳

明·金坛王肯堂（宇泰）甫辑其书，出于万历年间。凡八帙，首列序例入门，辨证内外伤及类伤寒辨。其第一帙则以伤寒总例居前，总例者，乃叙四时伤寒传变，及汗吐下法，又愈解死症、阴阳表里、伤寒杂病、类证杂论、察色要略。第二帙则以太阳例居前，而以发热、恶寒、恶风、头痛等症附之。第三帙则以阳明病居前，而以不大便、不得卧、自汗、潮热、谵语等证附之，又少阳病口苦咽干、往来寒热等证亦并附焉。其第四帙先列三阴总论，太阴病则附以腹满痛等症，少阴病则附以但欲寐、口燥咽干等证，厥阴病则附以气上冲心等证。第五帙则言合并病，又汗、吐、下、后不解，喘而短气等证。第六帙则继以小便利不利等证，复附以狐惑百合两感证。第七帙则言劳食复差后等证，又言四时伤寒不同、温暑痓痉等症，后附以妇人小儿伤寒。第八帙则辨脉法药性。其书悉因娄氏《纲目》之义，而以仲景方论为主，后贤续法附之。伤寒之书，至此可为详且尽矣。但惜其纂注太略，及诸方之义不能明畅。

伤寒全生集

明·会稽朱映璧集，原陶节庵（尚文）所著，书凡四卷。其第一卷，伤寒总难提纲起，至用药寒温相得，共五十一条；第二卷，辨伤寒热例起，至哕噫例，共二十九条；第三卷，辨伤寒呃逆例起，至无表里症例，共二十七条；第四卷，辨伤寒阴阳证起，至内伤瘀血类伤寒，共六十六条。方论错杂，前后雷同，其书反不如《蕴要》之明备。汪苓友云：至今东南之医皆熟习之，用以治疾大半多死，而犹不悟其书之谬，良可悲夫！

伤寒条辨①

明·万历年间歙②人方有执著，书凡八卷。先图说，次削例，又次辨太阳病。以风伤卫为上篇，分第一卷；寒伤营为中篇，分第二卷；营卫俱伤为下篇，分第三卷；阳明、少阳二经病，分第四卷；三阴经病，分第五卷；风温、杂病，及霍乱、阴阳易、差后等病，分第六卷；痉湿暍及辨脉法，分第七卷；汗、吐、下可不可，分第八卷；后又附钞本草。其条辨仲景六经篇文，可谓详且尽矣。并能继陈氏分六经而重为编次，悉更旧本，不以证叙而以经分，发其未发之旨，各条辨别诚不失为“条辨”之名。其削序例而为之倡，更见其卓识，辨伪使后之学医知序例之误，而非仲景语也。由是注伤寒家，喻嘉言、程郊倩更加驳削，皆方君之力也。但惜其首列图说形容表里，至于少阳病，言在表里之间，则误矣。因误解半表半里之文，殊不

① 伤寒条辨：即《伤寒论条辨》，明代医家方有执著。

② 歙：地名，在今安徽省东南部，隶属于安徽省黄山市。

知少阳论中所云“此为半在里半在外者”，是言一半之邪已入于里，一半之邪尚在表也，即论中所云“有表复有里之意”，非邪在表里之间也。此方君千虑之一失也。

伤寒阐要编①

汪苓友云：明末时人撰，不著姓氏，书凡二帙。其辨伤寒大义，叙曰伤寒为病，有发于阴阳之分，赖仲景本《内经》立论，合常变兼言，为百世之宗。然其于仲景方论，未暇详解。其辨析成注再传之误，改补《明理论》烦热、虚烦、四逆与厥复，正方氏《条辨》削例，及六经篇原文颠倒之非，极其畅发，编名“阐要”，义可知矣。

史氏伤寒论注②

汪苓友云：明·越人史暗然（百韬氏）著，书凡十四卷。其第一卷先平脉法；第二卷辨脉法；第三卷太阳病；第四卷阳明、少阳病；第五卷太阴、少阴病；第六卷厥阴病；第七卷痉湿暍霍乱以及于差后等病，而复集阴阳毒、百合狐惑等证，名曰补遗；第八卷乃次伤寒例；第九卷辨汗、吐、下可不可；第十卷辨外感内伤，及食积痰等十二证与伤寒异；第十一卷则载仲景原论中桂枝汤等九十一方；第十二卷则采《金匮》升麻鳖甲汤等二十二方补之；第十三卷则采《局方》治四时感冒，如香苏饮等十一首，附以补方八首；第十四卷则采刘河间治夏月感冒方六首。其大旨以仲景、叔和原论，如言脉处则曰惊愧脉、

---

① 伤寒阐要编：明代医家闵芝庆撰。

② 史氏伤寒论注：即《伤寒论注》，明代医家史暗然著。

曰相乘脉、曰残贼灾怪等脉；如辨证处则曰太阳本证、曰传经、曰春温、曰愈期、曰坏证、曰合病、曰并病、曰衄、曰冒、曰喘、曰吐等，各就本文而标出之。其治春温灼热，则采《活人书》知母干葛汤、葳蕤汤以主治，此为可取之处。又其注“病人身大热，反欲得近衣”节，则引陶节庵云：虚弱素寒之人，感邪发热，热邪浮浅不胜沉寒，故内怯欲近衣。此为大误之极。间有随文顺释处，毫无明畅之论。所集原方但宗成氏旧注，所采新方，皆依陶氏《槌法》，此徒尊仲景虚名，实不知仲景奥义，轻言注书，空遗世诮。

伤寒补天石

汪苓友云：明·姑苏戈维城著，书凡二集。其第一集，伤寒统辨起，至预防中风止，共九十八候；第二集，恶风、恶寒起，至百合病，共八十九候。其中有曰黄耳伤寒、赤膈伤寒，此自仲景以后，如《活人书》《明理论》所未言及。但其用药亦错杂不纯，其方大半皆难取也。

伤寒指南书

汪苓友云：明末古吴叶允仁类集，书凡六卷。叙仲景阴阳大论中六经脉证于首，至标本论，为第一卷；察色视症捷法起，至六经病解时，为第二卷；六经传变例起，至活人赋，为第三卷；正伤寒例起，至水伤寒，为第四卷；辨痉湿暍脉证起，至六经治例论，为第五卷；续《明理论》发热起，至昼夜偏剧，为第六卷上，其第六卷下并方，则已亡之矣。其书与《蕴要》相类，比节庵《六书》实为明备，但其中云夹阴中寒、夹阴伤寒与血郁伤寒，此又蹈《全生集》之弊。称为“指南”，而不晓仲景大意，其一片纂集苦心，深可惜矣。

伤寒五法

明季楚黄陈养晦著，书凡五卷。五法总论起，至五法问答，为一卷；五法似证起，并五方杂论，为第二卷；五法例起，并五法方药，为第三卷；纂仲景伤寒欲愈及死证等，并节庵六经用药法，为第四卷；其第五卷乃续补《伤寒赋》也。五法大旨，曰发、曰解、曰和、曰攻、曰救，而吐法独不与焉。共计五法，问答五十三条，阐发表里阴阳，诚为至理，其论两感等证，亦多偏僻。至其用药，擅将仲景之方乱增药味。汪苓友云：其不通更甚于陶氏《杀车槌》方矣，俨然以板刊行，以方药总论五门，直焚其书可也，石、夏二氏代为校订，不其谬欤？

伤寒典

会稽张介宾（会卿）著，明天启间出，书止二卷。其上卷，经义、伤寒总名起，至病宜速治，共论三十二条；下卷，温暑、发斑起，至伤寒治例止，共论二十六条。大意畏用寒凉，专尚温补。故首引《水热论》“人伤于寒而传为热，何也？夫寒盛则生热也”，以为伤寒病之纲；次引《热论》中所云“今夫热病者，皆伤寒之类也”，又引“凡病伤寒而成温者，先夏至日为病温，后夏至日为病暑”，以为伤寒病之因，而云故凡病温病热而因于外感者，皆本于寒；又引“邪之所凑，其气必虚”，以为伤寒病之源，而云故伤寒为患，多系乘虚而入。反覆详明曲畅，伤寒温补之法，亦为殆尽，无能出其右者，实万世之功臣也。惜乎偏见，而止成一家言也。与刘守真之宗热、张戴人之专攻者，天渊矣。学者当并参之，而毋使其偏焉。

伤寒尚论篇①

顺治初西昌喻昌（嘉言）甫著，书凡五卷。首卷尚论张仲景伤寒大意，及叔和编次，林亿、成无已校注之失，驳正叙例。及论春温，并驳正温疟等证，四变之妄。其第一卷，分太阳三篇，以风伤卫之证为上篇，寒伤营之症为中篇，风寒两伤之症为下篇；第二卷，分阳明三篇，以邪入太阳阳明为上篇，正阳阳明为中篇，少阳阳明为下篇；第三卷，止少阳全篇，而附以合并病、坏病、痰病；第四卷，三阴篇，太阴止一全篇，少阴则分前后二篇，以直中之证为前篇，传经之症为后篇，厥阴止一全篇，复附以过经不解、瘥后劳复、阴阳易病。其书实本方氏《条辨》之注，而复加发明，著成此编。书专议论曲畅奥旨，名曰《尚论》，亦为不愧。惜其论青龙之类，并不发明本旨，故柯韵伯有“愈论愈奇，愈奇愈远”之讥。虽然如喻氏畅发《伤寒》之义者，能有几人哉？

伤寒尚论后篇②

书凡四卷。春温分上、中、下三大例，采仲景原论二十余条论之。又辨正风温、温疟、温毒、瘟疫症治，列于卷之一；第二卷，合论各篇、真中各篇、小儿治法、会讲、问答诸篇；三卷，尚论太阳病脉证，及六十四方；四卷，论阳明、少阳三阴病脉症，及方四十四。此系陈黎川袭取嘉言遗文重校刊行，名曰《尚论》。后篇虽六经症脉方论与前篇大同小异，其一、二

---

① 伤寒尚论篇：即《尚论篇》，清代医家喻昌著。

② 伤寒尚论后篇：即《尚论后篇》，清代医家喻昌著。

两卷实发前篇所不道，尚于讲论，亦为畅发《病源》治法，以少阴麻黄附子细辛、甘草二症为两感则是矣。惜乎又以此症为冬不藏精，先冬伤于寒，至春两相同发，自内达外之温症，则大误矣。岂有自内达外之温症，而可用麻附细辛之辛热也耶？

伤寒括要

顺治初云间李中梓（士材）甫著，书凡二卷。上卷，伤寒总论起，至肉苛证止；下卷，五证总论起，至中暑中暍止。末后附仲景一百一十三方之外，复附以杂方五十六。其证备，其法详，其论明而简，书名《括要》，可为称其实矣。汪苓友云：初学者宜熟读此书。以予观之，其文太简，不能发明原文奥义，反将《伤寒论》原文全条截断合讲，则恐张冠李戴，毫厘千里之谬。若初学者，宜读仲景《伤寒论》原文，庶不失本来面目。

伤寒直指

顺治己亥年锡山余远（九度）著，书凡二卷。上卷，论伤寒脉法起，至产后伤寒止，共九十五条。所论虽简而捷，但嫌不能详晰分别，且无病源。其下卷，看伤寒法起，至煎药法八条，亦发明伤寒之处。至后撰方三十七，以为秘用，并注三十七槌法。其方非无变换古方之妙处，但用药太杂，兼有不可用之味，而亦加入者，甚属不妥，不可以为法。所谓槌法者，其鄙陋更甚于《杀车槌》也。

伤寒宗印

康熙中钱塘张志聪（隐庵）著，书凡八卷。其前后悉依王叔和撰次，止以《伤寒例》反附之第八卷。末有如论太阳病，曰兼气与经，或兼肌与络，桂枝汤，主治肌经气血之药也。又云：肌腠络脉之剂，邪伤于气，入于胸膈，以至宫城空郭之间。如桂枝二越婢一汤，此治肌腠气分之邪入于空郭之间也。栀子豉汤，此治在表之余邪入于宫城之间也。其议栀子豉汤非仲景吐剂，诚为有见。其注赤石脂禹余粮汤复增太乙余粮，议论穿凿，不足取以为法也。

伤寒集注①

钱塘张志聪（隐庵）晚年所注，谓初梓宗印，未尽厥旨，故复注此集，稿未成而遽逝。后高世栻（士宗）纂集付梓。共六卷。第一卷、第二卷，辨太阳病脉证；第三卷，辨阳明少阳病脉证；第四卷，辨太、少、厥三阴病脉症；第五卷，辨霍乱差后诸病，及痉湿暍、诸可与不可病脉证；第六卷，辨辨脉平脉二法。其一卷之前凡例，深辨成氏泥定风伤卫、寒伤营、风寒两伤荣卫之非，甚是至本义数论。以天有六淫之气过暴伤人，人亦有此六气盛衰以交通天气，天气与人气相感，而病不涉于六经，故通集大意所言。三阳三阴之病，俱系六气，并非六经，此皆宗钱塘卢氏之妄论。惟后脉法仍是正论。

伤寒经注

海阳程知（扶生）编注，出于康熙七年，书共十三卷。首论凡例十余条，次列叙说三十余条，又叙王叔和《伤寒例》，皆不入卷。第一卷，辨脉；第二卷，平脉；第三卷，辨太阳脉症，《金匮》痉湿证附之；四卷汗后；五卷误攻；六、七二卷，阳明

① 伤寒集注：即《伤寒论集注》，清代医家张志聪注。

攻下、表散，三阳合病附焉；八卷，少阳症治，过经不解病附焉；九卷，太阴霍乱附焉；第十、十一卷，少阴温散清解；十二卷，厥阴症治，差后诸病附焉；十三卷，辨可与不可。称仲景为医圣，尊《伤寒论》为伤寒经，各条详注。辞简义明，非人所能及。惜有承讹之处，如大青龙汤之类是也，然亦不自知其为误，因后人发明而始觉也。程氏可为仲景之功臣，并可启蒙引悟于后学，甚为简捷。

伤寒后条辨①

康熙中新安程应旄（郊倩）条注，书凡六集。一曰礼集，首载仲景自序，次辨《伤寒论》共五篇，次贬叔和序例之伪，皆不入卷；二曰乐集，辨脉法为卷之一，平脉法为卷之二，辨痉湿暍脉证篇为卷之三；三曰射集，辨太阳病脉症第一为卷之四，辨太阳病脉证篇第二为卷之五；四曰御集，辨太阳病脉证篇第三为卷之六，辨阳明病脉证篇第一为卷之七，辨阳明病脉证篇第二为卷之八；五曰书集，辨少阳病脉证篇为卷之九，辨太阴病脉症篇为卷之十，辨少阴病脉证篇为卷之十一，辨厥阴病脉症篇为卷之十二；六曰数集，辨霍乱阴阳易差后劳复病为卷之十三，辨汗吐下可不可为卷之十四，叙一百一十三方为卷之十五。后又附以原论，《条辨》《尚论》编次，意欲后学合四书而参看，使便于检阅也。此程氏一片苦心，独出己见而条注此书，辨更精切。然惜其间话太多，攀引经史百家之书，及歌曲笑谈，无所不至，有失注《伤寒论》之体。至其每条承上起下、注释入理之处，非浅学所能企及。

① 伤寒后条辨：即《伤寒论后条辨》，清代医家程应旄条注。

陈氏伤寒论注

汪苓友云：康熙中武陵陈亮斯著。其书尚未刊板，偶于友人周孝斌处抄得草稿二本。其注仲景论，能独出己见而不蹈袭成氏、方氏、喻氏诸家之说。每经病必依叔和原次，反复详解，极为入理。惜其书不全，所钞者止阳明、少阳、太阴、少阴、厥阴五经病耳。琥欲泛棹武陵，访其人，传其书而未能。不意孝斌已作故人，自嗟岁月不待，立言之念愈急，终不能全见其书之为恨耳。

伤寒论类疏

汪苓友云：康熙中古吴张孝培（宪公）著，其书尚未分卷。书中大意，以叔和撰次仲景《伤寒论》而类疏之，曰阴阳、曰营卫、曰辨脉、曰时令、曰异气、曰传经、曰为病、曰料证、曰发汗、曰涌吐、曰和解、曰清热、曰攻血、曰攻下。凡三阳篇皆分其类，其三阴篇亦各自分其类，而未见全文。又曰合病类、并病类，末后又附以病解类。其注仲景书能独出己见，而不蹈袭诸家之说。即如《伤寒论》中相传有三百九十七法，此前人所未明言。今止就桂枝汤方后云，服已，须臾啜热稀粥一升余，以助药力，为一法。温覆令一时许，遍身漐漐，微似有汗者益佳，不可令如水流漓，又一法。若不汗，更服依前法。又不汗，后服小促其间，半日许，令三服尽，又为一法。且云上三法期于必汗，此其与诸家不同处。又其注承气汤曰：承者，以卑承尊，而无专成之义，天尊地卑，一形气也，形统于气，故地统于天，形以承气，故地以承天。胃，土也，坤之类也；气，阳也，干之属也。胃为十二经之长，化糟粕运精微转味出人，而成传化之腑。岂专以块然之形，亦惟承此干行不息之气耳。汤以承气名者，确有取义，非取顺气之义也。若此等注，可为发前人所未发，惜其书未刊行，世所见者止初稿而已。

伤寒缵绪二论①

汪苓友云：康熙中长洲张璐（路玉）铨次，书凡四卷。其缵论上卷，太阳病，分三篇；阳明病，分两篇；少阳、太阴病，各止一篇；少阴病，分上下二篇；厥阴病，止一篇。缵论下卷，又分脏结、结胸痞、合并病、温热、痉湿暍等杂病，各自为篇，后附以脉法例方，其注释即《尚论篇》文也。绪论上卷，叙六经传变、合病、并病、标本治法，及正伤寒、两感、三阴中寒、冬温、寒疫、伤风等共四十证，继之以诊脉察色劫病等法。绪论下卷，又类分发热、头痛等一百症，所载杂方一百四十九道，复附以刺灸穴法。此论诚可补仲景《伤寒》及成氏《明理论》之未备，但恨其纂集昔贤后人方论，大半不标名姓，然亦每多偏僻处，学者宜详审之。

伤寒舌鉴

汪苓友云：张路玉长子张登（诞先）氏汇纂，书止一卷，共舌图一百二十。琥按：舌苔但有白、黄、黑三者而已。杜碧清推广敖氏验舌法，为三十六图，其中又增纯红舌，其余等舌已半属无据。今广至一百二十图，何其多欤，就其中言紫色舌、蓝色舌，亦甚有理。盖热极则色紫，寒极则色蓝，蓝者，微青

① 伤寒缵绪二论：即《伤寒缵论》与《伤寒绪论》二书。清代医家张璐撰。

色也。至其言灰色、霉酱色二舌，亦甚不必，盖灰色即淡黑，霉酱色即深紫也。张氏每借一色，即化为数十图，何其穿凿。

伤寒兼证析义

汪苓友云：张路玉次子张倬（飞畴）氏著，书止一卷。言中风、虚劳、胀满之人，有病伤寒者，谓之兼证。设为问答，共十七论。末后又附以十二经、八脉、五运六气、方宜等说，极为明备，但其所用方药，亦多偏僻，恐难取法也。

伤寒直解①

康熙壬辰年刊，钱塘张锡驹（令韶）著，书共六卷。第一卷，辨脉平脉法；二卷、三卷，论太阳病脉证；四卷，阳明、少阳病脉证；五卷，太阴、少阴、厥阴病脉证；六卷，霍乱、痉湿暍、差后诸病，以及诸可与不可病脉证。其书虽有发明之处，不过随义注释，故名曰“直解”。

伤寒大白

云间秦镜明从孙之桢（皇士）纂，著于康熙甲午年刊，书四卷。首列伤寒热病总论起，至误下不宜再下论，共杂论二十条。不入于卷，皆辨其脉症治法之宜不宜，有发其所未发，亦为详辨。如和解论之类，甚为明晰。第一卷，恶寒、发热证至咽痛，共七证；二卷，似疟、潮热至下血，共十六证；三卷，无汗、自汗至腹痛，十六证；四卷，下利、小便至足冷，十六证。每证先列论一篇，以仲景《伤寒论》中有此证者。无论阴

① 伤寒直解：即《伤寒论直解》，清代医家张锡驹（令韶）著。

阳，自太阳至厥阴，即编列为证而注，辨有方者亦列焉。后附以己意并加减汤散，推广其方法，非无畅发前人所不逮。但任意加减治证，大失仲景之本旨，不可以为规矩也。

伤寒论注来苏集①

慈溪柯琴（韵伯）编注，康熙己酉年序，书凡六卷。第一卷，伤寒总论、太阳脉证、桂枝证上、桂枝证下。二卷，麻黄汤症论，又五苓散证论、抵当汤证论、火逆诸症论、痉湿暍证论。三卷，阳明脉症上论、阳明脉证下论、少阳脉症论，又分柴胡症上下、建中、黄连、黄芩等汤症论。四卷，太阴脉症论，又分三白散证论、少阴脉症论，又分麻黄附子、真武、四逆等汤症论、厥阴脉症论，又分乌梅丸、白头翁汤证论，又附复脉汤、阴阳易、诸寒热症论。大抵以证为主，而分为六经诸论，各以类从。其证如桂枝、麻黄等证，列太阳；栀子、承气之类，列阳明。其有加减之方者，即从其类而附焉。五、六两卷又将一百余方，极其畅发，辨别治病之法，用药之义，而名《附翼》，外又续刻《论翼》两卷，发明六经病脉证治法，无不详晰晓畅，发前人所未发，启后人之疑窦，甚觉爽快，实可附翼于仲景之书。但惜其擅改经文数处，有失本来面目矣。

伤寒辨注②

长州汪琥（苓友）辨注，出于康熙庚申年，书凡十四卷。首列凡例、诸家《伤寒》书目及注，而不入卷。辨论伤寒非伤

① 伤寒论注来苏集：即《伤寒来苏集》，清代医家柯琴编注。
② 伤寒辨注：即《伤寒论辨证广注》，清代医家汪琥撰。

寒、纂注《内经·热论》篇、图注《内经》足六经之脉、历考昔贤论伤寒兼传手六经说、图注《内经》手六经脉，于卷之一；纂注伤寒论例、附后贤伤寒论例，于卷之二；辨太阳病脉证并治法上，于三卷；辨太阳病脉症治法中，于卷之四；辨太阳病脉症治法下，于卷之五；辨阳明证治法，于卷之六；辨少阳病脉证治法，于卷七；辨太阴病脉症治法，于卷八；辨少阴病脉症治法，于卷九；厥阴病脉证治法，于卷十；阴阳易差后诸病脉症治法，于卷之十一；辨误治诸逆病脉症治法，于十二卷；辨温病脉症治法，于十三卷；辨《伤寒》中针刺诸穴图及法，于十四卷。

六经病、瘥后病以及误治逆病，每经仲景正论后，又附后贤方论变法，以广其见。末后又三卷，则另集各经之寒证以为中寒，其注所辨《伤寒论》甚晰，所引各家亦多，并引《补亡论》补仲景有论无方之处，甚为有功于后学，名曰《辨证广注》，可谓称其实矣。但嫌因欲补亡，未免有所勉强凑合，止可广见辨别，不敢竟作规矩。予故止取的对之方，倘有疑义者，即删而不录，恐误后人也。

至论方、喻数家之颠乱经文谓焉，知其仲景时不如，是而为叔和所乱耶，岂方、喻之叙次竟与仲景相同耶？此论固是，但仲景之编列，既不可考，而仲景之脉症，亦不必编，有是脉，有是证，而用是药，不必拘拘于上下文也。论中云：随其脉症，依法治之。况汪氏既知方、喻颠乱之非，何以又颠乱于前，以为附例，而后反为重出。并不及全文止载云云，亦可知方、喻之出于不得已也。

其另集中寒一卷于末，更为不必。夫中寒即伤寒也，仲景并未分别，岂中重于伤耶？若果更重，则太阳中风之轻候，亦不必论，何以太阴中风、少阴中风、厥阴中风，脉阳微阴长或阴浮，为欲愈也？观其所集末卷中，亦不过伤寒气之重者也。盖人身一阴阳耳，阳衰则阴侵，阳微则阴盛，理固然也。太阳阳气不能卫外，阳明阳气不能蒸腾，少阳阳气不能枢纽，脾中之阳不能散精，肾中真阳不能生气，肝中一阳不能震发，则阴寒之气必乘虚而入。阳未大亏，而犹能与之争拒者，则寒为阳化而发热，后人名之曰“伤寒”。若阳气大虚，不能御敌，则寒为纯阴不能化热而但寒标也，后人名之曰“中寒”，又谓之曰“直中”，其实亦伤寒也。盖伤之轻重，虽因寒之轻重，然病之轻重，实由人之阳气虚实。如果精神内守，纵值天令严寒，病安从来，故同一时令，而有感受、有不受者，可知矣。

伤寒三注

康熙二十二年癸亥岁刊，吴门周扬俊（禹载）辑，书凡十六卷。其第一卷太阳上篇风伤卫之证；第二卷太阳中篇寒伤营之症；第三卷太阳下篇营卫俱伤之证；第四卷阳明上篇经症，又阳明中篇太阳、少阳、正阳阳明三证及禁下证，又阳明下篇坏症法治；第五卷少阳上篇经证，又少阳下篇坏症法治；第六卷太阴上篇传经证，太阴中篇脏寒症，太阴下篇坏症法治；第七卷少阴上篇传经症，少阴中篇中寒症，少阴下篇坏症法治；第八卷厥阴上篇传经症，厥阴中篇中寒症，厥阴下篇坏证治法；第九卷火劫篇；第十卷脏结、结胸、痞病篇；第十一卷合病、并病篇；第十二卷痉湿暍病篇；第十三卷痰病、宿食病篇；第十四卷动气、霍乱、差后诸复、阴阳易病篇；第十五卷春温夏热病篇；第十六卷脉法篇。其书以《条辨》《尚论篇》二书为主，二书之注有未尽善，则另出己意补之，书名“三注”，可为称其实矣。

伤寒本义[①]

柏乡魏荔彤（念庭）纂释，出于雍正甲辰岁，书凡十八卷，前后又列首、末二卷。首编序例、辨脉、平脉、方氏图说、闵氏传经、论六经七日病愈篇，书后附张景岳说。编伤寒总论，太阳上总论于卷之一；编太阳中、下总论二于卷之二、三；阳明上、中、下三总论分编于四、五、六三卷；少阳全总论于卷之七，合病、并病、坏病、痰病、过经不解病分编于八、九、十、十一、十二五卷中，其总论俱列于卷八；编太阴前于十三；少阴前、后于十四、十五；厥阴全于十六，各有总论；差后劳复、阴阳易于十七；霍乱于十八；其总论列于十七。辨诸可与不可，及发汗后病脉症于卷之末。每条注解曲为析义，故名“本义”。又节取方、程二《条辨》列于前，及喻氏《尚论篇》之注而附焉。虽有发明湿热病等之源，并病等治法之妙处，但惜其不能简捷。

伤寒心法

康熙四十三年甲申岁，山阴陈法昂（肇庵）著，书凡四卷。第一卷，杂论伤寒二十五条；后三卷，编列病症一百六十六条。皆作歌诀，易于诵记，似为初学简便之法，实失《伤寒》之本旨，并无发明《伤寒论》之奥义，不足取也。

伤寒正医录

乾隆甲子岁华亭邵成平（庸济）辑，书凡十卷。第一卷，

---

① 伤寒本义：即《注释伤寒论本义大全》，清代医家魏荔彤纂释。

各脉证条辨，采辑各家，附以己意论之；二卷以太阳病脉症原文，分上、中、下三篇而节注之；三卷阳明病脉症；四卷少阳病脉症；五卷合并病脉症，以及结胸、痞满；六、七、八卷，太、少、厥三阴病脉证；至九、十两卷，劳食复、阴阳易、痓湿暍、霍乱、火劫病脉证，而又间以诸后贤论。以及疟痢、暑热、温疫、发斑等证杂列于中，甚失注《伤寒论》之体。虽然亦有发所未发，不可忽而不观也。

伤寒集注

江西舒诏①（驰远）辑，刊于乾隆十五年庚午岁，重又删订于庚辰年，书凡十卷。太阳上、中、下三篇，列于一、二、三卷；阳明上、中、下三篇，列于卷四、五、六；少阳全篇列于卷之七，合病、并病、坏病、痰病附焉；卷之八太阴全篇；卷之九少阴前、后二篇；卷之十厥阴全篇，过经不解、差后劳食复、阴阳易病附焉。外又附六经约说、痢门挈纲、痘疹心悟、女科要诀、摘录瘟疫。其书篇目悉遵喻氏而注解，议论亦从其说者居多，或有未尽善者，另为发明而注解。其辨驳原文中之误传、误写、伪作，诚为卓识，有韵伯之风气。较韵伯之驳更多，则失于臆解，论方亦然。而于桂枝、芍药二味，尚未晰其所用，故每多驳之，亦白壁微瑕耳。桂枝汤本是和解营卫之剂，若不温覆，虽欲发汗，亦断不能，而纯认为发汗解则误矣。再有如阳字认作火热，必要改作阴字，殊不知阳受气于胸中，阳气上腾即是津液，何必胶执水为阴，而火为阳也？

---

① 诏：原作“照”，指清代医家舒诏，据改。

伤寒类方

乾隆二十四年吴江徐大椿（灵胎）著，书止一卷。大抵与分经相同，而此则以方类叙，故名《类方》。其注略辨其大纲，亦可为初学之入门，但不及分经之原文与注，贯下为尤易明晓。但分经嫌有承袭《尚论》之奇谈，而此书浮文多已削去，惜其太简无甚发明。至末后又另分别证、变证，以为非伤寒而辨别之。然亦必拘拘若是仲景原训“观其脉证，以法治之”，又云“随其脉症，依法治之”，岂尝执定伤寒而用麻黄汤治耶？若谓变出之症别列，可使后学易于辨证。然又不止于数证，况研究《伤寒》书者，正欲以此等之证错列而较之，则更易明也。

伤寒论读

嘉善沈又彭（尧封）编，乾隆三十年乙酉岁刊，书不分卷。第一辨太阳病脉证及治法，痉湿暍脉症并治法附焉；第二辨传解病脉症治法；第三辨误治病脉症治法；第四辨阳明病脉症治法；第五辨少阳病脉症治法；第六、七、八三篇，辨太、少、厥三阴病脉症治法。脉法二篇全列于六经之后，又摘取数条间附于六经之中，以发明脉法，末后附方。其大意专为诊家辨别脉症，故六经之外又另列传解病脉症，及误治病脉症两篇。以为临诊者，可先知其欲传欲解脉证之机，误治某经某症变坏之病，故大变诸家之编次。虽出杜撰，创改倒乱经文，但此书王叔和于断简残篇中检出编列，其不知原书论证之次序，可知故注家各自编列其仲景之真面目，总不可考。然仲景当时已知后人颠乱其文、误解误治，所以论中有总提其纲曰“观其脉症，以法治之”八字为通，论《伤寒》以方治脉证之眼目处，不必拘拘于次序也。杰读此书惜其太略，故留心辨注，即从其编次而集解也。

伤寒分经

乾隆丙戌吴仪洛（遵程）编辑，书凡十卷。卷一至卷四，即《尚论前篇》；同卷五分上、中、下三篇，即《尚论后篇》、春温；六卷夏热病脉症，内附痉湿暍、湿温、霍乱；七卷上、下分列脉法；八卷诸方；九卷将《医门法律》中杂论补论卒病大意；十卷秋燥病脉症。其注解大纲全从《尚论》，略为增减，将《伤寒论》原文增细注，贯联疏明，俾初学者便于诵读，而且易解。但恐牢记在胸，反忘原文之意义，倘失之毫厘、谬以千里。

伤寒摘要

不知何人所录。其详解发明之处，无一条不合于义理。但有详辨正误，并无偏见误注而不可取，故为注《伤寒论》中，发挥仲景原文之第一书也。然未知从何书抄来，抑或有增减之处。杰实浅见寡闻，尚未考订第此书所摘，既少又兼残缺破损，甚为可惜。

伤寒论注①

钱塘张卿子参其编次，注释悉遵成无已，其款样亦如明·汪济川校正之本。惟八、九两卷，并入七卷内。其第十卷方散并论，内共七卷。凡例云“大抵因三阳王氏义例”云尔，所以成注之外，间有增添王三阳之议论，而或参入乡子自注。虽不能如柯、喻氏之发明，然亦有小补之处。

---

① 伤寒论注：即《张卿子伤寒论》，明代医家张卿子编次。

卷之首

考《伤寒论》所以立法之意

物不得其平则鸣①，人不得其平则病，自古传之，人人所知。如风荡水而奔腾，风挠木而摧败，此风之伤物也。风侵肤而恶寒，风入胃而谵语，此风之伤人也。物犹如此，人何以堪？以风为百病长，故《伤寒论》以风冠之，此予所以有感于仲景之原序也。其言曰：今世之士，曾不留神医药，精究方术，卒然遭邪风之至，婴非常之疾，委付凡医，恣其所措。咄嗟呜呼！厥身已毙，幽潜重泉，徒为涕泣。未尝不毛骨竦然，通身汗下者也。而后世医家者流，因其辨论脉证方法，茫无头绪，反谓《伤寒论》止可治冬月之伤寒，而遂束之高阁。殊不知《伤寒论》乃发《素问·至真要大论》淫气治法之至理。以六经、六气、六脉，分表里、寒热、虚实定其纲，参五邪、五输、五行，合错综传变胜复分其目，察五气、五味、五色之药，配开发、收涩、劫逐之方治其疾。并不援着一句《内经》，而曲尽《内经》之奥。或先后分治，或表里两解，或寒热合用，或攻补并施，丝丝入扣，一以贯之，非止详辨于伤寒也。仲景不过缘寒为六淫之厉气，致死者伤寒居多，故以“伤寒”名之也。

忆王安道②曰：读仲景之书，当求其所以立法之意。苟得其所以立法之意，则知其书足以为万世法，而后人莫能加、莫

---

① 物不得其平则鸣：出自唐代韩愈《送孟东野序》。

② 王安道：指王履，元末明初医家，字安道，号畸叟。撰《医经溯洄集》等书。

能外矣。苟不得其所以立法之意，则疑信相杂，未免通此而碍彼也。后人乃不归咎于己见之未至，而归咎于立法之大贤，可谓溺井怨伯益，失火怨燧人矣。夫俗医之愦愦，安道讥之诚是已。然论仲景所以立法之意，而谓其专为即病之伤寒设，不兼为不即病之温暑设也，则大不然。若止为即病之伤寒作，其论中所谓：太阳中热者，暍是也，其人汗出恶寒，身热而渴也，白虎加人参汤主之，抑又何耶？

夫四时者，天其定其常也；六气者，邪气为之变也。定方者不必拘属何时，而必究六气中实感何气也。察知其何气为灾，又必诊辨其现在之脉证，然后立法处方以治之。故太阳病，头痛发热，身疼腰痛，骨节疼痛，恶风，无汗而喘者，麻黄汤主之，是寒伤太阳之表病也；太阳中风，脉浮紧，发热恶寒，身疼痛，不汗出烦躁者，大青龙汤主之，是寒郁于表而里有热之证也；伤寒无大热，口燥渴，心烦，背微恶寒者，白虎加人参汤主之，是热伤表里之证也；少阴病，得之一二日，口中和，其背恶寒者，当灸之，附子汤主之，是寒伤太少表里之证也；少阴病，得之二三日，口燥咽干者，急下之，宜大承气汤，是燥热烁胃灼肾之证也；伤寒脉滑而厥者，里有热也，白虎汤主之，是内热壅塞致厥之证也。所以仲景有提其全论之纲曰：观其脉证，随证治之。此八字著《伤寒论》立法处方之意也。自古及今，并未道着，故予特表而出之。

大抵读仲景之文，欲辨其方法，当溯其脉系何脉、证是何证、伤于何气、犯于何逆，因而用此法则立方。数方是专解其表，有调和法，复有温散清疏法；数方是专攻其里，有开虚结法，复有逐燥实破蓄积法。他如强主退敌，借援夹攻，则有补助赞驱等方；抽薪熄焰，壮水制光，开发宣布，益火消翳，则有安内攘外等方。再考一方中药，某味为君以正治，某味为臣以规制，某味为使以反佐。庶可以学仲景之法、用仲景之方，否则徒见南阳门墙，未知室中精奥，何必訾訾于专论伤寒、不专论伤寒，并冬令伤寒、不冬令伤寒也哉。

诊病宜先分别禀质强弱论

读《素问·三部九候论》云：必先度其形之肥瘦，以调其气之虚实，实则泻之，虚则补之。又《调经论》云：阳盛生外热，上焦不通利，则皮肤致密，腠理闭塞，元府不通，卫气不得泄越，故外热；阴盛生内寒，厥气上逆，寒气积于胸中而不泻，不泻则温气去，寒独留，故中寒。又云：阳虚则外寒，阴虚生内热。又《阴阳应象大论》云：阳盛则身热，腠理闭，喘粗，能冬不能夏；阴盛则身寒，汗出，身常清，数栗而寒，寒则厥，能夏不能冬。又《脉要精微论》云：阳气有余，则身热无汗；阴气有余，则多汁身寒。又《五常政大论》云：能毒者以厚药，不胜毒者以薄药。由是观之，不得不预先辨及，而后处方以治也。夫阳盛之人，外感寒邪，微则自解，甚即化热。虽宜辛散，不得太温，宜用辛凉，不致烦惋。若阴无损，犹可温散，倘遇阴亏，不可专温，宜兼益津之品，即所谓汗生于阴，譬之干锅赤裂，润自何来，加之以水，则沛然敷布，盖益津之品，正所以治阳气有余，身热无汗者也。如内伤寒冷者，亦不得过用辛热。若阴无伤，可暂辛热，如阴素乏，止可甘热甘温，或兼养阴益阳之味以滋之。恐寒邪未除，而阴精先烁，致水液涸竭，而内热复生。倘感暍热之气，而为两阳相灼，危亦速矣，所谓能冬不能夏者也，急用壮水清热生津之剂，庶可救也，否则烁竭津液，自焚而死。

若阴盛之人，外感寒邪，微者已宜温通，甚者须益火原。然阳无亏，可用辛散，或系素虚，不得过辛，宜兼壮气之品。缘阳虚不能卫外，腠理疏泻，易于亡阳而难收束，惟壮气之品，可以治阴气有余，多汗身寒者也。或内伤热，亦不得过用苦寒咸寒。若阳无伤，亦可暂用，倘阳素亏，止可甘寒甘凉，或兼以扶阳生阳之品以保之。恐邪热未尽，而元阳先困，致火用不宣，而中寒继起。如遇大寒，无阳外卫，直入于内，或内伤寒冷，不能蒸化，发热但寒栗，而为无阳则阴独，岂不危哉，所谓能夏不能冬者也。急用壮气驱寒回阳之品，庶乎可挽，否则少火一熄，自溺而死。《病源》云：阴气虚，阳气实，身体五脏皆生热。故阳盛阴虚之人，寒邪犹可，最忌暍热。因阳盛生外热，阴虚生内热，外内皆热，复感热邪，即谚所谓火上添薪，烈焰更炽，阴精岂不立尽。又云：阳气虚，阴气盛，即生寒冷之病。故阴盛阳虚之人，热邪犹可，惟恐寒冷。缘阴盛生内寒，阳虚则外寒，外内皆寒，又遇寒邪，即谚所云雪上加霜，凝结成冰，真阳顷刻消灭。惟阴阳俱盛之人，不易受邪。经有云：精神内守，肉腠闭拒，虽有大风苛毒，勿之能害。即使感受，亦必自解。所云：勇者气行则已是也。倘或不解，用药易治。缘能毒者可以厚药，实则竟泻之也。若阴阳俱虚之人，静养调和，亦可无病。若冒寒热，鲜有不受其害，因虚体最易感邪。经有云：两虚相得，乃客其形，大病乃成。虽遇微邪，亦必受伤，所谓怯者则着而为病是也，且邪入难攻，惟宜和解而兼扶正。盖不胜毒者止可薄药，虚则宜补之也。以上所论，是证脉之外，参酌分别而后施治。仲景论中止言：无阳不能作汗，阴虚则小便难，以及阴阳俱虚不可汗吐下。又方后论云：强人可加至若干，以微发其端。此系诊家切脉之先，故予不得不详为之辨，而列于首。

伤寒实证专从攻泻因虚宜兼补治论

伤寒不出乎虚实两端，治疗不越乎补邪二法。顾元气未衰，邪气未盛，犹可或补或泻，攻补俱可，姑置弗论。惟真元衰惫，及邪气亢盛，必欲专攻专补，或补泻兼施，诚难辨别。故《五常政大论》有曰：无盛盛，无虚虚，而遗人夭殃；无致邪，无失正，绝人长命之戒。经又云：邪气盛则实，实则泻之。又云：其实者，散而泻之；中满者，泻之于内；邪在皮者，汗而发之。故张戴人曰：人身不过表里，有一言而可该医之旨者，其惟发表攻里乎！虽千枝万派，不出表里二字而已，表病而里不病者可专以发表，里病而表不病者可专攻其里，表里俱病者先撤其表，后攻其里。

经云：从外之内者，治其外。以伤寒从表而入也。故虽内实谵语，仲景必先解表。《内经》云：从外之内而盛于内者，先治其外，而后调其内。或表里兼治，仲景大小青龙汤之类是也。此良工行实则泻之之法也。若遇庸工，但用和平补其虚，不敢汗下治其邪，举世皆曰平稳，殊不知迁延时日，坐失机宜，邪不除而愈甚，正被扰而转伤，又安知此病之所为，非虚之所致？皆邪气为患，苟非速去其病，必致转成大害。与其畏虚而酿成不可起之病，孰若去病而犹冀有可补之虚。倘有以养正邪自去为言，是固为大虚兼邪者论也。何病人犹曰彼用平补之剂，何害之有？盖平者人所喜，攻者人所恶，医者与其逆病人之心而不见用，不若顺病人之心而获利也，岂复计病者之死生乎？

夫病非人身素有之物，或自外入，或由内生，皆邪气也。邪气中人，速去可也，揽而留之，必致生变。虽愚夫愚妇，皆知其不可也。及闻其攻则不悦，补则乐从，故医亦曰当先固其元气，元气实则邪自去，但不知真气未胜，而邪气已纵横不可制矣。惟脉脱下虚，或虚久致病，始可议补，否则先攻其邪，邪去而元气自复，不复则以谷肉果菜，补益精气可也。若以药为平为补，虽甘草人参，久服必有偏胜，以草木得天地偏劣之气，人之阴阳气血有偏，或病致阴阳偏胜，故用草木之偏而治人之偏，使无偏倾而致于和平也。

是故汗下之法，犹刑罚也；粱肉之属，犹德教也。治乱用刑，治治用德，一定之理也。若人无病，粱肉而已，及其有病，当先诛伐，病之去也，粱肉补之。如世已治矣，刑措而不用，岂可以药石为补哉？如欲去大病大瘵①，非汗下无由已也。故凡风寒暑湿之邪，入于皮肤之内，滞于经络之间，而未深固，欲速去之，莫如发汗，开元府以逐邪气，使一毫一窍之邪，无不启发之而逐去也。然发汗亦有数种，辛温自能发汗，而辛凉亦可以发汗也。麻黄、桂枝等汤，辛温之剂也；越婢、麻杏甘石，辛凉之剂也。故内寒外热宜辛温，外寒内热宜辛凉。其法欲令周身漐漐然微汗，手足俱遍一二时为佳，不欲如水淋漓也。若邪已入里，结实硬痛而表罢者，欲急驱之，莫如下泄，洁净府以除邪实，使肠胃曲折之处，无不荡尽而直下也。然下亦有分别，寒药自能泄实，而温药亦能散结也。陷胸、承气等汤，纯寒之剂也，三物陷胸、大黄附子等汤，温下之剂也。热实于内者宜寒下，寒实于里者宜温通。其服少少与之，或频服，又当临诊详辨，仲景亦各详晰。

此为治实者言之，至因虚致病者，当又分别。《评热病论》

---

① 瘵（zhài 债）：多指痨病。

云：邪之所凑，其气必虚。又云：衰者补之。故张景岳曰：伤寒为患，有系乘虚而入者，时医不察虚实，但见伤寒，则动曰伤寒无补法，任意攻邪，殊不知可攻而愈者，原非虚证，正既不虚，邪自不能害之。何也？寒邪外感，无非由表而入里。故元气强者，邪入必浅，虽感亦轻，以正胜邪，而邪不能深入也；元气弱者，邪入必深，虽微亦重，以邪胜正，而中虚不能自固也。邪有浅深，则表散自异；正有虚实，则攻补宜分。盖邪浅者，逐之于藩篱，麻黄、桂枝等汤，散在皮毛也。以散药而散于肌表经络者，是因浅而实者直散也。直散者，直逐之无难也。

《内经》曰：因其轻而扬之。此等证原不应补，非谓虚证亦不宜补也。渐深者，逐之于户牖①，小柴胡、新加汤之类，建中以散其表里也。深入者，逐之于堂室，四逆、复脉汤之类，散在脏腑也。惟散于脏腑，是不散之散，因虚而深者托散也。托散者，强主兼逐，邪无不散也。《内经》云：因其衰而彰之。形不足者，温之以气；精不足者，补之以味是也。故夹虚伤寒，最为可畏，使不固本御侮之策，而肆意攻邪，则恐邪气未相及，而胃气先被伤矣。胃气若虚，邪气更入，虚而再攻，不死何待？是以凡患伤寒而死者，必由胃气之先败。故凡临证者，但见脉弱无神，即欲虑其天禀薄弱，或劳倦七情色欲过度。若一旦直攻邪气，而不顾元阳，则寇未逐而主先伤，鼠未投而器先破。夫汗本乎气，由乎中也，未有中气虚，汗都达，而邪能解者也。盖脉既微弱，则元气虚而不能托送可知。故汗不易出，而邪不易解。所以阳证最嫌阴脉者，正为此也。

然又有分，阳虚者，气虚也，气虚于中，安能达表？非补

---

① 户牖（yǒu 有）：指门窗。

其气，肌能解乎？阴虚者，即血虚也，血虚于里，安能化液？非补其精，汗能生乎？又阳虚阴盛者，即火虚水停也，火虚于下，焉得蒸腾？譬之釜冷水冻，气何由升？置火添薪，则燃炊烈焰，而渤然气充矣。阴虚阳亢者，即水亏火旺也，水涸于经，安能作汗？譬之干锅赤裂，润自何来？但加以水，则郁蒸沛然，而气化四达矣。夫汗自水生，水由火沸，理固然也，而犹曰伤寒无补法乎？余痛夫枉者之非命，因偏求经传，则并无伤寒无补法之例。必求其由，则惟二劝中之谬言也。因此而逢时病，则有曰：寒邪未散，何可用补？若据脉证，诚然虚矣，但其邪气未净，犹宜缓之，姑俟清楚方可补也，否则补住邪气，譬之关门赶贼。若此一言，又不知出自何典，乱道异端，尤可恨也！岂知正不能复，则邪必日深，焉能清楚？元阳不支，变生呼吸，安可再迟？仲景云：血弱气尽，腠理开，邪气因入。要之此病之所为，皆虚之致，非邪能独害，若不补正却邪，邪气焉肯输服而退散？况邪盛正虚，攻补兼施，亦两者并治，必不助邪。若专攻其邪，不顾正虚，倘真气忽去，势必难回，与其专攻而原气随脱，毋宁兼补而病可渐除。

倘有以邪去正自复为言，是固为因病似虚者论，若以邪实正虚而犹不固本，岂特正不复而邪难去，且必正渐衰而邪愈盛矣。矧①补者，补其阴阳之不足，而制其邪气之有余也。何谓补住邪气？补以补助其中气之衰馁，而使之充身以逐邪外出。何谓关门赶贼且兼补者？补其泻药之不逮，而助其攻邪气之横逆也。乌得谓之补住邪气？补以补助其原气充足，而另其药气湧出，则邪自溃散。又乌得谓之关门赶贼？即曰强寇登堂矣。

① 矧（shěn 审）：连词，况且。

凡主弱者，避之且不暇，尚敢关门乎？既能关门，亦能开门，主即强也，贼闻主强，必然退遁，有何不可？邵庸剂有曰：原气弱而外邪留恋，此正门不开而贼不去也，攻药中而佐以扶正固本，正所以助其开门而赶贼也。故主强一分，则贼退一步，谓之内托，谓之逐邪，又何不可，而顾谓关门赶贼耶？

如仲景之用小柴胡新加汤、附子复脉等汤，皆攻补并施，一以散邪，一以固本。此逐中有固，固中有逐，又岂皆补住、关门之谓乎？倘阳虚而补阴，则水益盛而火愈衰；阴虚而补阳，则火愈炽而水益涸。如此补法，原能杀人，大抵世之用补而致死者即此也。以人感邪气，则阴阳已偏，而又用药反补其偏胜者，是翼其胜也，乌得不偏极而至死哉？然亦是补助邪气，非补住邪气，而曰补住邪气，此不知补之之义也。

夫补者，补其所缺，补其所欲，宣可通滞，涩可固脱，燥可收湿，湿可润燥，寒可济热，热可御寒，虽黄连、石膏、干姜、茱萸，用之得宜，亦谓之补。即经所云：佐以所利，和以所宜是也。岂必人参、黄芪，而谓之补哉？倘不能见微知著，必待势至垂危，始认为虚，然后用补，则真气已脱，脏腑尽败，亦无可补矣，岂无其渐而遽至是哉？补而无益，必又曰伤寒用补者无不死，是伤寒无补之说益坚，而众人之惑益不可破。虽有仪秦[1]，不能辨也。噫！一言之害，所系甚大，安得不为之辨哉？

---

① 仪秦：张仪、苏秦的并称，出自《法言·渊骞》。

辨四大家、古今元气不同二论之失

读仕材①《四大家论》②云：仲景《伤寒》论方所疗，皆冬月之正伤寒，若夫至春变为温病，至夏变为热病，俱未之及也。后人不解其意，乃以冬月伤寒之方，通治春温夏热之证，有不夭枉者几希矣。自此等之说一出，而《伤寒》之书，业医者即借此而不读。噫！仕材不悦《伤寒》全论则已，何必出此谬言哉？讵③知仲景论中，寒热温凉之剂无不周备，即风温暍热之症，俱详太阳及合病论中，自有白虎等汤治疗，何尝不辨方法？岂云未之及也。且白虎、越婢、麻杏甘石、葛根芩连等汤之类，谓不可治温热之病，而不知数方，果治何证，并不知温热之病，又将何方以治之。抑是《伤寒论》中之方，止可治冬月之伤寒，若治春温夏热之病，而亦欲夭枉人哉。

又论《古今人元气不同》云：天地初开，气化浓密，则受气常强；及其久也，气化渐薄，则受气常弱。故东汉之世，仲景处方，辄以两计；宋元以后，东垣、丹溪，不过钱计而已。独不思人受天地之气化薄，则凡昆虫、草木、禽兽、金石之秉质亦薄矣。何妨以今之药，治今之人，岂有人今而药独古哉？况汉唐一两之重，较宋元不过三钱而已，而又分作三服。且仲景方，三四味至五六味者居多，而后世常有十余味之剂。以此较之，反觉今之重于古也。

所云：多事调养，专防克伐，故承气、抵当，日就减削。然《内经》有云：有故无殒，故大积大聚。必用大剂以直逐之，

---

① 仕材：李中梓之字。明代医家，号念莪。撰《仕材三书》等书。

② 四大家论：四大家指张仲景、刘河间、李东垣、朱丹溪四人。

③ 讵（jù 具）：难道、岂，表示反问。

否则以小治大，而不能抵当其邪，则邪反炽而愈盛。所以仲景必用抵当、承气之大毒，以攻血屎之坚结，而不肯外为柔弱，致病不移，非好为重剂也。但观其血证及阳明论中，谆谆告诫，再四叮咛，是可知仲景之心小胆大，亦出于不得已，非过用重剂以轻试，而视人为儿戏也。若宋元以后之书，何尝有此辨法？不过制小其服，而苟合似乎谨慎，岂复计邪之坚固，而不能克制乎？所以张子和有“庸医能补其虚，不敢治其实”之说以讥之。然后知承气、抵当之用，若非仲景，孰能用之？又非仲景细论于前，孰敢从之于后而用哉？故徐成章①云：读《伤寒论》而后知平日之用心粗，用仲景法然后知群方之药杂。

若云：多事温补，痛戒寒凉。二语尤为偏谬。《内经》云：寒者热之，热者寒之；温者清之，清者温之；实则泻之，虚则补之；观其脉证，以法治之。岂可预立一偏之法以治乎？无怪乎有徐氏刍言之訾訾，而又偏于寒凉克伐也，否则何以救正而致于中和也哉。至河间之论，想其时之医，亦尚温补。故有如徐氏之偏驳，其曲畅温热之脉证，详晰寒凉之方法，可谓至矣。若东垣《内伤论》，不过参《伤寒论》中阴阳不足，自相乘侮，而亦有洒淅恶寒复发热之意。更加详辨，推广其义，以发仲景之旨，而备内伤发热，应用补益诸方，诚为详尽。至于丹溪又发明炙甘草汤之意，申出补阴一法，惜其偏于滋阴而不顾阳也。合观三子，可称为仲景之功臣，而各发其一隅，以成一家言也。

若仲景书当称全备。所以王好古云：伤寒法可以治杂病，而杂病法断不可以治伤寒也。噫！仕材亦医中之出类也，予何敢轻议哉？但嫌管见伤寒温热之方，而断定《伤寒论》止可治

① 徐成章：明代医家，字绍云。撰《写思素问》等书。

冬月之伤寒，且言古今人元气不同，不可以古方治今病，而名之曰《医宗必读》，使后人遵而读之，莫敢违焉，反令仲景之方论，湮没不彰。故予不得不僭陈耳，知吾者其鉴之。

辨南北方宜发表不同论之非

读秦皇士《南北不同论》曰：仲景以冬月司令之伤寒，发热无汗之表证，用麻黄汤；中风发热有汗之表证，用桂枝汤。然此按北方方宜立规矩，为后世指南者也。若施之三时、施之江浙，则不合。以予观之，其说似是而非，故不得不辨焉。盖秦氏既知南北寒温之异，曷为不知脉证之不同乎，脉证之无分南北乎，脉证之寒热同而无分南北乎？抑岂南方寒邪伤人，与北方寒邪伤人之脉证有异乎？盖无异也。有是邪气，现此脉证，有是脉证，用此方法，方因证用，证由邪发，南北虽异，而邪气伤人之脉证，与诊治脉证之方法则同，故曰无异也。所异者，北方之寒气刚厉，南方之寒气柔缓。然刚厉之寒气伤人，故脉阴阳俱紧，而证致身疼腰痛，骨节疼痛；若南方寒气柔缓，则脉不阴阳俱紧，证亦不致身腰骨节俱疼也。脉证既不如是，仲景原不用麻黄汤以治之也。本论云：随其脉证，以法治之，则知麻黄汤不中与也。若南方偶遇暴烈之寒气，其脉亦阴阳俱紧，证亦身体骨节俱疼，发热无汗而喘者，诊家凭此脉证，亦何妨用此麻黄汤以治之也；倘北人感受柔缓之微寒，无此脉证，仲景当时亦必不用此方以治之也。

或曰所论麻黄汤，用于发热头痛，身疼腰痛，骨节疼痛，恶风寒，无汗而脉浮紧者，是无分南北，确乎不易，诚然辨驳明晰。但桂枝汤之主治，脉既缓而不紧，证又汗出发热，可知所受之邪，乃是风伤于卫而非寒也。况仲景明言中风，风则为热，何以亦用姜桂之辛热以治之耶？由此推之，岂不因北方之气寒，宜偏于热以治之乎？予曰非也。桂枝证即发热有汗之太阳病，因外感风寒，有伤太阳之气，而不能卫外营内，故恶风寒而头项强痛。张景岳有云：风送寒来，寒随风入，透骨侵肌，本是同气。岂有伤于风而不伤于寒者哉？至风则为热，亦犹人之伤于寒也，则为病热之意。故非姜桂之辛甘以温散，则风寒内舍，如何以去。虽太阳病之恶寒，非一定是寒，亦有太阳中热之恶寒，然中热之恶寒必渴，而恶寒则微，不若中风证之啬啬淅淅，而恶风寒者之一派朔风凛凛之寒象也。故桂枝汤因发热有汗之啬啬淅淅而恶风寒证立，非立此汤以专治北方之人也。仲景犹恐后人误解误治，故一一指出。况自序云：若能寻余所集，思过半矣。是必天下皆可用之，故可为万世法。

岂有宜于北而不宜于南者哉？秦氏又云：施治三时不合，赖陶氏发明仲景麻黄、桂枝二汤，此治冬月正伤寒①之方，非治春夏秋三时之热病。殊不知陶氏之书，王肯堂云：不过剽窃南阳之唾余，尚未望见易水门墙。故有此悖谬之语，贻害千古，秦氏何得复引数语，启端以害之乎？盖热病自有热病之脉证，仲景自有热病之方法，白虎等汤是也。岂热病而仲景亦用此麻桂二汤，治之以杀人也耶？

仲景宗《内经》作论，《内经》云：气有多少高下，证有中外盛衰，治有缓急轻重，方有大小奇偶，适其至所为故。故《伤寒论》云：观其脉证，依法治之。《内经》又云：西北之气，散而收之；东南之气，收而温之；又云：热无犯热，寒无犯寒，及胜其主则可犯，是为邪气反胜也。由是思之，则北宜

① 正伤寒：冬令感受寒邪而即发的疾病，出自《伤寒全生集》。

寒而南宜温，冬可以寒而夏亦可以用热也。故仲景宗之而曰：观其脉证，随证治之。

是可知三时风寒之邪重，胜其时令之气，而现麻黄、桂枝证，是为邪气反胜者，则亦可用辛温之剂以犯之。若谓夏月不可用温，何以夏月之炎热，有病寒者，亦欲厚衣被而不觉其热也。由此观之，其夏令之亦可用温剂甚明矣。倘冬月而遇阳明恶热之证，岂竟可用麻桂二汤以为治冬月之正方，而谓冬令严寒，断不可用白虎承气等汤耶？此无他，不知胜其主者之亦可犯。故曰证由邪发，方因证用。岂可泥定北宜温而南宜凉，冬宜热而夏宜寒者哉？

且秦氏既嫌桂枝、生姜辛热，不可用于江浙人之太阳表证，而变用羌活败毒散治之。何又云以葛根汤治阳明之表证，不自相矛盾耶？岂邪在太阳，不可用姜桂，至阳明经而反可用之乎？秦子畏姜桂之辛热慓悍不敢用，而不知姜桂之辛甘纯和不可缺。凡大辛之物必毒，而姜则无毒，可以通神明而去秽恶，故圣人凡食不辄姜。又大辛之品，难兼甘味以和之，而桂则味辛兼甘而且香，药品虽多，欲如桂之辛甘而香者，竟无一物可以代也，故宜通营卫之气，去风寒而兼调和者，仲景必用此也。予非喜爱姜桂而好辨，亦非偏于用热而言功，不过因近时畏桂如砒，以为不可用，即使用之，亦去皮，而但用全无气味之桂枝木。殊为不解，故为之辨焉。

辨宜消导论之有误

又读《宜消导论》曰：消导一法，《伤寒》未有条目，然细玩之，有云胸中邪气，胃中有燥屎五六枚，又以川连泻心汤泻痞满，以栀子、豆豉加枳实治食复①，比例而推，则伤寒夹食者，亦可拟以消导治之矣。余尝治外感兼有食滞者，用发表之药，汗不出，表不解，后用消导之法，而汗出病愈者。又尝用清里之药，而里热不除，后用消导而热退者。又尝治谵妄，用清热之味不效，后用消导而热退谵妄止者也。如此论之，则里实与外感同一治法，而无先后分别，故予不得不辨也。

夫谵妄一证，除火迫亡阳误治外，则皆系热实为患。无形之热邪，逼乱神明者，用清热之味自效，不效者此必有形之实热，故后用消导，而热退谵妄止也。此里热之不除，亦因实燥之故也，用消导之法，正合仲景承气朴实之意。因证不甚燥硬坚结，故制小其服而能效，若遇大实大满之证，舍承气汤不能取效。故非仲景无消导之法，举其大者而论之，则证之轻小者，自不待言矣。况栀子厚朴汤、厚朴生姜半夏甘草人参汤、大柴胡汤，皆是结实之轻者，而止加枳、朴以导气消散，何尝未有条目也？若脾胃虚寒凝滞，又有理中专理中焦而消导。秦氏不过变换药味，推广其义，何得云《伤寒》未有条目？

及至引枳实栀子豉汤治食复，诚然的对，何又引泻心汤以相混也？盖泻心是分散寒热互结之虚痞气，非有形之实结，可用纯寒纯热之剂以直驱其邪也。至论治外感兼有食滞，用发表药，汗不出而表不解，竟用消导之法，而云汗出病愈者，不能使人无疑也。盖表不解，即伤寒表邪之不解；消导者，即攻里之意，岂有表不解而即用攻里之法治之？不致变坏而反能愈者乎，无是理也。即就秦氏《忌攻下论》云：表邪未解，未可攻下。又《忌和解论》云：里证悉具，若有一些恶寒头痛之症，

① 食复：指大病愈后，因饮食失节而致复发。

即当从太阳施治。噫！和解兼有表药在内，尚且不可用，岂可消导而纯用攻里之药乎？或问彼用消导，未必纯用里药，亦不过兼用消食行气数味而已。仲景大柴胡治伤寒发热，汗出不解，岂不是表不解而亦可用之乎？子何责之深而言无是理也。予曰仲景治法，皆先表后里，并无倒施之法。论中云：表未解者，不可攻痞。又云：其外不解者，不可攻之，当先解外。又云：微恶寒者，表未解也，当先解表。谆谆告诫，再四叮咛，岂表不解而可先用攻里之药乎？

即就大柴胡之证，亦仲景见心中痞硬，呕吐下利，其证已急，故不得已而从权用两解之法也。况汗出不解之发热，未必毕竟是恶寒之伤寒不解，而或者蒸蒸发热汗出之不解，亦未可知。即使恶寒汗出之表邪未解，亦属微表，而与秦氏所云汗不出，表不解者迥别，故可用两解之法以治也。或又言秦子亦明医也，既立此消导之法，而云治之病愈者，是必有所应验也。况伤寒如果夹食，原应消之，是亦理也，何以见其必不可消，而反欲留此宿食以为害乎。予曰非也。仲景未始不欲消其食，并有急欲消其食，更有所患者惟此食而特欲消其食。故有曰可攻里也，曰未可与承气汤，又曰可与小承气汤，再三之徘徊，而又有曰少与小承气汤，转矢气者，乃可攻之，又曰腹中转矢气者，更服一升，又曰不转矢气者，勿更与之。屡次之踌躇，皆为欲攻其食，而惟恐伤其中州。中州空虚，非但不能四布津液，而和调洒陈，以及熏肤充身，抑且乘其空虚，则周身之邪，无不陷害，变证蜂起，反为坏病矣。

或又问秦子所言欲发表邪，必得胃阳敷布，方能作汗。若不先消其食，则胃气壅遏，不能四布，焉能作汗以散邪？予曰药力原赖脏中真元之气以散布，若脏气已绝，虽服药亦不能上下输转，游溢精气以作汗，但既知作汗必借真气以敷布，岂消食不赖此真气以督帅乎？夫人荣卫之气，运行周身，无一刻间断不行，胃中谷食凝聚停留，燥结坚硬，尝有数日不消不食，由此较之，则胃中积滞未消而精气犹能作汗者有之，荣卫之气，不能灌溉于身，而反能消食者则无也。故予曰仲景消食之法，施于解表之后为定法，不可移易而倒施也。然有服之而愈者何也？此惟内伤于食而不外感也。伤食则卫气不能充盛于外而恶寒，荣气不能流利于中而发热，但此之恶寒发热，有似于外感而实异，东垣已辨晰为不足中之有余，而立法以治之，无庸纷更以惑乱也。

辨舌苔色论

秦镜明云：伤寒表里寒热轻重，舌色亦得大半。杜青碧①有三十六法，反觉太繁。今余分立白、黑、黄、燥、滑，五者以为要。舌色如常，身虽大热，是热在表而里未有热也，但治其表，无容顾里。如见白苔而滑，邪在半表半里，未全入里，但宜和解。若见黄苔者，热在胃家；苔黄而干裂者，胃中热极，宜清里热。若有下证者，可以下之。若见黑苔者，有二条分别：黑而焦裂硬刺者，里热已极，火极为炭之苔也；黑而有水，软润而滑者，里寒已甚，水来克火之寒苔也。以上五者，验舌之大节目也，再看证切脉以参定之。然犹未尽其纲。所有紫色类于焦黄，深红青蓝类于黑，总以燥润分其寒热，似可括其要矣。但有一等舌色干燥芒刺而不渴，乃津竭枯燥，非热所致。又有舌上无苔，干光如镜面者，亦是津液枯竭。见此二舌，凡用温

① 杜青碧：指元代医家杜本，字伯原，撰《敖氏伤寒金镜录》等书。

凉，俱宜顾津益阴，不得作热而直清之。再有淡白滑润无神之舌，竟可大温其中，故凡津液枯槁而舌干燥者，必不生苔，其生苔者，胃中必有痰饮恶浊之物，搏结而熏蒸，使舌上黏腻，涩结而成此苔，渐至干厚开裂，焦燥臭秽，胃愈燥结则苔愈厚燥，一定之理也。

张介宾云：舌上有苔，必自润而燥，自滑而涩，由白而黄，由黄而黑，甚至焦干，或生芒刺，是皆邪热内转，由浅入深之证也。故凡邪气在表，舌则无苔，及其传里，则津液干燥而舌苔生矣。至于舌黑，亦当察其根本何如也。如黑色连地，而灰黯无神者，此其本原已败，死无疑矣。若舌虽焦黑，而质地红活，未必皆为死证。燥裂阳实者，清其胃火，火退自愈。其有元气大损，而阴邪独见者，其色亦黄黑；真水涸竭者，其舌亦干焦，此肾中水火俱亏，并非实热之证。从补从清，反如水炭，故不得不兼脉气形证而察其虚实也。以干涩焦黑，尚有非实非火，再若青黑少神，而滑润不燥者，则无非水乘火位，虚寒证也，若认此为火，而苦寒一投，则余烬随灭矣。

辨斑证所发之源

尝观世人有发热而病亡者，有死于斑，有不因斑而委之于斑而死者。然真死于斑者少，而委之于斑死者多也。苟有仁心，能不为之辨哉？夫发斑之源，书无确论，诚为难治，而近有借医趋利之徒，非但不能考究病源方法，抑且借此难治之症以为塞责[①]。故凡见发热之甚者，即曰将欲发斑也；投药而病愈，偶见蚊蚋蚤虱口之红点者，即谓之斑已发出，众遂称为明医；

① 塞责：尽责；补过。

如身热未解而病不愈者，即谓之斑未发尽；倘无红点而愈者，又谓之斑毒在内消化；若不愈者，谓之斑毒不能发出；甚至投药相反，服之烦躁而死者，又谓之斑毒攻心；更有奸诡之辈，屏去有色之斑，而妄称水晶斑以炫人耳目，则无色之可凭，尤易惑人。噫！或愈或死，任其愚弄，虽实医死，而病家终不觉悟。

试思斑之取义，在于色也，今舍色而云斑者，是何理也。在医用此江湖诡谲而为活套，是无不中，在病人何堪受其愚弄，无他，实不知斑症之从何而发也。夫斑之一症，《内经》不言，《伤寒》《金匮》亦无是证。惟阳毒为病，止面赤斑斑如锦文，似乎斑症，但止在面而不及身之为非也。虽非是证，而亦可以类推色如锦文之为斑，而并无形迹也。至汉末华元化①始言斑证：其斑如鸡头大，微隐起，喜着两胁。而后论斑杂出。

巢元方《病源》云发斑者四，其一云伤寒病证在表，或未发汗，或经发汗未解，或吐下后而热不除，此毒气盛故也。毒既未散，而表已虚，热毒乘虚出于皮肤，所以发斑疮隐轸如锦文。重者，喉口身体成疮也。二云时气发斑，夫热病在表，已发汗未解，或吐、下后，热毒气不散，烦躁谬言语，此为表虚里实，热气躁于外，故身体发斑如锦文。凡发斑不可用发表药，令疮开泄，更增斑烂，表虚故也。三曰热病发斑，夫病在表，或未发汗，或已发汗、吐、下后，表证未解，毒气不散，烦热而渴，渴而不能饮，表虚里实，故身体发斑如锦文。四曰温病发斑，夫人冬月触冒寒毒者，至春始发病，病初在表。已发汗、吐、下而表证未罢，毒气不散，故发斑疮。又冬月人感乖戾之

① 华元化：指华佗。

气，未即发病，至春又被积寒所折，毒气不得发泄，至夏遇热，温毒始发出于肌肤，斑烂隐轸如锦文也。

《肘后》葛稚川[①]言发斑疮，头面及身，须臾周匝，状如火疮，皆戴白浆，随决随生，为恶毒之气也。河间言是胃热而发，或痰实壅上。论小儿斑疹，疮发焮肿于外者，属少阳三焦相火，谓之斑；小红点行于皮肤之中不出者，属少阴君火，谓之疹。洁古[②]亦从其说。李东垣言其下之早而发者，有失下而发者，有胃热胃烂而发者，然得之虽殊，大抵皆戊助心火，入于肺也。故红点如斑，生于皮毛之间耳。论小儿之斑，皆是胎中之毒，治之尽善，无二番斑出之患。海藏[③]亦谓在腹中受此血秽，蕴而成毒，皆太阴湿土，壅滞君相二火所作也。因小儿真气盛而正气旺，邪无所容而发出。丹溪谓其风热夹痰而作，自里而发于外，若内伤斑者，胃气极虚，一身火游行于外所致。至吴绶[④]又分发斑为六，曰伤寒、时气、温毒、阳毒、内伤、阴症也。

以予观之，《病源》《肘后》是论其斑疮，河间、洁古、东垣、丹溪之论是斑或有因于此，或者兼此，非斑必由胃热痰实而发也。至论小儿之斑，乃今之痘疮也。若吴绶所论六症，虽分寒热虚实，而其所以发斑之源则未详晰。所言鲜红稀朗者吉，黑黯稠密者凶，是言其已出后之吉凶，欲取其气充血活而润泽，恶其气衰血瘀而枯涩，即《灵枢》所谓察其泽夭，以知成败也。

---

① 葛稚川：指葛洪。

② 洁古：指张元素。

③ 海藏：王好古之号，元代医家，字进之，号汝庄。撰《汤液本草》等书。

④ 吴绶：元代医家，撰《伤寒蕴要全书》等书。

至于未发之前，仍未言明。盖斑者色也，隐于肤之内、肌之外，望之而先映见其色，然后现之于外。其源因营卫之气拂郁①不利而发，乃伤寒表证未解，及误治而变出之坏症，非始起即有是斑。故《内经》《伤寒》并无是证，惟言其色黄赤为热，青白为寒，黑则留而久痹。《伤寒》言人阳气前绝，阴气后竭者，其人死，身色必青。有脉浮迟而面热赤，为无阳不能作汗所致；又痉病与二阳并病之面赤，皆由阳气怫郁在表，当解之；又厥阴、少阴、戴阳之面赤，一听其自汗而解，一温通肾阳而解。由是推之，则发斑之源，亦在于营卫不利郁遏所致。故斑如锦文微隐起，或如鸡头大而无头粒，或如云霞，轻者止在躯壳，重者内连脏腑。

孙真人云：赤斑出者，五死一生；黑斑出者，十死一生。盖赤斑者，是阳气怫郁所致，郁在表者，轻扬之品以治其表，寒郁者辛温以开其腠理，热郁者辛凉以清疏营卫。若外郁于表，内又炽盛，又当清内为主，兼以攘外。热邪虽盛，正气未衰，犹可以驱邪，故云五死一生。至于黑斑，乃脏气衰败，不能升发胃中阳气，以疏营卫之道，惟有阴寒之气，凝结而已，故色映青黑。如阴邪虽凝，而火种犹存，着意燃炊，尚堪续焰以解其冻。倘令阳根澌②尽，一线无余，纵尔添薪，何从觅燧以发其炅③，所以黑斑出者，十死一生。虽黑斑亦有是热，然必久留而痹结，又被胃中热毒恶浊之气熏灼，所以外映黑斑，内已败坏腐烂。故黑斑而属阴寒者，犹或有生；若属于热，必死无疑矣。其有黑斑清之而生者，是外无诸恶证，内无诸败脉，而

① 拂郁：愤闷。拂，通“怫”。
② 澌（sī 司）：尽，消亡。
③ 炅（jiǒng 窘）：光，明亮。

饮食尚可，虽现黑斑，病不连脏，止在躯壳，故活。因此近时益信斑证必从胃热而发之说。如果胃中热盛而即欲发斑，何以阳明病中并无发斑，白虎汤证亦不言斑也？盖阳明病本多汗，白虎证自汗出。《内经》云：因于暑，则汗。又云：热则腠理开，营卫通，汗大出。本论云：太阳中热者，暍是也，其人汗出而渴也。胃虽热盛，汗出为热已外泄，此为热越不能发斑也。阳明病有云：阳明病，发热汗出，此为热越，不能发黄也；若身无汗，渴饮水浆者，此为瘀热在里，身必发黄也。推至于斑，无不如是。

再玩《病源》所论发斑四条，虽有兼言其疮，然亦不过论其热毒之甚，以致发斑成疮而烂。亦犹《伤寒论》中云，风强则为隐疹，久为疥癞之意。观第一条云，发斑疮隐轸如锦文，重者喉口身体成疮也。由是思之，热毒轻者，非但喉口不成疮，即身体亦不成疮也。详其所论四条，病证俱言在表，或已发汗，或未发汗，必表证为解未罢，热毒不得泄越而发斑，并无一条言表已解而发斑也。是可知，斑邪在于肌腠，而不在胃中也。第二条之云，凡发斑不可用发表药，令疮开泄，更增斑烂者。是戒其不可用辛温之剂，再助其热毒，更增斑烂，非谓辛凉辛寒，亦不可用也。若泥定不可用发表药，遂误认邪不在表而竟作里治，则各条所云表证未解未罢，毒气不散而致发斑，为何谓也。所云吐下者，乃言其病在表而误治其里，折伤胃气，营卫愈滞，致表邪不解而发，非病在里也。至言表虚者，是表邪热甚，正气虚而不能作汗，驱邪解表，里是皮肤之里，非指肠胃也。里实者，乃是肌腠之中，热邪壅实，故致发斑，非言肠胃实热也。若果肠胃实热，何以渴而不能饮，则知里实为皮肤之里，热邪壅实，确乎不疑也。故宜谓，发斑而有胃中热盛者则可，以为从胃中热盛而发斑者则不可。何后人因巢氏斑证不可用发表药一语，遂谓此证皆由胃热极而发，并非表邪所致，绝不求诸治表之法，甚为错误。况近时真发斑者甚少，不过隐疹之类耳，但疏解营卫之气自愈。

至于治斑之法，海藏言之亦详，外者外治，内者内治，中外皆和，其斑自解，恶寒者发之，表大热者夺之，渴者清之，屎燥秘结者下之，小便不通者利之，寒者热之，热者寒之，虚者补之，强者泻之，佐以所利，和以所宜，何以执一为哉。大抵与伤寒同治，最为高论。随其脉证，依法治之，亦可概矣。海藏老人深服仲景之书，朝夕于斯，寤寐而思，故能用伤寒之法而治斑症。若不读仲景之书而遇斑症，致当汗不汗，则表邪不解；当下不下，则里实不解；当温不温，则阴凝不解；当清不清，则阳亢不解；当补不补，则无力不解。独窃百家之说，妄云提斑化斑，亦不知其何从提、何从化也。故周禹载曰：诸集类方论，徒多其证，聚其方，未有明言其脉证属于何因，害于何经，用何药为君以主之，何药为臣以佐之。苟不潜心仲景书者，吾未信其泛然方证，果切病情否也。吾于是证，亦谓不读仲景之书，焉知伤寒治法；不知伤寒治法，焉知治斑之法。故必先究仲景之书，神而明之，化而裁之，而后治斑，庶乎近焉。

疟论

《内经》论疟受病之源，邪舍之处，以及所治之法，无不详悉，何容再赘。第医不遵经文，妄自议论，或谓水饮败血，或谓痰食所致，自此说一行，后世守之以为法，无复知《内经》风寒之邪矣。虽有张景岳辨其风寒之伤于外者而为疟，所有痰食水血，是不过疟之兼证，并非因此而成，岂知徒为一齐人之传也。盖立法差而治不效，治不效而咎难治，甚至医者误治而证变，病人因变而畏治。故凡近时病疟者，宁可绵延而不愈，断不肯服药以瘳疾。谚有云：疟疾不可服药，服药必变病而死。此等胡说，是谁之咎，医自取之也。夫人之情，莫不恶死而乐生，病治而愈，谁不从之，治之反剧，谁肯求医。虽有间二日之疟，历数年之久，亦甘心含忍矣。嗟嗟！此等疟近时甚多，因非即死，视为泛常，不知有限之精气，何堪受数年之磨砺耶。强壮当此，生长之气，从此挫折；怯弱遇之，营卫之气，必然益竭。倘再遭邪，岂不是里应外合，而开门揖盗，即不伤命，能无更虚，虚而暴亡，犹不觉悟精神从疟消灭，反怨疾急诊家不及治疗。呜呼！厥身已毙，卢扁难起，念及于此，能不为之伤心而论乎。

经云：夏伤于暑（暑邪），藏于皮肤之内，肠胃之外（暑邪舍于膈膜，横伏募原），因得秋气，汗出遇风（风邪），及得之以浴（湿邪），水气舍于皮肤之内（风湿二邪俱舍腠理），与卫气并居（仍在卫行之隧道）。又云：夏伤于大暑（暑邪），腠理开发，因遇夏气凄沧之水（水邪）寒（寒邪），藏于腠理皮肤之中（邪舍腠理），秋伤于风（风邪），则病成矣。又云：邪气客于风府（邪由风府而入），循膂①而下（邪舍于奇经之督脉，观下文下至骶骨入于脊内二句便知），卫气一日一夜，大会于风府，每至于风府，则腠理开，开则邪气入，入则病作矣。由是论之，疟之一证，必由风寒暑湿，入于营卫之道而成，其病在躯壳腠理，并不在肠胃之内也，明矣。其始也风寒之气，先入风府，而舍于太阳经者，则为伤寒之头痛发热，舍于奇经

① 膂（lǚ 旅）：脊梁骨。

之督脉，则为疟。盖风府之穴，太阳督脉同户出入也。疟邪之舍，《内经》言后，从未有人道出，予故再为表之，即在太阳经，传舍于膈，而伏于募原者，亦为疟，未发之时，邪伏奇经。奇经者，十二经脉之气，不能环周，故可隐伏，即用药攻，营卫之气，亦难达入而拘之，故治之无效。并非因其邪重而难撤，亦非因邪久踞而难除，及其发也。邪在募原，横隔阻痹，阴阳之气，上下内外不得相通，当是时。虽用猛将精兵，亦难突出重围，即使背城一战，非徒无益，又将害之。故经云方其盛时必毁，至于邪之轻重新久，与伤寒亦同，而邪气所舍之处，与伤寒则异。

夫疟之将发也，膈气闭结，卫气不得宣发于外，而并于内，则外阳虚而内阴盛。外无阳气以温皮肤分肉之间，故外先寒栗也；内之阴气郁极重寒则热，故内先热也。热则膈气渐通，卫气亦行而复出之阳，阳与阴复并于外，则内外皆热。斯时也，如火之热，犹风雨不可当也，故工不能治其已发而逆其气也。如其未发，邪伏于隐僻之处，又不攻击搜逐，必于先发时。如食顷，阴阳未并，因而调之，真气得安，邪气乃亡。独仲景深得其义，故有先时发汗之文。虽云发汗，亦不过疏通腠理，调和荣卫，故用啜粥之法而取微汗，使邪自无容身之地而去，非欲大发其汗也。此等妙法，惟《伤寒论》中森森罗列。故欲治疟而不读《伤寒》《金匮》者，亦犹不看四书而欲考试作文也，难乎不难。

但用药稍平，食顷不能即达，用药太猛，又恐伤正，正伤则邪愈固矣。予见人疟愈之后，闻橙橘酸气，则经络荣卫即有啬啬[1]不利之状，甚至疟疾复作。因思气之感人也，最速，而治人之疾者亦莫速于用气。经云味为阴，气为阳，清阳发腠理，浊阴走五脏，清阳实四肢，浊阴归六腑。清者其气滑，浊者其气涩，故用清扬芳香之品，并取其气之锐，以直达偏僻隐曲之处，即兵法云出其不意攻其无备。至于寒热温凉之不同，攻补先后之各异，仲景论中治法固已详悉，无容更赘也。

或问近时病疟何故渐多？盖人脉隆盛，入于八脉。古人血气常充，正经雾霈、奇经恒盈，亦犹沟渠满溢流于深湖，故奇经之病少也。今人血气渐薄，十二经中尚多亏乏，况奇经乎！纵有壮实之辈，不过正经可濡而已，焉能灌溢奇经而充盛？奇经空虚，则邪溜入而为疟，有容身之处，故今人邪易入而病难除。即用药治之，亦必赖血气之强盛，而浚可使邪无容身之地也。

疫 论

邪气之伤人也，有行邪、有伏邪。行邪之伤人，常动而易治，非邪入动而易治，乃正气不肯容邪留伏。如邪入太阳，太阳之气逐之，即发太阳病，或传阳明、少阳，二阳经气而又驱之，是正经常能拘逐，故取效犹易。伏邪之伤人，隐伏而难测，非十二经气容邪占踞而不驱攘，乃邪乘偏幻空隙，偶注于奇经，或着于募原，正经不得拘之而常争。荣卫之气，不能环周，药石之性，无由攻击，故治疗疟邪颇艰。若疫证者，由恶厉之气，从口鼻而直行中道，流布三焦，漫腑塞脏，浩浩莫御。非若太阳等病，正气尚能各守界限，与之拒争，而可按经相助，一以

① 啬啬：肌体畏寒收缩貌。

逐之，亦非如疟邪窃踞隐伏，尚可待时而击也。故惟熟悉《伤寒》中法，会通变化而用之，庶乎可随其脉证，以法治之。

或问口鼻中道，皆有精气主持，疫气安能竟人？夫疫因饥馑兵荒之际，惊忧饥饱伤于内，寒温劳役伤其形，内外虚乏，乃客其形。故《内经》云：因于天时，与其身形，参以虚实，大病乃成。所以喻嘉言云：疫病盛行于饥馑兵凶之时，大率春夏之交为尤甚，因温暑湿热之气，及病气、尸气，交结互蒸，人在其中，感之即病。故受之者无不浑身壮热，眩运呕逆，共室连床，秽气相侵，尸虫载道，呼吸即染。是以盛夏湿温之病，即藏疫病在内。喻氏此论，诚然卓识，但云一人受之，则为湿温；一方偏传，即为疫病则误矣。湿温如果可传为疫病，则亦何必言疫证定在饥馑兵荒之际也。夫湿温之气，大行于天地之间，人或劳动或饥饿，元气亏乏，不足以御天地郁蒸之气，于是受伤而为病，名之曰“湿温”，然受者稀而不受者多。盖人在太平丰年之时，温饱清静，虽有湿温苛毒，弗能多害，良由不虚，故不能独伤于人也。所以言疫病为感湿温之气而成者则可，以湿温之气即传为疫病则不可。

或问同一湿温之气，因虚感受，何以言其异也？盖湿温病，因人一时之虚而成，疫则积久之虚而致。积久之虚，五脏之气已乏，邪径入脏，入五脏者，半死半生也。一时之虚，不过在于腠理经脉以及六腑而已，其脏不病也。亦犹劳怯之症，一时之劳伤易治，积渐之劳怯难疗，是怯症从劳伤而得，非劳伤而即成怯症也。夫湿温原非正气，乃天地蒸润变换之气，故万物霉坏，朽秽毕露，如果坚洁珍藏，何由致此哉！推之于人，何独不然？湿温恶厉之气，原易侵人，然必由乎人也。苟能食饮有节，起居有常，外避邪气，精神内守，虽有恶气，亦安从来。

无如值此饥馑兵荒之际，求安不得，欲避不能，饥饱劳役，在所不免，故沿门合境[①]，其病相似，治之之法，亦不外实泻虚补，寒温得宜。

阅吴又可、周禹载所论治法，是伤寒中法权变而用，要亦不过“观其脉证，以法治之”八字而已。舒驰远[②]云：按吴又可谓疫症与伤寒不同，尝察其所以不同者，为邪伏未现之时，医家无处捉摸，总不识其症为何症，然而治法仍不外乎六经，其所谓发表攻里，养荣清燥诸法，皆从《伤寒》法中脱化，特深得错综之妙耳。若是乎《六书》可谓得疫病中肯要矣。苟非熟悉《伤寒论》，又茫乎不识其肯要也。夫仲景法乃万法之祖，诚能潜心体备，则治疫特余技耳，又何必《六书》为哉。舒氏言治疫余技，缘《伤寒论》中万法俱备故也。

予观喻氏瘟疫论中，所言与《伤寒》表里诸法，略无干涉者，是单言治伤于寒者之温散、温中诸法，略无干涉，非统指《伤寒论》中诸法而言。若果该论而言，则所谓升而逐之，疏而逐之，决而逐之，岂不是《伤寒》中升散疏通下泄之法乎？盖仲景《伤寒论》之寒字，是该六淫之邪而言，非泥定伤于寒而论也。观论中有首称伤寒，而反用白虎汤治之者，是可知矣。况喻氏引仲景《平脉篇》中二百六十九字，阐发为疫症之纲领，文内有言表气虚，里气不守，故使邪中于阴，中焦不治，致脾气不转，而荣卫不通，为热所壅。

由是观之，则治法仍不外表里荣卫，不过缘脏腑之精气衰馁，不能主持于内，任邪从口鼻而入，纵横弥漫，直逼宫城，

① 合境：全境的人。

② 舒驰远：指舒诏，清代医家，号慎斋学人，撰《伤寒集注》等书。

此疫证之所以欲固本御邪而急治之。亦犹景岳所云：夹虚伤寒，最为可畏。同一理也。惟在阴阳之分别，真阳之气虚，不能温分肉、充皮肤、肥腠理，而固护其外，则外少悍卫而表疏，疏则风寒之气从毛窍而侵入经络；真阴之气虚，不能和调五脏、洒陈六腑，而游溢荣内，则内乏氤氲而中空，空则温热之气从口鼻而直入中道。

所以治伤于寒者，扶阳驱阴为急务；而疫症之伤于温者，又当以育阴清阳为要紧。故多以甘寒之品为主，或用苦寒，甚用咸寒，其所以必兼用芳香轻扬，以及灵动之物者，取其急走上焦，保护君主以拒邪也。所言表之不散，攻之复合者，非表散攻逐之误，乃不能督帅耳。盖表之攻之者，药气也，其所以表之而散，攻之而解者，精为之使也。令本体虚乏，温邪灼烁，更加瘟气，精气焉得不疲？疲则不能帅药以制邪，则徒伤其正。故治疫证，转旋气机为佐使之最要，用芳动灵动之品，赞助其精气之不及，使之旋转枢机，则攻邪悍烈之药，亦得其所用矣。

辨药气之行及溺虫

观叶氏医案，未尝不叹其博识明敏，开慧后学。其曰：温热邪气，如烟雾而无形质，原非形质之药可以荡扫，膏连芩栀之属，苦寒直降，徒攻肠胃，温邪上郁，犹隔靴搔痒，与病情无涉。直发温热病之治法，岂人所能企及。然或有可疑者，如言：温邪手经为病，今世多以足六经主治，故致此。又有云：初病手经，不当用足经方。岂药气之行手足经有异乎？抑无异乎？今僭陈之。

如药品有清浊，气味有厚薄，体质有轻重。清阳出上窍，浊阴走下窍，气薄则发泄，厚则发热，味厚则泄，薄则通。体质轻而辛香者达上焦，重而咸苦者入下脘。天士宜引此段经文，以为用药治病之本，乃反不引，而谓手经病不当用足经药，此不能无疑者也。谨按《至真要大论》云：补上治上者制以缓，补下治下者制以急，急则气味厚，缓则气味薄，适其至所为故也。其意以在上者易达，只须气味轻薄之品，已足除疾，不可用气味厚悍，反伤其脏气之和而生他变也。盖气雄味厚之品，入胃暴烈，熏蒸脏腑，走遍经脉，无处不到，则无处不被其伤。故惟远而偏僻之处，不得不用此悍毒之剂，以直入而攻之。若分手足经而治，则药性岂有手足分行乎？夫药性必随人气而行，《内经》言人气间行于五脏六腑、手足阴阳之经，盖手三阴相接手三阳，足三阳踵接手三阳，手三阴踵接足三阴，而足三阴又踵接足三阳，循环无端而不间断。故惟药之气穷味尽，不随人气流行而已。岂有行于手而不行于足，行于足而不行于手乎？若云药气入胃，不循经行，而各归其经，然终分布各经，并未专注手经。

《内经》亦不过言其五味，各归其所喜攻，而先入本脏，亦未尝言其后不入他脏也。至言五味入胃，其气各走，亦止云辛走气，咸走血，甘走肉，苦走骨，酸走筋。又《宣明五气论》云：酸气涩以收，上之两焦，不能出入，而下注膀胱；咸气走中焦，注于脉，血与咸相得则凝；辛气走于上焦，而荣诸阳；苦气胜于五谷，而直入下脘；甘气弱小，不能上至于上焦，而留于胃中。亦并未言其走手走足有分也。若言下焦为足经固可矣，而上焦为手经亦可乎？手经在上焦走头，而足经亦通上焦至顶，其邪之在上焦为害，非止侵手经已可知矣。况所用之药，郁金、菖蒲、竹叶心，固可谓手经之药，而治上焦矣。若元参、生地之苦寒沉降，岂单走上焦，而亦谓手经之药乎？古人治上焦火症者，正为肾水受伤，真阴失守，孤阳无根，亢而逆僭，或热邪炽盛，水不胜火，用此壮水主以制阳光，是求其属也，何得谓手经病当用手经药。反晦其义，聋瞽来学。

又有虫症云：湿伤，脾胃失调，下注小肠，虫从溺窍而出。又云：虫自小便而出。故陆履安亦云：虫积或从呕，或从小便，或从大便而出。如此之言，著之于书，使人不得已于辨也。《营卫生会篇》云：下焦者，别回肠，注于膀胱而渗入焉。故水谷者，常并居于胃中，成糟粕而俱下于大肠，成下焦，渗而俱下，济泌别汁，循下焦而渗入膀胱焉。夫膀胱者，有下口而无上口，故糟粕从胃中，由小肠至回肠，分别清浊，注于膀胱而渗入也。渗者，滤澄也。溺虽有形而质虚，故能隔肠脬而渗入脬中，若有形而质实者，断不能入膀胱从溺窍而出。故溺常清而无渣滓相杂，即其色一经滤澄，必变清白。观人多食红色西瓜，顷即小便，溺必极清极白，是可悟其人之平常或病时之溺色红黄，及浑浊者，皆系渗入之后，膀胱内缊蒸所变。其有形质实之虫，必是膀胱中湿热蕴甚，酿生此虫无疑。况胃中能生虫，膀胱中亦能生，又可悟矣。其状如蛔虫而小，长三四寸，虽出复生，生而不绝，经年累月，亦如蛔虫之意。何天士云：下注小肠，从溺窍而出。其理何在？若果虫由小肠而入膀胱者，其中必有窍道以相通。如有窍道，则糟粕亦必从而入焉，大小便竟无分别，茎中岂有仅虫出而无屎出者也？其无窍道，概可见矣。无窍则虫非由肠而来，必膀胱中湿热酿生也。彰彰矣。

或谓交肠症，大小便易位而出者。何也？此缪仲淳承袭朱丹溪之误也。夫小便从肛门而出者，即是泄泻证，若大便从溺窍出者，未知从何道而来。仲淳专考药性，疏其原，俾知药之所以治症之故，以开后学，诚为卓识，若内景脏腑，尚未明晰。

天士亦因此而误，即所谓以误传误也。今不驳正，贻误无穷，故予之拙集，深望明哲过舍以面驳，则庶免贻误于后也。

胃不宜专论降则和润则安

观东垣遵《内经》及仲景之文，而论脾胃曰：脾受胃之阳气，能上升水谷之气于肺，上充皮毛，散入四脏；脾无所禀，不能行气于脏腑，则五脏、六腑、十二经、十五络、四肢，皆不得营运之气，闭塞不利而百病生焉，是脾虚实由胃之不足所致也。故人真元之气，乃先身生之精气也，非胃气不能滋之。胃气者，谷气也，所言荣气、运气、生气、清气、卫气、阳气、宗气，又天气、人气、地气，乃三焦之气，无非皆胃中水谷之气味化之也。自此论一出，《内经》之文益显，治脾胃之法愈悉，而天下后世，乃知人生莫先于脾胃，而疗病尤为紧要，虽代有人论脾胃，而方法总无逃乎东垣之范围矣。其惠也，不亦大哉！

今观叶天士医案中所云：脾脏宜藏，胃腑宜通，脾升则健，胃降则和。以太阴湿土喜刚燥，得阳始运；阳明燥土喜柔润，得阴自安。此叶氏随诊治病，言其利而为宜，非立此为规矩也。何华岫云[①]竟称为指南，谓：东垣治法，不过详于治脾而略于治胃。后人宗之，竟将脾胃总论，即以治脾之药，笼统治胃，致无效验。今先生分出胃病不可以芪、术、升柴等刚燥之药治之，当用甘平甘凉、濡润之品以养胃阴，则津液来复，使之通降而已。然考《内经》，亦以脾胃总论，近缘叶氏医案一出，业

① 华岫云：清代医家，字南田，师从叶天士。撰《临证指南医案》等书。

医者以为独创新裁，遂翕然从之为指南，故不得不辨也。按《内经》云：天为阳主降，地为阴主升，升降不息，万地咸亨，然地气上为云，天气下为雨，雨出地气，云出天气。由是观之，则天不能独自主降，地亦不能独自主升，而人岂能单使其脾之升，胃之降？药岂可以专治脾而不治胃，专治胃而不治脾乎？

夫脾与胃其膜相连耳，故《经脉别论》云：饮入于胃，游溢精气，上输于脾。又《太阴阳明论》云：必因于脾，乃得禀也。今脾病不能为胃行其津液，是可知其药必由胃转输，而脾得禀受，胃必赖脾蒸化，而气能传布，断不可分其脾自脾，胃自胃而治也。盖脾阳不足，胃少蒸化之权，则糟粕淤滞，为腹满、自利不渴等证，仲景用理中、四逆辈，东垣用补中益气、升阳益胃，皆是壮阳化阴之法，阳旺则阴有所运而不滞；脾阳亢炽，胃中津液受烁，则糟粕干燥，为咽干、屎硬、不便、烦渴等证，仲景用麻仁丸、调胃承气，东垣言甘寒以泻其火，皆是益阴和阳之法，阴充则阳有所制而不亢。故宜谓升脾中之阳，为胃行津，则胃受其益，故曰升阳益胃；调胃中之阴，游溢输脾，则脾得承气，故曰调胃承气。

若夫六腑以通为和，是欲其通行上下，非单指通利于下也。如以经言：六腑者泻而不藏，故专以下通为宜，然六腑为传化之府，故不能久留而输泻。其义以食下即欲腐化传布，不可停留，故云传化物而不藏，犹恐后人误解，所以又云：六腑者，化水谷而行津液也。行者，乃中焦泌糟粕，蒸津液，宣五谷之精气以和脏洒腑，悍气以熏肤充身，是皆胃和气升所致，乌得指定通利于下则胃和也，即胃宜降则和之。降者，亦但欲降其渣滓浊质于肠，使肠满而胃虚，虚则再受谷食以蒸化，故经曰：降已而升，此即输泻不藏之义。况渣滓下降之时，其糟粕中之精微化气上腾，先已输尽，故经曰升已而降。非连谷精注下，是胃气之必宜升，则又可知矣。至言胃气逆则病，是胃气不能腐化糟粕、宣发清阳、洒陈济泌、浊阴归腑，但壅于胃中，从咽管上逆为呕吐，非言胃中之气，上行为逆，而即成病也。故宜谓浊质降。胃中无秽污之气阻碍，清气升，脾脏得水谷之精输布。

又《经脉》及《阳明脉解篇》云：足阳明病恶人与火，何也？阳明主肉，其脉血气盛，邪客之则热，热盛则恶火。《刺疟篇》又云：阳明之疟，令人先寒洒淅，洒淅寒甚，久乃热，热去汗出，喜见日月光火气乃快然。何两篇所言相反耶？要之气盛邪客，则壅而为热，热则恶火，故得阴自安；气虚邪客，则凝而为寒，寒则喜见日月光火气，故得阳始运。所以《经脉篇》又云：阳明气盛，则身以前皆热，其有余于胃，则消谷善饥，溺色黄，不足则身以前皆寒栗，胃中寒则胀满，故宜谓土湿得阳则运，土燥得阴自濡，非脾喜刚燥，胃喜柔润，概可见矣。乌得以脾胃分定喜恶燥湿升降而治之也？

所言禀木火之体，患燥热之证，或病后热伤脾胃津液，以致舌绛、咽干烦渴、肌燥熇热，是皆燥热为患。原不可再用升、术等药治之，治之无效，非因此等药，因是治脾而不效，乃性燥热之误也。但当曰热烁津液而致燥，宜用甘平甘凉以润之，燥甚者甘寒以清之，即燥者润之、热者寒之之定法，何必曰都属胃病？岂不属胃病之燥热证，而不可用此濡润之剂乎？抑燥热之证，俱属胃病，而胃病必燥热，故立养胃阴之法以治胃病乎。若谓津液之生，必赖胃气，故曰属胃以养胃阴，则五脏六腑、十二经脉，皆受气于阳明，岂亦曰都属胃病。而胃寒之胀满、上喘为水、洒淅憎寒等证，岂亦曰当养胃阴乎？且夫东垣恒言人禀天之湿化而生，胃湿能滋养于胃。胃湿有余，亦当泻湿之太过；胃之不足，惟湿物能滋养，当用甘寒以泻其火而滋胃燥。何得云东垣但能用升、术治脾，而略于治胃。岂遇此等燥热之证，而东垣亦用此升、术以治之乎？

天士即采东垣论中所发之端，详加方药，可为东垣之功臣。惜其立言偏误，谓阳土喜柔，偏恶刚燥，四君异功，是治脾之药。阳土不耐，惟甘凉濡润，胃气下行自安。致华氏竟认为治脾治胃之药有分，不可误用。岂知治脾之药必先由胃转达，治胃之药入胃仍必输脾，非若肾、膀胱、肺、大肠、心、小肠，脏腑异居，尚可分治也。噫！天士亦近时医中之出类，所治之证，应手可愈，所用之药，多是新裁。故江浙二省，无不仰慕，予何敢议？但嫌立言有偏，恐贻毫厘千里之谬，故拙集特举数条而辨之，孰是孰非，惟冀当时后世之明诘鉴定也。

释寒热攻补并用之意（附论噤口痢）

凡病非寒即热，不虚便实，人皆能言，若欲辨其为寒为热、是虚是实，则又难之。然诊病而不能识其证，焉能定治法？不能定治法，焉能用其药之寒热攻补？则惟有温平之法，而用平和之品，或寒热杂用，攻补并施，不过仍是调和温平之意，使无碍于寒热攻补之偏而致害，故景岳讥之以为医之弊。夫纯方者固难，错杂者似易，故明医能处纯方以专治，庸医每用杂乱为并疗。缘纯者药力专而应速，杂者药牵制而效迟。然纯为经常，杂乃变化，惟洞悉经常之道而后能变化，虽变化仍不离乎经常。故能知仲景二三味纯方之所以专治之义，而犹不能悟六七味杂方之所以兼施之旨者则有之。若不能晰二三味之纯方以专治，而能用六七味杂方并疗者，未之有也。此所以杂虽似易，而出于纯则尤为不易也。盖人感一气而病者证纯，纯者正治，受数气而病者症杂，杂则兼治。以邪由同异，则证由纯杂，证有纯杂，则治有专兼，而方药亦因之纯杂矣。证纯用纯方以专治，处制犹易；证杂用杂方以兼治，实为难耳。

如痢疾一症，古以赤白分寒热为定论，而河间反非之，以为赤白相兼，岂寒热俱盛于肠胃而同为痢乎？景岳然之。以为痢有赤白相兼，而证无寒热同病，因有论及方中寒热相等同用之非，言其既用寒药治热，何以又用热药解寒？古法不过寒因热用，热因寒用，取其同气相通，为使开导，岂有相等同用，以药解药乎？殊不知合治分解之法，最为奥妙，景岳不晰其中之旨，反诋寒热并用之非。盖痢疾起于夏秋，证多杂邪，其有不因夏秋而起者，仅百中一二。夏秋起痢，非无纯寒、纯热、纯虚、纯实之证，但此等之痢，尚属易治。前贤论悉，无庸再赘，惟寒热同病之证，从未详晰，今特申论。

夫夏令炎极，人阳亦亢，两阳相灼，阴精受伤，然至伤阴，则阳气先已告竭，不能蒸输，故求救于水。若贪饮冷水，过食生冷，脾阳不能蒸化，则从前吸受暑暍①之气，与此痞结，天地不交，上呕下利，满闷不食，俗名噤口痢②，最为危候。因寒热虚实四者兼全之证，治寒则碍热，顾虚则助实，医遇此证，无不称为清温攻补俱难之棘手证，当如之何？惟《伤寒论》中误下之痞证，亦四证兼全，与此相似。观仲景用泻心汤，清热散寒，扶虚锄实，四者兼治而无碍，令人会悟另有分兵拒之之一法，而尚谓伤寒中法，不可以治杂证乎？

---

① 暑暍（yē 噎）：暑热。

② 噤口痢：亦称禁口痢。指患痢疾而见饮食不进，食入即吐，或呕不能食者。

近时叶天士参用此法，甚为允协①，且去甘、枣二味，尤为得仲景之奥旨。《伤寒》中三泻心汤，必用甘、枣者，因寒药偏劣，误下大伤中气，则胃中糟粕尽下，空虚无物，故有不下利之证。但存无形之寒气，与陷入之表热，痞结于空虚之处，邪虽用药驱攘，犹恐客气再逆，故用甘、枣填补于中。观误下两次者，用甘草为君治之，即可悟矣。今痢证之痞满，中气虽亦受生冷之伤，而犹属甘寒之品，故胃中之物不下而不空虚，无庸甘、枣之填补也。况胃中糟粕不下，虽不与邪气结硬，然已蕴酿腐秽，欲去而气不相送，但里急后重数至圊②，惟点滴而不得去，不去则愈蕴愈秽，而气愈窒塞，故食下之物，尽酿成脓。虽腹痛下行，仍下重不爽，而尚可用甘、枣之甘腻，留恋此秽浊乎？故天士去之，甚合于理。惜乎案中止云湿热胸痞，并未指出生冷之寒邪。意即湿邪乎？抑得之口授，而尚有所未晰，不能发明欤。

故邵新甫③但言：先生借用半夏泻心汤，取补以运之，辛以开之，苦以降之。未洽其旨。虽补运辛开苦降，原不为谬，但用生姜、干姜之辛而热者，其意专取辛热之逐寒邪而开凝结，芩连之苦寒，清暍气而降暑热。然无形邪气，非燥实坚结可比，何至胸痞不开，其正气不能运枢，已可概见。若止用四物逐之，邪气焉肯输服溃散。况干则涩结，润则滑利，故必假人参之微甘生津，微苦而香之通泄，且力大能赞助逐邪开结也。如邵氏所论，则辛寒辛凉皆是消暑清热开散之品，何故反用辛热以助暑热乎？况叶氏所用者，是取泻心汤合治合病，内寓分解之法，

---

① 允协：恰当，合适。

② 圊（qīng 清）：指厕所。

③ 邵新甫：清代医家叶天士门人，参与评论《临证指南医案》。

非取半夏泻心汤也。且案中并未重着半夏，何得指定先生借用半夏泻心汤？朦混来学，予非好驳，恐人不晰其中之意，故妄为辨焉。

辨邪客经络

观叶氏医案[①]谓：络病忌香燥。又云：非辛香何以入络。二说背，其故何欤？盖络藏血，血喜润而恶燥，喜通利而恶凝涩。香而燥者，烁液涸血，血涸则络愈枯涩，而邪更滞着。然非辛香不能直达入络，故取当归之辛香而润，取葱之气味俱厚而臭浊者，以通引阳气入阴而不致耗烁，此仲景所以用治少阴之格阳症也。参之《金匮》之薤白治胸痹，同一意也，是皆取其辛香走窜而滑利。天士每每揣摩仲景圣诲，故能发晰奥旨，为治络之金针，非背也。但数云：暴病在经，久病在络。

予甚不解。谨按《灵枢·脉度》篇，黄帝曰：愿闻脉度。岐伯曰：经脉为里，支而横者为络，络之别者为孙。又《经脉》篇云：诸脉之浮而常见者，皆络脉也。饮酒者，卫气先行皮肤，先充络脉，络脉先盛。故卫气已平，营气乃满。而经脉大盛。雷公曰：何以知经脉之与络脉异也？黄帝曰：经脉者，常不可见也，脉之见者，皆络脉也。又《百病始生》篇云：虚邪之中人也，始于皮肤，皮肤缓则腠理开，开则邪从毛发入，入则抵深，深则毛发立，毛发立则淅然，故皮肤痛。留而不去，则传舍于络脉，在络之时，痛于肌肉，其痛之时息，大经乃代。留而不去，传舍于经，在经之时，洒淅喜惊。留而不去，传舍于输。又《素问·皮部论》，黄帝曰：皮有分部，脉有经纪，筋有

---

① 叶氏医案：即《临证指南医案》。

结络，其所生病之始终，愿闻其道。岐伯曰：络盛则入客于经。是故百病之始生也，必先于皮毛。邪客于皮，则腠理开，开则邪入客于络脉，络脉满则注于经脉，经脉满则入舍于腑脏也。其邪之始入于皮也，泝然起毫毛，开腠理；其入于络也，则络脉盛色变；其入客于经也，则感虚乃陷下；其留于筋骨之间，寒多则筋挛骨痛，热多则筋弛骨消，肉烁䐃[1]破，毛直而败。又《调经论》云：风雨之伤人也，先客于皮肤，传入于孙脉，孙脉满则传入于络脉，络脉满则输于大经脉。

合数篇经文辨之，则邪之暴入、客而初病者必在络，其邪久而不去则络脉盛，而乃传舍于经脉也。即《金匮》云：邪在于络，皮肤不仁；邪在于经，即重不胜。亦是络浅而经深，初由络而久入经。何天士之言反之也？因思经有云，奇邪不在经而在血络，故曰久病在络。夫奇邪者，非感奇异之邪，乃奇经血络受邪也。奇经受邪，十二经气不能拘之，故不用药攻而取针刺，即砭射[2]之意。越人云：人脉隆盛，入于八脉而不环周，故十二经亦不能拘之，其受邪气，畜则肿热，砭射之也。《内经》治奇经之邪用刺法，《难经》用砭射，其揆一[3]也。越人又云：此络脉满溢，诸经不能复拘也。注云“此络脉”三字，越人正指奇经而言。由是而天士言奇经为络脉，非无据妄说也，但云久病在络，未为允洽。

盖正经之受邪，由孙脉而络脉而大经脉，是暴久、次第、渐传之分别，一定之理也。若奇经之受邪，因八脉空虚，乘隙而入，并非邪之久踞而必入奇经，邪之暴感而不入奇经。不过

① 䐃（jiǒng 冏）：筋肉结聚之处。
② 砭射：砭刺络脉出血。
③ 揆（kuí 葵）一：同一个准则。

不入奇经之邪，邪易驱而病即除，故多暴；邪入奇经之络，药难入而邪留恋，故必久。但当曰邪在络则病久，其义始通。然络字指为奇经，虽非无据，总是由解，与十二经之络相混。不若直曰病在奇经故病久，更觉明晰。

则鹿角之用，显然可晓矣。盖鹿鼻向尾，常运督脉，且禀纯阳之质，其角自生至坚，无两月之久，大者至二十余斤，物之生长，无速于此。故能走至奇经，强阳驱邪，非他药可比，所以天士用此治督脉之病也。其龟腹板之通任脉，概可见矣。但至阴之物，静而呆钝，必久服始效，不若纯阳之品，流动健走也。治奇经络脉之阴阳，由此可以类推。若手足三阳三阴经络之浅深，感受之暴久，迥然各别，不可混论也。

脉贵有神论

读《素问·脉要精微论》，黄帝问曰：诊法如何？岐伯对曰：诊法常以平旦，阴气未动，阳气未散，饮食未进，经脉未盛，络脉调匀，气血为乱，故乃可诊有过之脉。切脉动静，以决死生。夫脉者，血之府也。长则气治，短则气病，数则烦心，大则病进，上盛则气高，下盛则气胀，代则气衰，细则气少，涩则心痛，浑浑革至如涌泉，病进而色毙，绵绵其去如弦绝，死。由是而思，脉为气血之先，诚可预察其死生之气机，但长、短、数、大、细、涩六脉，乃是有生有死，非一定是死是生之脉，当求其必生之脉，即可以知其必死之脉矣。

李东垣曰：脉贵有神，而后知脉气有神为生，无神为死。是则以上六脉，乃辨别气血强弱、邪气盛衰之病脉，非决死生也。但云神者何所指也？东垣又云：有力为神，无力为虚。杰细绎其义，未治神旨。夫有力者，强实之谓；无力者，虚怯之意。

《通评虚实论》云：邪气盛则实，精气夺则虚。虽脉虚有至死，脉实间有生，然至虚之脉常见生，至实之脉必致死，以病胜脏而不胜其病也。即有无邪之病，气血枯竭亦每见强劲之脉。所以魏柏乡曰：树木将枯，枝干干硬，故知死也。未有邪盛之人，而脉不躁盛者也，纵使气血衰惫而脉短细，其来去之间，仍必有坚劲之邪气鼓荡，而后正气渐难支持而致死。若脉果无力而濡弱软小，是邪气已退，即经所谓小则平，谷气来也，徐而和，何致于死。如其有力而坚劲搏击，则邪气正盛，是邪气来也，紧而疾，经所谓至而甚则病，何可谓神。

且考《内经》死脉中云：肝脉来，急益劲如新张弓弦，曰肝死；脾脉来，锐坚如鸟之喙，曰脾死；肾脉来，发如夺索，辟辟如弹石，曰肾死；真心脉至，坚而搏。夫曰坚而搏，曰发如夺索，辟辟如弹石，与锐坚如鸟喙，以及急益劲如新张弓弦者，皆有力之谓，岂得谓之有神乎？因是疑憾而不能释，既而再考《灵枢·天年》篇云：失神者死，得神者生。是脉之赖神以和，人之赖神以生者无疑也，然则神者果何谓也耶？《八正神明论》云：血气者人之神，不可不谨养。黄帝问曰：何谓神？岐伯曰：请言神，神乎神，耳不闻，目明，心开而志先，慧然独悟，口弗能言，俱视独见，适若昏，照然独明，若风吹云，故曰神。此言其神气内舍于心之灵妙。若神气游行于荣卫之间，则脉道之流行，必如蔡氏①所云：意思欣欣，悠悠扬扬。故《平人绝谷》篇曰：血脉和利，精神乃居。又《痹论》曰：静则神藏，躁则消亡。可知和利之静脉即为有神，非有力为有神

① 蔡氏：指蔡宗玉，清代医家，字象贞，号茗庄。撰《医书汇参辑成》等书。

也，并可反而思及，劲急之躁脉必无神，非虚弱为无神也。盖有神者，是和缓舒徐，循循然而悠悠之谓。若数疾之脉，阳气局蹐，坚硬之脉，阴精枯槁，而何有于神也。故曰：劲急之躁脉，必无神。

且夫神者，精灵之气也。有此精灵之气，运动、耳目、视听、言笑，以及趺阳寸口，不大不小，出入往来，不迟不疾，皆神气主使。熏肤充身泽毛，若雾露之溉而充之耳。若神气一失其所，则参差相悖，而熏充泽溉之道乖，所以九窍闭塞于内，脉气残贼于外，而视听、言笑、出入往来之灵皆失也。所以心非是神，空灵之所，无以主宰，和调洒陈，则十二官危；脉非是神，荣卫之气，无以帅领，升降循环，则百骸失溉。故曰：脉赖神以和，人赖神以生也。神之关系，既若是之要且灵。何今之诊者，多从脉之形象求欤。盖浮、沉、迟、数、滑、涩、大、小，脉之形也；神者，脉之气也。形可以言传，而气则口不能达，惟在心融慧悟耳。今时因尚传授，所以多从形象索之也。

张仲景《伤寒卒病论》原序

余每览越人入虢之诊，望齐侯之色，未尝不慨然叹其才秀也。怪当今居世之士，曾不留神医药，精究方术，上以疗君亲之疾，下以救贫贱之厄，中以保身养生。但竞逐荣势，企踵权豪，孜孜汲汲，惟名利是务，崇末弃本，华外悴内。卒然遭邪风之气，婴[①]非常之疾，患及祸至，而方震栗；降志屈节，钦

① 婴：遭受。

望巫祝，告穷归天，束手受败。赍①百年之寿命，持至贵之重器，委付凡医，恣其所措。咄嗟呜呼！厥②身已毙，神明消灭，变为异物，幽潜重泉，徒为涕泣。举世昏迷，莫能觉悟，至于是也！

余宗族素多，向余二百。建安纪年以来，犹未十稔，其死亡者三分有二，伤寒十居其七。感往昔之沦丧，伤横夭之莫救，乃勤求古训，博采众方，撰用《素问》《九卷》《八十一难》《阴阳大论》《胎胪药录》并平脉辨证，为《伤寒卒病论》，合十六卷。虽未能尽愈诸病，庶可以见病知源。若能寻余所集，思过半矣。

夫天布五行，以运万类；人禀五常，以有五脏；玄冥幽微，变化难极。自非才高识妙，岂能探其理致！上古有神农、黄帝、岐伯、伯高、雷公、少俞、少师、仲文，中世有长桑、扁鹊，汉有公乘阳庆及仓公，下此以往，未之闻也。观今之医，不念思求经旨，以演其所知，各承家技，终始顺旧，省疾问病，务在口给，相对斯须，便处汤药。按寸不及尺，握手不及足；人迎趺阳，三部不参；动数发息，不满五十。短期未知决诊，九候曾无仿佛；明堂阙庭，尽不见察，所谓管窥而已。欲视死别生，实为难矣。孔子云：生而知之者上，学则亚之。多闻博识，知之次也。余宿尚方术，请事斯语。

汉长沙守南阳张机著

① 赍（jī 基）：持。
② 厥：其。

卷之一

六经大意

太阳为病，寒热互呈，虚实递见。治之者，当于表中顾里。故发表诸方，往往兼用里药。阳明为病主实热，治者当于实中防虚。故制攻下诸方，而又叮咛其不可轻用。少阳为病主虚热，故立方凉解，每用人参。太阴为病主虚寒，故立方温补，不离术附。少阴为病多虚寒，故虽见表热而用附子。亦间有虚热，故亦有滋阴之剂。厥阴为病主郁热，故虽手足厥冷脉微欲绝，而不用姜附。即有用之，必与寒药同用。然此为无形之郁热，与阳明有形之实热，则又径庭矣。

太阳主外，凡一切在表之证，无论伤寒杂病，皆可从此太阳之法而治也，然必见太阳之脉证方可。但不必拘定太阳之脉之证之方，须权变而类推。不独太阳为然，即六经俱当如是。少阳为枢，枢纽衰馁无权，则表里俱病。故凡有表复有里之证，亦无论伤寒杂病，俱可从少阳方法治之。表热温散，里热清解，故方法寒热并用。阳明太阴主内。阳道实，故阳明为病实热。阴道虚，故太阴为病虚寒。凡一切在内肠胃为病，皆可从阳明、太阴方法治之。阳明是内伤燥热，太阴是内伤寒湿。虽阳明亦有外证，盖有诸内形诸外也。

少阴厥阴者，肾肝也，人之根本也。病至根本，岂易治哉？然少阴犹为易治。或寒或热，寒则温阳，热则养阴，不过治本之道，难求速愈。纵有标证，以本为主。如急下之法，虽称少阴，然已传阳明，归之于腑，而不在少阴矣，故用此法。若厥阴为病，寒热互郁，或清热，或养阴，必以伸阳为主。阳伸则为生阳，达土气以发谷精，化阴气以温四肢。阳郁则内燔，而为消渴撞心、心中疼热、饥不欲食。然伸之一法，岂易言哉。故人果能通厥阴之为病，则无难治之证矣。

病有发热恶寒者，发于阳也；无热恶寒者，发于阴也。发于阳者七日愈。发于阴者六日愈。以阳数七、阴数六故也。

此条是六经病之提纲。首二句言三阳经受风寒而恶寒者，则必发热。不发热之恶寒，便不是三阳经之外感也。虽亦有得之一日不发热而恶寒者，然至二日自止，非若阴经之终恶寒也。次二句之不发热而恶寒者，则必是三阴经之受风寒也，因阴经无热可发也。虽少阴厥阴亦有发热，为阳气来复。而断无不发热而恶寒之证，不是三阴经受邪也。故以首二句为三阳经之提纲，次二句为三阴经之提纲也。所言愈期，亦不过据理而论。程郊倩云：何苦于六、七字上讲究，着实杜撰出一番观梅数①来。

病人身大热，反欲得近衣者，热在皮肤，寒在骨髓也。身大寒，反不欲近衣者，寒在皮肤，热在骨髓也。

苦欲出于心之真喜恶而无所假，故从欲不欲处断之。非但此寒热当如是辨，凡病之阴阳虚实皆当从欲字上断之。风寒病热在皮肤，故身虽热而仍恶寒，欲得近衣为假热。假热者，外之热假，而内有真寒在于骨髓也。故用辛温之药，壮元阳之气而寒消，宣腠理之郁而热解。温热病热在骨髓，故身虽寒，而反不恶寒，不欲近衣，为真热。真热者，是骨髓热极，脂枯不长，太阳气衰而生外寒也。故用辛凉以撤表寒，甘寒苦寒以除

---

① 观梅数：喻事物玄妙，不真实。典出宋《梅花易数》。

内热。观此不但太阳病之发热与阳明病之发热了然，即诸经之病风寒与温热，亦了然矣。汪苓友云：凡人外伤风寒，则偏身骨节疼痛入髓，而作恶寒之状。扪其皮肤，则大热烙手，又不肯去衣被，此系太阳表证。

问曰：脉有阴阳，何谓也？答曰：凡脉大浮数动滑，此名阳也。沉涩弱弦迟，此名阴也。

柯韵伯云：浮大动数滑，脉气之有余者名阳，当知其中有阳胜阴病之机。沉涩弱弦迟，脉气之不足名曰阴，当知其中有阴胜阳病之机。此正看法也。夫阴阳之转旋也，有余而往，不足随之；不足而往，有余从之。故其始也，为浮为大为数为动为滑；其继也，反沉反弱反弦反涩反迟，此是阳消阴长之机。其始也，为沉为弱为弦为涩为迟；其继也，微浮微大微数微动微滑，此是阳进阴退之机，皆病为欲愈。此反看法也。浮为阳，更兼大动滑数之阳脉，是为纯阳，必阳盛阴虚之病矣。沉为阴，更兼弱涩弦迟之阴脉，是为重阴，必阴盛阳虚之病矣。此为平看法。如浮而弱、浮而涩及浮弦浮迟，此阳中有阴，其人阳虚而阴气伏于阳中也，将有亡阳之变，当以扶阳为急务矣。如沉大、沉滑、沉动、沉数，此阴中有阳，其人阴虚而阳邪下陷阴中也，将有阴竭之患，当以存阴为深虑矣。此为变看法也。柯氏能推广仲景未发之旨，此可谓善读古人书也。今之读《伤寒论》，非但不能言外求旨，抑且执辞害义[1]，岂不难哉。

凡阴病见阳脉者生，阳病见阴脉者死。

大凡阴病见阳脉者生，是胃脘之真阳脉，即谷气来也，徐而和，乃五脏阳和发现之神，非徒指脉浮大动数滑之形也。阳

---

① 执辞害义：执泥于文字表面的表述，而不理解内在的含义。

病见阴脉者死，是真脏之独阴脉，即邪气来也。紧而疾，乃胃气不至于手太阴，故五脏死阴，独现其质，非徒指脉沉涩弱弦迟之状也，故可以决死生。即所谓得神者生，失神者死是也。若沉涩弱弦迟，是病脉，为阴邪，不是死脉，其见于阳病最多。浮大动数滑亦是病脉，为阳邪，不是一定生脉。若阳病见浮大动数滑之不休，又是死脉。阴病见浮大动数滑之脉，每多阴极似阳。更有反照不常，余烬易灭，未必即可生之机也。诊家可不知之。

寸口脉浮为在表，沉为在里，数为在腑，迟为在脏。假令脉迟，此为在脏也。

人身躯壳为表，躯壳之内，脏腑为里，故以浮沉别之。诸阳经皆属腑，诸阴经皆属脏，故以迟数别之。然病之传变，亦有数而在脏，迟而在腑也。故数迟之配腑脏，须要活看，不比浮沉之在表里为呆位也。举一数脉，该①诸阳脉言；举一迟脉，该诸阴脉言也。《内经》云：寸口脉，沉而坚者病在中②，脉浮而盛者病在外。寸口即气口，是合寸尺言之。以左寸为人迎，右寸为气口，此叔和之误也，人迎是结喉两旁动脉也。张志聪曰：试思在表在里在腑在脏，何者在焉？是必神机之转旋也。故寸口脉浮为在表，沉为在里者，言脉浮则神机外行于肤表以逐邪，脉沉则神机内入于中土而救正。亦犹贼寇侵界，军旅必悉力相御也。

---

① 该：通“赅”。包括、完备。

② 中：内，里面。与“外”相对。《荀子·非相》曰：“五帝之中无传政。”

太阳病解

太阳者，巨阳也。巨阳何能主诸阳之气也。其脉连于风府也。风府者何，太阳阳维督脉之会，能督帅一身之阳气，温分肉、充皮肤，而获①卫其外，故为诸阳主气也。以脉浮头项强痛恶寒为提纲者，何也？夫脉者，血之府也。血被风寒所伤而脉浮者，是太阳之病脉，不是太阳之平脉。亦犹水之在泾，得风波涌而陇起。水体本平，为风鼓荡所致。若去其风，水自平矣。头为诸阳聚会，项乃诸阳要路。今被风寒袭塞其道，则不能上至巅顶。巨阳之气，督而攻之，故头项强痛也。邪正相争，不能卫外而为固，故恶寒。

经云：阳在外，阴之使也；阴在内，阳之守也。赖少阴之气，使之外拒。若真阴一虚，不能为阳内守而越出，孤阳亦不能卫外而固密，则知亡阳有自来矣。经云：邪气盛则实、阳盛生外热，用麻黄发汗以泻其实。正气夺则虚，阳虚恶外寒，用桂枝益阳以补其虚。此治太阳病之纲领也。盖太阳者，阴阳之阳也，非足太阳一经之阳，故为巨阳。若膀胱者，其经在背足，其气下行，其腑卑污②而主泄，乌能统摄一身之阳气也？况阳明之经在前，膀胱之经在后，并无干涉。若阳明病，有伤太阳之气，而脉浮恶寒者，亦必以太阳麻桂之方治之。此其尤大彰

---

① 获：得以。《尚书·咸有一德》曰：“匹夫匹妇，不获自尽，民主罔与成厥功。”孔颖达疏：“匹夫匹妇不得自尽其意，则在下不肯亲上，在上不得下情，如是，则人主无与成其功也。”

② 卑污：喻地位卑微。语出《史记·日者列传》：“‘矫言鬼神，以尽人财，厚求拜谢，以私于己’，此吾之所耻，故谓之卑污也。”

明较著[1]者也。

夫人身之阳气者，若天与日，失其所[2]，则折寿而不彰，故天运当以日光明，是故阳因而上，卫外者[3]也。因于寒，欲如运枢，起居如惊[4]，神气乃浮。故以脉浮为寒伤太阳之提纲。阳盛于头项，头项一伤，则周身之阳，无不伤矣。阳伤，不能卫外而为固，则恶寒，故以脉浮头项强痛恶寒，为太阳病之提纲也。

太阳之为病，脉浮，头项强痛而恶寒。

浮为表，邪在表，故脉浮。太阳经脉，行头项脊背。邪客是经，则俯仰不得自如而强。正邪相搏，故痛。邪袭腠理，卫气郁而不得宣达于外，温分肉、充皮肤而获[5]卫皮毛，故恶寒。《内经》云：中于项，则下太阳。巨阳受之，故头项痛，腰脊强，有寒故痛也。寒气客于皮肤，阴气盛，阳气虚，故为振寒。此是太阳经被邪气来侵而病之提纲也。以后凡称太阳病三字，皆有脉浮、头项强痛、恶寒在内。倘太阳病而脉不浮者，条内必书明脉象。或有不恶寒者，亦必书出不恶寒，或反恶热也。

太阳病，发热汗出，恶风脉缓者，名曰中风。

人伤于寒而腠理闭，则闷而发热。今腠理开，洒然恶寒，是卫阳虚而皮毛失护，故汗出恶风。但不应发热，发热者何也？《内经》云：汗出而身热者，风也，故名曰中风。风既伤卫，则营受邪蒸而发热。卫气疏泄，不能外护而汗出，自汗出则气泄，

---

① 彰明较著：喻极其明显。语出《史记·伯夷列传》："此其尤大彰明较著者也。"

② 失其所：原脱，据《素问·生气通天论》补。

③ 者：原脱，据《素问·生气通天论》补。

④ 起居如惊：原脱，据《素问·生气通天论》补。

⑤ 获：得以。

故脉缓。《难经》云：缓者为虚。故《骨空论》云：风从外入，令人振寒汗出，头痛恶寒。今称太阳病，则脉浮、头项强痛而恶寒在内矣。言汗出为中风，而伤寒之不汗出，亦可悟矣。

太阳中风，阳浮而阴弱，阳浮者，热自发，阴弱者，汗自出。啬啬恶寒，淅淅恶风，翕翕发热，鼻鸣干呕者，桂枝汤主之。

《难经》云：中风之脉，阳浮而滑，阴濡而弱。夫阴阳指浮沉言，当作卫强而荣弱解，以荣为阴，卫为阳也。卫不和，则脉浮滑而缓大。大者邪至，故热自发。荣气和，则脉濡软而弱小。小者平和，荣和通利，而卫有风邪扰动不固，故汗自出。啬啬恶寒者，肌被寒侵，内气怯而敛束也。淅淅恶风者，肌因风洒，外体疏而难御也。翕翕发热者，气蒸湿润之热，与伤寒之干热不同。啬啬、淅淅、翕翕字，俱从皮毛上形容。其寒风为患，即《调经论》邪气客于形，洒淅起毫毛，未入于经络之谓。非若伤寒之入于经络，而骨节疼痛也。鼻鸣干呕者，阳邪上逆而壅也。盖人身之有卫气，所以温分肉而充皮肤，肥腠理而司开阖也。卫气若壮，邪何由入。邪之入，由卫外之阳不足，故经云虚邪不能独伤人，必因身形之虚而后客之。仲景用桂枝汤主治，无非扶其阳以宣通营卫，使风邪自去耳。

石门[①]施某一日遇于槜李[②]问：阳浮而阴弱之阴阳，仲景是指尺寸而言，子独以浮沉讲之。况脉法中仲景已明言寸为阳、尺为阴，岂可悖乱经文，误杀天下后世苍生乎？予曰：杰何敢也。但好医，研求已十余年矣，废寝食，绝交游，莫玩春花秋

---

① 石门：古地名。在今湖南常德市西北部。

② 槜李：古地名。在今浙江桐乡市东北部。

月，弗瞻澄水佳山。总缘性命攸关，必求合于经旨而后已。夫寸为阳，尺为阴，原是定论。故仲景云寸脉下不至关为阳绝，尺脉上不至关为阴绝。但彼处是论其病之在上在下，故后文云在尺为关，在寸为格。关则不得小便，格则吐逆，此中风证中之脉。仲景欲求营卫之中外受邪之浅深，故有云营行脉中，卫行脉外，非论其上下也。况仲景原文中并未以寸尺之间而辨病之发热恶寒、有汗无汗、在营在卫，是可知矣。仲景此处，不以尺寸论阴阳，亦或有之。子何以知仲景以浮沉论阴阳也。原文云：浮大动数滑，此名阳也。沉涩弱弦微，此名阴也。又云浮为在表，沉为在里，以是知指浮沉言也。况仲景自叙宗《灵》《素》而著《伤寒论》。《内经》云：脉浮而盛者病在外，脉沉而坚者病在中。寸以候胸中，尺以候腹中，上以候上，下以候下。由是观之，则中风证中脉阳浮而阴弱之阴阳，是指浮沉言。关格证中，寸为阳、尺为阴之阴阳，是指上下言也明矣。

桂枝汤

桂枝三两　芍药三两　甘草二两，炙　生姜三两　大枣十二枚，擘

上五味，㕮咀。以水七升，微火煮取三升，去滓，适寒温，服一升，服已须臾啜稀热粥一升余，以助药力，温覆一时许，令遍身漐漐，微似有汗者益佳，不可令如水流漓，病必不除，若一服汗出病差，停后服，不必尽剂，若不汗，更服，后服小促其间，半日许令三服尽，若病重者，一日一夜服，未愈，更作。禁生冷、黏滑、肉面、五辛、酒酪、臭恶等物。

桂枝赤色，通心温经，能扶阳散寒，甘能益气生血。辛能驱散外邪，内辅君主，发阳气而为汗。故麻黄、葛根、青龙辈，凡发汗御寒者咸用之。芍药微酸寒，能益阴敛血，内和营气而止汗。芍药之功，本在止烦，烦止汗亦止。故反烦、更烦、与

心悸而烦者，咸赖之。甘草有安内攘外之功，用以调和气血者，即以调和表里，且以调和诸药。姜、枣升发脾胃升腾之气，以和解荣卫。而精义尤在啜稀热粥以助药力。盖谷气内充，外邪勿复入。热粥以继药之后，则余邪勿复留。故凡头疼、发热、恶风寒，其脉浮而弱，汗自出者，不拘何经，不论中风伤寒杂病，咸得用此和解。经云：风淫于内，以辛散之，以甘缓之，以酸收之。服法微似二字，最为紧要。在若有若无之形，斯得之矣。用姜桂助其阳气内蒸，又用芍药谨护皮毛，而不骤泄。但使腠理分肉之间，卫气充满流行，而风邪自无地可容矣。此仲景取《内经》辛散酸收之法合用，而言其欲以遍身漐漐微似有汗之旨欤。何无一人道及，致后人不敢用芍药于发热也，惜哉。《摘要》① 云：桂枝气味辛甘，全在于皮，若去皮是枯木矣，焉得有解肌发汗之功。去皮二字宜删。

太阳病，发热汗出者，此为营弱卫强，故使汗出。欲救邪风者，宜桂枝汤主之。

卫何以强。风入于卫，助卫而强也。经云：邪气盛则实。营无邪助，故弱。以强阳秉弱阴，则逼之而汗出矣。经所谓：阳加于阴，谓之汗也，若欲救之，当去邪风，仍宜桂枝汤主之。《摘要》云：经曰邪气盛则实，精气夺则虚。卫为风入则发热，邪气因之而实，故为卫强，是卫中之邪气强也。营受邪蒸则汗出，精气因之而虚，故为营弱，是营中之阴气弱也，所以使发热汗出也。病人脏无他病，时发热自汗出而不愈者，此为卫气不和也，先其时发汗则愈，亦桂枝汤主之。此条即日发之疟也。

---

① 摘要：即《伤寒摘要》。为本书“采辑古今诸家伤寒六十余部书目”之一。

经云：疟之未发也，阴未并阳，阳未并阴，因而调之，真气得安，邪气乃亡，此之谓也。仲景自谓撰用《素问》，故取先时发汗之法。用桂枝汤治疟，无不桴鼓相应。即间日之疟，亦无不效。但宜分寒热虚实，发表和解，加减得当耳。

或问仲景文内并无疟字，何以知之？夫疟者，邪气客于风府，伏于募原，必待卫气应乃作，故风独常在，疟得有时而休。否则何以知其发热之时，而先发汗也。况首言病人脏无他病，则不发热时，饮食如常，可知矣。惟疟气在经络，致卫不和，而脏无他病，其为疟症彰彰矣。

病常自汗出者，此为营气和，营气和者，外不谐，以卫气不共营气和谐故耳。以营行脉中，卫行脉外，复发其汗，营卫和则愈，宜桂枝汤。

营者，入于脉而营内也，所以营阴阳、濡筋骨而利关节也。若寒伤于营，营血凝涩，则筋脉骨节疼痛而无汗。是故血和，则经脉流行，营覆阴阳，筋骨劲强，关节清利矣。卫者，不能入于脉而外卫也。所以温分肉、充皮肤、肥腠理、司开阖也。若风伤于卫，卫气疏泄，则皮毛洒淅恶寒而汗出。是故卫和，则分肉解利，皮肤调柔，腠理致密矣。今卫不和而徒营和，即吴人驹①所云：营卫相得谓之和，而营不得独为之和也。故虽经脉流行，无奈腠理不密，不能内营而外泄，故常自汗出也。自汗出者，是卫病而不与营气和谐故耳。非发汗则邪何从去，卫何由和。用桂枝汤调和营卫，令遍身絷絷微似有汗，则愈矣。

《脉经》云：病常自汗出，此为荣气和，营气和而外不解，此卫不和也，荣行脉中为阴，主内；卫行脉外，为阳，主外。

---

① 吴人驹：清代医家，字灵稚，号非白老人。撰《医宗承启》等书。

复发其汗，卫和则愈，属桂枝汤证。舒驰远云：水谷之精气生血，水谷之悍气生津。血入于营，津行于卫。汗者，津液之余也，出自卫分。周禹载曰：卫气慓悍，不随上焦之宗气，周行经隧，乃自行于皮肤分肉之间，故卫行脉外，温分肉而充皮肤，肥腠理而司开阖，卫外而为固也。汪苓友云：营气虽和于内，而外不与卫气相谐。以卫中有客邪之气，所以不共营气和谐故尔。营行脉中，为卫之守；卫行脉外，为营之护。恐卫病而病及于营，故与桂枝汤，使卫中之客邪去，斯营与卫自相和谐耳。

太阳病，头痛发热，汗出恶风者，桂枝汤主之。

止言头痛，则项不强痛可知，又发明中风有项不强痛，而邪中异所也。然感受虽异，而邪在太阳经则同。桂枝汤条云：发热汗不出者，不可与也。今发热恶风而汗出者，故仍与桂枝汤也。

病如桂枝证，头不痛，项不强，寸脉微浮，胸中痞塞，气上冲咽喉，不得息者，此胸有寒（寒字当作邪字，以热痰解）也。当吐之，宜瓜蒂散。

病如桂枝证，则发汗恶寒有汗可知。但头不痛，项不强者，则非风邪自表而作，乃内邪为患。胸中邪结，则津液不布，凝结为痰。胃阳不服，邪正相争，上冲咽喉不得息、外达腠理使汗出。然太阳之经未受邪，则头项无从强痛。胸中痞塞，不因误下而成，则非表邪陷入可知。气上冲咽喉不得息，此病因在胸，是欲吐而不能吐出。故当顺其性，而用瓜蒂以劫其吐，使吐出胸中之邪，而痞转为泰矣。此条因热气与津液胶结，充实于胸中，致气难升降而不得息也。用瓜蒂之大苦寒者，涌出热痰，则气自舒畅而愈矣。若果为寒饮者，当用温通之法，少阴论中已有明训云：若膈上有寒饮干呕者，不可吐，急温之，宜四逆汤。何可用瓜蒂散之大苦寒以吐寒饮乎。从来误未经改正，以悖经义。予故急为注正，以质天下高明政①之。今时喉症，外科用苦寒之药为散，吹入咽喉，涌吐涎痰而愈者，即此也。

瓜蒂散方

瓜蒂一分，熬　赤小豆一分

各别捣筛已，合治之，取一钱匕，以香豉一合，热汤七合，煮作稀糜，去滓取汁，和散温服，不吐，少加，得快吐，乃止。亡血、虚家禁用。

经云：酸苦涌泄为阴。瓜蒂极苦，性急而上涌，能吐涎水。香豉味苦寒，苦以泄实，寒以胜热，去上膈之热，必以苦寒为辅。赤小豆酸平，能下泄逐水饮。一涌一泄，而散胸中痞塞，亦上下分消之意，非若五苓小青龙之内外分消也。

太阳病，或已发热，或未发热，必恶寒体痛呕逆，脉阴阳俱紧者，名曰伤寒。

太阳始受邪气，有发热而汗出者，固知为中风而非伤寒矣。或有未发热者，则汗亦不出矣。虽有头项强痛恶寒之证，只可为太阳病，而不得分其为伤寒中风也。若不分定，何以主治。故仲景言其名伤寒者，非但头项强痛，必一身尽痛。痛者寒气多也，故有寒则痛。中风之脉，浮缓而滑，按之软弱。若伤寒脉，非但浮分见紧，即按之沉候，亦必紧急。盖伤寒脉阴阳俱盛而紧涩。若止浮紧，按之无力，转旋而不移，是弦脉也；按之空虚，又为芤脉矣。今寒留于分肉之间，腠理闭塞，元府②不通，卫气不得泄越，聚沫③则为痛。寒邪正盛，故令脉阴阳

① 政：通“正”。指正，纠正。

② 元府：即玄府。元，通“玄”，避清康熙讳。

③ 沫：痰。徐大椿《兰台轨范》卷二载：“经中无痰字，沫即痰也。”

俱紧急，此阴阳正当从程郊倩作为浮沉解也。诸注皆作寸尺解，不知弦紧之脉，俱连寸尺，直长而谓也。若第①指寸而不及尺，何以谓之弦紧也。既该寸尺，何必又云阴阳也。故此之阴阳指浮沉言，无疑矣。汪苓友云：必字下当有无汗二字。然云恶寒体痛，则无汗之意，即在其中。

寸口脉浮而紧，浮则为风，紧则为寒，风则伤卫，寒则伤营。营卫俱病，骨节烦疼，当发其汗也。

风者阳气也，其性扬，故脉浮缓。寒者阴气也，其性敛，故脉紧急。营卫皆表也，但营行脉中则为阴，卫行脉外则为阳。阳邪从阳故伤卫，阴邪从阴故伤营。卫得风则烦热，营得寒则疼痛。邪气溜于节则住②，故烦疼在于骨节。经云：风寒客于人，使人毫毛毕直，皮肤闭而为热。当是之时，可汗而发也。张志聪云：寒亦可以伤卫，风亦可以伤营。风寒循毫毛而入腠理，留而不去，渐入经脉腑脏，非必风伤卫而寒伤营也。门人推广曰表里腑脏，皆可伤也，后人不当泥定风伤卫寒伤营矣。张会卿曰：风送寒来，寒随风入，透骨侵肌，本为同气。故予曰：风未必不夹寒而来，寒未必不从风而至也。

脉浮而紧者，名曰弦也。弦者，状如弓弦，按之不移也。脉紧者，如转索之无常也。

状如弓弦者，举而得之，是即浮而紧也；按之不移，是静为阴之体，性本滞着，故不移，名曰弦。按之转旋无常，是动为阳之用，脉因邪击，故转动，名曰紧。玩此节则知弦紧之分别，在沉候也。浮而紧名曰弦，是浮候之弦紧，并无分别。如

---

① 第：只，仅仅。

② 邪气溜于节则住：邪气入于肢节而停留。溜：本义为滑动、光滑、顺着，这里喻邪气入于肢节。住：居住，这里喻停、止。

弓弦而按之不移为弦，按之如索之左右转旋无常为紧，是沉候之弦紧迥别。弦即《内经》之坚急而不鼓不搏不躁之意，若紧则沉而坚搏及鼓躁之意也。仲景犹恐人将紧脉从浮候求之，故立此条于平脉之中以正焉。盖《伤寒》之紧脉，即《素》《难》之急脉也。《灵枢》云：诸急者多寒。《素问》云：脉急者，疝瘕少腹痛。《大奇论》历言诸疝瘕之脉皆急。《难经》云：急者为实。岂有为实为瘕之脉，不凭沉处而反准浮候乎。论中所言浮紧者，不过是弦芤革脉，似紧而非紧也。

太阳病，头痛发热，身疼腰痛，骨节疼痛，恶风无汗而喘者，麻黄汤主之。

寒邪外束，人身之阳，不得宣越，故令发热。寒邪在表，则不复任风寒，故恶风寒。寒主闭藏，故令无汗。人身之阳，不得宣越于外，则必壅塞于内，故令作喘。《内经》云：风寒传舍于俞，六经不通四肢，则肢节痛，腰节乃强。寒多则筋挛骨痛，巨阳虚则腰背头项痛。《难经》云：伤寒其病，身热，洒洒恶寒，甚则喘咳。李时珍曰：津液为汗，汗即血也。在营则为血，在卫即为汗。寒伤营，营血不能外通于卫，卫气闭固，故无汗发热而憎寒。风伤卫，卫气不能内护于荣，荣气不固，故有汗发热而恶风。张景岳云：邪气在表发热者，表热而里不热也，宜温散之，麻黄桂枝等汤是也。邪气在里发热者，里热甚而达于外也，宜清之，白虎麻杏甘石等汤是也。

麻黄汤方

麻黄三两，去节　桂枝二两　甘草一两，炙　杏仁七十个，去皮尖

水九升，先煮麻黄，减二升，去上沫，内①诸药，煮取二

① 内：同“纳”，放入。

升半，去滓，服八合，覆取微汗，不须啜粥，余如桂枝法。

麻黄中空轻直，善通腠理，故以为君。桂枝辛甘而温，能助心阳之不足，通四肢关节而逐风寒。杏仁温能散寒，苦能下气定喘。和以甘草，成辛甘发散之义。不用生姜者，因喘为气逆，不可再升。不用大枣之补脾胃而生津液，并不用啜热粥借谷以生汗者，可知麻黄证为实，桂枝证之为虚也。麻黄必先煮掠去沫，不尔令人烦。盖恐其轻浮之气，过于引气上逆也。甘草必炙，亦缓留中气之意。观服麻黄汤之发伤寒无汗而喘，亦止欲取其微似汗，凡病无容大汗也。舒驰远云：人身大气，积于胸中，上焦如雾也。而胸中乃太阳所主，寒邪外束，营卫闭固，不得外泄，壅闭于内而为喘。用麻黄汤以开发腠理，使邪从汗解，气壅得宣，而喘自止耳。方中杏仁取其泄气，麻黄取其通气。内气通泄，则邪去而喘平矣。

脉浮者病在表，可发汗，宜麻黄汤。脉浮而数者，可发汗，宜麻黄汤。

伤寒之脉，阴阳俱紧，然紧必兼浮。即不甚紧而但浮，浮为邪在表，宜发汗而使之不入里。即浮而兼数，亦为在表之邪欲传，宜发汗而使之不传也。谓宜麻黄汤者，必有上条伤寒证也。刘宏璧曰：脉但浮不紧，何以知其表寒实也。必然无汗，乃可发也。脉数何以知其未入里也？以脉兼浮，故可汗也。

脉浮而数，浮为风，数为虚，风为热，虚为寒。风虚相搏，则洒淅恶寒也。

脉浮而数，为阳中见阳，是阳脉之正局。然不得即认重阳为有余，实因阳气不足，反见有余之象。夫脉为血府，浮则血虚，虚则不足以御之，任其风邪鼓荡，故脉浮数而洒淅恶寒也。仲景后皆以数为热论，是不知《内经》数脉之义。盖数脉并未言其热，而止曰数则烦心。又曰沉细数散者寒热也。可知脉数原非一定是热，故此条言其虚寒也。

诸脉浮数，当发热而洒淅恶寒。若有痛处，饮食如常者，蓄积有脓也。

若有痛处，止一处，非一身尽痛可知。饮食如常，邪不在里可知。盖脉浮数固伤寒之脉，然发热洒淅恶寒者，伤寒之所有。若有痛处饮食如常者，伤寒之所无。《风论》云：风气与太阳俱入，行诸脉腧，散于分肉之间，与卫气相干，其道不利，故使肌肉愤䐜[①]而有疡。又《气穴论》云：邪溢气壅，脉热肉败，荣卫不行，必将为[②]脓。故断为蓄积有脓也。

病有洒淅恶寒而复发热者，阴脉不足，阳往从之，阳脉不足，阴往乘之。假令寸口脉微，名曰阳不足，阴气上入阳中，则洒淅恶寒也。尺脉弱，名曰阴不足，阳气下陷入阴中，则发热也。

致中和，天地位，万物育也。人身阴阳之气亦然，少有过不及，即自相乘侮而为病矣。经云：阴虚者，阳必凑之。不必定有外邪来犯也。于是阴气不足，阳必乘虚而来凑实；阳气不足，阴亦必乘虚而来复仇。假令寸口脉微，是上焦阳气不足。阳气不足，而阴气来乘，上入于阳分，则阴气盛，阳气衰。阳衰阴盛，必生寒栗也。阴气上入，则尺脉反弱，是下焦阴气不足。阴气不足，而阳气来复，陷入于阴分，则阳气盛，阴气衰，阴衰阳盛，故复发热也。此条阳虚恶寒、阴虚发热之内伤证，

---

① 愤䐜（chēn 嗔）：愤然高起而胀。《广韵·真韵》云：“䐜，肉胀起也。”

② 为：原脱，据《素问·气穴论》补。

并非外感之风寒也。东垣一部《内伤脾胃论》[1]，即此条之注也。何后人言仲景但能治外感，故东垣补治内伤，发仲景所未发。噫！东垣岂胜于仲景哉？亦不过能参仲景论，与之注而发挥也。亦犹仲景撰用《素》《难》，作此《伤寒论》，并不引着一句《内经》，反处处发挥《内经》也。若不自叙撰用《素》《难》，竟为创论，后人乌知其从《素》《难》中出来耶。

太阳中风，脉浮紧，发热恶寒，身疼痛，不汗出而烦躁者，大青龙汤主之。若脉微弱，汗出恶风者，不可服。服之厥逆，筋惕肉瞤，此为逆也。

虽称太阳中风，但辨下文脉证，皆是伤寒之脉证，并无中风之见端。所称中风者，《风论》云：风者善行而数变，腠理开则洒然寒，闭则热而闷。是热淫于内，则心神烦扰，手足躁乱如狂。此本麻黄证之剧者，故于麻黄汤倍麻黄以发汗，加石膏以除烦。若脉微而恶风寒者，此阴阳俱虚，不可用麻黄发汗。脉微弱而自汗出，是亡阳也，不可用石膏清里。盖石膏泻胃脘之阳，服之则胃气不至于四肢，必手足厥逆。麻黄散卫外之阳，服之则血气不周于身，必筋惕肉瞤。此仲景所深戒也。

大青龙汤

麻黄六两，去节　桂枝二两　甘草二两，炙　生姜三两，切　杏仁四十枚，去皮尖　大枣十六枚，劈　石膏如鸡子大，碎绵裹

水九升，先煮麻黄，减二升，去沫，内诸药，煮取三升，去滓，温服一升，取微似汗，汗多者，温粉扑之。

诸证全是麻黄汤证，惟喘与烦躁之别。喘者是寒郁，其气

---

① 内伤脾胃论：即《脾胃论》。金代医家李杲撰。

升降不得自如，故多用杏仁之苦以降气。烦躁是热煏[1]其气，津烁不能作汗，故特加石膏之寒以清热。恐内热顿除，少宣扬蒸化之气，不能熏肤充身，致表邪不解，变为寒中而协热下利，是引贼破家矣，故用姜枣助脾胃升腾之气。必倍麻黄以迅发，更倍甘草以和中，可一汗而表里双解，风热并除。此大青龙清内攘外之功，所以佐麻桂二方之不及也。柯韵伯云：大青龙汤，为风寒在表而兼热中者设，不专为无汗而设。盖胃脘之阳，被热邪内郁于胸中而烦，外扰于四肢而躁。若但用麻黄发汗于外，而不加石膏泄热于内，至热并阳明，而斑黄狂乱，是乃不用大青龙汤之故耳。盖石膏能独清中宫燔灼也，观白虎汤之多用可知。世不审石膏为治烦，仍从三纲鼎立之说，而以发汗用，何哉！舒驰远云：大青龙为表寒里热者设，小青龙为表里俱寒者设，白虎汤为表里俱热者设。凡人胃有夙热，外感风寒，闭住营卫，阳气不得泄越，所以不汗出而烦躁也。

或问：石膏性寒重坠，表药所不宜用，而青龙汤中用之，何以不牵制其升腾之势，反云能助，何也？曰：汗者，水也，阴也。其人邪阳内壅，则营卫失润，何由得汗耶。故于麻桂汤中加石膏，以清热而除烦躁，则阴生而汗作。是以青龙之妙，最在于石膏。胃得之则热化津生，烦躁乃解。方中有此，如龙之有水，故云能助也。张景岳云：干锅赤裂，润自何来，加之以水，则沛然四布矣。

太阳病，发热恶寒，热多寒少，脉微弱者，此无阳也，不可发[2]汗，宜桂枝二越婢一汤主之。

---

① 煏（bì必）：烘干。

② 发：原作“更”，据《伤寒论·辨太阳病脉证并治上》改。

无阳与亡阳不同。亡阳者，发散太过，阳气随汗液而出亡也。无阳者，真阳亏少，无雾露之溉作汗而外散也，故云不可更汗。后一零三条日二三发，已有向外之势。而此之热多寒少，渐有入里之机。故不得不君桂枝汤之和解，略用越婢以清里热，兼散表寒。方中既用石膏之寒，复用麻黄之散，更用芍药之收，使发散而不过于汗，温通而不增其烦。是发汗之中，寓不发汗之意，又变大青龙之法，以合此无阳不能作汗，而不得不汗，又不可更汗之旨也。

观二二二条弱者必渴，则知此条亦渴。否则无阳证而不渴，岂可用石膏乎？当知此是中风夹温证也。前条是伤寒夹温，故用麻黄汤加石膏；此条乃中风夹温，故用桂枝汤加石膏，清疏营卫，令得似汗而解也。秦镜明云：麻黄汤加石膏、姜、枣，是变辛热而为辛凉。此方同加姜、枣和中，而更加芍药养阴敛阴，是变汗剂而为和剂矣。

表寒多用发散，忌清凉。里热多用清凉，兼以发散。若汗多有寒有热之证，不得不用发散清凉、寒热杂合之剂，以和解表里也，此汤与小柴胡是矣。舒驰远云：热多寒少四字，是条中关键。汪苓友云：热多寒少，故取石膏之辛凉，以化胃家之郁热，则热化津生而脾气发越，得以行其胃液，故《外台》方改婢为脾也。不可发汗四字，当是不可大发汗。因其人脉微弱，无阳而津液少耳。

吴人驹曰：微乃微甚之微，非微细之微。但不过强而弱耳。《摘要》云：此汤寒热杂合，散收并用，俱分两极少，是和营卫之剂，非发营卫也。今人一见麻桂，不问轻重，亦不问温覆与不温覆，取汗与不取汗，总不敢用，皆因未究仲景之旨。麻黄桂枝，只是营卫之药。若重剂温覆取汗，则为发营卫之药。轻剂不温覆取汗，则为和营卫之方也。况此汤兼以芍药之酸，石膏之寒乎。

桂枝二越婢一汤

桂枝十八铢　芍药十八铢　甘草十八铢，炙　麻黄十八铢，去节　石膏二十四铢，碎绵裹　生姜一两三钱　大枣四枚，劈

水五升，先煮麻黄一二沸，去沫，内诸药，煮取一升八合。

太阳病，发热头痛，脉反沉，若不差，身体疼痛，当救其里，宜四逆汤。

此太阳麻黄证，病为在表。脉当浮而反见沉者，由其人里气素虚素寒，邪虽外侵，正难游行于外而御逐，故脉沉。用麻黄汤轻扬之品汗之，而仍身体疼痛不差者，无他，盖沉为在里，原非体质轻而气味薄者所能胜，必用四逆汤之气味俱厚而雄壮，以温中助阳，通关节，宣脉络，则救里之中已寓解表于内，而发热恶寒身体疼痛自除矣，并非专治内而不治外也。诸注谓为不可从表治，故从里治。殊不知气从中出，表由里发。干姜之性雄于生姜，岂反不能散其表寒哉。经云：邪之所凑，其气必虚。故脉有余而证不足，则从证。证有余而脉不足，则从脉。有余可假而不足为真，此仲景心法。张景岳曰：凡病本在表，外证悉具，而脉反沉微者，以元气不足，不能外达也。但当救里，以助阳散寒为上策。（钱天来云：反者不当得而得，当然而不然者也）

四逆汤

甘草二两，炙　干姜一两半　附子一枚，炮

上三味，水三升，煮取一升二合，分二服。

病身热足寒，颈项强急，恶寒，时头热，面赤，目脉赤，独头面摇，卒口噤，背反张者，痓病也。

风在表，则身热。湿性居下，故足寒。风燥而湿滞，故颈

项强急。风在营卫，开其腠理，故恶寒。风性上飏，故头热面赤目脉赤。风性动，故头面摇。风无定体，故有时而不常也。阳明之筋脉环口，太阳之筋脉循背上头。风伤阳明，则经脉燥而牵引，故口噤不能语。伤太阳，则背反张，如弓之强硬。以上诸证，皆经络隧道中，血亏空虚，被湿邪留滞，风热鼓荡，正气不能舒通，病邪深漫莫制，此痉病之症也。然身热足寒、颈项强急、恶寒、时头热面赤目脉赤，亦太阳中风中同有之证，不足定其为痉病，须于独处观之。独者何？头面摇、卒口噤、背反张者是也。有此三证，显出筋病，则痉与非痉，可一望而知矣。以后凡云痉病者，必有此三证。《内经》云：诸痉项强，皆属于湿，是痉必因于湿也。又云诸暴强直，皆属于风。此虽非暴得，而因于湿起，然湿为阴邪，断不能如此之口噤背反张也。故痉之强直，必有风燥以酿成之。

夫痉由风燥而成，又由湿而来。在气运湿胜，则必有风来复。复之太过，则筋脉干燥而成痉。在人身湿胜，则必用风药以燥之。燥之太过，则经脉失养而致痉。盖湿邪滞着最为难去，故治多太过，非若风寒之一驱可尽也。故痉病始必由于湿，而终成于燥也。邵庸济曰：凡属阴虚血少不能营养筋脉者，每多拘挛僵仆之症。如中风有此者，必发汗太多所致也。平人卒然有此者，必年衰残，阴之败也。产后有此者，必去血多而冲任竭也。疮家有此者，必脓血去而营气涸也。小儿有此者，或风热伤阴而为急惊，或汗泄亡阴而为慢惊也。凡此皆属阴虚液竭之症。苟非精血亏损，即有外邪，必无筋脉拘急至若是。故仲景治痉，用桂枝汤主方，非徒驱风，乃助脾胃升腾之气，充溉腠理，而调和营卫。且啜粥助精，益见此症必欲助精，俾精胜邪却。奈何庸医不以血气为主，而专事驱风利湿消痰，以伤精败血哉。

太阳病，发热，脉沉而细者，名曰痉。（《金匮》）**为难治。**

痉之因湿而成，不必纯辨于证，即脉亦可辨。如太阳伤寒中风发热，是风寒为患，故脉浮。若有湿，则不浮而沉且细矣。湿性趋下重着，故脉沉。湿邪壅逼营卫，故脉细。如湿病条云：脉沉而细者，此名湿痹。可知沉细之脉，是湿邪为患明矣。得此脉不以湿为名者，以上条有头面摇、背反张、口噤之证在也。风寒无湿，解之发之易为力。兼夹湿邪，单言解之发之，不能奏功，必兼理湿方除。于是既虑汗多伤液，变燥致拘急，又虑汗出不彻而存其邪，此仲景所以云难治也。脉沉细，法宜救里，而痉又为燥热之病，故为难治，谓未可轻同于太阳发热脉反沉例也。然发热脉沉，又几疑为少阴病矣。曰颈项强急而脉沉，则非少阴病也。《摘要》云：此承上条痉病则脉沉细之义，非谓太阳病发热脉沉细，即名之曰痉病也。

太阳病，发热无汗，反恶寒者，名曰刚痉。

太阳病，发热无汗恶寒为伤寒，发热汗出恶风为中风，发热汗出不恶寒为温热病。今名曰痉者，以有头面动摇等证，故不谓之风寒温热病，而谓之痉也。此痉症亦有风寒湿热之不同，而总以燥热为病本。故后条诸治，皆主解肌表之热，而润筋脉之燥，略变伤寒表法为和法。按发热无汗恶寒者，太阳伤寒病也，而云反者何也？伤寒中风，是风寒伤于太阳，故应恶寒。若痉病受湿邪，而为风燥太过所致，则燥热之气不应恶寒，故云反也。反恶寒者，明其不止风湿为患，而兼寒也。寒性敛束，故无汗恶寒，谓之刚者，言其肌肤干燥而不柔软也。一说有寒，脉更兼硬，所以谓之刚痉。

太阳病，发热汗出，不恶寒者，名曰柔痉。

太阳病，发热汗出不恶寒者，纯是燥热之邪，而为温热病无疑。何以名之曰痉，以有首条之头摇口噤背反张故也。痉而言柔，因肌肤得汗而濡软也。一说无寒，脉稍柔软，所以为[1]之柔痉。《气厥论》曰：肺移热于肾，传为柔痉。是可知其柔痉之有热无寒也。治法专宜益阴气以制燥热，而润养筋脉，与恶寒之证迥别。

太阳病项背强几几，无汗恶风者，葛根汤主之。

太阳病无汗恶风者，是寒伤太阳，当用麻黄汤治。今项背强几几，即痉之头面摇动，风燥兼寒为患，但不若口噤背反张之甚耳。故用麻黄以通无汗之腠理，葛根以濡几几之风燥。用桂枝汤全方者，鼓舞阳明升腾之气，以调和营卫，不欲其发散也。读至此而知痉病为外感六淫之邪，在表为患，叔和何得将痉病置之别论。所谓不可发汗者，谓不可用麻黄汤大发其汗，致竭其液，非谓不可从表治也。观仲景治痉诸方，皆是和营卫之品，而不脱桂枝全方。则痉之在于营卫经络，概可知矣。按项背强，强者如弓之反强也，即背反张之义也。几几然头面摇动，皆是形容痉证之独异处。邪欲反张项背，而经不能自如，故作此几几头面摇动也。

葛根汤方

葛根四两　麻黄三两，去节　桂枝二两　芍药二两　甘草二两，炙　生姜三两，切　大枣十二枚，劈

水一升，先煮麻黄、葛根，减二升，去沫，内诸药，煮取三升，去滓，温服一升。

太阳病，项背强几几，反汗出恶风者，桂枝加葛根汤主之。

---

① 为：据文义当作“谓”。

上条痉病无汗恶风，故用桂枝汤加麻黄葛根，以兼治其寒邪之敛束。此条痉病汗出恶风，故去麻黄之散，止用桂枝汤和解营卫以治风，葛根益阴气以养筋，仍不外伤寒中风两治法也。所异者，证惟几几以现筋燥之象，方惟葛根以润筋脉之燥。《本经》云：葛根起阴气，其益阴可知矣。东垣、易老[1]谓葛根是阳明经主药，深悉阳明经之恶燥，用葛根起阴气，和阳以润燥也。近世竟作发表用，不知其何所本而取义焉。盖葛根其体润泽，其味甘平，今时徽人作粉，如藕粉常服，谓之葛粉。是可知其润养筋脉，调和脏腑，为和平之品，非发汗之药也。岂有发汗之药，而可常服乎哉。

桂枝加葛根汤（即桂枝汤加葛根四两。汪苓友云：当作桂枝汤加葛根，其义更明）

太阳病，发汗太多，因致痉。

阳气者，精则养神，柔则养筋。发汗太多，精液暴脱，无以养筋。筋燥则挛急反张而为痉病矣。近时医治风寒，不惜津液，必欲汗如水流漓，如热不去，犹云发汗不透，风寒未尽也。皆由不读仲景书，而不知汗如水流漓，病必不除。不但不除，且致痉及脚挛拘急并筋惕肉瞤之类是也。

附《金匮》痉证（七条）

《金匮》：太阳病，下之则痉，复发汗，必拘急。

太阳病为在表，误下亡阴伤津，而致颈项强硬。复发汗，则津液愈枯，筋脉失养而愈燥，则通身拘急矣。

---

① 易老：指张元素。金代医家，字洁古，易州（今河北易县）人，后世尊称易水老人。撰《珍珠囊》《医学启源》等书。此后引文见张元素《珍珠囊·葛根》。

《金匮》：暴腹胀大者为欲解，脉如故，反伏弦者痉。（或作死）

腹渐胀大者为正虚，暴胀大者为邪实。邪实而致腹暴胀且大，脉必大坚以涩。若脉平和如故，则邪从经脉，而出于孙脉肤腠，为欲解之候。倘脉反弦劲沉伏，非邪出肤表外解之机，乃经邪满溢于外，而胀皮肤，痉病焉得能解。或作死者，言痉病而加腹胀大，且脉伏弦，邪盛之极，故死。或云腹胀大者，邪入于腑，故为欲解。殊不知腹胀或痛在肠胃，其腹虽胀不大。若胀大者在于躯壳皮肤，故能令大。《胀论》云：夫胀者，皆在于脏腑之外，胀皮肤故命曰胀。按脉如故三字，当在为欲解句之上，始与上下文义相属，必传写之误。

《金匮》：夫痉脉，按之紧如弦，直上下行。

体既强硬，脉必无柔和之理。紧如弦直上下行者，弦直强硬之貌也。《脉经》云：痉家其脉伏，坚直上下。

《金匮》：痉病有灸疮，难治。

痉因津液枯涸，失养筋脉所致。灸则火气内攻，烁精伤筋，血气已竭。疮则脓水淋漓，营气又泄。此后非不有饮食渐生之津液，然久从疮泄，其不能复营筋脉可知，所以言其难治也。

《金匮》：太阳病，其证备。身体强，几几然，脉反沉迟，此为痉，栝蒌桂枝汤主之。

太阳病其证备，谓发热头痛恶寒等证具备也。且不止颈项强急而头摇，更身体亦强，而几几然牵动也。是皆湿邪壅滞筋脉，而风热鼓荡摇动也。经云：风胜则动也。但风热之脉当浮数，今反沉迟者，以有湿邪为患，必不能浮出而数疾。湿性下坠涩滞，故脉沉迟矣。迟非内寒，乃津液少而荣卫之行不利也。不必拘定沉为里，迟为寒也。此为风湿热之柔痉。主之以栝蒌根之苦寒，泄其风湿内郁之热。桂姜之辛温，宣通行血而营阴阳。芍药之酸收，敛阴护营而濡经络。甘草甘缓，以和胃气，而通筋脉利血气。似乎俱为活血治风，而除湿在服法之啜热粥取微汗内矣。夫汗生于谷，谷赖精化。若精涸于里，安能化液，非用谷补精，汗能生乎？譬之干锅赤裂，润自何来，但加以水，则郁蒸沛然，而气化四达，俾湿邪无地可容，而自去矣。

《金匮》栝蒌桂枝汤

栝蒌根二两　桂枝三两　芍药三两　甘草二两　生姜三两　大枣十二枚

上六味，以水九升，煮取三升，分温三服，微汗，汗不出，食顷啜热粥发。

《金匮》：太阳病，无汗，而小便反少，气上冲胸，口噤不能语，欲作刚痉，葛根汤主之。

称太阳病，又云无汗，则恶寒在内矣。无汗者，小便当利而反少，是气不下行，郁而成燥气，反上冲于胸，烦闷口噤不能语，而有自解之兆。因津液烁竭，无阳不能作汗而解，故欲作刚痉之状，实非刚痉也。而用刚痉方治之，何也？葛根汤乃益阴润燥解表之方，何常专治刚痉。今虽非刚痉，而有刚痉之燥，亦可以用此汤以解之。即观其脉证，以法治之之谓，独不观仲景治太阳与阳明合病下利，而用葛根汤者，岂亦治刚痉乎。秦镜明曰：不语之症，内伤外感皆有。外感不语，即噤口伤寒也。初起恶寒发热，失于发散，表邪不得发越，遂发烦热喘渴。误认里热，误投凉剂，现此口噤不语之症，此寒凉抑遏表邪所致。又有发热日久，热邪不解，应清火而不清，有下证而失下，诸窍热壅，语言不出，此里热昏神所致。又有内积痰饮，外冒风寒，胸膈满闷，恶心呕吐，口不干渴，此寒凉抑遏，痰迷不语也。若内伤有舌强不语者，神志仍清，口亦能开，但舌本强硬，不能言语也。有口噤不语者，舌本无病，但牙关紧咬，口不能开而不能言语也。有神昏不语者，呼之不应，问之不答，如醉如睡，而不得言语也。

《金匮》：刚痉为病，胸满口噤，卧不着席，脚挛急，必齘齿，可与大承气汤。

胸满者湿热上壅也，口噤者风伤阳明之经，卧不着席，脚挛急风邪鼓动于脉道，通身之筋皆强急也。必齘齿，即俗言牙关紧急之谓，此口噤之最重也。仲景言可与大承气汤，犹有临时斟酌一番工夫，以辨别可与不可与。如果有承气汤证，则可与，否则仍不可与。非谓此条之症，竟可与大承气汤也。

太阳病，关节疼痛而烦，脉沉而细者，此名湿痹之候。其人小便不利，大便反快，但当利其小便。

太阳病，则恶寒在内。关节疼痛，似乎伤寒之骨节疼痛。但不发热而烦，诊之脉不浮紧而沉细。经云：诸细而沉者皆在阴，则为骨痛。又云：按之至骨，脉气少者，腰脊痛而身有痹也。则知湿气外感，寒邪附之耳。湿流关节而壅闭则痛。湿郁营卫而不宣则烦。湿性下居，故脉沉。湿邪壅挤，故脉细。仲景名之曰湿痹者，一身之阳气，为湿所痹而不通。以湿为有形，风寒二邪不过借附耳。当用麻黄加术汤之类，斟酌以通痹去湿。此乃水雨雾露，自外感受，故宜外解。若其人内伤于湿，而脾土斡运无力，太阳宣导不速，使饮食不能济泌别汁，化渗膀胱，而下大肠，致小便不利，大便反濡润而快者，乃湿停于内，水土相混，不当专汗于外，但须五苓散以兼利其小便也。成无已曰：湿盛则濡泄，但当利其小便，以宣泄腹中之湿气。以上论烦，是躯壳烦疼之烦，故主寒湿为治。若内烦闷，无汗不恶寒，则又是湿温证，当用麻黄连翘赤豆汤治上半节之外疼，栀柏汤以治小便之不利。

湿家之为病，一身尽疼，发热，身色如熏黄。

湿气不解，淫溢于周身，则在外之肌肉经络黏滞，正气游行攻击，故一身尽疼。郁久不得外泄，故发热。热与湿交蒸互郁，仍不得外越，则身色如熏黄。熏黄者，如烟之熏，色黄而晦，湿气沉滞故也。若热黄，则黄而明，所谓身黄如橘子色。余元度云：发黄，湿气胜，则如熏黄而晦。热气盛，则如橘黄而明。张路玉曰：此条是阴湿在表而发黄也。《金匮》云：湿家身烦疼，可与麻黄加术汤。盖湿性黏滞，不宜大汗，故加白术，以麻黄得白术，则汗不致于骤发；白术得麻黄，则湿滞得以宣通也。

伤寒瘀热在里，身必发黄，麻黄连翘赤小豆汤主之。

伤寒无汗而热不得越，因瘀于肌里，湿热郁蒸，身必发黄，仍当发汗。而在里之瘀热不清，非桂枝所宜。赤小豆甘酸泻心火，专走血分，通经络行津液，而利膀胱；梓白皮苦寒以泻肺热，专走气分，清皮肤理胸中，而散烦热，故以为君。佐连翘杏仁以泻心肺，麻黄生姜以开腠理，甘枣以和胃。

经云：湿上甚为热，若湿下行则热解，热解则黄退矣。夫麻黄一方，与桂枝各半，则小发汗。加石膏姜枣，即于发表中清火而除烦躁。去桂枝辛热，加石膏之辛寒，则于发表中清火而定喘。君以文蛤，即于发表中祛内外之湿热。加连翘等之苦寒，即以发表中清火除湿而治黄。仲景于太阳中随证加减，曲尽麻黄之长技，不拘于冬月之严寒而用矣。舒驰远云：伤寒发黄者，总由本气素有湿热。苟有寒邪外束，则经气不行而瘀留。素有之湿热，被遏而郁蒸愈甚，其表寒为湿所持而不解，宿湿为寒所遏而增剧，两相夹持，郁蒸为黄。《素问》有开鬼门洁净府之法。开鬼门者，从汗而泄其湿热于肌表。洁净府者，从下而利其湿热于小便。使表里之湿热分消，而极黄极赤之便行，周身之湿热尽。

麻黄连翘赤小豆汤

麻黄二两，去节　连翘二两　大枣十二枚　赤小豆一升　杏仁四十个，去皮尖　甘草一两，炙　生梓白皮一升　生姜一两，切

水一斗，先煮麻黄，再沸，去沫，内诸药，煮取三升，分三服，半日服尽。

伤寒身黄，发热者，栀子柏皮汤主之。

胃火内炽，郁于肌肉之间而不得泄，故黄。身黄而云发热者，热虽瘀于里，有出表欲解之势，正当随热势清解之，而去其湿热，则黄自除而发热解。王太仆曰：小热之气，凉以和之。故用栀子以治内烦，黄柏以治外热，甘草以和中气。形色之病仍假形色以通之，是茵陈汤之轻剂也。周禹载曰：身热发黄，热势在外，不若瘀热者之将黄未黄，正难外泄，复不下渗也。《摘要》云：湿热发黄，热盛者清之，小便不利者利之，里实者下之，表实者汗之，皆无非为病求去路也。

栀子柏皮汤

栀子十五枚，劈　甘草一两，炙　黄柏一两

水四升，煮取一升半，去滓，分二服。

湿家病身上疼痛，发热面黄而喘，头痛鼻塞而烦，其脉大，自能饮食，腹中和无病，病在头中寒湿，故鼻塞。纳药鼻中则愈。

其脉大，明无湿邪涩滞营卫之道，并无湿邪涩滞胸腹，故能饮食。而腹中无痞满、小便不利大便反快之病。寒湿在上，则清阳被郁。身上疼，头痛鼻塞者，湿上甚也。发热面黄烦喘

者，阳上郁也。是其病不在腹中，而止在头。因雾露之气，上先受也，故疗之者，宜但治其头，而毋犯其腹。纳药鼻中，如一物瓜蒂散之属，使黄水出，则寒湿去而自愈，不必服药以伤其腹中之和也。

病者一身尽疼，发热日晡所剧者，此名风湿。此病伤于汗出当风，或久伤取冷所致也。《金匮》可与麻黄杏仁薏苡甘草汤。

一身尽疼者，湿也。日晡所发热者，风也，故曰此名风湿。然虽言风而寒亦在其中，观下文云汗出当风，或久伤取冷所致，意可知矣。盖痉病非风不成，湿痹无寒不作。故麻黄通腠，驱寒湿于表。杏仁、薏苡利气，除湿于里。甘草和中，予胜湿之权也。《贼风篇》云：此皆尝有所伤于湿，气藏于血脉之中，久留而不去，腠理开而遇风寒，则血气凝结，与故邪相袭，则为寒痹。其有热则汗出，汗出则受风所致也。《摘要》云：湿家之痛，则重着不能转侧。风湿之痛，则轻掣不可屈伸。此痛之有别也。

麻黄杏仁薏苡甘草汤

麻黄半两　杏仁十个，去皮尖　薏苡半两　甘草一两，炙

剉麻豆大，每服四钱匕，水一盏半，煎八分，去滓，温服，有微汗避风。

风湿相搏，骨节烦疼，掣痛不得屈伸，近之则痛剧，汗出短气，小便不利，恶风不欲去衣，或身微肿者，甘草附子汤主之。

骨节烦疼，掣痛不得屈伸，近之则痛剧者，风湿之邪，流注经络关节，两相搏击使然。风胜伤卫，则卫气不固，故汗出短气，恶风而不欲去衣也。湿胜则水道淤滞，而真气不行。湿

内蓄，故小便不利；湿外薄①，故或身微肿也。凡所见症，皆阳气不充，着而为病也。用甘草以和中，附子助阳以去寒，白术培土以燥湿，桂枝通利血脉以驱风，此亦补正却邪之正法也。虽云风湿相搏，其实各夹一寒字在内。《皮部论》云：邪留于经骨之间，寒多则筋挛骨痛。又《周痹篇》云：风寒、湿寒客于外分肉之间，迫切而为沫②，沫得寒则聚，聚则排分肉而分裂也，分裂则痛。即三气杂至，合而为痹症也。凡风湿相搏，多因阳虚，阳虚不可大汗，但可徐徐汗之，兼以壮气扶阳之品，以逐其湿。故风湿症见短气，虽为邪阻其气，然正当虑胸中阳气虚。若见汗出微喘，虽为肺气感邪，尤当虑其真气欲脱，明眼辨之必早也。邵庸济曰：风则上先受之，湿则下先受之。至两相搏激，则注经络，流关节，渗骨髓，无处不到，无处不疼。风则掣，湿则痛也。

甘草附子汤

甘草二两，炙　附子二枚，炮，去皮脐，破八片　白术二两　桂枝四两

水六升，煮取三升，去滓，温服一升，日三服，初服得微汗则解，能食汗出复烦者，服五合，恐一升多者，宜服六七合为妙。

《内台方议》云：风则伤卫，湿流关节，风湿相搏，两邪乱经，故见骨节烦疼等症。上方用附子为君，除湿祛风，温经散寒。桂枝为臣，壮卫祛风，风去则卫固。白术去湿为使，甘草为佐，而辅诸药。乃疏风去寒湿之禁方也。《摘要》云：甘草附子汤，即桂枝附子汤去姜枣加白术也。去姜枣者，畏助汗也。

① 薄：布散。

② 沫：痰。徐大椿《兰台轨范》卷二："经中无痰字，沫即痰也。"

日三服，初服一升，不得汗解，则仍服一升。若微得汗则解，解则能食，是解已彻也，可止再服。若汗出而复烦者，是解未彻也，仍当服之。但不可更服一升，恐已经汗，多服而过汗也，服五合可也。如不解，再服六七合为妙。似此服法，总是示人不可尽剂之意。

周禹载曰：此是风行于皮毛关节之间，湿流于筋骨腠理之际，阻遏正气，不令宣通，遂致痛不可近，不得屈伸，此其征也，较后条更重。且里已受伤，曷为反减去附子耶？盖后条风湿尚在于外，在外者利其速去。此条风湿已半入于里，入里者妙在缓攻。仲景正恐附子多则性猛且急，筋节之窍未必骤开，风湿之邪岂能即出，徒使汗大出而邪不尽出耳。君甘草者，欲其缓也，和中之力短，恋药之用长也。此仲景所以后条用附子三枚者，分三服。此条止二枚者，初服五合，恐一升为多，宜服六七合，全是不欲尽剂之意。吴人驹曰：必脉之沉而细者，若浮大而盛，则风多而湿少，附子须在审之。

伤寒八九日，风湿相搏，身体疼烦，不能自转侧，不呕不渴，脉浮虚而涩者，桂枝附子汤主之。若其人大便硬，小便自利者，去桂枝加白术汤主之。

湿之中人也，下先受之。故与风相搏击，则流入关节，身疼极重，而无头痛呕渴等症也。身疼不能自转侧者，湿也。脉浮虚者，风也。涩者中雾露，又脉涩曰痹，为雾露之湿气所痹，阳虚则湿不行，故湿与风寒合并。温经助阳去湿，必赖附子雄壮之力。桂枝辛香而散，以行痹气之着也。邵庸济曰：脉虚而不言发热，必其人阳气素虚，得附子助阳温经，则散风除湿，易于奏效。

桂枝附子汤

桂枝四两　附子三枚，炮，去皮，破八片　生姜三两，切　甘草二两，炙

大枣十二枚，劈

上五味，以水六升，煮取二升，去滓，分温三服。

桂枝附子去桂加术汤（即白术附子汤）

白术一两　附子一枚　甘草二两，炙　生姜一两半　大枣六枚

上五味，以水三升，煮取一升，去滓，分温三服，一服觉身痹，半日许再服，三服都尽，其人如冒状，勿怪，即是术附并走皮中，逐水气未得除，故耳。

桂枝附子汤，即桂枝去芍药加附子汤也。彼治下后脉促胸满而微恶寒，故用桂枝汤加附子为佐。此风寒湿相合，而相搏于里，故用附子再加桂枝，则桂附并重。夫脉浮为风，虚为寒，涩为湿。风寒湿三气合至而成痹，故身体烦疼而不能转侧，病只在表。不呕不渴，里无湿热也。桂枝能驱风散寒而胜湿，故重其分两，配附子之辛热，率甘草、姜、枣，以行荣卫而通津液，则三气自平，荣卫亦和矣。

若其人大便硬，小便自利者，因脾土失职，不能藏津，大便反见燥硬，小便自利也。去桂加白术者，盖脾属湿土，湿渗于下，则小便自利。湿溢肌肉，则身体疼重。过于渗利，则内无津液以濡润，故大便燥硬。白术能闭气而收津液，故加之而大便自濡。《本经》言其止汗者，此也。桂枝辛香，通气耗津，故去之。

周禹载曰：其脉浮虚而涩，正与相应。然后知风湿之邪，在于肌肉而不在筋节，故以桂枝表之。不发热为阳气素虚，故以附子助之逐湿。又考《金匮》之治风寒湿者多矣，未尝遽用附子，其理安在？盖伤寒者必发热，加以风湿瘀里，势必易热。乃至八九日之久而不言身热，知其人属阳虚矣。阳虚者邪凑于里，为内入则易，外解极难，何者？无元气以驱之也。故仲景

用桂枝解外，必赖附子以温经，使经络肌肉之间无处不到，则无邪不驱矣。用三枚者，以其邪未入深，易于表散，故必勇猛精进，而无取乎逡巡①也。

或曰：脉浮虚涩，恐是血虚。仲景纯阳驱邪，独不畏其劫阴乎？而不知此正圣人制方之神也。浮虚而涩，纯是外邪，脉为风浮，涩因湿滞也。如是则多用附子，合姜桂以解表邪，甘草大枣以和中气，又何惮而不为乎。舒驰远云：大便硬，硬字恐误，应是大便溏。若津干便硬自不宜于白术之燥，惟便溏者宜之。况小便利，津未干也。谓白术滋大便之干不敢从。其说亦通，故录之以俟高明鉴定。

问曰：风湿相搏，一身尽疼痛，法当汗出而解。值天阴雨不止，医云此可发汗。汗之不愈者，何也？答曰：发其汗，汗大出者，但风气去，湿气在，是故不愈也。若治风湿者，发其汗，但微微似欲汗出者，风湿俱去也。

风湿相搏，兼寒湿相搏而言也。一身尽疼痛，风寒感于太阳之表，而湿邪流注于关节之间也。邪在表自应汗出而解，此治表证之定法也。今汗出而不愈者何也？尤在泾云：风湿虽并为六淫之邪，然风无形而湿有形，风气迅而湿气滞。值此雨淫湿盛之时，自有风易却而湿难除之势，而又发之速而驱之过，宜其风去而湿不与俱去也。故欲湿之去者，但使阳气内蒸而不骤泄，肌肉关节之间充满流行，而湿邪自无地可容矣，此发其汗但微微似欲汗出之旨欤。本条有治法无方，与《金匮》麻黄加术汤意合，则知此汤的治风湿之主方也。麻黄开腠发汗，恐其太过，故用白术监制，兼去其湿，使周身漐漐一时许，令汗

① 逡（qūn 囷）巡：犹豫徘徊。

欲出而不即出，则腠理经脉通畅和利，而风湿俱去也。

《金匮》：湿家身烦疼，可与麻黄加术汤，发其汗为宜。慎不可以火[①]攻之。

营卫之道，循环不已。湿邪壅于腠理，营卫之气难行，故烦疼。烦疼者，似疼非疼，似胀非胀，而不大痛也。用麻黄汤开腠理，直驱其邪，犹恐无形之邪去，而有形之湿存。故加术之辛燥，以助其除湿，而不至过散，但取微微似欲汗出，为去湿之金针也。慎不可大发其汗，徒伤其正也。

《金匮》麻黄加术汤

麻黄三两，去节　桂枝二两　甘草二两，炙　白术四两　杏仁七十个，去皮尖

上五味，以水九升，先煮麻黄，减二升，去上沫，内诸药，煮取二升半，去滓，温服八合，覆取微似汗。

《金匮》：风湿，脉浮身重，汗出恶风者，防己黄芪汤主之。

脉浮者风也，身重者湿也，汗出恶风者表虚也。此卫外之阳大虚，乃大发其汗所致。今腠理大开，湿仍不去，而表气已虚，其邪愈固而无畏。故不得不变其法，而反用黄芪壮卫实腠，使邪无容匿，再用白术、防己搜而逐之，不肯遗剩。故服后如虫行皮中，及从腰下如冰，皆湿行下之征也。然非芪术甘草，焉能使卫阳复振，驱湿下行哉。

《金匮》防己黄芪汤

防己一两　甘草半两　白术七钱半　黄芪一两一分，去芦

喘者加麻黄半两，胃中不和者加芍药三分，气上冲者加桂枝三分，下有陈寒者加细辛三分。

---

① 火：原作"大"，据《金匮要略方论·痉湿暍病脉证》改。

上剉麻豆大，每抄五钱匕，生姜四片，大枣一枚，水盏半，煎八分，去滓，温服，良久再服。服后当如虫行皮中，从腰下如冰，后坐被上，又以一被绕腰下，温令微汗差。

黄芪实表，白术去湿，防己疏风去湿，使之下行。服后如虫行皮中，卫外之阳胜而湿行也。从腰下如冰，湿气尽趋于下。以暖被围腰，以助温暖，接令阳气充满微汗，以渐取差。亦从下受者，从下出之之法也。

太阳中热者，暍是也。其人汗出恶寒，身热而渴也。《金匮》白虎加人参汤主之。

中热即中暑，暍即暑热之气也。里有热，故身热而渴。暑伤气，故汗出而恶寒。恶寒者，热气入，则皮肤缓，腠理开，开则洒然寒，与伤寒恶寒者不同。发热汗出而渴，表里热炽，胃阴欲涸，求救于水，故与白虎加人参，以清热生阴，为治中暑而无湿者之法也。有冬伤于寒，至夏至后发为热病。但热病脉盛，新中暑病脉虚。故五六条内，有弦细芤迟之脉。又五五条云脉微弱也。

《生气通天论》云：因于暑，汗，烦则喘喝，静则多言，体若燔炭。吴人驹曰：不可因恶寒而用辛温，亦不可因汗出而固表，惟宜甘寒以解其暑热可也。张志聪云：不曰伤而曰中者，夏月皮毛开发，热邪入于肌腠，故曰中也。其人汗出者，邪入肌，肌腠虚也。《摘要》云：中暑热病，亦有由太阳表入，故曰太阳中热者暍是也。其人汗出恶寒，身热而渴，颇似太阳风温之病。但风温无恶寒，以热必从内而发，故虽汗出而不恶寒。中暍恶寒者，以暑由外入，故汗出而恶寒也。

或问：温病首揭太阳病，其邪气从太阳而入为病者，与中暍亦由太阳而入，同一热气，何以有恶寒不恶寒之别耶？予曰：

中暍内无积热蒸达于外，故仍恶寒。温病由内已蕴热，复感外邪，因而内热发出，故不恶寒也。

伤寒脉浮滑，此表有热，里有寒（沈[①]作暍），**白虎汤主之。**

经云：滑者伤热。又滑者阳气盛，阴气有余也。虽受燥热为患，而无大烦渴，故用白虎汤主治，而不加人参。若前条未必即是此方主治，其脉亦未必滑。如果脉滑而不甚渴，的是[②]此汤主之。若口燥渴，胃阴已被热烁，汗多为阳绝于里，脉必弦细芤迟或微弱也，故必加人参以扶阳育阴也。《补亡论》校正云：伤寒脉浮滑，此表里俱热，斯言乃为定论。沈尧封云：暍字刻本作寒。如果里有寒，何以反用石膏知母以治之。程郊倩《后条辨》云：暍病脉不浮。不思本论之暍，即《难经》热病也。《难经》云：热病之脉，阴阳俱浮。浮之而滑，沉之散涩，此是紧要处，岂可模糊读过。

白虎汤

知母六两　石膏一斤，碎绵裹　甘草二两，炙　粳米六合

共四味，水一斗，煮米熟汤成，去滓，温服一升，日三服。

成无已云：《内经》曰热淫所胜，佐以苦甘，又曰热淫于内，以苦发之。欲彻其热，必以苦为主。故以知母之苦寒为君。热则伤气，寒以胜之，辛以散之，甘以缓之。热胜其气，必以甘寒为助，故以石膏之味甘辛寒为臣。热气内余[③]，消烁津液，则脾气燥，必以甘平之品缓其中，故以甘草粳米之甘平为使。张兼善曰：《明理论》云立秋后不可服白虎。夫伤寒之法，有是证则投是药，安可拘于时而为治哉？张公之言，深得全论之

---

① 沈：指沈又彭。清代医家，字尧封，著有《伤寒卒病论读》。

② 的是：确是。"的"表助词。

③ 余：据成无已《伤寒明理论·白虎汤方》疑作"蕴"。

大旨。

伤寒无大热，口燥渴，心烦，背微恶寒者，白虎加人参汤主之。

伤寒则发热，今反无大热，变为口燥渴心烦，是热在表而表热，今入里而表反无大热矣。背微恶寒者，乃热伤卫阳，非表寒也。口燥渴心烦，里热正炽也。仲景揭出恶寒曰微，口渴曰燥，正是病症之眼目处，故急与白虎加人参汤治之。

盖暑之中人，亦有从口鼻而入，直中心包络，先烦闷，后身热。行坐近日，熏灼皮肤肢体者，即时潮热烦渴。热伤其气，随气淫溢，不可胜论。况暑之中人，虚实并中，而实更剧，不比寒之乘虚而入也。盖阳盛之人，先有伏火在内，加之外火炎炎相合，故焦灼为甚。亦有初入人也，不识不知，外之流火与内之阳气骤遇而争，阳气不服，先昏愦倦疲。及火与气合，气不能胜，火力渐强，散为外热。烧灼不已，气耗而血枯，故燥渴，变化而作也。入肠胃扰乱而吐利。入膜原痞满而痛胀。入肺则喘喝而咳闷。入肝胆则眩晕气塞而厥逆。走肌腠则卫疏而恶寒。要皆观其脉证，测识治之。然所论者常也，所遇者变也，明其常则善于处变，通乎权则自不失经，亦惟洞悉伤寒书之旨者，庶可以神而明之也。

以上二条，虽称伤寒，却无伤寒头疼、身痛、恶寒诸表证，故用白虎汤主治。虽背恶寒，亦不过微恶寒。若无汗恶寒者，断不可与白虎汤，故有下条之辨而戒之。沈尧封云：背为阳。背微恶寒者，阳虚证也。但阳有肾阳，有卫阳。此条口燥渴心烦，则暍热内炽，仍是白虎证。惟热伤其卫气，致背微恶寒，与肾阳全无关涉。故止用人参补卫气，不用附子补肾阳。若少阴病，口中和，其背恶寒者，则卫阳与肾阳并伤，则人参与附子俱用。问同一背恶寒，如何分别伤卫伤肾？曰：条内本是明白。伤肾阳者口中和，伤卫阳者口燥渴。按背恶寒，非阳虚恶寒。乃炅则腠开，汗出肌疏，故微恶之也。用人参者，是益津润燥，非补卫也。其伤肾伤卫，则当曰寒伤肾阳者，口中和。热伤卫阳者，口燥渴。若热伤肾阳者，口中亦必不和而燥渴。故口中和与燥渴是辨别其邪之寒热，非辨在肾在卫也。

白虎加人参汤

知母六两　石膏一斤，碎绵裹　甘草二两，炙　粳米六合　人参三两

上五味，以水一斗，煮米熟汤成，去滓，温服一升，日三服。

甘寒之品乃土中泻火而不伤胃之上剂也。石膏大寒，寒能胜热，甘不伤胃，质性沉而主降。知母性寒味辛，能清肺火而润燥。甘草最甜，缓寒药之寒性下泄而留连于胃。粳米培土以奠安中宫。虽阴寒之品，而无伤脾损胃之虑矣。然大烦燥渴，是热伤元气，但用纯阴之剂，则火去而气无由生，惟加人参，则火泻而气不伤，斯立法之善也。若壮盛人，元气未伤，精液未竭，不大燥渴者，只须滋阴以抑阳，不必加人参而益气也。舒驰远云：前条主白虎而不加人参者，以无心烦口燥渴之证。此则津液枯而燥渴，阴气虚而心烦，用白虎以解热，犹必借助于人参之益气而生津也。

伤寒脉浮，发热无汗，其表不解者，不可与白虎汤。渴欲饮水，无表证者，白虎加人参汤主之。

伤寒脉浮发热无汗，是麻黄证。若兼渴烦欲饮水，是大青龙证。表邪正盛，不可与白虎以凝营卫之气。必待自汗，无恶寒之表证，而烦渴欲饮水者，方可用白虎加人参汤也。按白虎汤证，其表未解者，当以辛凉之剂，清疏营卫，撤其表邪，断

不可用辛温解表，反助其热炽，致身灼热而大烦渴也。此申明用白虎汤之法，以白虎但能解自内蒸外之热，不能解皮表寒郁之热。若稍带外感，有无汗恶寒身痛头疼之表证，慎不可用，故云不可与也。

伤寒脉浮缓，身不疼，但重，乍有轻时，无少阴证者，大青龙汤主之。

内暍渴欲饮水无表证者，故可用白虎加人参矣。若表有寒而不解，将何以治之？如伤寒脉浮，是风寒在表，发热恶寒而无汗也。脉缓者，暍也。《难经》云：缓者多热。《内经》云：缓而滑为热中也。寒伤于营，则身疼。湿滞于经，则身重。内有暍热气，则血脉通利。《内经》云：炅则营卫通。无形之寒气易散，而有形之水湿难除，故身但重而不疼。热气所过，故乍有轻时也。用大青龙汤，发表清内，以两解其寒热。然必辨其无少阴证者，乃可主之耳，以少阴亦有水气致重故也。此条勉强撰注，以质高明。再录程注于后。程郊倩云：心下有水气之证，太阳所有者，亦少阴所同有。脉缓虽同，而彼沉此浮不同。身重虽同，而彼并四肢疼痛，此但重乍有轻时不同。知为伤寒表不解，心下有水气矣。而在有水气中，又必辨无少阴证，然后小青龙之所主者，确乎不易也。缘少阴心下有水气，法在温经镇水，故用真武汤。此之有水气，法在散邪涤饮，故用小青龙。

又云太阳诸方，不为汗下救误而设者，如麻黄、桂枝、五苓、抵当，以及大青龙、白虎等，无不非①之以脉。小青龙一方，固是开门立户，岂有出症而独不出脉哉？以此辨其为误。

---

① 非：《伤寒论后条辨·辨太阳病脉证篇第三》作“系”。

又云小青龙汤，坊本俱作大青龙。余幼读古本，实是小青龙。观条中脉症，总非大青龙病。近并得友人张路玉，一订其讹，喜其先得吾心，不啻孙吴之暗合也。徐灵胎曰：此条脉证甚轻，何致用峻剂，此必有所误。《内台方议》问云：不烦躁者，亦可用此大青龙汤乎？答曰：既无烦躁之内热，可除石膏勿用也。故予曰：学者毋拘拘于原文原方之不可解，而亦云一味不可增损。宜与各条比较辨别，合法合理者用之，庶无差误。

太阳中暍者，身热疼重，而脉微弱，此以①夏月伤冷水，水行皮中所致也，一物瓜蒂汤主之。

身疼重为湿病。而中暍亦疼重者，盖得之夏伤于暑，渴暴多饮冷水，渍入皮肤所致。是以暑热皆合湿邪为患，后人有用白虎加苍术汤治之，亦是治暍中兼治湿也。然必不恶寒而渴，故用此汤。若恶寒而渴者，当用桂枝二越婢一汤也。暑之中人，阴虚而多火者，暑即寓于火之中，为汗出而烦渴不恶寒，白虎加人参汤主之。阳虚而多湿者，暑即伏于湿之内，为身热而疼重不恶寒，白虎加苍术汤主之。张路玉曰：夏月饮冷水，里阴郁住表阳，水气行于皮中，而不得宣泄，多有此证。此则开郁宣阳，又为暍证中增一义也。

太阳中暍者，发热恶寒，身重而疼痛，其脉弦细芤迟，小便已，洒洒然毛耸，手足逆冷，小有劳，身即热，口开，前板齿燥。若发汗则恶寒甚，加温针，则发热甚，数下之，则淋甚。

中暍即中暑，暑乃六淫之一，故亦伤太阳而渐为寒热也。暑从口鼻而入，伤于心肺者，即为之烦闷。若止中太阳之气，是阳邪伤阳，同类相从，而夺其正气，故初伤之而不觉也。经

---

① 以：原作“亦”，据《金匮要略方论·痉湿暍病脉证第二》改。

云：气虚身热，得之伤暑。脉芤迟，中气弱也。弦细，气弱而兼湿也。口开，热而喘喝也。《内经》云：因于暑，汗，烦则喘喝。小便已，洒洒然毛耸，太阳有邪，小便时气动于膀胱，故连及皮毛，洒洒然，毫毛竖起而恶风寒也。手足逆冷者，暑伤气，气伤不能达四末也。小有劳，身即热，皆中气之不足也。前板齿燥者，热则口开，气出不藏，真津失润也。

盖人身之阳，以汗而外泄。人身之阴，以热而内竭。故暍证禁用汗、下、温针。若误汗则伤阳，阳虚不能卫外，故恶寒甚。误下则伤阴，阴虚则热内陷，必小便淋。温针，则引火内入而助热也。故治法必须生津以保肺，清热以益气。然暑，阳邪也。乃其证反身重疼痛，其脉反弦细而迟者，虽名中暍，而实兼湿邪也，兼以利湿，庶乎近焉。其脉弦细芤迟，正见异于太阳伤寒及温病之脉也。其弦细芤迟之中，即《灵枢》所谓阴阳俱不足，补阳则阴竭，补阴则阳脱，可以甘药。因是知其白虎之甘寒辛寒以清其暍，加参、桂以补气通阳也。若身不疼痛者，营卫已和，不必加桂枝之辛温以宣通营卫之道而疏其腠理也。凡暑热伤气，故暑脉虚而微弱，弦细芤迟，而按之无力，甚有至于隐伏一二部而不见者，被火所逼遏而藏伏耳。非若寒病喜阳脉浮出，而忌沉细隐伏也。故于病无妨。清热益阴以救正，补气通脉以却邪，虽有一手洪数，一手沉伏者，依法调之，则洪者平而伏者起也。

伤寒脉结代，心动悸者，炙甘草汤主之。一名复脉汤。脉按之来缓，而时一止复来者，名曰结。又脉来动而中止，更来小数，中有还者反动，名曰结阴也。脉来动而中止不能自还，因而复动，名曰代阴也。得此脉者必难治。

褚氏云：阴虚不能运阳气，无阳气以和其阴，则阴独治而为厥。厥者，阴阳之气，不相接续，而欲分离。今伤寒心动悸，是离中津虚，不能淫精于脉，致阴阳之气，不相接续，而见此结代之脉。故峻补其阴而和阳，复补其阳以运阴，斯可调和气血而复脉也。脉按之来缓，而有时一止，复来之动，数于前动，补还所止，以合一息五动脉，行六寸之数，故名曰结。结者，阴气凝结，涩滞不能与行，而踯躅[1]一止，犹有阳气来助，则能更来小数，而疾跳逾常，趋赴前途而相贯，故为病脉。若动而跛躄中止，复来之动，不能小数，超越其度，而补还前止。但复动如常，而不踌躇再止，则从前所止一动之间，竟多半动时候，而脉道周营，实少行六分。盖一动脉行一寸二分，今一动中止，则合有动半之时，而脉仍行一寸二分，故少行六分，反退落于后，又无真阳之气来助，而孤阴竟不能趋至于前，接续而行，则阴阳离决，为真气衰败，故必难治。

夫营行脉中，卫行脉外，周营不休，五十而复大会，阴阳相贯，如环无端，而无一毫间断，斯血脉和利，精神乃居。今得此代脉，代者不还也，不还则不时间断，脏气衰败，阴阳渐离，固难治疗。仲景不忍坐视，姑制此汤，调和阴阳，收检余烬，背城借一，犹胜于束手待毙。复出伤寒亦有补阴运阳之法，以开后学滋阴之路，以治阳衰阴竭也。按阴盛则结，动而中止，更来小数有还，乃脉道凝滞难行而踯躅，随即趋至前途，是阴盛而阳不及之病脉也。可知阳盛则促，是阳太过之脉，太过何如？夫阴性静而阳性动，阴气滞而阳气迅。时一止复来者名曰结，时一趋复止者名曰促，亦可知矣。盖火性急速如火，盛则促，促者是先超越其度，而后更来之脉，踌躇复动也。凡此皆

① 踯躅（zhí zhú 执烛）：徘徊不前的样子。

病脉，非阴阳之有余而盛也。仲景详于结脉，其促脉可知。后人并不辨及促脉，即结脉亦模糊注过。予诊见此等脉，必细为辨别。因悟此条是歇至脉①之传神，故不揣愚陋而特注也。

或问仲景脉法，止言缓时一止名曰结，数时一止名曰促，并未以缓脉中而分结促也。若缓脉一促而曰促，岂数脉一止而反曰结乎？予曰：然。盖习医读书，非徒文内索解，必须言外求旨。即圣人所谓举一隅不以三隅反，则不复也，况一隅而可不反乎。夫缓者，迟缓之缓。缓脉为阴，数脉为阳。阳盛则促，阴盛则结，此皆病脉，理固然也。然阳中有阳，阴中有阴，阳中有阴，阴中有阳。缓时一止复来者，名曰结，乃阴中见阴，为重阴，是不及中之不及，脉气衰败之征也。数时一促复止者，名曰促，乃阳中见阳，为重阳，是太过中之太过，脉气亢害之验也。缓时一促复止者，亦名曰促，是阴中阳亢。数时一止复来者，又名曰结，为阳中阴泣②。此皆阴阳交错，互相克贼之脉。仲景独申明结脉之状，是即举一隅之意也，读书者可不反诸促脉乎？何子拘泥迟数分结促耶。夫迟数者，脉之常体而立本也。结促者，脉之变动而转旋也。非常无以溯从前之素体，非变何以觉将来之病机。若不参伍错综，以消息诊看，焉能料度而独见。如果迟尽为寒，则脉气之流行应迟滞不前，何以反能迫促越度，岂非阴中阳亢所致乎。数尽为热，则脉气之流行宜急速不停，何以反见涩滞断续，岂非阳中阴泣所致乎。

炙甘草汤

甘草四两，炙　生姜三两，切　桂枝三两　麦门冬半升　麻子仁半升

---

① 歇至脉：脉象名。指脉来有歇止。

② 泣：涩。《素问·五脏生成》曰："血……凝于脉者为泣。"吴昆《黄帝内经素问吴注》曰："泣，涩同，血涩不利也。"

大枣十二枚，劈　人参二两　地黄一斤　阿胶二两

共九味，以清酒七升，水八升，先煮八味，取三升，去滓，内胶，烊尽，温服一升，日三服。

此中虚脉结代，用生地黄为君，麦冬为臣，峻补真阴。然地黄、麦冬，味虽甘而气则寒，非发陈蕃秀之品。必得人参桂枝以通阳脉，生姜、大枣以和营卫，阿胶补血，酸枣[1]安神。甘草之缓，不使妄行。清酒之猛，捷于通利。内外调和，悸可宁而脉可复矣。复脉汤虽是益虚，而散邪之义，即在其中矣。

太阳病，发热而渴不恶寒者，为温病。

发热而渴，已是温病之兆，可明其热自内炽。若不恶寒，则全无寒象，纯是温气猖獗，热邪燔灼矣，故为温病。温病如此，热病可以类推。凡不渴而恶寒者，非温热病明矣。又经云：冬伤于寒，春必病温，亦因冬不藏精之故也。夫人伤于寒，则为病热，其恒耳。若至春夏而病者，以其人肾阳有余，好行淫欲，不避寒冷。尔时虽外伤于寒，而阳气足御，但知身着寒而不为寒所病。寒虽不能即时内侵，而止伏肌腠，然虚阳亦不得驱逐其邪。因虚乘隙，仍深入阴中，故身不知而亦不发热。因冬时收藏之令，阳不遽[2]发，寒愈久而阳愈匿，阳日盛而阴愈虚。若寒日少而蓄热浅，则阳火应春气而病温。寒日多而郁热深，则阳火应夏气而病热。此阴消阳炽，从内而达出于外也。其未发热时，暗烁津液，水不足以供其资，已先作渴。及至所郁升发，火气燔灼，则真水益竭，焉得不发热而渴也？

柯云：太阳病温，不得拘定冬伤于寒，春必病温而论。当

---

① 酸枣：此上炙甘草汤中无酸枣仁。疑误。

② 遽（jù 巨）：匆忙，立即。

知四时俱能发病，温不必成于冬而发于春也。不过邪陷于内，郁久化热而已，是概言太阳温病之证如此。推而广之，则六经俱有温病，非独太阳一经，又可知矣。汪苓友云：夫曰太阳病者，正以见同是太阳经头项强痛之证。彼伤寒气而发，则恶寒。此温病伤温气而发，故不恶寒，初起便即发热而渴也。予由此推之，则知《内经》所云冬伤于寒者，是言得病之源。仲景所云太阳病不恶寒者，乃言发病之标。则又知温病之发，有因太阳复感温气，外内相煽而发动，非无因而能发出也，观下条注自明。

若发汗已，身灼热者，名曰风温。风温为病，脉阴阳俱浮，自汗出，身重，多眠睡，鼻息必鼾，语言难出。若被下者，小便不利，直视失溲。若被火者，微发黄色，剧则如惊痫，时瘛疭。若被火熏之，一逆尚引日，再逆促命期。

凡发热而得汗出者，是邪却而精胜也，精胜则当神清语言而不复热。若发汗已身灼热者，是邪胜也。多眠睡语言难出者，热甚而精无俾也。热在骨，故身重。热入阴分，故神昏而多眠睡。息必鼾者，热壅于肺也。必用白虎汤以清其热，加人参扶正以却邪。若止用白虎而不加人参，恐正不能御邪，而邪反猖獗。

所称风温者，《内经》云：汗出而身热者风也。可知发热而渴，不恶寒不汗出者，为温病。发热而渴，不恶寒而汗出者，即为风温病也。医犹不知风温，若误认阳明而下之者，又大伤其阴，阴虚则小便不利，肾绝则直视失溲，此水亏营竭之征也。故误火而微者，止发其身黄。若热剧，则入心而神惊乱，入肝而筋抽掣也。周身如火熏黄而带黑，即经所谓四肢絷[1]习为肝绝，柔汗发黄为脾绝，体如烟熏为心绝。一病而恶症毕集，正见其风火交炽，阴精顷刻消亡，即欲挽回，断难救治。故于初诊时，不得不心细而胆大也。

按若发汗已，身灼热自汗出者，其未发汗之前，无汗发热而渴不恶寒者明矣。医见发热无汗，认为表寒，纯用辛温发汗，以助其热，故汗出不解而反灼热。不思发热由于风温，渴而不恶寒，内热已炽。经云：热者清之。又云：从内之外者调其内。虽无汗，断不可发汗。专以清热为主，兼顾其阴，何至如是也。再按发汗已，身灼热者，则未发汗前不灼热者，又可知矣。此即《内经》所谓寒气藏于骨髓之中，至春阳气大发，邪气犹不能自出，必遇大暑，腠理大开，而后邪气发动。或有所用力，腠开汗出而发也，可知温病无因必不能发。今发热或微热无汗而渴，医用辛温发汗，是发动其内郁之热，故反灼热，亦犹遇大暑之发也。

大抵风寒乘虚而深入，藏于骨髓，至春即发为温病者，其人素肾气胜，一时以水为事，太阳气衰而受也。今肾阳遇春阳来复而发动，不肯容邪蹯踞，正邪相争，故发为温病也。若必待夏令而发者，其人真阳素虚，则又可知。倘肾中真阳衰败，虽至夏末，犹不能发，惟内烁津液而成骨蒸劳热也。可知骨蒸劳热之源头，即此也。

汪苓友云：小便不利者，汗出多而津液耗也。或问：身重小便不利，焉知非湿痹证？汪[2]云：湿痹身重，此固小便不利。

---

① 絷（zhí 执）：原作“热”，据《伤寒论·辨脉法》改。

② 汪：指汪琥。清代医家，号青溪子。撰《伤寒论辨证广注》等书。此后引文出自《伤寒论辨证广注·辨温病脉证并治法》。

若得汗出，湿气随之而散矣。今者自汗出而身反重，谓非风温之证而何。《补亡论》常器之云：可白虎加人参汤。汪又云：小便不利四字，当在若被下者之前。

脉浮而滑，浮为阳，滑为实，阳实相搏，其脉数疾，卫气失①度，浮滑之脉数疾，发热汗出者，此为不治。

浮则为阳，滑则为实，阳实相搏，而更数疾，是曰重阳，邪气盛极矣。夫卫气常度，昼夜各行二十五度。若滑而数疾，是失其度数，不止于二十五矣。失阳度则不寤，所以有风痰卒壅昏迷不省诸证。失阴度则不寐，所以有癫狂厥怒目不得眩诸证。

此条复申明风温之脉，非但阴阳俱浮，更兼滑实数疾。经云：脉滑曰风。又云：滑者伤热。滑为风热之脉无疑。《热论》云：有病温者，汗出辄复热，而脉躁疾，不为汗衰者死。又云：汗出而脉尚躁盛者死。今脉不与汗相应，此不胜其病也，故为不治。此条脉法旧本编列于阳明谵语发潮热脉滑而疾者之后，以补脉滑疾之为不治。然似是而非。夫阳明为病，乃是胃实，脉滑是有胃气，又为有余之脉。阳明病而得此滑脉，最为妙处。盖阳明为病利于下，下则必欲取其胃气之强盛，而脉滑者方为有余之脉证。而从下法所嫌②者，在于滑而带疾。疾者，胃气不能与之舒，徐俱至于手太阴，则踞促而现其胃气衰败之象，乃是有余之中，而先察其残暴之机。故彼条用小承气试之，已不转矢气，而脉现微涩也。仲景之不用大承气，可知其预料难治矣。发热汗出而脉浮滑恶热者，不过为阳明病之脉证，并非

① 失：原作“夫”，据《伤寒论·辨脉法》改。
② 嫌：避忌。《公羊传》曰：“贵贱不嫌同号，美恶不嫌同辞。”

不治。若发热汗出而脉浮滑，即为不治，则阳明无可生之病矣。

盖阳明为病，因有形之燥结在内，非汗所能解，则脉仍盛。故虽发热汗出，脉浮滑而躁盛者无妨也。风温病是无形之燥热为患，邪应从汗而解，脉宜得汗而静，故发热汗出，脉浮滑而躁盛者为不治。前列阳明内，则发热汗出者此为不治句，全无着落，故移于风温后，则全节俱合。此条之滑疾，是数疾之疾。言其至数之速，逾其常度。彼条之疾，乃促疾之疾，言其脉气断落，不能相续，二义迥别。

三阳合病，脉浮大，上关上，但欲眠睡，目合则汗。

三阳合病，见浮大之脉，大为邪阳盛，又为病进，且又长至上关上，其热邪盛极。但欲眠睡，热盛而神昏也。汗乃心液，目合而神欲归舍安息，为热邪扰乱，不能宁贴，所以津液肆越于外，此真足形容[1]盛阳逼阴之情状也。若不急救其阴，乃立尽之势也。《摘要》云：浮大上之上字，当是弦字，始合论中三阳合病之脉。若是上字，则经论中从无两寸脉主三阳合病之理。热聚阳明，则当烦不得眠。今但欲眠睡，是热盛神昏之昏睡也。昏睡自然目合，热蒸则汗自出也。秦镜明云：三阳盗汗，皆邪热未尽。三阴盗汗，皆热伏血分。故盗汗之证，有热无寒者也。

三阳合病，腹满身重，难以转侧，口不仁而面垢（垢当作垢，沾濡也），**谵语遗尿。发汗则谵语，下之则额上汗出，手足厥冷。若自汗出者，白虎汤主之。**

前条出三阳合病之脉及病情，此条是三阳合病之病状。腹满，热气弥漫于腑。身重、难以转侧、口不仁，热伤三阳之经气。谵语，热聚胃腑而液竭。遗尿，热伤膀胱之气，不能收摄

---

① 容：原作“客”，据文义改。

也。面垢当作面垢，是垢字之误。面上汗黏而濡润也。凡暑热之病皆面垢。自古迄今，俱作尘垢解，不知其何所取义，故予注正而解之。三阳经皆上于面，三阳热甚，则浊气上蒸于头，其面沾濡也。寒则气清，热则气浊也。数证见而上下内外，俱热气充塞矣。发汗则胃益燥，更谵语。遗尿已是阴气不摄，若下之，则阴脱于下，必阳无所依而上越，故头汗出也。四肢者，诸阳之本也，阳越则手足厥冷矣。凡此皆无形之燥热，故用白虎主治。然必自汗出者，乃可用耳，否则抑塞表邪矣。不加人参者，不口渴而津液未竭也。

舒驰远云：身重而亦主白虎，必其人舌苔干燥。若虚寒证之腹满身重，则必舌苔滑润而不渴。此说虽是，但不可以此作主证，而定白虎汤之可用不可用也。以白虎汤证，热邪虽盛，其津液尚未大伤。故论中白虎汤证三见，皆不揭出渴字。则知白虎汤证，原是不渴，即渴亦必不甚。若至舌上干燥大渴，则津液烁竭，又当加人参以生津也。总之热病当以面垢为主证，滑大为主脉，自无误矣。

或问：《内经》云岁阳明在泉，燥淫所胜，不能反侧，甚则嗌干面尘。仲景自序撰用《素问》，岂不因此而曰面垢，何子谓尘垢解则无取义，必垢字之误耶？予曰：《内经》之面尘，因燥气太过，甚而气血枯涩，其气之津液，不能上溉于面，充肤泽毛，内润喉咽，故嗌干而面尘，身无膏泽也。或又云：《易》曰燥万物莫燥乎火。三阳合病，乃火热为患，故用白虎汤治三阳之盛热。热甚则燥，燥则干枯如尘垢，岂有同一燥热为患，而又异耶？

予曰：《内经》言燥淫所胜，是津液将竭，甚至嗌干而身无膏泽，则内外之液，俱已枯竭，故面如有尘垢。若三阳合病，热虽盛而未燥，不过热蒸津液，上潮于面而面垢。玩[1]自汗出，则知津液不竭，而非身无膏泽者比。如果枯燥，焉有自汗之理。况热病而略伤津液，即见燥渴，仲景必加人参以生津，今止用白虎汤主治，而不加人参者，其津液未伤显然可见。若津液未伤，何至枯燥而面尘垢。故予曰垢字泝字之误无疑，岂得引《内经》燥甚之面尘，而混乱耶！

---

① 玩：研习。

卷之二

传解解

传解者何，六经病之相传以及解散也。六经相传，曷为不列诸六经中，而另集一篇也？另集一篇，以辨别其传解之机也。传解之机奈何，夫事有必至，理有固然。凡将传未传，将解未解之际，莫不有其欲传欲解之脉证，而先露其机也。使必待传及某经，至各证尽现，始知为传而治之，则恐其又欲传而不及矣。必待其解而知愈，但恐其烦闷等证，脉浮静而不数急，误认为将传。发汗吐下后，邪去正衰，阴阳自和，脉微软，安静神恬而卧者，误认为热传阴分而神昏，用药误治，而反致当解不解，不传者传，或成坏病者。此皆不识传解之机也，故另集传解一篇，以为学者辨别传解之阶梯也。

若夫某经传于某经者，在《内经》是一日太阳，二日阳明，三日少阳，四五六日太阴少阴厥阴者，此论其常也。六经传尽而不再传者，前贤已论之矣。至于递传，则未详悉。在太阳主外，务必先受邪气，然《内经》有云：中于项则下太阳，中于面则下阳明，中于颊则下少阳。中于阴者，常从臂胻①始。是诸经皆有自受其邪，无待其传而始病也。即传而论之，伤寒一日，太阳受之，脉若静者，为不传，颇欲吐，若躁烦，脉数急者，为欲传之金针也。太阳传于阳明者，次第相传也。传于少

① 臂胻：指手臂和足胫部。臂，原作“擘”，据《灵枢·邪气脏腑病形》改。

阳者，血弱气尽而传也。传于少阴者，阴虚不能内守，而外传之内，阳传之阴也。传于太阴者，归之胃腑，阳明不实，无力担承，而转卸于脏也。少阳传于阳明者，少阳之枢有权，归于中土也。喻嘉言认少阳为阳明去路，误矣。不知少阳有传阳明之证，而阳明断无传于少阳之理也。传于厥阴者，亦阳传于阴，腑传于脏也。阳明者，中土也，万物所归，故传至阳明而无所复传。惟有过伤胃腑而动其脾气，致腹满吐利，而传于太阴也，余俱断无传及矣。

若太阴、少阴、厥阴传于阳明者，是脏气实而不能容，故归之于腑而泻也。少阴传于太阳，厥阴传于少阳者，是内传于外，而阴从阳解。此三阴传阳，传即是解之候。至于少阴厥阴亦有相传者，乃乙癸同源，子母相通，同病之义也。是可知其临诊者，不得不先识其传解之机，而后观其脉证施治，庶可免其以传为解，以解为传也。故从沈尧封另集传解一篇，以作此解也。

伤寒一日，太阳受之，脉若静者，为不传。颇欲吐，若躁烦，脉数急者，为传也。

伤寒一日，巨阳受之。巨阳主气，故先受邪。巨阳者，诸阳之属也，其脉连于风府，故为诸阳主气也。今伤寒一日，脉若安静而软弱，即经所谓谷气来也徐而和，又云至而和则平，故为不传。若不和缓而数急，邪盛可知。经云：邪气来也紧而疾。又云：至而甚则病。寒则欲吐，热则躁烦，势必迅速而莫阻，此为传也。观之而经之传不传，又了然矣。舒驰远云：虽云一日太阳，二三日阳明少阳，然不限定日期，必察其所见之证，属于何经。若传至何经，又必转见何经之证，不然何所征验。故仲景六经各有脉证为定，而不以日数拘泥定为六经病也。

如此可参伍错综，自无往而不得之矣。

伤寒二三日，阳明少阳证不见者，为不传也。

伤寒二日阳明受之，三日少阳受之。至二三日而不见阳明少阳证者，为不传也。《摘要》云：阳明证之不恶寒反恶热、身热、汗出、烦渴、不眠等证，与少阳证之寒热往来、胸胁满、喜呕、口苦、耳聋等证不见者，此为太阳邪轻热微，不传阳明少阳也。邵庸济曰：不传而竟自愈者有之，不传而未解，留于太阳一经者有之，非不传即是解也。

太阳病三日，发汗不解，蒸蒸发热者，属胃也，调胃承①气汤主之。

太阳病三日，邪尚未深，何以发汗而不解，又何以反蒸蒸发热也？盖以胃素燥盛，太阳之恶寒，因发汗而罢，阳明之燥热，即因发汗而现，故发热不解，而反蒸蒸自汗也。蒸蒸者，热势自内腾外，若蒸炊之热也。其热蒸蒸，则必其汗濈濈②矣，此胃热之验，故用硝、黄、甘草以调胃。不用承气之品者，为其无急症，而不必用气药以驱逐也。止须甘缓咸寒，调胃以除其热燥。

太阳病二三日，不能卧，但欲起，心下必结。脉微弱者，此本有寒分也，反下之，若利止，必作结胸。未止者，四日复下之，此作协热利也。

太阳病二三日，邪尚在表，而其人不能卧但欲起，表证不应有此，心下必有邪聚结而不散，所以卧则气更壅结而欲起也。但心下痞满而属里者，脉必沉实。今脉微弱，不但无沉实之里

① 承：原作“顺”，据《伤寒论·辨阳明病脉证并治》改。
② 濈濈（jí jí 急急）：汗出貌。

脉，并非浮缓之表脉。此其人素本有寒气，积于胸膈之分，一见外邪，本病随作。医不知从脉微弱及二三日上认证，以辛温解散表里之寒。反从心下结上认证，而以攻法下之，表邪乘虚入里，与本寒及寒药相搏，利止者，邪不下行，必相互结，乃作结胸。利未止，里寒夹表热，而利下不止也。不能卧但欲起，非卧起不安，则知不卧而起者，犹无大苦。卧则气入于阴，起则气出于阳也。当用辛温，不必诊脉微弱者，而后知阳衰也。况见微弱之脉，而可反下乎？沈尧封云：膈以上象天，清阳所居。膈以下象地，浊阴所聚。故心下结硬，其病尚在膈上，皆由痰饮阻滞清阳之气使然，非食物停滞也。

太阳中风，下利呕逆，表解者乃可攻之。其人漐漐汗出，发作有时，头痛，心下痞硬满，引胁下痛，干呕短气，汗出不恶寒者，此表解里未和也，十枣汤主之。

此证是一派水饮，蟠踞胸胃，结连胁下。且水势弥漫，被风鼓荡而泛溢，外走皮毛而汗出，上走咽喉而呕逆，直冲巅顶而头痛，下走肠胃而下利，浩浩莫御矣。若徒有水而无风，必不至此，故攻里必先解表。今心腹胁下皆痞满而硬痛，是水邪尚留结于中州，三焦升降之气阻隔而难通矣。汗出不恶寒者，表邪已罢，非汗散之法所宜。干呕痞硬满者，里邪充斥，又非淡渗之品所能胜。非选利水之所至峻者以直折之，则中气不支，亡可立待。甘遂、芫花、大戟，皆辛苦气寒而秉性最毒，并举而任之，可直攻其巢穴，决其渎而大下之，一举而水患可平矣。然水邪所凑，其气已虚，而毒药攻邪，脾胃必弱，使无冲和甘缓之品，以健脾调胃而为之主，则邪气尽而大命亦随之矣。故选十枣之大而肥者以君，培土之虚，且制水势之横，又和诸药之毒，既不使邪气之盛而不制，又不使元气之虚而不支，此仲景立法之善也。

昔杜任①问孙兆②曰十枣汤毕竟治甚病，孙曰治太阳中风，表解里未和。何以知里未和？头痛、心下痞满、胁下痛、干呕汗出，此知里未和也。公但言病证，而所以里未和之故要紧总未言也。孙曰某尝于此未决，愿听开喻。杜曰里未和者，盖痰与燥气，壅于中焦，故头痛干呕气短汗出，是痰膈也，非十枣不治。但此汤不宜轻用，恐损人于倏忽，用药者慎之。十枣与陷胸相仿而又异。十枣专攻水气肆横，陷胸兼逐胃实燥结。胃实者，糟粕与水饮燥结，故不得不用甘遂同硝黄以荡涤。今止水气在胸胁肆横，则荡涤之药无所用，故单取蠲热逐饮于胸胁之间，以为下法也。或问：此条是结胸症，何以不用大陷胸汤？汪苓友云：结胸证，热邪实而水气少，故用陷胸以平之。此症热不甚而水气实，故用此十枣汤以攻之也。

十枣汤

芫花熬　甘遂　大戟各等分，别捣为散

水一升半，大枣肥者十枚，煮取八合，去滓，内药末，强人一钱匕，羸人半钱，平旦温服。若下少病不除者，明日更服，加半钱。得快利后，糜粥自养。

成注云：辛以散之，芫花之辛以散饮。苦以泄之，甘遂、大戟之苦以泄水。水者，肾所主也，甘者，脾之味也。大枣之甘，益土而胜水。

太阳病，外证未解，不可下也，下之为逆。欲解外者，宜桂枝汤主之。

---

① 杜任：疑指杜壬。宋代医家。撰有《医准》一书。

② 孙兆：宋代医家。著《伤寒方》《伤寒脉诀》等书。

此为风伤卫有汗，及已发汗过而未解者。言太阳病外证未经全解，虽有可下之证，不可下也，下之总为逆也。若欲解外，仍宜桂枝汤主之。推之于伤寒无汗，外证未解，麻黄汤亦无容更易其法矣。上条揭明当先解外之法，尚未指出何方疗治，故编此条于后，以补上条之方。但上条尚属提明太阳中风，是可知其为太阳病矣。若不提明太阳，或揭明阳明少阳，而有啬啬恶风寒者，亦当遵此一法。

伤寒三日，阳明脉大。

二日恶寒自止，而反恶热，三日热势又盛，故脉亦应其象而洪大也，此为阳明病正脉。兼太阳则浮紧，兼少阳则弦细。热邪正传阳明，故脉大也。大而和软为欲已，大而坚搏为病进。

伤寒三日，少阳脉小者，欲已也。

三日脉弦细，则属少阳。小虽似细，然小比细又略大些。故细为血弱气尽，不能充实于脉。而小则未至血气俱败，不过邪衰软小，故曰欲已也。伤寒脉弦细，头痛有热者属少阳。若脉小而不弦，则无头痛、发热等症，是少阳不受邪，此即伤寒三日，少阳证不见者为不传也。经云：大为病进。又云：大则邪至，小则平，为邪气衰微，故欲自已也。

伤寒三日，三阳为尽，三阴当受邪。其人反能食而不呕，此为三阴不受邪也。

人之所受气者，谷也。谷之所注者，胃也。故胃为五脏六腑之海，而人赖以生。若恶闻食臭，而并颇欲吐，是胃无阳气以拒邪，故为欲传。今胃气有权，则能食而宣五谷味，熏肤充身泽毛，若雾露之溉，而弥漫于中外，则三阴自不受邪矣。要知三阴之受邪不受邪，全在胃之食不食上断。故能食而不呕，即胃和则愈之义，而可决其三阴之不受邪也。

问曰：伤寒三日，脉浮数而微，病人身凉和者，何也？答曰：此为欲解也，解以夜半，脉浮而解者，濈然汗出也。脉数而解者，必能食也。脉微而解者，必大汗出也。

脉浮而微，已可知其病邪将解。然浮数是病脉，恐身热未解，浮数而微，是阴阳不足，恐正虚不能却邪而烦躁。今身凉意和，不热不寒，知此浮数，乃邪热向外，俟夜半阴盛，则阳邪消，而浮数亦必罢矣。或见浮而不数，则邪不盛，不微则正不虚，可濈然汗出而解也。盖正不虚则卫气固，汗虽出而不至流漓也。若单见数脉而不浮，是邪尚不能透表，然不微则中气足，必能饮食，食能助气，气能驱邪，将愈时必更能食，知充溢于中布散于外，而邪可解矣。若脉微缓而不数急，正气虽虚，而邪气已衰，亦可以解。但正虚则卫疏，虽解必大汗出也。玩一必字，知仲景已预防其亡阳。治伤寒者见微脉，可任用汗法以伐其微阳，有安然得解之理乎？

问曰：凡病欲知何时得，何时愈？答曰：假令夜半得病，明日日中愈。日中得病，夜半愈。何以言之？日中得病，夜半愈者，以阳得阴则解也。夜半得病，明日日中愈者，以阴得阳则解也。

周禹载云：至日中而得病，必其人阳气亢，故行至正阳之时，则益亢而成病矣。到夜半为纯阴之候，时令之阳既伏，吾身之阴复旺，故解。然此亦但言其理之经常耳，明乎此即可悟权变之法，而用阴和阳，用阳和阴之道矣。

又一说夜半阳生于子而病，必阳胜而阴负，明日日中阴生，则阴能济阳而和，可知愈矣。日中阴生于午而病，必阴胜而阳负，夜半阳生，则阳能调阴而和，亦可知愈矣。按夜半得病为阳胜阴负，其说未洽。虽阴极则阳生，故夜半阳生，然夜半为阴陇，此时阴气正盛，万民皆卧，命曰合阴，未必即能阳胜而阴负。夜半阳生者，是阳气从此而生，非即为阳令。必待夜半后阴衰，直至平旦阴尽，阳始受气而后行其阳令，至日中而阳盛。

若言日中阴生而能济阳，亦未必然。虽阳极则生阴，故日中阴生，然日中为阳陇，此时太阳丽照，阳气正盛，故曰重阳，未必即阴气能胜而济阳。日中阴生者，是阴气从此而生，非即为阴令，必俟日西阳衰，直至日入阳尽，阴始受气而后行其阴令。至夜半阴陇，而后可制其阳邪之盛。故凡病总以调其阴阳二气为主，阳得阴则解，阴得阳亦解。特举日中夜半以示例，而正邪虚实脉证之大端，无不可就此二语推及之也。

立夏得洪大脉，是其本位。其人病身体苦疼重者，须发其汗。若明日不疼不重者，不须发汗。若汗濈濈自出者，明日便解矣。何以言之？立夏得洪大脉，是其时脉，故使然也，四时仿此。

立夏得洪大脉，是时旺也。虽病身疼体重，为阴寒邪气所伤。今得阳旺之时脉，则阴寒之邪自不能胜正，病可一汗而愈也。若明日不疼不重者，则知阴寒之气，已被阳气运化，无庸再发其汗，可俟其自愈。若汗濈濈自出者，则邪已尽驱于外，明日即便解矣，此即勇者气行即已之谓也。然大为病进，何以言其解。盖大而甚则病，大而和则平。有病则从邪，无病则从令。今不疼不重而汗出，是邪已减退，并非病进。故洪大之脉，竟作时脉为欲解也。《内经》曰：脉得四时之顺，曰病无他。

太阳病欲解时，从巳至未上。

方中行曰：太阳者，盛阳也，故旺于巳午未。经曰自得位而起者，此之谓也。经又云：日中阳气盛，故从巳午未之旺时而病解。

太阳病未解，脉阴阳俱停，必先振栗汗出而解。但阳脉微者，先汗出而解。阴脉微者，下之而解。若欲下之，宜调胃承气汤。

太阳病之头疼发热恶寒，而脉忽阴阳俱停止不见者，是阴极而阳欲复也。郁极而欲复，邪正相并而互结，故脉停。邪正交争而本虚，故振栗，邪却而精胜，故汗出而解也。必先振栗者，正见阴阳俱停止而脉不起，则郁极而必将复也，故预拟其必先振栗汗出而解也。若作匀停解，岂有匀和之脉，汗出欲解，而必先振栗者乎？

或问：注家作匀停之停，脉上下匀停，无有偏胜，阴阳和矣，故邪无所容，汗出而解也，最为允洽。子反从程郊倩作停止解者，何也？脉阴阳和平，原为欲解之候，仲景已有明训云寸口、关上、尺中，大小、浮沉、迟数同等，虽有寒热不解者，此脉阴阳和平，虽剧当愈。但此条之脉，并非阴阳匀停而和平，若果如是，解则解矣，何以仲景预决其必先振栗，而后汗出解也？其为郁极而停止者，益彰彰矣。

又问：停作停止解，是脉不往来矣。《内经》之厥，言其气复反则生，不反则死。今脉停止，已不往来，何以知其气必复，而振栗汗解也？盖太阳病未解，不应至于脉停，脉忽停止者，亦犹天倾骤云密布而风息，必将狂风而大雨。观其风绝而骤云四起，是可知其天气静极而必变动也。诊其人之脉，虽忽而停止，验其气息，转动有欲发未发之郁象，以是知其必变动也。

邵子[①]曰：静之极则变刚。《摘要》云：太阳病未解，当见未解之脉。今不见未解之脉，而阴阳脉俱停，三部沉伏不见。既三部沉伏不见，则当见可死之证，而不见可死之证，是欲作解之兆也。作解之兆，必先振栗汗出而始解，乃邪正交争，作汗故也。

但欲解之脉，必不久停，脉之将出，必有其先。先者何，先于三部上下阴阳，沉浮不见处求之也。若从寸脉阳部微微而见者，则知病势向外，必先汗出而解。若从尺脉阴部微微而见者，则知病势向内，必自下利而解。如不自下利，若欲下之以和里，宜调胃承气汤主之。由此推之，不自汗出，若欲汗之以和表，宜麻桂各半汤主之也。观若欲下之，宜调胃承气汤，是无取乎大下也。

问曰：病有战而汗出，因得解者，何也？答曰：脉浮而紧，按之反芤，此为本虚，故当战而汗出也。其人本虚，是以发战，以脉浮，故当汗出而解也。若脉浮而数，按之不芤，此人本不虚，若欲自解，但汗出耳，不发战也。

程郊倩云：浮紧浮数，未始非伤寒邪实之脉。芤则为本虚发战，不芤则不发战。只就解时之险与易分观之，不预辨其本之虚实，而治之失宜，因标犯本，则虚虚之祸，未始不在实证之中也。仲景则因揭条[②]有大浮数动滑名曰阳一句提纲，恐人泥于其名，而不核实，故从阳脉中洗将[③]出来，不欲人因标误本也。盖表根诸里，腑根诸脏，表与腑只属客部，里与脏实关

① 邵子：指邵雍。北宋哲学家，字尧夫，自号安乐先生。撰《皇极经世书》等书。

② 揭条：这里指第一条。揭，揭开，揭起。

③ 洗将：《伤寒论后条辨》作“洗剥”。洗净，剥除。

本气也。按之芤，是空虚之谓，乃中气不足，则邪气不肯输服而去，必邪正交争于骨肉，而发战栗。得汗者是邪却而精胜也，故解。若按之不芤，是中气不虚，能熏肤充身，则邪自无容身之地，故不发战而解也。按脉浮，邪在表也。《摘要》云：浮而紧，邪实也，按之芤，正虚也。正虚邪实，邪与正争，故发战汗出而解也。脉浮而数，邪未实也，按之不芤，正不虚也。正不虚，邪未实，邪不能与正争，故不战汗出而解也。（更有正气大虚，虽战无汗者，是真元已败，不能作汗也，危矣殆矣）

脉弦而大，弦则为减，大则为芤，减则为寒，芤则为虚，寒虚相搏，此名为革。妇人则半产漏下，男子则亡血失精。

脉浮而紧者名曰弦，弦则为寒矣。脉大不芤，经谓气多血少，此大而芤，芤为本虚矣。曰寒曰虚，是不从举处之浮大上断病，而在按处之减芤上决断。芤者营气伤，以是知半产漏下，亡血失精，皆本虚所致。仲景恐人于浮紧之脉，按之反芤，不顾其本虚，故复申出此条脉证以戒之。方中行云：芤，言阴血衰竭而空虚。革，言革易常度也。妇人阴血充足而能化，则得坤顺之常，半产漏下则不足以言坤之资生矣。男子阳精充盛而能施，则得乾健之常，亡血失精，则不足以言乾之资始矣。天地之大德曰生，男不足以言资始，女不足以言资生，则人道之大坏，故曰革也。

问曰：病有不战而汗出解者，何也？答曰：脉大而浮数，故知不战汗出而解也。

此条复详明本实之脉，非但按之不芤，必滑大而不小。夫脉者，血之府也，小者气血皆少，阴阳形气俱不足。脉大而浮数，是按之不芤，又不坚劲搏急，故知不战汗出而解也。

问曰：病有不战不汗出而解者，何也？答曰：其脉自微，

此以曾经发汗，若吐，若下，若亡血，以内无津液，此阴阳自和，必自愈，故不战不汗出而解也。

内无津液者，非五脏之津液，乃肠胃肌肤中水气也。其浊者运之于外，汗出蒸蒸，谓之津。其清者，内注五脏，外行诸经，流而不行，谓之液，全赖真气以运化。今汗吐下营卫大伤，阴阳不和，则元气必不能运化水气而为津液。如一零四条心下痞硬，噫气不除，所由来矣。反不如无此水饮在内为患，则阴阳自可和而愈矣。即解后渴欲饮水，少少与之，不可多饮之意。若谓津液是五脏之津液，岂有无此津液以和养，而阴阳亦能自和者，必无是理也。其脉自微，是微软和缓，即经所谓小则平之意，故为邪去，脉和平而愈。若微而数急，又为正虚欲传，安望其愈。纵使身凉体和，而内之脏腑阴阳，尚有邪搏，故脉现数急之象，未为和协。虽七十二条内亦言欲解，然必有大汗之虞，断不能安然得解也。以上数条，为诸脉写一有力无力样耳，阴脉有力可从阳，阳脉无力即从阴，乃第四条二见字关会处。

伤寒四五日，腹中痛，若转气下趋少腹者，此欲自利也。

伤寒四五日，邪气传里之时，腹中痛为邪搏胃腑。若转气下趋少腹，则又将入太阴而自利矣，明者见此，自当消患于未形也。《摘要》云：腹中痛，若不转气下趋者，属阳明也。张路玉曰：腹痛亦有属火者，其痛必自下而上攻。若痛自上而下趋者，定属寒痛无疑。魏柏乡曰：此重在预防下利，而非辨寒热也。

伤寒四五日，身热恶风，颈项强，胁下满，手足温而渴者，小柴胡汤主之。

身热恶风颈项强，桂枝证未罢。胁下满，已见柴胡一证，乃是太阳与少阳并病。其胁下满、手足温而加渴，则外邪辐凑①于少阳而向里之机已著。倘纯用辛温发散，是重增其热，而反烁其津也，故从小柴胡汤之和解加减法。治不呕而渴及身热者，去参、夏加栝蒌根、桂枝，俾阳邪自罢，阴津不伤，一举而两得矣。沈尧封云：此言传半表半里之候，不必见口苦等症。止据胁下满，即可用小柴胡汤。所谓柴胡证，但见一证便是，不必悉具也。

伤寒六七日，发热微恶寒，支节烦疼，微呕，心下支结，外证未去者，柴胡加桂枝汤主之。

伤寒六七日，正寒热当退之时，尚见发热恶寒诸表证，更兼心下支结诸里证，表里不解，法当双解之。然恶寒微，则发热亦微可知。方中行曰：支节，四肢骨节也。支结，支饮搏聚而结也。支节烦疼，则一身骨节不痛可知。微呕，心下亦微结。微呕支结者，即喜呕苦满之意。表证虽不去而已轻，里证虽微现而已结聚，此太少并病之轻者。故取桂枝之半，以解太阳未尽之邪；取柴胡之半，以解少阳之微结。外症虽在，而病机偏于向里，故方以柴胡冠桂枝之前，为双解两阳之轻剂也。程郊倩曰：支字，当作撑字解，若有物支撑在胸胁间。

柴胡加桂枝汤

柴胡四两　半夏二合半，洗　黄芩一两半　甘草一两，炙　人参一两半　桂枝一两半　白芍一两半　生姜一两半　大枣六枚，劈

上九味，水七升，煮取三升，去滓，分三服。

太阳病，头痛，至七八日以上自愈者，以行其经尽故也。若欲作再经者，针足阳明，使经不传则愈。

---

① 辐（fú 福）凑：集中，聚集。

邪气在经，经尽则邪散。设表不能解，欲再传一经者，针足阳明以竭其邪。仍使之邪从外泻，不使外邪传里，则愈矣。周禹载曰：针之阳明者，谓太阳将传阳明，故于趺阳脉穴针之，以泄其邪，则邪散而自愈矣。

伤寒六七日，无大热，其人躁烦者，此阳去入阴故也。

病至六七日，已在经尽欲解之时，而表无大热，似为可解矣。其人反躁烦者，当知无大热，非热势之去于外，又为阳陷入阴，故躁烦也。阴者，指里而言，非指三阴也。或入太阳之本，而热结膀胱；或入阳明之腑，而胃中干燥；或入少阳之本，而胸满心烦；或入太阴而暴烦下利；或入少阴而心烦，致欲寐不得寐；或入厥阴而心中疼热；皆入阴之谓。然脉必数急，或沉细坚劲，而不濡弱舒徐也。

若脉和，其人大烦，目重，脸[1]内际黄者，此为欲解也。

烦为阳陷入阴之征。若脉调匀和软，虽其人大烦，又为阴得阳复矣。目重脸内际黄者，乃阳气得张于目，脾土得苏而形于色，足征寒谷回春之象，而大烦非关阳越，可助其欲解之势而解之。条中凡云欲解，是病势已可从此处解，不是竟[2]解。按此二条全在脉上区别，即经所谓邪气来也紧而疾，谷气来也徐而和。《摘要》云：脸字当是睑字。睑，眼弦也，作脸字误。

病六七日，手足三部脉皆至，大烦而口噤不能言，其人躁扰者，必欲解也。

手足三部脉皆至，是脉道通和，有根有本。乃忽大烦口噤躁扰者，是阴出之阳，气机之动，欲作汗解，非阴极而发也。

---

① 脸：《伤寒论条辨》卷七作“睑”，义胜。
② 竟：全部，完全，整个。

如二九十条翕翕如有热状，奄然发狂之类是也，当参看。设非皆至之脉，或沉或躁，则又为内入躁扰之候矣，不可不知也。

欲自解者，必当先烦，乃有汗而解，何以知之？脉浮，故知汗出解也。

天地郁蒸而雨作，气机之动也，故知人身烦闷为汗解之候。然气机一动，脉必与证相应，此当以脉浮决之。设脉不浮，则烦热又为入里之候，而不从汗解矣。于何辨其解不解，汗则解；于何辨其汗不汗，先烦则汗；于何辨其欲汗之先烦非入里之躁烦，脉浮则先烦为欲汗之烦，而非入里之烦，此仲师最详明之训也。不然伤寒原无汗，犹可以知其汗而解。伤风本有汗，何以知其汗为必解之汗乎？故当于脉浮二字求之。入里之脉必不浮，而忽浮之脉必非入里。伤风本脉浮有汗之证，忽添一烦，又不得入里之脉，则为欲解，而不可误施其治也明矣。然则入里之脉为何，即别条所谓脉数急是也。脉静者为不传，脉数急者为传也。今言脉浮，乃自静而忽浮，必非浮而数急也。如诊得脉浮，即是邪还于表之兆，切勿妄治其烦，使汗却而欲解者反不解也。

太阳病六七日（应增“而反下之”四字），**表证仍在，脉微而沉，反不结胸，其人发狂者，以热在下焦，少腹当硬满，小便自利者，下血乃愈。所以然者，以太阳随经，瘀热在里故也，抵当汤主之。**

太阳病六七日误下，表证仍在，曷为不先解其外耶？又曷为攻药中不兼加桂枝耶？脉浮者病在表，须解外，即不浮不沉，亦宜先解其外。今脉微反沉，是阳气内陷，应结胸而反不结胸，其人发狂而少腹硬满者，乃阳热之气，薄于血室。阴不胜其阳，则脉流薄疾，并乃狂，知邪不在表而在里，里又不在上焦，而在下焦也。热结于气分，即为涩溺；热结于血分，则为蓄血。今小便自利，知血病而气不病也。血既蓄而不行，遂使主血之心，扰乱不宁，自非大下其血不愈。所以然者，以太阳之邪，在经时当汗不汗，而反下之，致热邪随经，而瘀于里之血分故也。少腹硬满而不急结者，是热结血燥，着而不移，全无行动之机。桃仁不足以动其瘀，桂枝不足以发其邪。非水蛭、虻虫之毒咸苦寒而走血，合桃仁、大黄为用，不足以直入而下其瘀热之结也。

按此条蓄血证，与水结胸辨，其脉皆微，其证不能卧但欲起，与如狂相类，故辨之。然水蓄于下，虽少腹硬满，而小便必不利。水蓄于上，其胸必结，因本有寒分故也。乃今既不结胸而如狂者，可知其阳气素盛。若用纯阳之品发汗，必致衄血。用阴寒之剂误下，而不结胸，不下利，以胃未空虚也。然虽不空虚，宗气大伤，已不能替帅偕行，致血瘀留而蓄。蓄血者，死阴之属，真气不能运行流动而凝，故草木不能独治其邪，务必以灵动嗜血之虫，为之向导，引领桃仁、大黄，直破无情之血结。水蛭善暗窃血，虻虫专吮牛血，故用二物以攻蓄血。更用桃仁、大黄者，一以佐其成功，一以除其后患，使毒物与蓄血俱去，荡涤之而无遗祸。柯韵伯云：表证仍在下当加而反下之四字，接下二句，乃有着落。予按应加表证仍在句上，则仍在二字，亦有所属。或问：何以知其下之也？以反不结胸句看出。既是误下，何不编入误治内，与结胸对辨也，以与下条蓄血并衡故也。即入误治内，亦尚有厥阴篇冷结膀胱一证，仍不能对辨。读《伤寒论》者，当须全部理会，不得截数条辨别，以辞害义也。

三承气之热实，是糟粕为患。桃仁、抵当之实结，是蓄血为胜。在有形中又有气血之分也。凡仲景用硝黄，是荡热除秽，不是除血。后人专以气分血分对讲，误认糟粕为血，竟推大黄为血分药。殊不知不加桃仁，岂能破血？非加蛭虻，何以攻坚？是血剂中又有分也。凡癥瘕不散，久而成形者，皆蓄血所致。今人不求其属而治之，反用三棱等气分之药，重伤元气，致瘀血反坚。明知此理，则用抵当丸，得治癥瘕，及追虫攻毒之效，可用之耳。

抵当汤

水蛭三十个，熬　虻虫三十个，熬，去翅足　大黄三两，酒洗　桃仁二十个，去皮尖

上四味，为散，水五升，煮取三升，去滓，温服一升，不下再服。

成无已云：水蛭味咸苦微寒，《内经》曰咸胜血，血蓄于下，胜血者必以咸为主，故以水蛭为君。虻虫味苦微寒，苦走血，血结不行，破血者必以苦为助，是以虻虫为臣。桃仁味苦甘平。肝者血之源，血凝聚则肝气燥，肝苦急，急食甘以缓之，散血缓急，是以[1]桃仁为佐。大黄味苦寒，逐血荡热，必以苦寒，是以大黄为使。四物相合而方剂成，虽苛毒重疾，必获全济之功矣。

太阳病，身黄，脉沉结，少腹硬，小便不利者，为无血也。小便自利，其人如狂者，血证谛[2]也。抵当汤主之。

蓄血，重证也。抵当，重药也。辨认不清，则有不当用而误用，与夫当用而不敢用矣，故复申明其义。如太阳病至于蓄血，其身必黄，热固谛于色矣。脉沉而结，其热在里，且谛于

---

① 以：原脱，据前后文义句式补。

② 谛：确切无疑。

脉矣。小腹硬满，里热更谛于症矣。据此遽可为蓄血证，而用抵当乎？未也。然尚与湿热发黄证相近，须于小便谛之。小便不利，前三者虽具，则为热伤其气，不得宣化，而蓄溺发黄，属茵陈五苓散证，并无血结，毋论抵当不可与，即桃核承气亦不可与也。若前三者既俱，而小便自利，则气和能化，而少腹反硬，其人如狂者，明是热伤其血，不能流行而瘀结，无论桃核承气，直须以抵当汤主之，而无狐疑也。世之不敢用抵当者，总由辨之未审耳。盖水蓄发黄症，或结胸，或少腹硬，而溲不利。今既不结胸，又少腹硬，而小便反利，其为蓄血发黄彰彰矣。《辨注》云：小便不利者，仲景不言治法。成注云：可与茵陈汤。《补亡论》云：与五苓散。《后条辨》云：属茵陈五苓散。汪苓友云：三方可随证，选而用之。

伤寒有热，少腹满，应小便不利。今反利者，为有血也，当下之，不可余药，宜抵当丸。

夫少腹满，因热入气分而蓄及津液者，应小便不利。今反利者，则知所蓄非津液，乃血也，宜抵当以下之。满比硬稍轻，故用丸以缓治。曰不可余药者，言舍抵当再无他药可以抵当其邪矣。

抵当丸

水蛭二十个，熬　虻虫二十五个，熬，去翅足　桃仁二十个，去皮尖　大黄三两，酒洗

上四味，杵，分为四丸，水一升，煮一丸，取七合服。晬时当下血，不下，更服。

蓄血为患，非至峻之剂，不足以当之，故立抵当汤。水蛭之善饮血者，而利于水。虻虫之善吮血者，而猛于陆。并取水陆之善取血者以攻之，同气相求，更佐桃仁苦甘，推陈致新；

大黄苦寒，荡涤邪热，此名抵当也。若热虽盛而未狂，小腹满而未硬，宜小其制为丸，以和洽其气味，令缓达下焦，且欲其连滓以服，而无不尽之邪也。

太阳病不解，热结膀胱，其人如狂，血自下，下者愈。其外不解者，尚未可攻，当先解其外。外解已，但少腹急结者，乃可攻之，宜桃核承气汤。

太阳风邪不解，随经入腑，故热结膀胱。其人如狂者，瘀热内结而不下泄，势必上升扰害，故心不安宁，有似乎狂也。若血自下，则结散瘀行，当随其血行，而赞助其导瘀除热，则邪自尽而愈矣。然必外证已解，但剩少腹急结，余无别证，乃可直攻其邪。前条瘀血，全无行动之意，故用飞潜吮血之物，活动其血以逐之。此条血已自下，不过乘其势而导之，故于调胃承气中加桃仁，欲其直达血结之所也。加桂枝以通血脉，兼解太阳随经之邪也。热结太阳膀胱，有气分血分之殊。何谓气分，膀胱主津液是也；何谓血分，膀胱为多血之经，下连血海是也。如太阳病不解，热必随经入里，搏于下而不化，是为热结膀胱。其人不能宁静，必如狂。如狂而小便不利者，是气分受邪，水得热沸，而上侮心火。如狂而小便自利者，是血分受邪，热逼膀胱，津液被耗，心火莫制使然。郭白云采《千金方》云宜桂枝汤，以补当先解外之方。

桃核承气汤

桃核五十个，去皮尖　桂枝三两　大黄四两，酒洗　芒硝二两　甘草二两，炙

上五味，水七升，煮取二升半，去滓，内芒硝，上火，微沸，温服五合，日三服，当微利。

成无己云：桃仁承气，以下热散血。汪苓友曰：当云下血

散热，夫血乃有形之物，可下而不可散。热乃无形之气，可散而不可下。

太阳病，外证未解，脉浮弱者，当以汗解，宜桂枝汤。

外证未解，即太阳病之头项强痛恶寒之表证，尚未解也。脉浮者，病机亦在于外，虽日久犹当以汗解之。然浮而弱者，止宜桂枝解肌，不宜妄行大汗也。按脉浮弱者，当以汗解。若脉沉微，则不当汗解也明矣。故八十九条内不先解表，而用抵当汤以下之也。此条旧编在十枣汤后，今移正于此，虽为补上文外症未解之治法及方，而实反照前条表证仍在，即用下法之故，并反起下条伤寒先下之故，乃是紧要语，一辨而三条无缺文之根。岂可作为泛论，而草草读过耶。

本发汗而复下之，此为逆也；若先发汗，治不为逆。本先下之而反汗之，为逆；若先下之，治不为逆。

按此条乃发明有表里证而脉浮者，宜先解表而后攻下。有表里证而脉沉者，急先救里而后解表。本论云沉为在里，而反发其汗，津液越出，表虚里实，久则谵语也。《内经》云：从外之内者治其外，从内之外者调其内。从外之内而盛于内者，先治其外而后调其内。从内之外而盛于外者，先调其内而后治其外也。

脉阴阳俱紧，至于吐利，其脉独不解；紧去入①安，此为欲解。若脉迟，至六七日不欲食，此为晚发，水停故也，为未解；食自可者，为欲解。

脉阴阳俱紧，阴寒盛极，故至上吐下利。得吐利则邪气已

---

① 入：《金匮玉函经》卷二作“人”。《医宗金鉴》曰：“紧去入安之‘入’字，当是‘人’字，人安谓不吐利也。”

泄，紧脉当平，而独不解，虽吐利而邪却不减，此际不得不专意从紧脉而治。则四逆汤、黄连汤，可择而用之。俾紧去则寒散，寒散而阳复，则邪可以解，而吐利亦可以止矣，此为入安。若紧虽稍缓而带迟，则寒邪犹未去尽，故至六七日而不欲食，不欲食者，因胃阳不能蒸糟粕，化津液，故复聚水停蓄，此为晚发也，为未解。若胃阳来复，则能消谷化食，俾寒邪尽去，故为欲解也。

伤寒表不解，心下有水气，干呕发热而咳，或渴，或利，或噎，或小便不利，少腹满，或喘者，小青龙汤主之。

表寒不解，水寒已留其合①矣，故结于心下。心下水寒相搏，又上至于肺，则肺寒。内外合邪，故发热干呕而咳。用小青龙汤两解表里，则无形之感，从肌皮出；有形之感，从水道出，而胸膺为之空旷矣。或问：心下有水气矣，何以不直曰呕，而曰干呕？汪苓友曰：水者有形之物，其性趋下，其上升者，但气耳，故曰干呕。曰咳，曰噎，曰喘者，皆上升之气也。

然其水仍下流，而或为利，或为小便不利、少腹满矣。故以干姜、半夏之辛，先散心下所伏之水饮。续得麻、桂、细辛，引拔水饮，作汗出表，不使水邪干肺喘咳。又以白芍药敛住营气，五味子敛住肾气，但欲辛散心下内伏水饮，作汗发出皮毛。内散水饮，外解表邪，不欲其阳津阴液，俱从麻、桂、细辛而出。故小青龙为分解表里寒饮之剂。若不用干姜、半夏先散水饮，徒用麻、桂散表，则内伏之水饮不散。若用十枣汤等下水饮，太阳之表邪，乘虚内陷矣。

---

① 合：此处指肺之合皮毛。《素问·咳论》曰：“皮毛者，肺之合也。皮毛先受邪气，邪气以从其合也……肺寒则外内合邪，因而客之，则为肺咳。”

秦镜明曰：《内经》云五脏六腑皆令人咳。而《伤寒论》惟有太阳、少阳、少阴三经致咳，非《内经》详而仲景略也。盖因内伤门咳嗽者多，外感咳嗽者少。故凡外感咳嗽，既明何经主病，又当究何气致病，因寒散寒，因风散风，有热清热，有湿利湿，必当去其致病之根。以外感咳嗽，但去其邪，正气自复。例如热病初起不咳，后致咳嗽，皆因热邪伏于肺胃，必先清其所伏之热邪。是以外感咳嗽，初起即当从外散表。若初起先见咳嗽，即为肺中受邪，单治其肺。周禹载曰：妙在用细辛一味。细辛为少阴经表药，且能走水，人之水气大抵发源于肾，故少腹满小便不利，因而作喘，安知少阴不为遗害。乃以细辛搜豁伏邪，走而不留，而后诸药皆灵动也。

小青龙汤

麻黄三两，去节　芍药三两　五味子半升　干姜二两　甘草三两，炙　桂枝三两　半夏半升，洗　细辛三两

上八味，水一斗，先煮麻黄，减二升，去沫，内诸药，煮取三升，去滓，温服一升。微利者，去麻黄，加芫花如鸡子大，熬令赤色。渴者，去半夏，加栝蒌根三两。噎者，去麻黄，加附子一枚，炮。小便不利，少腹满，去麻黄，加茯苓四两。喘者，去麻黄，加杏仁半升，去皮尖。

此因心气不足，而心下有水气。水性动，其变多。咳是水气射肺之征。干呕，是水在心下，而不在胃内。如水气下而不上，则或渴或利。上而不下，则或噎或喘。留于肠胃，则小便不利，而少腹因满矣。惟发热干呕而咳为定证，故于桂枝方，去大枣之腻，加麻黄以开腠理，细辛逐水气，半夏除呕，五味、干姜以除咳。以干姜易生姜者，取其猛烈，补助元阳之不足，以逐心下之水。且用甘草调和胃气。

若渴者，是心液不足而火盛，故去半夏之燥热，加栝蒌根以生津。若微利者，去麻黄。本论云下利不可攻表，汗出必胀满故也。利因水渍入胃，水去则利止，故加芫花以去水。若渴者，是津液不足，非半夏辛温所宜，故去之。若噎者，去麻黄加附子者，水得寒气，冷必相搏，其人即噎，加附子温散水寒。病人有寒复发汗，胃中冷必吐蛔，去麻黄，恐发汗动阳，亡其津液也。水蓄下焦不行，为小便不利、少腹满，麻黄发津液于外，非所宜也。茯苓甘淡，得气化而生，能泄蓄水于下，故加之。若喘者，去麻黄，以发其阳故也，加杏仁以下气逆而定喘。

两青龙俱有表里证，治皆有两解法。大青龙治里热，小青龙治里寒，故发表之药相同，而治里之药则殊也。此与五苓同为治表不[1]解，心下有水，在五苓治水蓄而不行，故大利其水，而微发其汗，是水郁折之也。本方治水之动而不居，故备举辛温以散水，并用酸苦以安肺，培其化源也。《摘要》云：加芫花如鸡子大，熬令赤色，此必传写之误。盖本草芫花即芫花类也，以之攻水，其力甚峻，五分可令人下行数十次。岂有治停饮之微利，而用鸡子大之芫花者乎？似当改加茯苓四两。

伤寒心下有水气，咳而微喘，发热不渴，服汤已，渴者，此寒去欲解也。小青龙汤主之。

心下有水气，寒在膈上也，故喘咳。不渴者，心下有寒饮也。寒搏其水，故不渴。今服小青龙汤已渴者，缘此汤是辛温散寒之剂，今寒已去而水未布，则渴。不久胃阳一转，水精四布，诸症解而渴亦止矣，故曰欲解也。成无已云：小青龙汤之句，宜在发热不渴句下。汪苓友曰：此条风寒稍轻，故但咳而

① 不：原作“可”，据柯琴《伤寒附翼·太阳方总论》改。

不致干呕与利，虽喘而气亦微矣。《内经》云：微者为咳，甚则为泻为痛。《摘要》云：服汤汗解已，后渴者，乃已汗，寒去内燥之渴，非未汗饮停不化之渴，故曰寒去欲解也。《金匮》曰：先渴却呕者，为水停心下。先呕却渴者，此为欲解也。

中风发热，六七日不解而烦，有表里证，渴欲饮水，水入则吐者，名曰水逆，五苓散主之。

云中风，则初起有汗可知。不用桂枝汤和营卫以解表，至六七日不解而烦渴，反不受水者，是其人心下有水气。因离中之真水不足，则膻中之火用不宣，邪水凝结于内，水饮拒绝于外，既不能外达于元府，又不能上输于口舌，亦不能下渗于膀胱，此所以不能再容，而水入则吐，故名曰水逆也。表证，即中风之发热恶寒也。里证，即烦渴吐逆也。若非表里兼治，无良法矣。水者，肾所司也。泽泻味咸入肾，而治水之本。猪苓色黑，入肾以利水。白术培土以制水。茯苓气化之品，以化膀胱之气而利水。里水已治，而表热未除，加桂枝宣阳以解表，而通调水道，使清阳发腠理，浊阴走下窍。观方内云多服暖水汗出愈，可知此方在于解表。因表不解而致水逆，故必多服暖水，使水精四布，上滋心肺，外达皮毛，溱溱[1]汗出，表里之烦热两除矣。否则水入则吐，已是水逆，或小便不利，何可再多服暖水乎？五苓必为散，以白饮[2]调服，方能多服暖水而汗出始愈。设煎汤而服，则内外迎拒，药且不下，又何能多服暖水不吐乎？必服药如法，而后可效，岂止一桂枝汤而已哉。

---

① 溱（zhēn 真）溱：汗出貌，津润露珠的样子。

② 白饮：即米汤，以其色乳白，故名。米汤送服药散，有助胃气以行药力的作用。

五苓散

泽泻一两六铢　猪苓十八铢，去皮　茯苓十八铢　白术十八铢　桂枝半两

上五味，为散，白饮和服方寸匕①，日三，多服暖水，汗出愈。

成无己云：《内经》曰淡味渗泄为阳，又曰济泌别汁，循下焦而渗入膀胱也，故利小便曰渗泄。水饮内蓄，须当渗泄之，必以甘淡为主。是以茯苓为君，猪苓为臣，泽泻味咸寒。《内经》曰：咸味下泄为阴，泄阴导热，必以咸为助，故以泽泻为使。《内台方议》云：桂与桂枝，可以两用。若兼表邪者用桂枝，若专利水饮者，却用桂也。故汪苓友曰：脉浮数而烦渴，有表证者用桂枝。若其人饮水吐逆，小便不利，无表证者，竟可用肉桂也。《摘要》云：邪热入之，与水饮合而为病。若水盛于热，则水壅不化。水蓄于上，故水入则吐。乃膀胱之气化不行，致小便不行也。若热盛于水，则水为热灼。水耗于上，故水入则消，乃膀胱之津液告竭，致小便无出也。用五苓散治之，非治水热之专剂，乃治水热小便不利之主方也。君泽泻之咸寒，咸走水府，寒胜热邪。佐二苓淡渗，通调水道，下输膀胱，则水热并泄也。用白术之燥湿，健脾助土，为之堤防，以制水也。用桂之辛温，宣通阳气，蒸化三焦，以行水也。泽泻得二苓下行，则小便利而水不蓄矣。白术借桂上升，则气胜津化，渴自止也。

伤寒汗出而渴者，五苓散主之；不渴者，茯苓甘草汤主之。

---

① 方寸匕：古代量取药末的器具名。其形状如刀匕，大小为古代一寸正方，故名。一方寸匕约等于2.74毫升，盛金石药末约为2克，草木药末为1克左右。

汗出不渴是阳虚，阳虚便防阴盛。有水气渴而汗出者，属阳气升腾。有水气不渴而汗出者，属阴液失统。柯韵伯云：汗出下当有心下悸三字，否则汗而渴，是白虎证。汗后不渴而无他症，是病已差，可勿药矣。玩此二方，皆因表未解，心下有水气而设。渴者是丹田有热，故少用桂枝，多用泽泻、猪苓，微发汗。不渴者，丹田无热，故重用姜、桂，更发其汗。伤寒汗出而渴，是伤寒温病分歧处，大宜着眼，若不恶寒，即成温病矣。汗出而渴，全似白虎证。然白虎是热蒸作渴，五苓是水停致渴。

吴遵程云：汗出之后，并无渴证，又未指明别有何证，忽无端而与茯苓甘草汤，此意何居？要之汗出不止，必引动肾中邪水上凌，非茯苓不能镇导。观厥而心下悸一条自知。所以加减法中，小便不利者，必加茯苓，利者当去之。悸者加茯苓，化水从小便而出也。悸亦有加桂枝者，何也？悸者，虽是水寒所作，实由心阳衰微所致。故用桂枝助心中之阳，治其本也。用茯苓去水者，治其标也。此条之渴者，是胃中阳气犹盛，用桂枝一味，足以发汗去水。若不渴者，胃阳已衰，水停心下，不温不去，故加生姜助桂以消饮也。

茯苓甘草汤

茯苓二两　桂枝二两　生姜三两　甘草一两，炙

水四升，煮取二升，去滓，分三服。

伤寒脉浮而缓，手足自温者，系在太阴；太阴当发身黄，若小便自利者，不能发黄；至七八日，虽暴烦下利日十余行，必自止，以脾家实，腐秽当去故也。

伤寒脉浮而缓为太阴者，以太阴脉本缓也。虽浮缓类太阳中风，然手足自温，则不似太阳之发热，更不似少阴厥阴之厥

逆，所以紧在太阴。太阴寒湿为患，故腹满吐利。若湿热相蒸，势必发黄。然小便利，则湿热下泄而不发黄矣。此虽暴烦频利，有似少阴之症，然其利当自止。所以然者，以脉浮缓、手足温，知其人脾气实。脾实虽有湿热在内为患，脏气实而不能容，还之于腑，从糟粕中变腐秽而逐去也，故日十余行而自止，非太阴病自利必自止也。若手足不温，脾受寒湿，四肢为诸阳之本，阳衰则受寒湿，不能为胃行其津液，以灌四末，故不温。不温者，下利必不自止也。夫四肢皆秉气于胃，胃中阳气盛，则能灌溉四末，故四肢之温热，仍是阳明之阳，非太阴病而手足能自温。即发黄，亦是阳明病也。盖太阴身当发黄，非言太阴之为病，本当发黄也。以手足温处，是阳明之阳盛，寒邪不得伤太阴之脏。无寒而身有湿，胃阳蒸之而不得泄，故当发黄。若湿从溺泄，或暴烦下利，仍是主输①，不失为太阴病。若烦而不利，即胃家之实热，非太阴之湿热矣。此太阴伤寒，全借阳明为之主宰。然阳明又赖脾气壮实，而为胃行其津液也。故此条是病及太阴，而太阴不受，非太阴之为病。无太阴之为病，而云系在太阴者，以脾家实，则溜于腑也。

沈尧封云：脾属太阴湿土，凡伤于湿者，内应太阴。兼寒者吐利腹痛，即太阴之正病。兼热者，即湿痹发黄证。若内湿热而外感风寒者，即麻黄连翘赤小豆汤证。丹溪以造曲比之，谓湿热郁久而无汗，则外不得越，小便不利，则内不得泄，是以发黄。汪苓友云：胃中水谷之积，既变而为腐秽，则邪应从大小便出。其暴烦者，邪欲泄而未肯尽去，正气与之争逐也。成注云：下利烦躁者死，此为先利而后烦，是正气脱而邪气扰

① 主输：指脾主转输。

也。兹则先烦后利，是脾家之正气实，故不容邪而与之争，因暴烦下利也。

伤寒八九日，身黄如橘子色，小便不利，腹微满者，茵陈蒿汤主之。

称伤寒，则发热无汗可知，至八九日而邪无从泄，寒水之气，郁蒸为黄。黄如橘子色之明润者，足征其阳明经之气盛而郁蒸也。湿热相混，则小便不利，而湿热不得下泄，故腹满。经云：脏寒生满病。则小便自利，今小便不利，而腹惟微满者，则为湿热而非寒湿也。用茵陈蒿汤，以下其热秽，则邪从小便去，而腹满亦减矣。

茵陈蒿汤

茵陈蒿六两　栀子十四枚，劈　大黄三两

上三味，水一斗，先煮茵陈，减六升，内二味，煮取三升，去滓，分三服，小便当利，尿如皂角汁状，色正赤，一宿腹减，黄从小便去也。

茵陈秉北方之色，经冬不凋，傲霜凌雪，历遍冬寒之气，故能除热邪留结。佐栀子以通水源，大黄以除胃热，令瘀热从小便而泄，腹满自减，肠胃无伤。周禹载曰：本草称茵陈去黄疸，及通身发黄者，性微寒，则热为之解。走前阴，则湿为之渗。热湿俱去，黄尚得留乎？且臣以栀子，佐以大黄。若谓大黄直走大肠，岂知君茵陈以三倍，则大黄亦惟命是听矣。

脉浮而迟，面热赤而战惕者，六七日当汗出而解。反发热者，差迟。迟为无阳不能作汗，其身必痒也。

真阳久虚者，脉必迟。外邪袭入者，脉必浮。故浮则邪在肌表，迟则阳虚不能作汗，邪气怫郁而不得越，则面热赤。正与邪争而不得出，则身战惕。战者虚也，以其人本虚，故发战。

既战当汗出而解，至六七日仍无汗不解，反发热者何也？是邪未衰，正不能胜，故差迟也，脉迟为无阳。经云：上焦开发，宣五谷味，熏肤充身泽毛，若雾露之溉，谓之气。今无雾露之阳气以内托，故不能作汗驱邪而身痒也。经云：虚邪中人，搏于内，与卫气相搏，阴胜则寒，寒则真气去，去则虚，虚则寒搏于皮肤之间，其气外发，腠理开，毫毛摇，气往来行则为痒，痒者为虚故也。沈尧封云：面赤亦有数条。痉病与并病，皆由阳气怫郁在表，治宜发汗。本条属卫阳虚而表未解，又宜小剂发汗。厥阴戴阳一条，听其自汗乃解。即少阴中通脉四逆一症，肾阳大虚，仍用葱以通阳气，观此可知面赤一症，未有不从汗解者也。

太阳病，得之八九日，如疟状，发热恶寒，热多寒少，其人不呕，清便欲自可，一日二三度发。脉微缓者，为欲愈也；脉微而恶寒者，此阴阳俱虚，不可更发汗、更下、更吐也；面色反有热色者，未欲解也，以其不能得小汗出，身必痒，宜桂枝麻黄各半汤。

太阳病至八九日如疟状，则邪气之不盛可知。如疟状者，有热复有寒也。热多寒少，风邪胜而外搏也。其人不呕，清便欲自可，里不受邪也。日二三度发，是风搏于肌表，邪无可容之地，有正胜邪却之机而欲出也。脉微为邪退，缓为阴阳和平，故欲愈。恶寒为阳虚，脉微为阴虚，阴阳俱虚，亦为相等。但阴阳俱衰，止可调以甘平之轻剂，和解营卫，断不可更用汗、吐、下三法也。若面反有热色，是邪尚在表，外搏而不解，故身痒。痒者，风邪欲出而不能出，必须用桂枝麻黄各半汤小和之自解。不得小汗出者，小字亦须留意。正见不得大发其汗，如水流漓，致病之必不去。故用桂枝麻黄各半汤，分两①极轻之剂，和解中兼发散，而欲得此小汗出也。面色反有热色以下，与上节同，故上节无方，此乃出方治之。《摘要》云：脉微恶寒，表里俱虚，则面色当白。今色反赤，犹有余邪怫郁于表，不能小汗出，宣发阳气，故面赤身痒。吴人驹曰：此不专事桂枝，而兼合乎麻黄者，谓其面热身痒，邪在轻虚浮浅之处，惟麻黄能达也。

桂枝麻黄各半汤

桂枝一两十六铢　芍药一两　生姜一两　甘草一两，炙　麻黄一两，去节　杏仁二十四个，去皮尖　大枣四枚

水五升，先煮麻黄一二沸，去沫，内诸药，煮取一升八合，分三服。

阳脉浮大而濡，阴脉浮大而濡，阴脉与阳脉同等者，名曰缓也。

阴阳之脉浮大，阴阳之气俱盛可知，正恐大则邪至而病进。今兼见其濡，则和柔而无邪气可知。《内经》云：邪气来也紧而疾，谷气来也徐而和。又云：至而和则平，至而甚则病。浮中见大，若是关格之大，不但浮而见大，按之更觉直硬弦紧，故为亢而非和。今之浮大，原不足凭，必兼按之濡软而不坚搏，斯可谓无病之缓脉也。缓脉者，即平人之脉也，此释上文脉缓之状。周禹载曰：缓者，和缓有情，不疾不迟，徐徐之貌，非迟缓之谓也。

问曰：脉病欲知愈未愈者，何以别之？答曰：寸口、关上、尺中三处，大小、浮沉、迟数同等，虽有寒热不解者，此脉阴

① 分两：分量，指药物的用量。

阳和平，虽剧当愈。

王氏①曰：阴阳偏而为病，平则为和。故内伤外感之不同，则气口人迎不等。上下盛衰之不同，则浮中沉尺寸不等。今寸关尺皆同等，故为阴阳和平，今病虽剧，即当自愈。《内经》云：寸口人迎，两者相应，若引绳，大小齐等者，名曰平人。按大小浮沉迟数同等，谓三部九候无相失也。然亦必不大不小、不浮不沉、不迟不数，为有冲和平等之象也。若三部皆大皆小、皆浮皆沉、皆迟皆数，而无冲和之气，则又是病脉矣。此释上文脉缓为欲解之故。

太阳病，脉浮紧，无汗，发热，身疼痛，八九日不解，表证仍在，此当发其汗。服药已微除，其人发烦热，目瞑，剧者必衄，衄乃解。所以然者，阳气重故也。麻黄汤主之。

按脉证始宜用麻黄汤治之，乃因循数日而不解，仍当发其汗。但阳气重之人，发热至八九日不解，必有阳盛之象，宜遵大青龙发汗之法，自无后虑。所云服药者，必辛温之药，非辛凉之药也。微除者，辛温之药，止除其微寒，而不能兼治阳热，阴寒微除，阳热自尔愈盛。是故将解之寒邪，服辛温而顿除，久遏之阳气，因辛热而勃升。其人发烦者，阳气怫蒸也。目瞑者，阳气持及荣阴也。阳剧盛则阳络伤，故血上溢而为衄也。惟不服大青龙，至于如此。虽然，犹幸而衄耳，衄则热随血泄，而久遏之阳，及辛热之药性，有其出路，可无变证，不解而自解矣。所以然者，其人素阳气重，而用麻黄汤纯阳药故也，用药可不慎欤？服药已，即是末句服麻黄汤也，此亦倒装文法，

① 王氏：指王肯堂，清代医家，撰《伤寒证治准绳》等书。此后引文见《伤寒证治准绳·脉法》。

非已解后更用麻黄汤也。张兼善云：麻黄汤主之五字，合当在当发其汗之下。愚按此五字，当在身疼痛之下，其义始属。

太阳病，脉浮紧，发热，身无汗，自衄者，愈。

寒邪坚束于外，腠理不能开发，阳邪大扰于内，不能出元府而为汗，故逼血妄行，而假道于空窍，所谓夺血者无汗，亦可以解而愈也。故不得汗，必得血，不从汗解而从衄解，是不治之误也。仲景曰自衄者愈，恐人复用辛温之剂发汗以再误也。《摘要》云：太阳病，脉浮紧，发热，无汗，此伤寒脉证也，当发其汗。若当汗不汗，则为失汗，失汗则寒闭于卫，热郁于营，而动血也。

伤寒脉浮紧，不发汗，因致衄者，麻黄汤主之。

伤寒脉浮紧，当用麻黄汤主之以发汗，汗出则无邪动血也，所谓夺汗者无血。反不发汗，因阳邪不外泄，而内扰阳络，故致衄血。一曰必衄，一曰自衄，一曰因致衄，只于必字、自字、因致字上着想，便知衄之来去路。知衄之来去路，而三者病之来去路，井然于胸矣。凡伤寒初起，但不恶寒，便知夹温，用药即当顾虑。麻黄汤主之五字，当在脉浮紧下。

太阳病，十日以去，脉浮细而嗜卧者，外已解也；设胸满胁痛者，与小柴胡汤；脉但浮者，与麻黄汤。

太阳病脉浮而数，或弦紧者，是邪正在表。今变而为细，则表邪已衰，故曰外已解也。兼之嗜卧，则不但外解而内亦和矣。但解则均解，必无外证之未罢。设于解后，尚见胸满胁痛之症，则浮细自是少阳之脉，嗜卧为热入神昏，小柴胡汤岂堪委置乎。经云：细则气少，少即血弱气尽之谓，故邪气因而得入。若脉但浮不细，正见气血尚旺，能拒邪于外，是未入少阳，而仍在太阳可知。在太阳纵嗜卧依然，必不胸满胁痛可知，则无烦小柴胡补正清里之兼顾，而竟可与麻黄汤以解外也。故细小之脉，嗜卧者大有分别。脉和软而徐，神安静而卧为之解。脉小坚而躁疾，神不安而默嘿[①]为之进，此乃邪热深逼，心主受困而昏愦，非同脉静神恬之真为解也。

太阳病，过经十余日，反二三下之，后四五日，柴胡证仍在者，先与小柴胡汤。呕不止，心下急，郁郁微烦者，为未解也，与大柴胡汤，下之则愈。（《脉经》云：呕止小安，其人郁郁微烦者）

过太阳经十余日，是少阳受邪之时。已成柴胡证，不应下而与下法，且二三下之，故云反。观下文柴胡证仍在字，即可见未下之先，已具柴胡证矣。柴胡证而反二三下之，至四五日后，柴胡证不罢而仍在者，其人素实可知，故不成坏症，仍与小柴胡汤以和解之。呕止，表里和也。今呕不止，郁郁微烦，里邪结也。人虽壮实，邪乘屡下而深入，未易解也，与大柴胡汤，兼下里结则愈。

太阳病，过经十余日，心下[②]温温欲吐，而胸中痛，大便反溏，腹微满，郁郁微烦，先此时自极吐下者，与调胃承气汤。若不尔者，不可与。但欲呕，胸中痛，微溏者，此非柴胡证。以呕故知极吐下也。

此二条俱是因循误治所致。前条传少阳时，误治未变坏病，而仍见柴胡证。此条误治，已变坏病，因症相似，故合辨也。心中温温欲吐，而胸中痛，是言欲吐时之象。温温，王肯堂云当作嗢嗢[③]。嗢嗢者，热气泛沃之状。欲吐，则不能吐可知。胸中痛者，因前上焦极吐所伤，故欲吐则气逆，而并及之，则

① 默嘿：即默默，心中郁闷不爽貌。
② 下：原作“中”，据《伤寒论·辨太阳病脉证并治中》改。
③ 嗢（wà 袜）嗢：反胃欲呕的声音。

又作痛。玩一而字，则知痛从吐时见，不尔亦不痛。凡此之故，缘胃空虚邪蓄，而胃之上口被浊熏也，故嗢嗢泛沃胸中痛。

不应大便溏，溏者，是下焦因极下而伤也。今既溏，则气得下泄，腹不应满烦及郁郁。今仍腹微满，郁郁微烦者，缘胃有阻留，虽经吐下，徒损津液，大伤中气，致不得升降，遂从津液干燥处，涩结成实，而日进之水谷，只从胃旁溜下，不得胃气收摄，故大便溏者自溏，而屎气之留中者，仍搅扰不宁而见诸症。未吐下之先，并无此症，证因误治而致，无疑矣，可与调胃承气汤。不尔者，仍是柴胡证。若误用调胃承气，即为犯经矣。

夫以但欲呕而别无少阳之证据，反见胸痛、便溏，则知呕亦非少阳之呕。何以知非柴胡证之呕？柴胡证喜呕，若经吐后，木气已达，不应有嗢嗢欲吐之象。纵使误吐少阳，他症有变，而呕症亦罢。今仍嗢嗢欲吐，知非柴胡证之呕矣。只就此一呕证，已晰其非，不必再辨其他症。（按：若不尔者，不可与。是言未经吐下，但欲呕、腹痛、微溏者，是其痛非吐所伤，其溏非下所致。调胃之法，不可用矣）

伤寒发热，汗出不解，心下痞硬，呕吐而下利者，大柴胡汤主之。

此三焦无形之热邪气结，非胃腑有形之实结也。其心下痞硬，是结热在里，不是结实在胃。因不属有形，故虽痞硬而不痛。况表不解，岂可用大黄以下之？若果结实在胃，则发热汗出，不复有伤寒恶寒之不解矣。因不解，故倍生姜佐柴胡以解表，同芍药以和营卫。结热在里，故去参、甘，加枳实以破结，半夏宣通阴阳以止呕，黄芩以清热。条中并不言及大便硬，而且有下利症，仲景不用大黄之意，可晓矣。况叔和云：不加大黄，恐不为大柴胡。知原方并无大黄一味，何强欲加而解之耶？

按心下痞硬，呕吐下利，较心腹濡软，呕吐、下利为里虚者不同。发热汗出不解，较呕吐下利，表解者乃可攻之，竟用十枣汤者又不同。况其痞不下后而成，知非阳邪陷入之痞，而里邪内郁之痞。痞气填入心下，以致上下不交，故呕吐而下利也。又发热汗出不解，则表里之邪已急，不得不两解之。

再汗出解后，心下痞硬下利者，是生姜泻心证。此心下痞硬，协热而利，表里不解，似桂枝人参证。然彼在妄下后而不呕，此则未经下而呕，则呕而发热者，应小柴胡汤主之矣。然痞硬在心下，而不在胁下，斯虚实补泻之所由分也。故去参、甘之甘温益气，而加枳、芍之酸苦涌泄，亦两解表里之法也。汪苓友云：王海藏言里证已急，表证尚在，用大柴胡汤极是。但表证云脉浮头痛恶风寒，大抵系太阳经表邪居多，吾恐大柴胡非对证之药，必也脉浮弦。

大柴胡汤

柴胡半斤　半夏半斤，洗　芍药三两　枳实四枚　黄芩三两　生姜五两　大枣十二枚，劈

水一斗二升，煮取六升，去滓，再煎至三升，分三服。

成无已云：折热必以苦为主，故以柴胡之苦为君。王冰曰：大热之气，寒以取之，故以黄芩之苦寒为臣。《内经》曰：酸苦涌泄为阴。泄实折热，必以酸苦，故以枳实之苦，芍药之酸为佐。辛者散也，散结气者必以辛。甘者缓也，缓正气者必以甘。故用半夏、生姜之辛，以散其邪。而复用大枣之甘，缓其正气也。

伤寒十余日，热结在里，复往来寒热者，与大柴胡汤。

伤寒至十余日而热不解者，则热邪深入于里，与正气交结，正邪相争，而又不能驱散其结热，故往来寒热也。然往来寒热

者，乃无形之热气结塞而不通，非有形之物结实于胃也，故与大柴胡汤以两解之。

伤寒十三日不解，胸胁满而呕，日晡所发潮热，已而微利。此本柴胡证，下之而不得利，今反利者。知医以丸药下之，非其治也。潮热者，实也，先宜小柴胡汤以解外，后以柴胡加芒硝汤主之。

伤寒至十三日，邪当解矣而不解，反见胸胁满而呕，乃邪入少阳之证。据日晡潮热，又属阳明，而微利可疑。利既不随药而下，潮热呕逆，又不因利而除，故知误在丸药也。凡丸药发作既迟，又不能荡涤肠胃，以此知日晡潮热，原因胃实。但首称伤寒不解，可知表邪犹在，当先解表，表解乃可攻里。即不纯用解表之剂，亦宜内外双解。庸医全不顾表，而徒以攻下之药，伤其肠胃，非柴胡证之治法也。虽潮热是实，仍宜先用小柴胡以解外，而后加芒硝者，能胜热攻坚，亦就少阳证中兼治阳明之实也。

柴胡加芒硝汤（即小柴胡汤中加芒硝六两，余如小柴胡汤法）

或问：既要用芒硝，何以不去人参？予曰：被丸药误伤胃气故也。下条亦是丸药误下，何以又不用人参，岂同一误下而有分别耶？予曰：然。下条之误不在下，而在用丸药下之也。证本当下，而误用其药，故不大害，而脉气无伤，仍见调和，用芒硝而又用甘草一味和之，已足调和其胃气，无庸人参之协助也。若此条首先揭其胸胁满而呕，后又明标其此本柴胡证，则知其证因血弱气尽所致，其脉亦必弦细不和。本未当下，而又误下之，后虽外证全解，仍要人参以扶正气，不得专主于攻下也，况外证未解乎？观解外不用桂枝汤而以小柴胡，则下岂可舍人参而不用哉？汪苓友曰：伤寒十三日，邪当解矣而不解，胸胁满而呕者，少阳之邪正盛也。日晡所发潮热者，胃腑之热方结也。邪热方结，何为热已而即微利，此本大柴胡两解之证，因误下而然也。

伤寒十三日不解，过经谵语者，以有热也，当以汤下之。若小便利者，大便当硬，而反下利，脉调和者，知医以丸药下之，非其治也。若自下利者，脉当微厥，今反和者，此为内实也，调胃承气汤主之。

至十三日而尚身热不解，便见其人之阳有余。过经而谵语，是征其人之胃家实热矣，当与承气汤下之。医以丸药下之，是因其病久不敢速下，恐伤胃气之意，而实非治实之法也。凡下利者，小便当不利。小便利者，水已泌渗，大便当硬。今小便利而反下利，疑为胃虚，恐热为协热，而语为郑声也，当以脉证别之。《脉论》[①] 云：诸微亡阳。《内经》云：阴胜则身寒，寒则厥。若胃虚寒而自下利、谵语者，脉当微而肢厥。今调和而不微厥，当以脉别之，是脉有胃气，胃实可知也。是丸药之沉迟徒伤下焦之关闸，胃中之燥屎仍在，故胃实而肠虚，所以下利兼见。谵语虽属大承气汤证，而关闸已伤，只宜和以调胃承气汤之缓，留连胃中，濡润燥屎，不致再伤下焦之关闸也。

① 脉论：待考。

卷之三

误治解

误治者何？治不如法而误也。误而不如其法，曷为不仍列某经中从某经法治之，而乃另为杂集一篇之中也？以坏病不仍从本证治之也。其坏病奈何？凡病在表者，汗以解之。恶寒而发热必辛温，不恶寒而发热宜辛凉。病在里而无形之燥热者，辛寒以清疏其气；有形之实热者，苦寒咸寒以攻其坚；在于血分而蓄积者，轻则行其血，重则攻其积。在里之寒者温通之，兼虚者温补之。在上之实热者吐之，寒饮者温之。表里俱病者，先解其表，后攻其里。寒盛于里者，先温其中，虽为救里，而解表亦寓在内；热盛于里而急者，表里双解之；有表有里而正虚者，和解内外而兼补之。

如此而治，谓之依法；反此而治，谓之误治。误治而不坏本病，本病不罢而仍在者，不为坏病，而仍可从其本证治之。若误治而本证已罢，变出别证者为坏病。坏病者不可胜论，不得仍从本经本证之法治之。必观其所变之脉证，而依法治之，则从前之方法，不中与也。故特集“误治”一篇，以列诸坏证诸治法以救之，又可以触目警心，为临诊施治之戒。与其误治而救逆，莫若先诊其的确在表在里在上在下，为寒为热为虚为实，再度其形之盛衰，以调其气之虚实，耐毒者以厚药，不胜毒者以薄药，而不致于误也。

太阳病三日，已发汗，若吐、若下、若温针，仍不解者，此为坏病，桂枝不中与也。观其脉证，知犯何逆，随证治之。

病在太阳，治之不当，即成坏病。故初治不可不慎。“桂枝不中与”，以桂枝证罢也。观少阳之坏证，有“柴胡证罢”四字。可见此因桂枝证罢，故不可复用桂枝汤也。设桂枝证仍在，即不得谓之坏病，与少阳篇内“柴胡证仍在者，此虽已下之，不为逆，复与柴胡汤，必蒸蒸而振，却发热汗出而解”之文，又互相绾照①也。岂有桂枝、柴胡之证尚未罢，而得指为坏病哉？故必细察其脉为何脉，证为何证，从前何误，今犯何逆，然后随其脉证而治之，始为当耳。然非熟于法，未易知其误也，只此一“观”字，一“知”字，已是圣贤见病知源地位了。若非仲景料度腑脏，独见若神地位，焉能观其脉证，而即能知其犯于何逆哉。故“观”字、“知”字上先有源头，源头上先有工夫得来，仲景教人观脉观证，即教人于脉证上用工夫讨源头也。秦镜明云：坏病，非言必坏之证，言无经络表里，非汗吐下诸法可治，故曰坏病。如太阳病用不得发表解肌，少阳病用不得柴胡和解，阳明病用不得承气和下，即是坏病。总是此经之病，用不得此经之方法正治者，名之曰坏病。

凡病若发汗、若吐、若下、若亡津液，阴阳自和者，必自愈。

大凡人阴阳之气，不得其平者则病，若阴阳和利，病安从来？即有病亦可一驱而散。故凡发汗或吐下伤亡津液，若病邪已解，而阴阳之气和协，则经络已通，血气以从，静以谨守，生气以长，待其来复而自愈。言其“必自愈者”，正见其无使倾移，而反致坏病也。

太阳病，初服桂枝汤，反烦不解者，先刺风池、风府，却

① 绾（wǎn 挽）照：联系、对照。绾，盘绕、系结。

与桂枝汤则愈。

风邪太盛，或药轻不能制病，遽难得解，反增烦者有之，恐人认此“烦”已传入里之躁烦，故标出为示。言“不解”，则太阳之证俱在，但添一烦，知其非传里之烦，而仍为表未解之烦也。先刺风池、风府，以泄太阳之邪，恐服药助热而更增内烦也。刺之而烦止，却与此汤，可保无虞[1]而愈矣。经云：“风从外入，令人振寒汗出，头痛，身重，恶寒。治在风府，调其阴阳，不足则补，有余则泻。”刺风池、风府，从泻也，却与桂枝汤，从补也。风池，足少阳经穴，在耳后颞颥[2]后，脑空下，发际陷中，按之引于耳中，手足少阳阳维之会。风府，足太经穴，一名风门，一名热府，在二椎下，两旁去脊各一寸五分，正坐取之。初服者，煮取三升，先服一升也。却与者，尽其二升也。

喘家，作桂枝汤，加厚朴杏子仁佳。

凡病人素有喘证，每感外邪，势必作喘。“作”，谓之喘家，亦如酒客等一定之治，不同常人一例也。故凡用桂枝汤者，当加厚朴、杏仁以利其气机也。此即固本而先治其未病也。仲景之法，可谓至周至详，学者可不由此而类推乎。

服桂枝汤，大汗出，脉洪大者，与桂枝汤，如前法。若形似疟，日再发者，汗出必解，宜桂枝二麻黄一汤。

服桂枝汤法，取微似有汗者佳，若大汗出，如水流漓，病必不除，因服不如法。所以言如前原法也。服桂枝汤汗大出，脉仍洪大，则是邪未解也，与桂枝汤如前法，谓更与桂枝，法

---

① 虞：忧虑。

② 颞颥（niè rú 聂如）：头部的两侧靠近耳朵上方的部位。

宜先刺风池、风府，解亦通。若脉洪大而烦渴，则有白虎法矣。若寒热交作而似虐，则邪入募原，非加麻黄不直达邪所，宜桂枝二麻黄一汤，先其时发汗，汗出必解。汪苓友云：出汗不得其法。所以中风浮缓之脉，而反得洪大，可见病不除而风邪愈盛，必再与桂枝汤如法服之也。张路玉曰：详此方药品与各半不殊，惟铢分稍异，而证治攸分，可见仲景于差多差少之间，分毫不苟也。周禹载曰：加芍药较各半反多六铢者，倘以大汗之后，脉反洪大，欲借此以敛之欤，否欤？

服桂枝汤，大汗出后，大烦渴不解，脉洪大者，白虎加人参汤主之。

伤寒发热不渴，服汤已渴者，是伤寒温病之关，寒去而热罢，是伤寒欲解证。寒去而热不解，即温病发现矣。如服桂枝汤大汗出后，大烦渴不解，脉洪大者，即是温势猖獗，用白虎加人参汤，预保元气于清火之时，是病伤寒而成温者之正治法也。因所伤之寒邪，随大汗而解，所成之温邪，随大汗而发，元气大伤，故大烦渴。经云：若雾露之溉，谓之气。气上腾即是水，故不渴。今大伤元气，则无气以上腾，故大渴，设不加参，则热邪因白虎而解，安保寒邪不因白虎而来，元阳不因白虎而去耶？是大渴者之当用人参，故非白虎加参，不足以退热生津也。沈①云：此本白虎证，而误用桂枝汤也，两证相似，当于大烦渴上辨之。汪苓友曰：此条当是太阳证罢，转属阳明之证，因上条大汗出后脉洪大，虽与桂枝汤，已有传入阳明之势，此增烦渴，的系白虎证，而非太阳病矣。张路玉曰：白虎

① 沈：指沈尧封。清代医家，又名尧峰，字又彭。撰《伤寒论读》《沈氏女科辑要》等。

汤实解内蒸之热，非治外经之热也。

伤寒脉浮，自汗出，小便数，心烦，微恶寒，脚挛急，反与桂枝汤欲攻其表，此误也，得之便厥。咽中干，烦躁吐逆者，作甘草干姜汤与之，以复其阳。若厥愈足温者，更作芍药甘草汤与之，其脚即伸。若胃气不和谵语者，少与调胃承气汤。若重发汗，更加烧针者，四逆汤主之。

脉浮为虚，汗自出、微恶寒者，阳虚无以卫外也；小便数为下焦虚寒，不能制水也。心烦为阴虚血少，无以养神也；脚挛急乃血为汗夺，筋无以润养也。此初得病便是表里俱虚，内外无阳证，病不在表。纵有心烦之假热，而有微恶寒、脚挛急真寒以证之。即此时而温经散寒，当不嫌其暴，反用桂枝汤攻表，非误而何？里阳根表阳而出，阴霾骤现矣。得之便厥者，阴乘于阳位，真寒也；咽中干而烦躁者，阳浮而津竭，假热也；吐逆者，寒格于上也。

故宜与甘草、干姜以温里复阳，与甘草、芍药以益阴和阳，然后可以复阴阳不足之气，脚得伸也。后用芒硝、大黄寒药以解其热，似是误用干姜热燥之失，殊不知仲景之意，不患乎干姜之热燥，惟患乎正气之虚。若正气长，则邪气自消矣。且自汗、小便数等症，为表邪俱虚，治法必先复其阴阳不足之正气，然非干姜、芍、草可。至于正气阴阳已复，而内有所主，则虽胃实谵语、烦乱，不过燥屎内结，略用硝黄以化结热，甘草以调胃气，则愈矣。若重发汗以亡肾阳，烧针以亡心阳，则又姜、附所当并用，而拟以四逆汤主治也。又吴遵程云：里虚之象，只此脚挛急一症，决非桂枝证矣。辨证当于独异处着眼。

甘草干姜汤

甘草四两，炙　干姜二两，炮

上二味，水三升，煮取一升半，去滓，分二服。

芍药甘草汤

芍药四两　甘草四两，炙

上二味，水三升，煮取一升五合，去滓，分二服。

甘草干姜汤得理中之半，取其守中，不须其补中。所谓复其阳者，即所以散其寒也；芍药甘草汤减桂枝之半，用以和里，不取其攻表，乃用阴和阳，不欲用阳散阴。是又仲景加减法之隐而不宣者。

桂枝甘草汤，桂枝倍于甘草，是辛胜于甘，甘从辛化，甘为辛役，则能走表护阳，故以桂枝冠其首而名之。此甘草倍于干姜，是甘胜于辛，辛从甘化，辛被甘和，则能守中，不致劫阴而能复阳，故以甘草冠之而命名也。仲景命名，在于分两之间而不苟，其义精切如此，大可法焉。

《条辨》曰：甘草益气，干姜助阳，复其阳者，充其气之谓也。汪苓友云：气充则津液生而咽中不干，膈寒解而吐逆自止也。李肇天曰：此为本气阴阳两虚者立则也，设所用桂枝汤中，倍用芍药，重加附子，则诸证立解矣。周禹载曰：此为真阳素虚之人，乃以桂枝汤攻其表，则汗愈出而阳益虚，所以得之便厥也。设以为证似少阴，即用四逆，其阳必不能复，何也？病不胜任重，劫其阴也。故作甘草干姜汤而复阳也者，病如是而后已也。假使阳复之后，置之不问，不复以芍药甘草和之，不但脚不能伸，谵语者必致烦躁有加。则调胃固不足以和胃，而攻下又复惧其伤阴，诚进退两难之候也。

或问：桂枝非冷药也，得之何以便厥？若谓辛温发散，干姜岂不更辛热乎？盖干姜之辛热，有甘草倍之为君，则干姜唯命是听。此桂枝汤虽有芍药，而为和解之剂，然姜、桂并用，辛为之主。桂枝原非冷药，得之便厥者，正因其辛散之故也。何则？证本阳虚而自汗恶寒，得此辛散之剂以撤去外卫，则汗更泄，汗泄而阳去，则阴亦耗矣。俾阴阳俱从此而去，故便厥。

夫阳者，气也，主动；阴者，液也，主静。阳赖静而能藏，阴赖动而能生。然过动则必消，太静则不长，何也？夫阳能运阴，亦能耗阴；阴能涵阳，亦能杀阳。此阴阳互为相生而杀也。张介宾云：譬之于釜，水在釜中，下得阳火即水干，非水干也，水化气而去也；上加覆固则水生，非水生也，气化水而流也，故无水则气从何来？无气则水从何至？水气一体，于斯见矣。而人之精气，亦犹是也。

李氏言：重加附子倍用芍药者，岂不是下阳火而加覆固乎？由此思之，则阳之亡，因外之不固而亡。虽云亡阳其实，则阴阳俱亡也。此条之阳虚自汗，阴虚挛急，而用辛温散之，则阳亡而阴又耗矣。仲景列此以戒桂枝汤之不可用于阴虚脚挛急，止可以治阳虚而液未耗竭也。

问曰：证象阳旦（“旦”字，沈云“明”字之误，颇是），**按法治之而增剧，厥逆，咽中干，两胫拘急而谵语。师言夜半手足当温，两脚当伸，后如师言，何以知之？答曰：寸口脉浮而大，浮则为风，大则为虚，风则生微热，虚则两胫挛。病证象桂枝，因加附子参其间，增桂令汗出，附温经，亡阳故也。厥逆，咽中干，烦躁，阳明内结，谵语烦乱，更饮甘草干姜汤。夜半阳气还，而足当热，胫尚微拘急，重与芍药甘草汤，尔乃胫伸，以承气汤微溏，则止其谵语，故知其病可愈。**

此条故设问答，以申明上节之义。证象阳明，按照阳明证表未解之法治之，而反增其拘急而谵语。拟以夜半肢温脚伸而桴应[1]者，因何而知之？盖脉浮伤风，浮大血虚。风则荣卫不利而发热，虚则不能温养经脉而胫挛。病证似桂枝而增剧者，盖因其参加附子之辛热于甘草、干姜之间，以为四逆，而反助增姜、桂之辛散，令其汗出亡阳也。亡阳则厥逆、咽干、烦躁，所由来矣。

当以救阳为急务，虽有明内结之谵语、烦乱，皆可置之缓图。用干姜以补助元阳之不足，开五脏六腑，通四肢关节，宣诸脉络。但恐辛散太过，更亡其阳，故倍加甘草之甘缓为君，监制其暴烈以调其气。夜半乃阴中之阳，阳气始复，故足亦热。阳复而足热，则阴气转伤。虽重用甘草之和，阴止可抵偿干姜之烁耗。重与甘草、芍药者，芍药酸寒，收阴下降以益荣气。然收阴益荣，正所以收敛浮越之阳而和之也。即用阴和阳，收阳运阴之法，故胫遂伸矣。而后徐以调胃承气，化洋燥屎，令其微溏，则谵语自止，故病亦可知愈也。观此可知治病有先后缓急次序之法也。吴遵程云：历叙治效，以明用药之次第当如此。盖病症既多，断无一方能治之理，必先分证而施方，其先后之序，又不可乱。其方有前后截然相反者，亦不得以错杂为嫌，观其随机应变，神妙无方，而又规矩不乱，故天下无不可愈之疾。后人欲以一方治诸证，又无一味中病之药，呜呼难哉！

或问：阳虚回阳，用附子正合矣，何以云因加附子参其间而致变？盖人但知附子能温经，而不知附子能亡阳。附子加于人参、白术、干姜、甘草之属，则虽亦辛热，然在温补之中而能回阳；加入姜、桂、麻黄等药中，则惟有驱阳直走而已，何

---

① 桴（fú浮）应：如桴应鼓。用鼓槌敲鼓立刻就会得到响声，此处喻投药后立即得到预期效果。桴，鼓槌。

回阳之有？故云附子温经，亡阳故也。如四逆汤回阳之剂，何以亦用附子也？四逆汤以甘草为君，姜、附佐之，所以能回阳，亦如甘草干姜汤也。

故仲景之处方，非但一味之转旋为迥别，即分两之多寡而亦天壤矣。世医犹不肯读仲景书，予不解其何故也。沈尧封云：论中止有阳明，并无阳旦，乃阳明传泻之误耳。身热，自汗出，小便利，心烦，如不恶寒，反恶热，脉实者，是阳明当下证。若身热，自汗出，小便利，心烦，而微恶寒，脉尚浮者，为表未尽解，仍宜桂枝汤解外，故曰“按法治之”。而其所以增剧者，现证较阳明多一脚挛急，脉浮中多一“大”字，实非阳明病，乃系阳虚中风证也。此条亦不甚难解，何至有云非仲景书者、有补阳旦汤者，纷纷不一，皆因平日曾看过《伤寒论》，尚未熟读《伤寒论》故也。

桂枝本为解肌，若其人脉浮紧，发热汗不出者，不可与也。当须识此，勿令误也。

肌在脉外，解肌者，解脉外肌腠之邪也。取桂枝、生姜之辛温，以赞助表阳而驱邪；甘、枣、芍药之甘缓酸收，护卫而敛荣。既用酸收，又用辛散，正取一散一收，以调和荣卫而解肌。若脉浮紧，发热，汗不出者，是寒闭腠理，阳气壅遏，不得宣泄使然。方将一意逐邪发表，岂容芍药敛肌护卫？故不可与也。“当须识此，勿令误也”，是仲景谆谆告戒也。

凡服桂枝汤吐者，其后必吐脓血也。

《金匮》云：脉微而数，微则为风，数则为热，微则汗出，数则恶寒，风中于卫，内舍于肺，热过于荣，血为凝滞，时时振寒，蓄结痈脓。是肺痈之脉证，而误认为中风之汗出、恶寒，乃用桂枝汤治之。两热相争，致令吐出，故知其后必吐脓血也。

此言其误治肺痈之证，若中风证有不喜甘而吐者，又不在此例矣，故有下条之辨。

酒客病，不可与桂枝汤，得汤则呕，以酒客不喜甘故也。

酒客平素湿与热搏结胸中，才夹外邪，必增满逆，所以辛甘不可用于此辈，则用辛凉以撤其热，辛苦以消其满，自不待言矣。

风家，表解而不了了者，十二日愈。

举一风家，伤寒概之矣。“不了了者”，邪已去而未尽去。如经云：七日太阳病衰，头痛少愈。曰“衰”曰“少”，皆“表解而不了了”之谓也。俟十二日，经气尽而正气来复，必自愈矣。若此者唯静养以需耳，即经云：必养必和，待其来复。此之谓也。

伤寒发汗已解，半日许，复烦，脉浮数者，可更发汗，宜桂枝汤主之。

麻黄汤纯阳之剂，不可以治烦。故虽发汗已解，至半日许，而仍复烦热也。复烦者，是前原有之症，因未治及，故仍复烦热，并非汗后增出。但汗后之烦，疑为入里，然脉尚浮数，邪犹在表，可更发汗。第不得再用麻黄汤，而当用桂枝汤治之也。盖桂枝汤内配芍药，奠安①营气，正以治烦也。兼以啜粥之法，俾精气充足，则邪却阴生而烦自止矣。

或云：但烦而无表邪，何故仍用桂枝汤也？盖脉浮数者，则恶寒之表证，已藏在内，故用桂枝汤以解表，即所谓切而知之者是也。再玩一“复”字，则前已解之证，而今仍复如故也。方中行曰：既解半日许，何事而复哉？言发汗或不如法，或汗

① 奠安：安定。

后不谨风寒，而复烦热，脉转浮数也，故曰可更发汗。邵庸济曰：可更发汗上，疑脱一“不”字，谓不可更用麻黄汤发汗，惟宜桂枝汤和解营卫也。

发汗已，脉浮数，烦渴者，五苓散主之。

此条虽经发汗，而表证未除，又复水气内结，故用五苓以双解之。况五苓散内明言汗出愈，而不言小便利则愈，其意重在解表可知。若无表证，当用白虎加人参矣，且也脉浮数，必有恶寒之表证在。李东垣曰：五苓散治渴而小便不利，无恶寒者不得用桂。此不言小便不利者，证烦脉数，渴欲饮水，不必更问小便之利不利。其不利者，固宜用五苓；即微利者，将来亦必不利，何必俟其热甚膀胱，耗液至竭，而始为救乎？

方中行曰：已者，言发汗毕，非谓表病罢也。烦渴者，膀胱水蓄，不化津液，故用四苓以利之。浮数者，外表未除，故凭一桂以和之，使气化得输，则津液通而愈矣，所以谓五苓能两解表里也。或问：既烦且渴，何以不用白虎？秦镜明云：胃家邪热烁耗，则烦渴而消水；胃家痰饮所滞，则烦渴而不消水。此以消水不消水，分痰饮热烁。故不用白虎，而主以五苓散也。

发汗后，不可更行桂枝汤，汗出而喘，无大热者（以上八字应在“发汗后”下），**可与麻黄杏仁甘草石膏汤主之。**

若身有大热，当用白虎。今曰无大热，则是热壅于肺，而外为微热也。故用利肺除热之重剂。细按“汗出而喘，无大热者”八字，宜在发汗后下之，始与方证相合。盖伤寒发汗后，邪未尽解，仲景必用桂枝汤和解营卫之余邪，乃是定法。何以云不可更行桂枝汤也？则因发汗后汗出而喘，是热壅于内。乃前误用麻、桂纯阳之剂，以发大青龙证之汗，撤去表寒，内热愈炽，因而汗出而喘。故云不可更行桂枝汤，以再误也。《正传》① 云：哮以声响名，喘以气急言。河间曰：病寒则气衰而息微，病热则气盛而息粗。

麻黄杏仁甘草石膏汤

麻黄四两，去节　杏仁五十个，去皮尖　甘草二两，炙　石膏半斤，碎绵裹

水五升，先煮麻黄一二沸，去沫，内诸药，煮取一升八合，分二服。

此方乃麻黄汤去桂枝之辛热，易石膏之辛寒，以解表里俱热之证，全着重在喘证上，故用麻黄以利肺。如温暑证汗已身灼热、息鼾，是内热猖獗壅肺，亦宜以此清内降火，利肺而平喘。若无喘鼾、语言难出等症，则又白虎汤之证治矣。治此方治温热在肺，白虎治温热在胃，此方治温热在表里之实，白虎汤加参米治温热表里之虚。（此麻黄与石膏同用，乃发散肺经火郁之要药也。若欲下气，必兼杏仁之苦降而泄利也）

发汗后，饮水多必喘，以水灌之亦喘。

发汗后，阳气微而津液少，其人必渴必燥，或饮水过多，或以水灌，皆令作喘。盖发汗则胃气外泄，不能上输于肺，则肺虚，虚则不能通调水道，四布水精而致喘逆也。此条发明致喘之所由，盖喘未必皆由于水，而发汗后少少饮水，亦断不致喘。若发汗后饮水多，则无有不喘者也，以水停上焦攻肺故也。

脉浮数者，法当汗出而愈。若下之身重心悸者，不可发汗，当自汗出乃解。所以然者，尺中脉微，此里虚，须表里实，津液自和，便自汗出愈。

---

① 正传：指《医学正传》。明代医家虞抟撰。

浮为风为热，数为虚为寒。风寒在表，法当从乎汗解。若误下之，伤其胃阳，则脾气不能散精以充身，故身重；中焦不能泌糟粕而化精微以归心，故心悸。纵有表证未解，亦不可强发其汗，当使气满流行，自然汗出，乃可解矣。盖人所以汗出者，皆生于谷，谷生于精。今误下而伤其内，致尺中脉微，则精虚于里，安能作汗？必须建立中气，内外调和，俾水精四布，熏肤充身，濈然汗出而解也。忆即桂枝汤歠①粥之旨欤！

或问：仲景明言不可发汗，待其津液自和，便能自汗出而解，子何仍欲用药以发汗，恐非本意。予曰：非也。仲景如果不欲治，必有明训，后条云“勿治之，得小便利，必自愈”。若此条言不可发汗者，是不可用麻黄大发其汗，非谓不可用桂枝汤也。桂枝汤是调和脾胃，宣发升腾之气以和解营卫，故云“桂枝本为解肌”。况此证所重者是心悸，心悸即是桂枝所治，又何疑焉？且太阳篇云“不可更汗”，亦用桂枝二婢一汤以和解也。李东垣曰：误下身重心悸，纵脉仍浮数，亦不可发其汗。设尺脉微，为里气素虚，尤宜戒也，唯与小建中和其津液，必自愈也。

下之后复发汗，必振寒，脉微细，所以然者，以内外俱虚故也。

伤寒原有先汗后下之次第，下之后，表证仍在而脉浮者，仍可用桂枝汤以解外。若脉微弱而反用麻黄发汗，则内外俱虚，所伤大矣。本淅淅恶寒者，变而为振寒内栗，脉微弱者变而为微细，几濒于危矣。所以然者，微为无阳，以麻黄发其阳，致真阳外越故也。成注云：下亡阴，愚按实是亡阳，下药必系苦

---

① 歠（chuò 辍）：饮，喝。

寒，苦寒则伤内运之真阳，阳衰故不能熏蒸输化，而有结胸、痞满、下利诸变症。误汗亡阳，实是亡阴。表药俱系辛温，辛温则耗内脏之真阴，阴竭故不能充肤泽毛，而有恍惚、燥结、烦躁诸变证。然汗必从阳气而越出于外，故曰亡阳。下必与精微长驱直捣，故曰亡阴。误下又误汗，则内外阴阳俱虚，而振寒、脉微细，所必然也。

下之后复发汗，昼日烦躁不得眠，夜而安静，不呕不渴，无表证，脉沉微，身无大热者，干姜附子汤主之。

昼日烦躁不得眠，则虚阳独据阳分而扰乱可知矣。夜而安静，不呕不渴，则又知其阴寒气胜，虚阳扰乱，并非热邪也。无表证，急当救里；脉沉微，则急当复阳。而复申之以身无大热者，恐外邪袭之而烦躁，辨之不可不审也。辨之既审，则以干姜、附子之热，顷服之而不疑矣。成氏云：阳旺于昼，阳欲复虚不胜邪，邪正交争，故昼日烦躁不得眠。夜阴旺，阳虚不能与之争，故夜则安静。不呕不渴，里无热也；身无大热，表无热也。无表证而脉沉微，知阳气大虚，阴寒偏胜。沈尧封云：经有虚则相并之说。昼日烦躁者，我身之微阳，感天之阳，欲外出而与之并也。夜乃天之阴，我身微阳，不敢外出，故反安静耳。烦而兼呕，是少阳证；烦而兼渴，是白虎证，故辨之。无表证，即在“脉沉微无大热”上见。

干姜附子汤

干姜一两　附子一枚，去皮，生用，破八片

上二味，以水三升，煮取一升，去滓，顷服。

此太阳之坏病，因误下而复汗，阳气丧亡，则转属少阴矣。是阳证变阴，阴证似阳，世医多不能辨，用凉药以治烦躁，是速其毙。不知邪入少阴，则烦躁而脉沉微，《行针篇》云阳气浮而阴气沉是也。虽烦躁为六经俱有，如未经汗下，脉浮紧或浮数而烦躁，属太阳，是烦为阳盛，躁为热邪逼阴；汗下后烦躁而脉沉微，属少阴，是烦为阳虚，躁为阴竭矣。阴阳不相附，故烦躁。其亡阳亡阴，又当以汗之先后、表证之解不解为之详辨。此先下后汗，于法为逆，而表证反解，内不呕渴，似乎阴阳自和，而实妄汗亡阳，所以阳虚扰于阳分，昼则烦躁也。故专用干姜、附子，固阳以配阴。若先汗后下，于法为顺，而表仍不解，是妄下亡阴，阴阳俱虚而烦躁也。故制茯苓四逆，固阴以收阳。

二方皆从四逆加减，而有救阴救阳之异。《内经》言水太过，寒气害心，民病烦躁。茯苓感天地太和之气化，不假根苗而成，能补无形之气，化有形之水，而安烦躁，故以为君。人参能回元气于无何有之乡，通血脉于细微欲绝之际，故以为佐。人参佐茯苓，渗水以固下焦元气。干姜配生附，破阴以回下焦元阳。调以甘草之甘以和阴，比四逆为缓，固里宜缓也。姜、附者，阳中之阳也。此汤用生附而去甘草，则势力更猛，比四逆为峻，回阳当急也。一去甘草为纯阳驱寒之剂，开擘[①]群阴，迎阳归舍；一加参、苓，为阴阳双补之剂，温养元气，化渗寒饮，而缓急自别。加减之妙，更见用方之神。

周禹载曰：圣人乃以辛甘大热之剂，纯于阳者以救其偏，自有以和于阴矣。然后知天以阴阳五行化生万物，人身得其全，草木得其偏，及人之偏，则必有偏胜也，即有偏于不足也。故取草木之偏，以救人之偏云尔，岂诚某物治某病哉！

太阳病，先下之而不愈，因复发汗，以此表里俱虚，其人

---

① 擘：分裂。

因致冒，冒家汗出自愈。所以然者，汗出表和故也。得里未和，然后复下之。

太阳病应发汗则愈，反先下之，是徒虚其里而表不解，因复发汗以再其虚表，表里俱虚以致于冒。冒者，正气不足，邪气未散，神识不清，似有物为之蒙冒，乃虚阳上升之故也。虽阳升则能发腠理而和表气，可汗出而自愈；但表气既虚，决不能自汗而愈。然又不得以其冒，而认为表邪闭固，妄发其汗，只须和解营卫自愈。但表虽和而里虚，必不能和调洒陈，济泌别汁，亦不得遂认为邪入于里而妄下之，则必实知里未和之故，而后下之可也。若其故未得，何可以人之性命为戏乎？况里未和之故多端，而下之亦不一法，必实得其所以然，而后可言下也。仲景不出方治，其示人下之应慎也切矣。观条中“所以然者”及“然后”字，知此际之汗之下，皆不得已而勉为汗下法也，此之谓“和”，“和”者和正气也。

汪苓友云：《金匮要略》曰冒家欲解必大汗出，故云自愈。其所以自愈者，非汗自出而愈，乃用药使之汗出，斯表气得和故也。桂枝汤或小建中汤，选而用之。舒驰远云：汗出表和，然后察其二便和否，再一分解，无余义矣。

伤寒大下后，复发汗，心下痞，恶寒者，表未解也。不可攻痞，当先解表，表解乃可攻痞。解表宜桂枝汤，攻痞宜大黄黄连泻心汤。

伤寒表证也，痞里证也。二者不可并治，则先后之间，自有定法。所宜先而不得不先、不可不先之一法，观曰“不可”，曰“当先”，曰“乃可”，固知有先后之定法。《内经》云：从外而之内者，先治其外而后调其内也。故当先用桂枝汤以解表。夫结热不去，必成胃家之燥实；心下痞不散，必转成为结胸。

故仲景竟用此大黄黄连泻心汤之纯寒重剂以急泻乎？盖泻心无定法，正气夺则为虚痞，杂用甘补、辛散、苦泄、寒温之品以和之；邪气盛则为实痞，用大寒、大热、大苦、大辛之味以下之。是又泻心之变法也。虽然即就此条之证，而用此汤治之，未可以为规矩。学者当自思之。

心下痞，按之濡，其脉关上浮者，大黄黄连泻心汤主之。

痞乃无形邪气所结，故按之自濡。其脉浮者，邪不全陷入里也。治用大黄黄连汤者，是必有所误。故柯韵伯云：泻心汤治痞，是攻补兼用，寒热并驰之剂。此则尽去温补，独任苦寒下泄之品，且用麻沸汤渍绞浓汁而生用之，利于急下如此，而不言及热急当攻诸证，谬矣！夫按之濡为气痞，是无形也，则不当下。且结胸证，其脉浮大者不可下，则心下痞而脉关上浮者，反可下乎？小结胸证，按之痛者，尚不用大黄，何此比陷胸汤更峻？是必有当急下之热证，比小结胸更甚而有不可缓者，故制此峻攻之剂，急驱其热而存其阴，否则津液有立竭之虞。乃今既无实热之急证，又非沉紧之实脉，一旦辄用纯寒生利之剂，故不得不辨也。学者读古书，治今病，如据此条脉证而用此方，是害其人，害其方，并害其书，以致反谓古书古方不可以治今病也。注家勿以简残文，信为无误，而曲护其说以遗误后人。由此论之，则前条之证，虽表解之后，亦未可遽用此汤也。

大黄黄连泻心汤

大黄二两　黄连一两

麻沸汤二升，渍之须臾，绞去滓，分温再服。

黄连但能解离宫[1]无形之火热，不能除胃家有形之实热。非君大黄之勇以荡涤之，则客邪协内实而据心下者，漫无出路。故用一君一臣，以麻沸汤渍其汁，秉其性生气锐而急下之，除客邪宜急也。麻沸者，以麻煮之使沸也；麻之质轻，轻可去实，气味俱薄，故数沸而即倾也。渍之须臾者，亦取其气味之薄也。

心下痞，复恶寒汗出者，附子泻心汤主之。

程扶生云：痞为天地不交，已有阴盛阳微之象。若复恶寒汗出，则是邪实于中，阳虚于外而欲出亡也。故急用麻沸汤渍三黄以倾痞，特煮附子汤直救其阳。此治恶寒汗出之痞证，又立一双解之法。

心下痞、恶寒者，为素有之证，明系表邪未解；心下痞而复恶寒者，是恶寒已罢，为复见之证，乃系阳气不固，况加以汗出乎？素有者可两汤以缓治之，复见者不得不急用一汤以两救之。渍以麻沸汤，须臾绞汁，是取三黄悍锐之气，以先开其上焦之热气痞结；而以煮热之附子汁，直救其下焦之阳，以去除寒而固守也。煮汁者，取其仁厚而悠久；绞汁须臾者，欲其邪散而卒去也。

邵庸济曰：痞结恶寒而汗出，几有阳虚飞越之兆，非三黄不能去痞热，非附子不足以监三黄而为节制之兵。此寒热并用，神乎神者也。按韵伯之说，增改经文，恐亦以私意测度圣人者也。然又不得不知，故录后以质明者。

《论注》云心下痞下，当有大便硬心烦不得眠句，故用此汤。夫心下痞而恶寒者，表未解也，当先解表，宜桂枝加附子，而反用大黄，谬矣。既加附子，复用芩连，抑又何也？谓汗出

① 离宫：后天八卦方位中，离卦位于南方，此处代指心脏。

是胃实，则不当用附子；若汗出为亡阳，又乌可用芩连乎？

或问：前条心下痞恶寒，当先解表，宜桂枝汤，兹则同是心下痞而复恶寒，何以不先用桂枝汤，而仅加附子耶？予曰：以有汗无汗上分缓急也。前条恶寒先解表，是无汗，当以表邪为急，故先解表。此条恶寒则加附，是汗出当以亡阳为急，故加附子。况无汗之恶寒，表证虽轻，其邪未泄；汗出之恶寒，即系表邪，已经泄越，无庸顾虑也。且脉象亦必微弱，故加附子。况痞必寒热互结，不助真阳宣化，非但不能开痞，即使暂开，亦恐仍复为痞矣。

附子泻心汤

大黄二两　黄连一两　黄芩一两　附子一枚，泡去皮，别煮汁

麻沸汤，二升，渍三味须臾，绞去滓内附子汁，分两服。

舒驰远云：此汤可以治阳热结于上，阴寒结于下。三黄略浸，即绞去滓，但取轻清之气，以去上焦之热；附子煮取浓汁，以治下焦之寒。是上用凉而下用温，上行泻而下行补，取轻而补取重，制度之妙，全在神明运用耳。

病人脉数，数为热，当消谷引食而反吐者，此以发汗，令阳气微，膈气虚，脉乃数也。数为客热，不能消谷，以胃中虚冷故吐也。

病人脉数，数为热，自当消谷引食矣，而反吐者，是虚热也。虚热者，假热也，即脉数为虚，虚为寒也。故经云上焦开发，宣五谷味，若雾露之溉，谓之气。此因发汗太过，令胃中阳气突出，不能蒸糟粕，化精微，宣五谷味，淫精于脉，致脉气虚而数也。故未汗脉浮数，是卫气实；汗后脉浮数，是胃气虚。气微膈虚，邪热客于中而脉数也。客热不能消磨谷食下行，则反上逆而吐出，故责胃中之虚冷，无真火也。若因其脉数，

而投以清胃之药，则左①矣。

脉浮紧者，法当身疼痛，宜以汗解之。假令尺中迟者，不可发汗，何以知之然，以营气不足，血少故也。

麻黄之发汗，只因营血壅闭，从其有余者夺之。今尺脉迟而不数，乃营气不足而血少，岂堪再夺乎？况迟为无阳，不能作汗。麻黄汤为泻营之剂，而不可轻用。则如此证之脉浮紧、身疼痛，麻黄汤尚非所宜，而为犯禁者。则凡遇当汗之证，必先诊其脉之虚实。是以有先建中而后发汗之法也。

发汗后，身疼痛，脉沉迟者，桂枝加芍药生姜各一两人参三两新加汤主之。

此汗后补法也。发汗后身反疼痛者，骤发其汗，寒邪未尽，而津液虚少，不能却邪荣身也。加姜、芍以解肌者，添兵也；用人参以补精液之不足者，助饷也。喻氏言桂枝新加汤中倍芍药者，以误汗而阳虚邪凑，恐阳孤无偶，用芍药以和之，俾不全散乱也。若作如是解，则失却生姜一味，大背新加汤之本意。加芍药、生姜各一两，因大发其汗，如水流漓，徒伤津液，致病不去。故仍用桂枝汤法，一散一收，一阴一阳，以和营卫而解表，则疼痛自除矣。身疼痛则表未解，表未解则身热所必有。发汗后而身疼发热者，即《评热论》所谓汗出而辄复热之意。脉沉为表虚，迟为无阳，无此雾露之气以胜邪，故加人参独多也。此乃和解法中加重而兼补之新法也。观此而知，表邪脉迟者，原可用桂枝汤加减以和解之，惟不可麻黄汤大发汗也。

沈尧封云：此承上文言不可发汗而发之，则脉之尺中迟者，变为六脉尽迟矣，用此汤救之。胡章及曰：始初发汗药内即加

---

① 左：错。

人参，脉必不沉迟，身必不疼痛矣。汪苓友曰：其脉沉者营气微，又曰脉迟者营中寒。营主血，营中血少，兼有寒邪，故脉沉迟而身疼痛。张兼善曰：寒邪盛则身疼，营血虚则身亦疼。其脉浮紧者邪盛也，沉微者血虚也。证虽相同，脉则大异。

病人脉阴阳俱紧，反汗出者亡阳也，此属少阴，法当咽痛而复吐利。

阴阳俱紧，伤寒之脉也。法当无汗，而反汗出者，乃肾中真气虚衰，既不能使阳卫外而固护，又不能为阳内守而越出，所以邪不出而汗出也。此属少阴亡阳之证，而认为太阳中风，则误矣。阳不能内守，上逼则咽痛而吐，少阴之脉，循喉咙，系舌本也；下逼则利，肾主二阴，坎宫无火，失其闭藏之令，故水无制而下泄也。

沈尧封云：脉阴阳俱紧，无汗者麻黄证，汗出者亡阳证。故见此脉，当于有汗无汗上辨之。亡阳脉证不一，脉有微细者，有阴阳俱紧者，有沉迟者，有数者；证有烦躁类少阳者，有谵语类阳明及合病者。此条当于其证上辨，彼条又当于某证上辨。如脉数似热，而于反吐上见亡阳；烦躁类少阳，而于不呕上见亡阳；谵语类阳明，而于无燥屎上见亡阳；类合病，而于无面垢上见亡阳。逐条细辨，方得病情，岂可一例论哉！

周禹载曰：脉至阴阳俱紧，阴阳极矣。腠理当闭密无汗，乃反汗出者，则是真阳素亏，无阳以固其外，遂致腠理疏泄，不发热而汗自出也。圣人特垂训曰此属少阴，正用四逆急温之，庶几真阳骤回，里证不作。否则阴邪上逆，则为咽痛为吐；阴寒下注，而复为利。种种危候，不一而定也。汪苓友曰：韩祗和引《素问》云阴气有余，为多汗身寒。此是真阳虚脱，阴寒直中之证。急投参、芪、熟附，犹恐亡阳而未及，尚敢用发散乎？郭白云云下利用四逆汤。汪云此本仲景治汗出复吐利之药。咽痛用半夏散及汤，此亦即是仲景治客寒咽痛方也。

病人有寒，复发汗，胃中冷，必吐蛔。

病人有寒在表，则宜发汗。若有寒在里，则当温中，乃反发其表，而驱胃阳外出，则胃中更虚冷矣，必致吐蛔。此一条又为三阴经示禁也。常器之云可服乌梅丸，郭白云云宜理中汤，《摘要》云宜理中汤送乌梅丸可也。

或问胃中何以有蛔？汪苓友曰：胃为水谷之海，海中无物不生，故虽有蛔而不为害。夫人胃气本温，温则蛔得其养而自安。若过寒则冷，过温则热。凡人伤冷伤热，则胃中之气，不得其平，故见吐蛔之证。

发汗后，水药不得入口为逆，若更发汗，必吐下不止。

《摘要》云：此承上条误而又误，必变而成逆也。胃中虚冷，本因误汗，水药不得入口，入口即吐而为逆也。若更发其汗，则胃逆益甚，不能司纳，不特水药入口方吐，且必无时而不吐逆也。舒驰远云：此乃胃阳素虚，夙有寒饮，误汗则阳气外越，内饮乃随阳药上升，结聚胸中，以致水药不得入口为逆。若更发汗，则阳愈耗而阴愈动。斯水饮之逆者，必至上下奔迫无度矣。假令始初即以制饮散逆之品，加入发汗药内，必无此逆也。或言发汗过多，当津液外亡，何反吐逆，且吐下不止，水竟不竭，何耶？不知此水逆之证，小便必不利，正所谓湿胜于热者。若更发汗而不利水，太阳寒水之邪，俱夹辛甘之药力，上升胸胃，吐岂有止时乎？及满而下注大肠，上吐下泻，皆发汗伤其中气，无阳以蒸化水饮，上输下渗，通条四布所致也。

咽喉干燥者，不可发汗。

津液不足，故咽喉干燥，发汗则津液愈竭，故不可。

淋家不可发汗，发汗必便血。

膀胱热，肾水之乏则淋。更发其汗以竭其津，则膀胱愈燥而小便血矣。秦镜明云：淋家即热结膀胱，小便频数。不清利膀胱，反用辛温发其汗，必小便出血矣。

疮家虽身疼痛，不可发汗，发汗则痉。

疮家疼痛，为津液亏耗。更发汗以竭其津液，夺汗者无血，则不能营养筋脉，故强急而成痉矣。

衄家不可发汗，汗出必额上陷，脉紧急，目直视，不得眴[①]，不得眠。

衄者，头额已亡血也，若更发汗，则太阳之津愈竭，必致筋脉引急，而目直视不得眴。《内经》云：太阳结于命门，命门者目也。又曰：太阳起目内眦，通顶入脑者为目系。阴气不荣，则目不合也。目不合，故不眠也。汪苓友曰：《内经》云诸脉者皆属于目，目得血而能视。衄则筋脉已少血养，再发汗以夺液伤血，致脉紧急而不能牵引其目，故直视而不能眴。眴，瞬同，目摇动也。

亡血家不可发汗，发汗则寒栗而振。

夺血者无汗，亡血家是素夺其血，阴已先虚，是无阴以内守，则阳为无根之阳，无以依附，岂堪再夺其汗乎？若强发其汗，则寒栗而振也。《摘要》云：失血之前，固属阳热，然亡血之后，热随血去，热固消矣，而气随血亡，阳亦虚矣。若再发汗，则阳气衰微，力不能支，故身寒战栗，振振耸动，所必然也。

咳而小便利，若失小便者，不可发汗。汗出，四肢厥，

---

① 眴：原作“眴”，据宋本《伤寒论·辨太阳病脉证并治中》改。

逆冷。

咳而小便利，若失小便者，是内无阳气主持而不藏，故可温而不可汗。若发汗则阳益亡而寒愈盛，故四肢厥逆冷。

大汗出，若大下利而厥冷者，四逆汤主之。

此证外无热证相错，其为阴寒易明，大汗则阳亡于外，大下利则阴盛于内，复见厥冷，则纯寒无阳，故用四逆汤急回其阳。然既云大汗大下，则阴津亦亡，但此际不得不以救阳为急，俟阳回乃可徐救其阴也。

汗家重发汗，必恍惚心乱，小便已，阴痛，与禹余粮丸。

汗家，平素多汗人也，又发汗以大脱心液，故恍惚心乱，甚于心下悸矣。汗者阴液也，阴虚则小便难，故小便已阴痛。方中行曰：心主血而藏神，汗多则血虚而舍空，恍惚心乱者，以舍空无恃而神衿散也。阴，宗筋也。痛者，液竭而失其所营养也。《摘要》云：禹余粮丸为清利之药，与此证不合。“与禹余粮丸”五字，衍文也。

发汗多，若重发汗者亡其阳，谵语，脉短者死，脉自和者不死。

发汗多而重发汗，则津亡，胃阳必绝，故验之于证而谵语。验之于脉而短见，谵语犹可治，脉短不可为也。短者，气尽津竭，不可救矣。若脉长而和，则不死矣。《内经》云长则气治，可知短者阳气不足之脉也。人身真阳随汗液亡失，则所存者阴耳，故短为阳绝也。越人曰：脉上不至关为阳绝，阳绝者死。

发汗多，亡阳谵语者，不可下，与柴胡桂枝汤，和其营卫，以通津液，后自愈。

此补上条亡阳脉自和之治法，勿误以为有燥屎之谵语，故以为戒。胃为水谷之海，津液之主，发汗多亡津液，胃中燥必发谵语，并非实热。与桂枝汤和其营卫，柴胡汤通其津液，津液生则胃润而谵语自止，是深著二汤合用之功效，而阳亡可复矣。日后自愈者，不欲人于汗下间求速效也。亡阳谵语，此谵语作郑声看，谵语郑声之虚实，本不难辨。但阳盛里实，与阴盛格阳，皆能妄语，须兼他证辨之，自有确据。

周禹载曰：汗多亡阳，疑是太阳之证，过汗而至亡阳也。亡阳则必用附子以回阳，曷为不加附子耶？以不见恶寒证也。且亡阳而致谵语，又疑是太阳过汗，转入阳明腑证，曷为不可下耶？以不见硬满等实热证也。然其所以然者，殆少阳不可发汗，发汗则谵语乎？少阳谵语，舍小柴胡别无治法，又曷为复加桂枝？仲景以证从太阳，兼见少阳，虽亡阳而外证未除，见谵语而里证亦急，小柴胡表里之剂也，兼用桂枝，即太阳之邪，涣然冰释矣。故曰和营卫通津液而自愈，与阳明胃实，相去千里矣。

《摘要》云：此承上条以出其治也。谵语者，属阳明热实可下之证也。若发汗过多，大亡气液而发谵语者，乃津枯致燥之谵语，非热盛内实之谵语，不可不下也。里热盛宜白虎加人参汤，表不解与柴胡桂枝汤。又按云发汗多亡阳、谵语，以无大便硬满痛，故不可下，以无身寒、汗出、恶寒，故不可温，于此可知发太阳汗出过多致谵语者，必无发热、汗出、恶寒也。发阳明汗出过多致谵语者，必有潮热、恶热、不大便也。此则发少阳汗多致谵语者，即论中少阳不可发汗，发汗则谵语是也。

柴胡桂枝汤（即柴胡加桂枝汤）。

诸虚者不可下，下之则大渴，求水者易愈，恶水者剧。

程郊倩曰：诸虚者，阳津阴液，已有所亡。故下则大渴，求水者亡阴，恶水者亡阳，人身以阳为本。仙经云：阳一分不尽不死。求水者阳气犹存，故易愈；恶水者阳气已衰，故剧而难愈。观此而知仲景虑误下之助阴亡阳，甚于虑误下之亡阴矣。

发汗病不解，反恶寒者，虚故也，芍药甘草附子汤主之。

发汗如法，则病解而不恶寒；今发汗病不解，且反恶寒者，是比前更甚也。是发汗太过，大伤卫阳所致也。故以附子善走之阳，随芍药能收之性，入于营血之中，温经散寒；加甘草调营卫以和正气，而毫无犯发越之禁。前脚挛急与芍药草汤，本治阴虚，此阴阳俱虚，故加附子。

方中行云：未汗而恶寒，邪盛而表实，仇雠之恶也；已汗而恶寒，邪退而表虚，怯懦之恶也。营气哀微，卫气疏漫，病虽未尽解，不致他变，而但恶寒，故曰虚。太阳阳虚，不能卫外，而为阴之使；少阴阴虚，不能藏精，而为阳之守。则阳亡之兆，即见于此。若仍用姜、桂，非以扶阳，反以亡阳；故止去芍药以收少阴之精气，甘草缓阴邪之上逆，加附子固坎中之少火。但使肾中元阳得位，而在表之阳虚恶寒自解矣。

韵伯云：少阴亡阳之证，未曾立方，本方恰与此证相合。芍药止汗，收肌表之余津；甘草和中，除咽痛而止吐利；附子固少阴而找失散之阳，温经络而缓脉中之紧。此又仲景隐而未发之旨欤？抑为散失残缺乎。王晋三①云：太阳之亡阳，本因少阴不内守；少阴表恶寒，实由太阳不外卫。故取芍药安内，附子攘外；尤必借甘草调和芍药，从中敛戢，则附子可招散失之阳，芍药可收浮越之阴。周禹载曰：不解者，知其为营气素虚之人，不宜径行发汗也。营素虚则阳无偶，才一发汗，而营

① 王晋三：即王文德。清代医家，原名淳，字晋三，号衣园。撰《衣园诗草》等书。

卫交虚耳。尔时徒补其阴，则恶寒愈甚；但回其阳，则阴愈劫矣。势不得不芍附兼资，然又惧一阴一阳，两不相和也；于是以甘草和之，庶几阴阳谐而能事毕矣。若早用建中而后发汗，岂至此哉？

《内台方议》云：若非大汗出，又反恶寒，其脉沉微，及无热证者，不可服也。《摘要》云：发汗病不解之不字，当是衍文。盖发汗病不解，则当恶寒；今日反恶寒者，正所谓病解之义也。病解恶寒，始谓之虚。若伤寒发汗病不解之恶寒，非表虚也，是表邪犹在不解，仍当汗也。今发汗汗出病已解，不当恶寒矣；反恶寒者，非表邪也，乃阳虚不能卫外所致。故以芍药甘草附子汤主之。盖用附子以扶阳，芍药以摄阴，甘草和附芍，补阴阳而调营卫也。

芍药甘草附子汤

芍药三两　甘草三两，炙　附子一枚，炮，去皮，破

上三味，水五升，煮取一升五合，去滓，分二服。

发汗病不解，反恶寒者，虚故也；不恶寒但热者，实也，当和胃气，与调胃承气汤。

汗后恶寒，则为营卫俱虚，故有芍药、附子收阴回阳之法。不恶寒而但发热，是津干胃实，故用调胃通津之法。然曰“当”曰“与”，是深有酌量，而不肯妄下以重虚其津也。成无己云：汗出而不恶寒者，此表解里未和，与调胃承气以和胃气。舒驰远云：此二条本气不同也。凡真阳素虚之人，阳虚为本，发表药中不兼顾阳，不但病不解，且卫阳耗散而恶寒，反加恶寒者，亡阳之征也。急用附子以回其阳，阳回而病自愈。凡真阳素旺之人，阴亏为本，发表药中不兼益阴，不但病不解，且阴津被夺，肠胃枯涸而为燥结，则反恶热，恶热者胃实之验也，故用

调胃承气涤热以复其阴，阴复而病自愈。

大汗出，热不去，内拘急，四肢疼，又下利厥逆而恶寒者，四逆汤主之。

汗虽大出，而热仍不去，则恶寒发热，非关于表可知。不惟无烦躁等证，而且内拘急，四肢疼，兼以下利厥逆，是一团纯阴之气，故用四逆汤主治，而非厥阴病之厥利也。或问：现在发热而厥又下利，何以知非厥阴也？以无消渴、气上撞心、心中疼热、饥而不欲食、食即吐蛔也。故有厥阴证而发厥下利者，乃阴阳不相顺接之厥利，乌梅丸证也。无厥阴证而发厥下利者，即非乌梅丸证，其于发热也亦同。

或谓大汗出而热不去，似真阳越出躯壳之外，何为不在亡阳死证列？亡阳由于寒虚，此证由于寒实。寒虚者阴阳脱离，寒实者阳得阴恋，故可行温法也。温之而阴邪自散，无庸顾虑亡阳也。何以知其寒实而非亡阳也？以内拘急肢疼，故虽大汗出而热不去，是可知其阳得阴恋，微阳尚在躯壳而未脱离也。沈尧封云：此误汗，甘草附子汤证也。证本自汗出，误汗则大汗出；证本发热，误汗则热不为汗减；证本在骨节烦疼、不得屈伸，误汗则内拘急、四肢疼；证本大便反快，误汗则下利；证本不欲去衣，误汗则厥逆而恶寒。

太阳病，发汗，遂漏不止，其人恶风，小便难，四肢微急，难以屈伸者，桂枝加附子汤主之。

太阳病固当汗，若不取微似有汗，而发之太过，阳气无所止息，而汗出不止矣。或卫阳平素不足，一旦撤去护卫，故遂漏不止，有如水淋漓之状也。卫气衰则恶风，阴虚则小便难，筋脉无津液荣养，兼以风入而增劲也。经云液脱者，骨肉屈伸不利。此阳气与阴液两亡，复加外风袭入，故用桂枝加附子汤，以固表驱风，而复阳敛汗也。前一二一条脚挛急在未汗前，是阴虚；此四肢急在汗漏后，是阳虚。自汗因心烦，其出微；遂漏因亡阳，故不止。误汗亡阳，实是夺液。燥液无如附子，仲景偏生用之，何也？盖亡阳则阴便来袭，不先破阴，阳必难回。且附子走而不守，加于桂枝汤中，能益气扶阳，直达于外，而同芍药固表敛液以为救逆也。真武汤是救亡阳之失，急于回阳去水，桂枝加附子汤是救漏风之失，急于温经止汗。否则人身津液有几，堪漏而无已耶？

桂枝加附子汤

桂枝三两　芍药三两　甘草二两，炙　大枣十二枚，劈　附子一枚，去皮，炮，破八片　生姜三两，切

煎服如桂枝汤法。

太阳病，发汗，汗出不解，其人仍发热，心下悸，头眩，身瞤动，振振欲擗地者，真武汤主之。

太阳病当汗，乃汗出不解，以汗太骤，徒伤真液，邪仍不去，而有眩悸瞤振之候，则是骤发其汗，真阳随汗液欲亡之象也。头眩者，阳虚不安而扰逆也；筋脉瞤动者，无阴液以和阳而振振也；欲擗地者，身振摇不宁，似无置之处，思欲擗而安居。盖人身阳根于阴，其亡阳之证，乃少阴肾中之真阳，随津液飞越而亡也。真阳亡而真阴亦与之俱亡，亟须镇摄归根，不令肾中真水，随汗外竭也。阳既归根，阴必翕然从之，阴从则水不逆矣，阴从则阳不孤矣，岂更能飞越乎？用附子回阳气也，芍药收阴液也，茯苓所以利水使不上涌也，而复用生姜者，为其有未解之邪，故用辛温通阳气于周身也，犹恐太过，用芍药以固护。舒驰远曰：振振欲擗地五字，形容亡阳之状如绘，盖汗出过多，卫气解散，其人似乎全无外廓，故振振然四顾彷徨，

无可置身，欲擗地以避处其内也。

发汗后，其人脐下悸者，欲作奔豚，茯苓桂枝甘草大枣汤主之。

阴阳二者，相维而不相离。汗出过多，阳浮于上，阴即下动。脐下悸者，阴气欲上乘而作奔豚。豚为水畜，奔则昂首疾驰，酷肖水势上干之象。然水势尚在下焦，欲作奔之兆而未发也，当先时而急治之。《气交变大论》云：水太过，寒气流行，邪害心火，民病悸。故君茯苓之淡渗以伐水邪，佐桂枝辛甘保心气，以御水寒上凌；甘草、大枣培土以制水泛。与下条心气虚而悸者不同。

沈尧封云：此误汗茯苓甘草汤证也，即用原方，以枣易姜，乃守中之圣药。中风干呕，用枣守中，使上焦之邪不得陷下；少阳喜呕，用枣守中，使半表之邪不得全入于里；奔豚用枣守中，使下焦之邪不得上攻。惟邪在中焦者禁用。

苓桂甘枣汤

茯苓半斤　桂枝四两　大枣十五个　甘草二两，炙

甘澜水一斗，先煮茯苓减二升，内诸药煮取三升，去滓，日三服。

作甘澜水法，以水置盆，扬之数百遍，水上有珠子数千颗即成。

未持脉时，病人叉手自冒心，师因教试令咳，而不咳者，此必两耳聋无闻也。**所以然者，以重发汗虚故如此**。

夫叉手自冒心，是阳虚之外候也。令咳以试内候之阳虚，得之于耳聋矣。所以然者，诸阳受气于胸中，而精气则上于耳。今以重发汗而劫其胸中之阳，则胸中少此雾露之气为之灌溉，而精气不能上走于耳，故聋。以此验叉手自冒心之为悸，而其

悸亦为心虚之悸，非水乘之悸也。所以下条用桂枝甘草汤补助其中气之不足，桂枝以宣通上焦之阳，甘草以卫住上焦之精气，不令走散。况阳虚耳聋，与少阳邪盛耳聋不同，又可于叉手自冒心之症互验也。

发汗过多，其人叉手自冒心，心下悸，欲得按者，桂枝甘草汤主之。

汗多则心液虚，心气馁，故悸。悸者，心惕惕然不能自安。叉手自冒，则外有所卫；得按，则内有所凭。望之而知其虚矣，惟不至于耳聋之甚。心下悸欲得按，推原叉手自冒心之故。心悸有心气虚，有水气乘。然水乘必因心虚，故心下一悸，辄惕然自恐肾邪之上凌，欲得按以御之也。盖汗为心液，汗多心虚而失所育，则为悸，责在胸中阳气不足也。夫阳受气于胸中，发汗过多则胸中之阳气衰微，故与桂枝以调赞不足之中气，犹恐轻扬走表，特佐甘草以留恋其中，真神圣配合之方也。按：悸证阴盛阳虚为多，所以阳明篇中绝无悸病，以阳明血气盛，实热为病居多故也。

桂枝甘草汤

桂枝四两　甘草二两，炙

水煮一升，顿服。

桂枝本营卫药，得麻黄、生姜，则令卫气分发而为汗，从辛也；得芍药，则收敛营气而止汗，从酸也；得甘草，则和营卫而养气血，从甘也。故此方以桂枝为君，独任甘草为佐，以补心之阳。汗虽多，而不至与亡阳。甘辛温相得，斯血气和而悸自平。与治心中烦、心下有水气而悸者迥别。此补心之峻剂也。

太阳病，小便利者，以饮水多，必心下悸，小便少者，必

苦里急也。

太阳病而小便利者，则无湿热在内为患已明。宜用辛温之剂，以解太阳寒水之邪。而反饮水欲解其身热，则误矣。《金匮》云：病人饮水多，必暴喘满。凡食少饮多，水停心下，甚者则悸，微者短气。若饮水多而小便利者，水不聚于下而聚于上，里阳衰也。故水气凌心，则必心下悸。小便少者，水不聚于上而聚于下，里有热而心下不悸，从可知矣。然膀胱之里必苦于急也。此释饮水过多，而致心下悸以及里急之证也。

大下后，复发汗，小便不利者，亡津液故也，勿治之，得小便利必自愈。

人身之津液有几，大下后已伤阴液，复又发汗以竭阳气。此而小便不利，非热结膀胱，亦非水蓄于下，是亡津液所致。故云勿治。勿治之者，固是勿治其小便之不利，以重竭其阴。必须待其阴气复，津液充足，小便自利必自愈。凡汗下后无他病，阴阳未和者，俱宜勿治，必养必和，待其来复而自愈。言“愈”又言“自愈”，且言“必”者，正见总不得妄生事端也。程说充其津液，求诸生成化育，总是要治，非原文勿治必自愈之义也。沈尧封云：承上文言小便不利证有不同，有水停而不利者，亦有亡津液而不利者，不可混治。

太阳病，发汗后，大汗出，胃中干，烦躁不得眠，欲得饮水者，少少与饮之，令胃气和则愈。若脉浮，小便不利，微热消渴者，与五苓散主之。

太阳病，本当服药微有汗者为佳。若发汗太过，所谓如水流漓，病必不去，于是有诸变证。今发汗后而至大汗出，则胃中液竭，故干。离中水亏，无以济火，故烦。方中行云：干则燥，燥则热，热则烦也。胃中干燥，无津液以润养，则胃不和，所以不得眠也。津液干燥，势必求救于水，故少少与之以和胃燥，多则恐水不消也。若脉浮，则表证仍在，故身微热。小便不利而消渴者，是热入其腑而膀胱气伤，则腑证已急，故与五苓以两解之。若表已解而大热渴者，又是白虎汤证矣。

发汗后，腹胀满者，厚朴生姜半夏甘草人参汤主之。

程扶生云：发汗后腹胀满者，由脾胃气虚，痰饮搏结，壅而为满也。阳气散于外而中空虚，故阴邪结满于中也。邪气盛则实，故用厚朴、姜、夏散邪而除胀满；正气夺则虚，故用人参、甘草补中而益元气。韵伯云：太阳汗后胀满，是阳入于里，将转属阳明；太阴汗后而腹胀满，是寒实于里，而阳虚于内。引下利清谷、汗出胀满用此汤，而太阳汗后胀满，断不可用。以予观之，当分虚实寒热，不可论定。太阳汗后，如果将转属阳明，则必坚痛，原不可用生姜、半夏。然原文并无硬痛字样，则虚气留滞而但胀满也明矣，故用之。若谓太阴下利清谷，误汗胀满者，则纯是阴寒虚气，当用理中四逆辈，又何得用厚朴、生姜、半夏之苦辛乎？

厚朴生姜半夏甘草人参汤

厚朴半斤，去皮，炙　生姜半斤，切　半夏半升，洗　甘草二两，炙　人参一两

上五味，水一斗，煮取三升，去滓，温服一升，日三服。

夫胀非苦不泄，故用厚朴；非辛不散，故用半夏、生姜。但使徒以厚朴、生姜疏利其气，半夏宣通阴阳，其始非不遽消，则恐正气耗散，不能运行，其后胀满愈甚，故必以人参、甘草纯和之品辅之，此仲景启攻补并施之法也。

伤寒发汗已，身目为黄，所以然者，以寒湿在里不解故也，以为不可下也，于寒湿中求之。

《金匮》云：黄家所得，从湿得之。湿与热郁结而不得泄，则发热、身黄，兼之胸满、烦喘、口燥、肚热，此为热在里，当下之。若伤寒发汗已，则邪已外泄。而反身目为黄者，风气去，湿气在也。湿与寒搏结在里，不得解散。汪苓友曰：汗乃中焦阳气所化，汗后中气愈虚，寒湿愈滞。脾胃受寒湿所伤，而色现于外，此与湿热发黄不同，故以为不可下。言不可以苦寒药下之也。以为二字，虚活之极。意此以为寒湿不可下，故令人于寒湿中求之，当温中散寒除湿，于真武、五苓辈求之。

或问：湿夹热则郁蒸，故发黄，今夹寒何以发黄？汪苓友曰：寒湿发黄，譬之秋冬阴雨，草木不应黄者亦黄，此冷黄也。王海藏云：身冷、汗出、脉沉而黄为阴黄，乃太阴经中湿。亦有体疼发热者，身如熏黄，言如烟熏色黯，终不如阳黄之明如橘子色也。当叩其小便之利与不利；小便自利，少腹不硬，术附汤；小便不利，大便反快者，五苓散。娄全善[1]云：栀柏、赤豆二汤，俱治身黄、小便利而身不疼；若身黄、小便利而一身尽疼者，术附汤主之。《活人》所谓中湿是也。

伤寒吐下后发汗，虚烦，脉甚微，八九日心下痞硬，胁下痛，气上冲咽喉眩冒，经脉动惕者，久而成痿。

吐下复汗，三法并用，津液竭尽，正气亦微，故脉微。邪复搏结，虚邪夹水饮上逆，而心下痞硬，并胁下痛也。逆而不已，则上冲咽喉；又不已，则上冲头目而眩冒。饮食所入，不能化津液以养经脉，而动惕徒增胸胁硬痛，故预决成痿。吐下复汗后变出诸证，未必毕竟是虚，而脉微至于甚，看出诸证皆

---

① 娄全善：即楼英。明代医家，字全善，一名公爽。撰《医学纲目》等书。

的属于虚。发汗后与一九十条相同，宜与苓桂术甘汤为合法矣。此而不用，当时证所增者惟虚烦，脉所变者惟甚微。延至八九日，心下逆满者，留而不散，则痞硬；胁下痛者，永为癖块矣。气上冲胸者，结而上升冲咽喉，则眩冒恒见厥仆矣。邪饮搏结有加，而脉反甚微，不与病情相协。为日既久，则四属失其滋养，而经脉动惕。此后非不有饮食渐生之津液，然久不共经脉同行，其旁渗他溢与饮同事可知，其不能复荣经脉可知，所以竟成痿也。虽然，仲景不曰必成痿，而曰久而成痿，尚可治疗，医者审之，不可因其将成痿废而遂弃之。

舒驰远云：经言胸中之阳，法日之驭，离照当空，消阴除曀①，而宣布于上；脾中之阳，法天之健，消化饮食，传布津液，而运行于内；手足之阳，为之役使，流走周身，固护腠理，而捍卫于外。此三者丰享有象，则阴邪不敢犯，而肾中真阳安享太宁，一身内外可以无虞。惟在外、在上、在中之阳衰微不振，阴气乃始有权。如此证吐伤胸中之阳，则阴邪乃得夹饮上逆，而为心下痞硬；下伤脾中之阳，则阴邪乃得夹饮肆横，而旁溢于胁，故胁下痛；复因汗夺卫外之阳，则邪饮乃得溢出四肢，流入关节，沮滞经脉，营卫行涩，所以久而成痿。此条仲景无治法，《补亡论》郭白云云当作茯苓桂枝白术甘草汤主之。

太阳病下之，其脉促不结胸者，此为欲解也。脉浮（浮字疑误）**者，必结胸也；脉紧者，必咽痛；脉弦者，必两胁拘急；脉细数者，头痛未止；脉沉紧者，必欲呕；脉沉滑者，协热利；脉浮滑者，必下血。**

太阳病误下而见脉促，促为阳盛，是阴寒之药不能伤其胃

① 曀（yì 意）：翳，昏暗。

阳，表邪亦未陷入，故脉促。邪既不结于胸，仍可从表出矣，故为欲解也。脉浮者必结胸，指未下前言。浮为在表，浮为里虚，故下之必至表邪陷入而为结胸也。下后脉浮，则邪仍在表，何至结胸？如欲结胸，必变沉脉。其浮字必沉字之误。脉紧者，陷入之邪逆而上击，故咽痛。弦为少阳之脉，故两胁拘急。脉细数者，误下伤其阳气。头为诸阳之首，阳衰不能上达，故头痛未止。脉沉紧者，邪陷搏结而不散，故呕。呕者，欲散而不能散也。邪虽入里，而犹有不能容之势。脉沉滑者，邪似尽陷入里而为热。然下后之沉滑，热在里而夹表，故协热利。其不得专里而遗表，概可知矣。脉浮滑者，重阳之脉也。重阳之脉而见于下后，其阳邪太过可知。阳邪太过，则伤阴络。虽未行动，必至内溢而后血。

舒驰远云：喻氏言脉浮而促者必结胸，促字不确。结胸之脉，动数变迟。盖动数为欲传之脉，必变迟则力绵势缓而不能传，乃为结胸。今促则力不绵，势不缓，邪必不得陷，曷亦为结胸耶？究竟还该迟字。《摘要》云：脉促当是脉浮，始与不结胸为欲解之文义相属；脉浮当是脉促，始与论中结胸胸满同义。盖误下邪陷，当作结胸，反不结胸，其脉浮，此里和而①不受邪，邪仍在表，为欲解也。若脉促者，为阳结实邪之脉，故必结胸也。然脉促固阳脉也，若促而有力为实，则为结胸实邪之诊；若促而无力，则为胸满虚邪之诊也。

太阳病，先发汗不解，而复下之，脉浮者不愈。浮为在外而反下之，故令不愈。今脉浮故知在外，当须解外则愈，宜桂枝汤主之。

① 而：原下衍一“而”字，据文义删。

太阳病先发汗不解，是发汗不如法，或药不胜邪，故不解，仍当和解营卫自愈。医乃误认邪入于里，而复下之，则误矣。脉浮为邪在于表，而反下之以治里，故令其不愈。今脉尚浮，则知其邪不内陷，而仍在于外。此人必素禀壮实，故汗后误下，而本病本脉无毫发之变。当须桂枝汤解外则愈，有是脉，用是药，亦不以既下，而遂以桂枝汤为不中与也，故仍宜用之以和解其外也。

太阳病下之后，其气上冲者，可与桂枝汤，方用前法；若不上冲者，不可与之。

魏柏乡云：太阳病下之，应成结胸。今不成结胸而气上冲，若不治之，将成结胸矣。盖上冲者，胃阳被苦寒之品伤折一时，稍挫其运枢之机，则雾露之气散解。所以表邪乘此而入胸膈。其人胃阳素盛，不受陷结，与阴寒之药以及表邪相拒争耳，故气上冲。设阳气不盛，则不能争而冲，即凝而结矣。盖病在表而下之，则阳几乎陷结。幸不结胸而上冲，则阳气乃欲透表，故仍用本汤，服依原法，使邪仍透表而出。别条云太阳病下之，其脉促不结胸者，此为欲解也。此正是一义。特彼条脉促者，阳盛见于脉；此条上冲者，阳盛见于证耳。见于脉者，可听其自愈；见于证者，仍须治而愈。所以言与桂枝汤言可者，正可助其胃气，宣扬熏肤、充身而解散也。若不上冲者，中气已被其陷，亦犹后主[①]既降，剑阁无所技施，故不可与之，即桂枝不中与之意也。

太阳病，下之微喘者，表未解也，桂枝加厚朴杏仁汤主之。

误下后大喘，则为里虚，邪气入内，正气将上脱也；下后

① 后主：三国蜀汉最后一位皇帝刘禅。

微喘，则为里实，气争上逆，故邪不内陷而犹在表。邪虽在表，但下后不得用麻黄，故用桂枝汤以解表。然桂枝汤证不喘，今虽微喘，必加厚朴、杏仁以降气之逆，而喘自除矣。论中杏仁为治喘主药，微喘者佐以厚朴之苦辛，以散其滞气；喘甚者必佐麻黄之辛苦，其形中空，能泄肺中之壅实以定喘。经云肺苦气上逆，急食苦以泄之。又云肺恶寒。故俱用苦温之药以泄肺邪。肺又恶火，若胃实热盛，上逼肺而致喘者，又当用甘寒之品以佐之，如麻杏甘石汤之意也。

桂枝加厚朴杏仁汤（即桂枝汤加）

厚朴二两　杏仁五十个，去皮尖

余如桂枝汤法。

舒驰远云：此证虽经误下，而不下利结胸者，本气犹强健而能内运也。表未解者，邪不内陷也。微喘者，表寒外束，气不得泄，而正与邪争也。故仍用桂枝汤以解表，加厚朴、杏仁以利下其气也。

下后不可更行桂枝汤，若汗出而喘，无大热者（以上九字应在“下后”下），**可与麻黄杏仁甘草石膏汤**。

“若汗出而喘无大热者”九字，当在“下后”下，始与方法相合。伤寒无汗而喘，是寒郁于肺也；今下后汗出而喘，是热壅于肺，不得疏泄也。用麻杏甘石汤，利肺除热，降逆以定喘也。按误下后而仍有桂枝证在者，何妨更用桂枝汤以解表，亦仲景之法，未当禁也。今下后反汗出而喘，正恐汗为亡阳，喘为气脱，而又别无真脱之脉证，是可知气证本夹温在内，误下则表热与内热，袭壅于肺而不得解，则喘，故不可更用桂枝汤辛温以助其热邪。外虽无大热，而内则热甚矣。可与麻黄发肺邪，杏仁下肺气，石膏清肺热，甘草缓肺急。沈尧封云：此误下大青龙证也。

湿家下之，额上汗出，微喘，小便利者死，若下利不止者亦死。

寒湿之中人也，阳必先虚，故湿证多从助阳温散为治。若妄下，则阳益虚而欲脱，救不及矣。额上汗出、微喘，虚阳欲上脱也。喘而微者，欲脱而未脱也。二便有一不禁，不但阳已脱而不能禁，阴亦随之而下脱矣。经曰：阴在内，阳之守也。阴脱则阳无所附，微阳岂能独存，故死。沈尧封云：误下湿证，额必有汗出其下利不止者死，误下桂枝附子证也；其小便利者死，是误下去桂加术证也。

湿家其人但头汗出，背强，欲得被覆向火。若下之早，则哕，或胸满，小便不利，舌上如苔者，以丹田有热，胸有中寒，渴欲得水而不能饮，则口燥烦也。

湿邪黏滞，其人腠理闭塞，元府不通，卫气不得泄越，故无汗。惟头为诸阳聚会，湿乃阴邪，不能闭结，故但头汗出也。湿邪壅塞，则周身阳气，不得流通，而经脉沮滞，营卫行涩，故背强而欲得被覆向火。以温暖其肌肤，疏通其腠理。则荣卫之气舒畅，而湿邪不能滞着。治之者亦可悟其阳虚向火之意，乃不用壮阳驱湿之剂，而反以苦寒之药下之，则大误矣。夫人必先阳虚而后受湿，至于湿家，则阳素虚可知，故不可下之以除其热。热除必哕，不哕则邪不上逆，而但弥漫于胸中，故满。回肠为湿所壅，则小便不利。胸有寒湿，为热所蒸，则舌上如苔。如苔者，寒湿所蒸之滑苔，自与燥干者不同也。丹田有热，故渴欲得水；胸中有寒，故不能饮。欲饮而不能饮，则口燥作苔而生烦矣。前“但头汗出”一段①，当是麻黄加术之治；此后“丹田有热”一段，当是五苓之治。经②曰：小便不利者，但当利其小便。

太阳病，下之后，脉促胸满者，桂枝去芍药汤主之。若微恶寒者，去芍药方中加附子汤主之。

下后，脉促而不汗出，胸满而不喘，非阳盛也，是寒邪内结，将作结胸之脉。幸无下利等症，则阳邪犹盛于阳位，几于结胸而未至结胸也。故即于桂枝汤去芍药之酸寒，俾姜、桂之性尽其所长，则阴气流行，而邪自不结，即成扶阳之剂矣。若微见恶寒，则阴气凝聚，肾阳虚衰，卫气不行，恐姜、桂之力薄，不能散邪，加附子之辛热，为纯阳之剂矣。

促脉虽为阳盛，而总是不足之象。人但知促为阳盛，而不知得之于下后，有阳盛而见促脉，亦有阳虚而见促脉者，仍须辨之于证。其人禀气果实，病在太阳而误下，则仍脉证不动不变，如一七十条是也。其次则止脉变促，而不变结胸满诸证，乃宗气足而胃阳稍伤也，如一六九条是也。其次则气上冲，宗气已动而上行，如一七一条是也。其次则结胸硬痛，及脉促、喘汗、下利，犹是邪阳陷入，与真阳为患。若但见胸满而不硬痛，明系下后阳虚所致。下焦之阳既虚，则上焦之阳涣散无根，不复能布气于胸中。客邪未犯，浊气先填，所谓阳气不达之处，阴气从而填之，则为满。故虽胸前轻清之位，亦复变为重浊矣。

合二零九条之促脉，不但主表主里之不同，抑且主寒主热之迥异。由此之微恶寒合二零九条观之，则脉促、胸满喘而汗

---

① 段：原作“叚”，据文义改。下同。

② 经：指《金匮要略》。《金匮要略·痉湿暍病脉证治》曰：“湿痹之候，小便不利，大便反快，但当利其小便。”

出之内，原有伏虚阳欲脱之机。故仲景于此际，以微恶寒发其义，预杜亡阳为御后之策。可见阳虚则恶寒矣，又可见汗不出之恶寒，则阳虚于内，尚未出亡于外，不得不先防微杜渐也。

《摘要》云：今以微恶寒发其义，却不在汗出上辨寒热，而在汗出恶寒不恶寒上辨寒热；不在脉促上辨寒热，而在脉促之有力无力上辨寒热。于此又可知，不惟胸满上辨虚实，而当在胸满之时满时不满、常常满而不减上辨虚实矣。沈明宗曰：若脉促胸满而微恶寒，乃虚而局踖，阳气欲脱，又非阳实之比，所以加附子固护真阳也。

桂枝去芍药汤　即桂枝汤去药一味

桂枝去芍药加附子汤　即前方中加附子一枚，炮

服桂枝汤，或下之（以上三字在无汗下），**仍头项强痛，翕翕发热无汗，心下满微痛，小便不利者，桂枝汤去桂**（去桂当作去芍药）**加茯苓白术汤主之。**

曰“仍头项强痛，发热无汗”，则是原有此证，而今仍未解也。翕翕发热，桂枝证也；无汗，麻黄证也。服桂枝汤以固表，所以仍无汗而不解也。仲景云：发热汗不出者，不可与也。倘或下之，而心下满痛、小便不利，非从前所有，因误治而伤其脾阳，不能蒸化，致水气凝结，此亦为坏病。即观其坏在水气而治之，不依前法也。术、草以培土制水，茯苓以渗水。仍用姜、桂、大枣者，一以佐术、草培土，助生化之气；一以助脾行津液，以和营卫而散未尽之表邪。此条当作两段看。服桂枝汤，仍头项强痛、翕翕发热无汗，当用桂枝去芍药汤主之；或下之，心下满微痛、小便不利者，当用桂枝汤去芍药加茯苓白术汤主之。

汪苓友云：或下之三字，当在发热无汗之下。心下满微痛、

小便不利，此为水饮内蓄。《外台方议》问曰：心下满微痛，乃是欲成结胸，何缘作停饮治之？答曰：诸症皆似结胸，惟小便不利一证，乃停饮也。故此条仲景只作停饮治之。《摘要》云去桂当是去芍药，此方去桂，将何以治仍头项强痛、发热无汗之表乎？细玩服此汤曰：余依桂枝汤法煎服，其意自见。服桂枝汤已，温覆令一时许，遍身漐漐微似有汗，此服桂枝汤法也。若去桂，则是芍药、甘草、茯苓、白术，并无辛甘走营卫之品，而曰余依桂枝汤法，无所谓也。且论中有脉促、胸满、汗出、恶寒之证，用桂枝汤去芍药加附子汤主之。去芍药者，为胸满也。此条证虽稍异，而其脉则同，为去芍药可知矣。

按此方即苓桂术甘汤，而有生姜、大枣，其意专在解肌，利水次之，故用生姜、大枣佐桂枝，通津液以取汗也。苓桂术甘汤，不用生姜、大枣而加茯苓，其意专在利水，扶阳次之，故倍加茯苓君桂枝，于利水中扶阳也。所以方后不曰依服桂枝汤法也。

桂枝去桂加苓术汤即桂枝汤去桂加：

茯苓三两　白术三两

余依桂枝汤法煎服，小便利则愈。

按柯韵伯云：经曰血之与汗，异名同类，又曰膀胱津液，气化而后能出，是汗由血化，小便由气化也。茯苓无中生有，得气化而生，故论中利小便必用茯苓。桂枝是血分药，但能发汗，不能利水。按五苓散云多服暖水汗出愈，此云小便利则愈，可明用桂枝去桂之理。今人不审仲景法，妄谓仲景制五苓以利水，岂不悖哉！据此论原文，桂枝汤去桂加苓术汤，利小便以治下半节之水气，于理亦通。缘桂辛温走于上焦，不能下渗；而芍药酸寒，不走上之两焦，同茯苓专注膀胱而利小便也。若治上半节之头项强痛、发热无汗，则大不可。姑存两见，俟高明鉴定。

病发于阳而反下之，热入，因作结胸；病发于阴而反下之，因作痞。所以成结胸者，以下之太早故也。

下证必俟热已成实，故毋论里有寒分不可下，即里热未实，亦不可下。病发于阳者，从发热恶寒而来，否则热多寒少者，下则表热陷入，与寒药水饮互结，是为结胸。结胸为实邪，故硬而痛。病发于阴者，从无热恶寒而来，否亦寒多热少者，下则虚邪上逆，阴气凝结，是为痞。痞为虚邪，故或硬或不硬，而总不痛。故结胸未下之来路，曰脉浮而动数，是阳盛之脉也；下后动数变迟。痞证未下之来路，曰脉浮而紧，是阴邪之脉也；下后紧反入里。阴邪不可下，而阳邪原可下。下之成结胸者，以下之太早，因表未解故也。阳为热邪，阴为寒邪。结胸言热入，故用大黄、芒硝、甘遂纯寒作剂而治热结。痞不言寒入者，痞因寒热互结，不过寒多热少，不可专言寒，故用干姜、黄连并驱而分解。若无热而误下，则成寒实结胸；如不结胸，必下利不止。秦镜明云：病发于阳，表热之重者，下早表热内陷而成结胸；病发于阴，表热之轻者，若下之则成痞满。

脉浮而紧而复下之，紧反入里则作痞，按之自濡，但气痞耳。

伤寒脉浮而紧，即当温散而不当寒下。设误下，而脉之紧者反入里，则气结聚而成痞矣。然所谓痞者，但有邪气之痞塞于里，结而不通，胸闷不食，非若结胸证之有外邪与内饮搏结硬痛也，故按之自濡。

本以下之故，心下痞，与泻心汤。痞不解，其人渴而口燥烦，小便不利者，五苓散主之。

泻心汤者，所以治虚热之气痞也。与泻心汤而痞不除，则非气聚之痞可知矣，必心下有水气故耳。水蓄则气不腾而津不上潮，其证必兼口渴燥烦而小便不利。治宜去水，用五苓散逐水，则痞气自解矣。盖功擅开导其饮，所以亦得为消痞满之良法也。痞之来路虽同，而口燥渴烦、小便不利，以致水饮内蓄，津液不行，痞无去路，非结而不去，利又不同。今症不同，治亦宜异，五苓散主之。使清阳发腠理，浊阴出下窍，而水饮自无阻留矣。用桂仍从心泻，而兼气化之品从腑泻，又一法也。方中行曰：渴而口燥烦、小便不利者，津液涩而不行。五苓散升阳生津，津生而渴烦止；化气利水，水利而痞自除。所以又为消痞满之一法也。

太阳病，寸缓关浮尺弱，其人发热汗出，复恶寒，不呕，但心下痞者，此以下之过也。如其不下，病人不恶寒而渴者，此转属阳明也。小便数者，大便必硬，不更衣，十日无所苦也。渴欲饮水者，少少与之，但依法救之。渴者，宜五苓散。

《摘要》云：太阳病，脉浮缓而弱，中风脉也；发热、汗出、恶寒，中风证也；不呕则里气和，缘何而有心下痞证？此必以医下之故也。如其不经医下，邪热自传于里，病人不恶寒而渴者，此邪去太阳，已转属阳明也。夫寸缓关浮尺弱、发热汗出、复恶寒，纯是太阳未罢之证。但太阳病呕而心下不痞，今不呕而痞，是邪气结塞而不上逆，必因下之之过。如其不下，其人应不恶寒而渴，不恶寒则邪离太阳，渴则胃热已炽，是为转属阳明矣。然转属阳明，小便数者，是津液偏渗，湿气渐消，大便必硬，不更衣必有所苦。今不更衣十日一无满痛之苦，非转属阳明也。脉象缓弱，究非可下证。如微渴欲饮者，是亡津液所致，少少与之，少少者不得不与，亦不可多与，但依法救其渴，而令胃气和则愈。若微热、消渴、小便不利者，太阳停水证也，宜用五苓散以两解之。此言虽太阳病在，脉寸缓关浮尺弱，而心下痞者，必亦从误下得来。舒驰远云：末句渴者宜五苓散有误，应是小便不利者宜五苓散，以五苓散原为小便不利者设也。

太阳病，医发汗，遂发热恶寒，因复下之，心下痞，表里俱虚，阴阳气并竭，无阳则阴独。复加烧针，因胸烦，面色青黄肤瞤者难治；今色微黄，手足温者易愈。

病在太阳，未有不发热恶寒者，今因发汗始见，则未汗之先，已属阳虚。治阳虚证，不识解肌之法，而误发汗，势必更虚其阳气，邪遂肆横而发热恶寒。医犹不知和解未尽之表邪，乃误认发汗不解，转属胃腑，因复下之以伤其里气，致阴邪痞满于心下。盖发汗伤阳为阳竭，妄下亡阴为阴竭。胸膈之间，阳气所治也，无阳则阴不生，阴独则阳不化。心下无阳，则阴邪独弥漫于中而痞结，乃加烧针以治痞。本论云火气虽微，内攻有力，因致胸烦也。伤寒之病，以阳为主。其人面色青黄，是脾受克贼，横行肤腠而瞤动，故难治。若面色微黄，为土色回生；手足温，是胃中阳气复行于四末，故为易愈。

发汗若下之，病仍不解，烦躁者，茯苓四逆汤主之。

发汗则阳已伤，复用寒药攻下，则阳大虚而阴邪肆横，故病仍不解，转增烦躁。其阳有欲亡之机。《气交变大论》云：水太过，寒气流行，邪害心火，民病身热烦心、躁悸。故用干姜、附子之辛热，助阳驱寒；茯苓之淡利，泻水太过；而复用人参坐镇建中而健运，以安和其欲越之阳。所为见微知著，默杜其危机也。

夫不汗出之烦躁，与发汗后之烦躁，毫厘千里。不汗出之烦躁，不辨脉而妄投青龙，尚有亡阳之变；则发汗后之烦躁，即不误在药，而已误在汗矣。况更下后之烦躁，与未下之烦躁，又自不同。未经汗下而烦躁为阳盛，其脉实；大汗下后而烦躁是阳虚，其脉沉微。汗多亡阳，下多亡阴，阴阳两亡，而热仍不解，故用姜、附以回阳，参、甘、茯苓以滋阴，是阴阳双补法也。或曰：发汗若下之，病仍不解烦躁，焉知非实热证？汪苓友曰：实热证至烦躁，邪在表者，必不汗出；邪在里者，必不大便五六日，绕脐痛，及舌苔干黄。揆①之脉证，两者判然，可无疑矣。沈尧封云：此即上文愈之之法也。

茯苓四逆汤（其方论在一三四条下）

茯苓六两　人参一两　甘草二两，炙　干姜一两　附子一枚，生用，去皮脐，切八片

上五味，水五升，煮取三升，去滓，温服七合，日三服。

发汗若下之，而烦热，胸中窒者，栀子豉汤主之。

发汗若下之，则虚其中矣。烦热胸中窒者，余热乘虚，而窒塞于心下也，宜栀子清热导火以下行，香豉启阴中之液以化热，而余邪自解也。夫栀子、香豉俱是苦寒，化热下气，不是上涌之品。其瓜蒂散为吐剂者，在于瓜蒂之大苦，而性急上涌，非豉也。故仲景并未言是吐剂，观后条云“病人旧微溏者，不可与服之”，则栀豉汤原不是吐剂矣，何后人俱作上涌之剂解也？今人更有以豆豉作发表用，不知其何所本也。夫豆豉之苦寒，《别录》用以治烦躁满闷，东垣言其阴中之阴，时珍用为下气调中，而《千金》且言其涩。予亦不必论其性之果涩否，即就其易晓者言之。五谷为养，豆豉谷也；气为阳，清阳发腠理；

① 揆（kuí 魁）：揣测。

味为阴，浊阴归六腑。豆味也，轻可去实，豆体不轻；宣可去壅，豆性不宣。况造酿之类，蒸盦①之法，是皆取其调和之义。由此辨其以豆作豉，亦此意也。故为调中化热无疑，所以不得不辨之也。沈云：此亦愈之之法也。

栀子豉汤

栀子十四枚，劈　香豉四合，绵裹

水四升，先煮栀子，得二升半，煮取一升半，去滓，分二服，得吐止后服。（吐字有误，恐是后人增入）

太阳病，脉浮而动数，浮则为风，数则为热，动则为痛，数则为虚。头痛发热，微盗汗出，而反恶寒者，表未解也。医反下之，动数变迟，膈内拒痛，胃中空虚，客气动膈，短气躁烦，心中懊侬，阳气内陷，心下因硬，则为结胸，大陷胸汤主之。若不结胸，但头汗出，余无汗，剂颈而还，小便不利，身必发黄也。

程扶生云：浮动数皆阳脉也，当责邪在表。病见此脉，则为风、为热、为虚。虚故邪持日久，头痛、发热、恶寒，而表终不解。医见不解而反下之，则动数之阳脉变迟，而膈中之气，与外入之邪相拒而痛。盖下则胃虚，虚则客邪陷入，冲动其膈。膈中为邪所据，则正气不足以息，于是短气躁烦，心中懊侬不宁。凡此皆误下后，心中硬满而痛，已成结胸也。法用大黄之苦寒荡热，芒硝之咸寒软坚，而复以甘遂之苦寒逐饮者。欲其特达胸间之邪结不取，专荡胃中之邪秽也。其有误下之而不结胸者，此必壅滞于外而内不陷。表邪虽不陷入于内，却反郁于皮肤肌肉之间。自头以下不能得汗，而又小便不利者，身必发

---

① 盦（ān 安）：覆盖。

黄。言必发黄者，由误下则大伤中气。外不能司开腠理，下不能化渗膀胱所致也。喻嘉言曰：动数变迟三十六字，形容结胸之状殆尽。盖动数为欲传之脉而变迟，则力绵势缓而不能传，且有结而难开之象。按误下动数之脉，变而为迟，其脉浮亦必变为沉而紧矣。即不甚紧，沉则必矣。断无脉浮而用大陷胸汤之理。观后条结胸证，其脉浮大者不可下，下之则死，是可知矣，何必各条言尽。

沈尧封云：风热未解而误下之，则成结胸；湿热未解而误下之，则发身黄。皆有懊侬而烦之证。其误下湿热证，必头汗出，余无汗可据。舒驰远云：结胸既由误下，曷为不用参附以救其误，而仍用大黄、芒硝，其义何居？大抵其人真阳素旺，脾胃强健，内脏少水多火。其证非不应下，但下之太早耳。故虽误下而脾胃无伤，在里依然火盛。第上焦清阳之气，受其摧挫，则陷结不布。致胸中清液凝滞，而与太阳热邪相搏，则为结胸也。所以非硝黄等荡涤之药，则不能除。若非真阳素旺，脾胃强健之人，误下必为厥利。利止必作寒实结硬证，急投大辛大热，破阴回阳。尚恐无效，曷敢重以大黄、芒硝，立铲微阳乎？

大陷胸汤

大黄六两，去皮　芒硝一升　甘遂一钱，另研

水六升，先煮大黄，取二升，去滓，内芒硝，煮一二沸，内甘遂末，温服一升。得快利，止后服。

先煮大黄取二升，欲其熟而气缓于上也。甘遂止用一钱，以其性峻利，不可多服也。故得快利，便止后服。吴氏曰：人知三物之峻矣，抑知其有起死之功乎？

发汗吐下后，虚烦不得眠。若剧者，必反覆颠倒，心中懊

侬者，栀子豉汤主之；若少气者，栀子甘草豉汤主之；若呕者，栀子生姜豉汤主之。凡服栀子汤，病人旧微溏者，不可与服之也。

汗吐下后，大邪乍退，胸胃空旷，正气暴虚，余邪复聚，故谓之虚烦。谓因空虚而热聚，躁烦不得眠也。其甚者，必反覆颠倒，而身不得安，心中懊侬，而神不得宁。反覆颠倒四字，酷肖不得眠之状，而心中懊侬，又为虚烦二字传神。此无形之热邪，扰乱神明，而心无倚著，并无实结硬痛之形象。故用栀、豉以清解虚热。若少气，是气为热伤，散而不收者，加甘草以益气，甘以补之也；呕乃气为热搏，结而不散者，加生姜以开结，辛以散之也。病人旧微溏者，以里气虚而素有寒也，不可再与苦寒之剂服之也。玩此益知栀子汤是除热下泄，而非上涌之剂。显然见方后之吐字，后人增入无疑。巢元方《病源》云：发汗吐下已后，腑脏俱虚，而热气不散，故虚烦也。

栀子甘草豉汤

栀子十四枚，劈　香豉四合，绵裹　甘草二两，炙

水四升，先煮栀子，得二升半，煮取一升半，去滓，分二服，得吐止后服。

栀子生姜豉汤

栀子十四枚，劈　香豉四合，绵裹　生姜五两

煎服如前。

下利后更烦，按之心下濡者，为虚烦也，宜栀子豉汤。

此释上文"虚烦"二字，下利后者，用下药而大便通利后也。虽烦亦当止，若更烦者，疑是燥屎未尽。然有燥屎，必有燥屎之征验也。如无燥屎征验，则必心下濡软而为虚烦也。按下利后不烦为欲解；若更烦而心下坚硬者，将成结胸。此烦而

心下濡者，是热气乘虚，客于胸中，为虚烦。虚是空虚之虚，不是虚弱之虚。宜与栀子以清热，豆豉以化其气也。

伤寒六七日，结胸热实，脉沉而紧，心下痛，按之石硬者，大陷胸汤主之。

表热盛实，转入胃腑而燥结谷食，则为阳明燥屎症。表热盛实，不专入胃腑，连膈膜而与水饮及谷食互结，则为结胸，非必由误下而始成。故伤寒七日不下，而亦有成结胸者，则是传里之实热也。沉为在里，沉紧为里实。以心下痛，按之石硬为结胸证，与大陷胸汤以下结热。热实二字，形容结胸之状甚明。见邪热填实于胸，与水谷互结不散，如石之坚硬也。故脉浮紧主伤寒无汗，沉紧主伤寒结胸也。

或问脉沉紧，焉知非寒实结胸？汪苓友曰：胸中者，阳气之所聚也。邪热当胸而结，心下石硬且痛，则脉不但沉紧，甚至有伏而不现者，乌可以脉沉紧为非热耶？大抵辨结胸之法，但当凭证，最为有准。愚按"不可下篇"内云"动气左右上下不可下"，殊不知动气者，正可下也。周禹载谓：土气衰弱，不能制伏水气，遂令饮结而成。周说如此，然不但饮结能令气动，即阳明之燥结硬痛者，按至硬上，无不跳动。若不跳动，正气衰败，不能攻击其邪，为邪盛正衰之败证，不可攻下也。自古及今，并无言及者，皆因误认动气不可攻，而所下阳明之燥屎证，又不用手一按，以辨古人书有合否。盖伪撰之书，何可遵以为法！

予历试脐上下左右，按之石硬而气跳动者，下之无不愈，不下必死。夫水饮与糟粕互结，初结尚未石硬，脾气虽不能克化此物，而糟粕之中，气犹往来。既行于中，而不动于外，故气不跳动者，则结亦不石硬也。若至按之石硬，则真气已不能运行于糟粕之中，惟在结硬之外攻击冲动，故气常跳动也。结微则动微，结甚则动甚，结硬消则动即止矣，故必欲下之而后愈。但下之之法不同，散见各条。而下之之后，亦不能尽去，惟求硬形渐小，动气渐缓而愈。即《内经》所谓大积大聚，衰其大半而止，过者死。倘或不尽而后行，复如法相机施治可也。

张景岳曰：惟不因误下，而实邪传里，有如此证，手不可近，或兼燥渴、谵妄、大便硬者，大陷胸汤正所宜也。其于太阳、少阳表邪未解，因下早而致结胸者，此其表邪犹在。若再用大陷胸汤，是既因误下而复下之，此则余所未敢。不若以痞满门诸法，酌其轻重，而从乎双解以缓治之；或外用罨法，以解散胸中实邪。按张氏言误下致成结胸，何可复用陷胸之硝、黄、甘遂以大下之，其说似是而非。

夫结胸证，原因表邪未解误下而成，似乎一之为甚，不堪再下。而以痞满诸法双解，或外用罨法，以解散胸中实邪，但不思此证未成结胸之前，必其人胃阳素盛，以成里实之证，非不可用下。但缘表邪未解，下之太早，则胃中空虚，以致外热乘虚陷入，与水饮以及尚剩之糟粕，互结于里而为硬痛，较承气汤证更甚矣。若误施虚人，则关闸尽撤，气脱脉散，已成败证，何以能致脉沉而紧，心下至少腹石硬满痛而不可近也？既如此大邪踞横，若不用硝、黄、甘遂以直逐之，其硬如何能消？所云表邪犹在，故不敢下，殊不知大陷胸证，表热内陷结于胸中而硬痛，故曰结胸无大热也。又曰小有潮热也。若表邪尚在，何至结胸？故后条大下后，身热不去，心中结痛者，不用陷胸汤以治之，是可知矣。张氏之不敢用大陷胸汤以误下之结胸证者，因未明结胸之义也。以景岳好尚温补诸法，曲析奥旨，厌恶寒凉攻下，未及详辨故耳。所言痞满诸法，乃是虚气痞结之分解法，不可以治实结。即有痞之甚者，亦不过寒饮与热气互结，总不如大陷胸证之连糟粕燥结石硬，故可不用硝、黄之攻坚荡热。至用罨法，非为不善，但大实大邪，在内搏结，而止用外罨以望解散，亦犹隔靴搔痒。虽似有益无损，则恐因循致误，坐以待毙也。

但结胸无大热者，此为水结在胸胁也，但头微汗出者，大陷胸汤主之。

胸分为清阳所主，阳乃无形之气。气蒸而宣发胃中饮食之气，则为津为液，所谓上焦如雾者是也。邪结于此，则津液不复流布，雾气凝而为水。水得热搏，则成邪液，清变为浊，填实于胸胁之间，是为结胸也。无大热者，指表言。未结胸时身大热，结胸后反无大热，故无论因误下不因误下，则必由表热陷入与水饮糟粕互结而成。是可知其表热陷入于里，与水饮结在胸胁，而身反无大热也。表曰：此为水结在胸胁者，言非治水不愈，故必用甘遂也。仲师犹恐人认水结胸胃热盛不切，复标出但头微汗出一证以明之。见胃热盛，则大热而通身汗出；水结胸则无大热，但头上微汗而已。盖热阳也，水阴也。胃热盛，则阳明气血俱盛，加之热邪蒸逼，胃之津液越出而为通身之汗；水结胸，则但上焦之阳不郁，胸膈以下，俱为痰饮水气所阻，阳气不得下通，而惟上于头。缘头为诸阳之会，故但头微汗而已。俞伯道忽患微热心下满头有汗，不能解。有用表药，有谓食在膈者，治之皆不愈。召孙兆至，乃用小半夏加茯苓汤，遂差。众问其故，曰：头有汗心下满非湿证，乃水结胸胁也。水既去，其病乃愈。且如湿气心下满，自当偏身汗；若有食心满，头岂得汗？若言是表，身又不疼不恶寒，表证何在？故凡水结胸胁，头必有汗耳。予按孙所治者，乃停饮证，并无石硬之坚而痛及不可按者，故用此小剂可愈也。

伤寒若吐若下后，心下逆满，气上冲胸，起则头眩，脉沉紧，发汗则动经，身为振振摇者，茯苓桂枝白术甘草汤主之。

吐下后胃气虚竭，以致阳气内动，虚邪上逆，故痰饮逆满而气上冲也。起则头眩者，胃中之阳虚，清气不能上达也。脉沉紧者，寒饮搏结于里，而阳气不得宣越也。盖人身筋脉，全赖谷精以养。吐之下之，水谷已尽，津液大伤。若见脉紧，误认表寒，而发汗动其经，则津液再伤，不能护持经脉，故身振摇也。浮紧名弦，是风邪外伤；此沉紧之弦，是木邪内发。观厥阴为病，气上撞心，正可为此证发明也。吐下后胃中空虚，木邪为患，故用崇土制木之法。君茯苓以清胸中之肺气，而治节出；用桂枝平肝气，制气上冲胸，散心下之逆满，而君主安；白术培土而水饮去；甘草和胃而中气宣。若遇粗工，鲜不认为坏病中之真武病。而真武汤之证，多汗出身热，阳已亡于外。此则逆冲振摇，阳不安于中，故去芍、附而易桂枝也。盖补土制水者在此，壮卫和荣者亦在此，不必如后人折逆，必曰降气和经，必曰滋阴也。沈尧封云：此误下茯苓甘草汤证也。原方用苓、桂、姜、甘四味。前论误汗欲作奔豚者，中州虚无以坐镇也，故即于原方去姜加枣，借以守中也。今论误下，不但客气动膈，而脉亦沉紧，则水气已陷入中州矣。故用原方去姜加术，借以除中州之水湿也。

苓桂术甘汤

茯苓四两　桂枝三两　白术二两　甘草二两，炙

水六升，煮取三升，去滓，分三服。

伤寒五六日，大下之后，身热不去，心中结痛者，未欲解也，栀子豉（《摘要》改作干姜）**汤主之。**

病发于阳而反下之，心中结痛，则疑于结胸。而身热未解，则邪不内陷，尚未结实于里，故不与陷胸汤。而与栀子以清解心中之热邪，干姜以温散心中之寒结，则热解结开，而痛自缓矣。观此条身热不去，心中结痛，不为结胸，而不与陷胸汤，则结胸证之无身热可知矣。即或有之，亦无大热。仲景云结胸无大热也。若大热而痛，必非结胸，又可知矣。或问何故结胸，毕竟身无发热？盖结胸者，热气内陷，结于胸中而不散之谓。若散于躯壳，便不谓结胸矣，故可言其身无热也。《摘要》云：栀子豉汤，当是栀子干姜汤。断无表热不去，心中结痛，而用栀豉纯寒剂之理，其说甚是。

伤寒医以丸药大下之，身热不去，微烦者，栀子干姜汤主之。

丸药大下，徒伤中气。心不懊憹而烦微者，陷入之热亦微。故外热不去，而寒药之气，反留于中，将欲痞结。故重用干姜以逐内寒而散表热，仍用栀子以治陷入之热而解烦。是寒热互用之中，而分轻重，乃甘草泻心之变方也。

栀子干姜汤

栀子十四枚，劈　干姜二两

上二味，水三升半，煮取一升半，去滓，分二服，得吐止后服。

伤寒下后，心烦腹满，卧起不安者，栀子厚朴汤主之。

下后但腹满而不心烦，则邪气入胃为里实；但心烦而不腹满，则邪气在胸为虚烦。既烦且满而起卧不安，则是邪凑胸腹之间，心下之气不得宣通，有无可奈何之象。故取栀子以清心烦，朴实以泄腹满，此两解心腹之妙剂也。减香豉者，为其满，故欲泄而不欲和，是小承气之变局也。

栀子厚朴汤

栀子十四枚，劈　厚朴四两，姜炙　枳实四两，汤浸去瓤炒

水三升半，煮取一升半，去滓，分三服。得吐止后服。

观此二汤后亦有“得吐止后服”之文，则栀子豉汤的非吐剂，必是后人增入。仲景云：凡服栀子汤，病人旧微溏者，不可与服之也。则栀子之性，是下泄而不上涌可知。栀子既非吐药，岂有干姜、朴实而能吐乎？故“得吐止后服”五字，必是后人增入无疑。

太阳病，重发汗而复下之，不大便五六日，舌上燥而渴，日晡所小有潮热，从心下至少腹，硬满而痛不可近者，大陷胸汤主之。

重发汗而复下，内外两亡其津液，致邪热燥结。不大便五六日，胃腑已实可知；舌上燥而渴，胃汁已竭可知；日晡所小有潮热，胃热熏蒸可知。不大便、燥渴、日晡潮热、少腹硬满而痛，与阳明证颇同。但小有潮热，则不似阳明大热，因结胸无大热也；从心下至少腹硬痛而手不可近，则阳明又是绕脐而痛，不硬痛至心下。有如此之危恶，因是辨为误汗复误下，重伤津液，表热陷结所致。硬痛至心下，故为结胸也。水邪结于心胸，热邪结于肠胃。用三物从高陷下，而后胸胁肠胃皆可荡涤无余。若但下肠胃结热，而遗胸上痰饮，则非法矣。故必欲甘遂以浚太阳之水饮，硝、黄以攻阳明之燥实。是汤以荡之，俾一荡而诸邪顿尽矣。仲景犹恐人误认陷胸汤止治心下石硬，故又指出心下至少腹俱硬者并治之。此因津液先竭而致气结，气既结涩，则水饮亦无不结。是可知其气借水转，水由气行之义也。故前一八八条之结胸证，缘非误治，津液未伤，下焦不空，邪无从入，故止心下石硬而痛，则少腹如故。若此条邪更

甚矣，而尚可从张氏以平剂治之乎？吴人驹曰：一腹之中，上下邪气皆盛，证之全实者，其脉常沉伏，不可生疑畏，惟下之而脉自渐出矣。

伤寒病，若吐若下后，七八日不解，热结在里，表里俱热，时时恶风，大渴，舌上干燥而烦，欲饮水数升者，白虎加人参汤主之。

此条是伤寒夹温证。而不用大青龙发汗清热，妄用吐下，徒伤津液。故七八日热仍不解，反致热结在里。表热者，不解之身热也；里热者，燥烦大渴也。故为表里俱热。时时恶风，则有时不恶风也。故非若表证恶寒之常在而不燥渴之比，且有时不恶风，表将解矣。舌上干燥而烦，欲饮水至数升之多，以自救其内热炽盛。故非白虎不能解也。兼有干燥而渴，是津液涸竭，必加人参生津止渴以救真阴。否则邪虽去而津液随之亦亡矣。《摘要》云：时时恶风，当是时汗恶风。若非汗字，则时时恶风是表不解，白虎汤在所禁矣。本论云：发热无汗，其表不解者，不可与白虎汤；渴欲饮水无表证者，白虎加人参汤主之，此说亦是。

结胸证，其脉浮大者不可下，下之则死。

脉浮而大，则外邪正盛。结胸证见此脉者，是脉不与证相应，内外交炽，即阴阳交之意。有太阳表证者，虽在结胸证中，仍当求治表之道也，不可用下。若无表证，则浮大必真阳下衰而欲飞越可知也。虽在结胸证中，仍当求回阳之道也，亦不可下。但浮大之中，要辨有力无力、沉取如何，方可定是邪盛是真衰，而以为治。仲景不出方治，亦因邪盛正衰之主治不同也。结胸证之脉浮大，原非死证，惟不可下耳，若误下之则死矣。

结胸证悉具，烦躁者亦死。

程扶生曰：外邪之结虽深，犹赖肾中之真阳以自固。乃汗之下之，不遗余力，则津液枯竭，而肾中之真阳散乱不宁矣。程郊倩曰：比如坚敌前逼，中垒内乱，虽欲不亡得乎？邵庸济曰：结胸证而敢于下之者，恃胃气实也。烦躁则津液已枯，胃气垂绝矣。读至此条，则知结胸证不烦躁，非若阳明燥屎之懊憹而烦也。

寸口脉浮大，而医反下之，此为大逆。浮则无血，大则为寒，寒气相搏，则为肠鸣。医乃不知，而反饮冷水，令汗大出，水得寒气，冷必相搏，其人即噎。

浮则血虚，未必无血；浮大里虚，未必为寒。而医反下之，浮则无血矣，大则为寒矣。有表无里，此为在脏。医者于肠鸣之时，应悟肠空寒击，从温救逆；而犹不知逆，饮以冷水，误之又误，宜乎寒加水搏而致噎也。以此证之下浮大脉，而致中寒且虚如此，则知喘而不休等证之命绝者，自是误攻浮大兼迟之脉之灾矣。表里腑脏之源头，可不辨乎？《摘要》云：令汗大出四字，当是衍文。其人得水寒之气，冷与虚相搏于胃中，故必噎也。噎者，气噎结有声，即今之呃逆也。

问曰：病有结胸，有脏结，其状何如？答曰：按之痛，寸脉浮，关脉沉，名曰结胸也。何谓脏结？如结胸状，饮食如故，时时下利，寸脉浮，关脉小细沉紧，名曰脏结。舌上白苔滑者难治。

观此条之阳邪结实为结胸，其饮食不能如故，大便不自下利可知矣。寸脉浮为上焦阳气未陷，关脉沉为中焦阳气已陷。然结胸之沉脉，又非小细而紧之沉脉可知矣。脏结如结胸者，胸原不结也，止是阴气结于心下而如其状。饮食如故，胸无物阻而胃中空也；时时下利者，脏衰气结，不能运化胃中之水谷，蒸泌别汁，而尽下大肠作利。则胸下亦有按之不硬不痛可知矣。夫硬而不通谓之结，此能食而利，亦谓之结者，是结在无形之脏气，故曰脏结。脉之寸浮关沉，两俱无异；乃脏结之关脉，更觉小细者，即脏气结而不通之故也。紧者，邪气胜，精气衰也。结则胃气不能与之俱至于手太阴，故真脏之气独见。独见者，病胜脏也。加之舌上白苔滑者，寒水之气侵入心阳矣，故曰难治。或云：温中散邪治其急，益火之原图其缓，亦良工之挽回其难乎？秦皇士云：寸脉浮、关脉沉，舌上有苔，不可用辛温；白苔而滑，不可用寒凉，故曰难治。《摘要》云：舌苔白滑，即结胸证具，亦是假实；舌苔干黄，虽脏结证具，每伏真热。脏结阴邪，白滑为顺，尚可温散；结胸阳邪，见此为逆，不堪攻下，故为难治。

脏结无阳证，不往来寒热（《脉经》云寒而不热），**其人反静，舌上苔滑者，不可攻也。**

脏结是积渐凝结而为阴，故其人反静，乃五脏之阳已竭也。外无烦躁潮热之阳，舌无黄黑芒刺之苔，虽有满结之证，慎不可攻。《摘要》云：舌苔滑白，胸中有寒，故可温而不可攻也。程扶生云：经于不可攻者，言之详矣，则因表未解故也。表解仍可用攻里之法，至其所以不攻之治，则未之明言。是以后人无从措手，然于脏结白苔滑者，止言难治，未尝言不可治也；止言脏结无热、舌苔滑者不可攻，未尝言脏结有热、舌苔不滑者，亦不可攻也。攻之则速其毙，不攻则待其死。意于丹田有热、胸中有寒之证，必有和解其热、温散其寒，俾内邪渐消、外邪渐解者，斯则良工之苦心乎。

病胁下素有痞，连在脐旁，痛引少腹入阴筋者，此名脏结，死。

素有痞在胁下，连在脐旁，乃宿结之邪与新结之邪交结而痛。引少腹入阴筋者，是脏气久已结涩，不能流通，故胁下及少腹至阴筋，俱已痞塞难通而疼痛，此名脏结，死。虽未即死，其证不痊，直至于死。柯韵伯云：今人多有阴筋上冲小腹而痛死者，名曰疝气，即是此类。治之以茴香、吴萸等味而痊者，亦可明脏结之治法矣。予按此条并非疝气，疝源在少腹而上冲。此痞在于胁下而痛引少腹为异，治以茴香、吴萸等味而痊者，原非脏气之结，乃厥阴经气郁结所致。若果脏气结涩，必有如结胸心下至少腹硬满而痛之状，饮食如故，时时下利，关脉小细沉紧，舌上白苔滑者，故名脏结为难治，必至于死。若不至此，未必死也。

小结胸病，正（正当作止）**在心下，按之则痛，脉浮滑者，小陷胸汤主之。**

按之则痛，比手不可近较轻也。而脉浮又浅于沉，滑又缓于紧，其结胸上不至心，下不至少腹，而亦止在心下，所以谓之小结胸。脉浮滑者，其人阳气重可知。阳气重，则水与热凝结成痰，秽物据清阳之位，法当泻心而涤痰热。用黄连之苦，以泻心下之热痞；半夏之辛，以散心下之痰结，寒温并用而结自散；瓜蒌中含津液，助黄连之苦，且以滋半夏之燥，洵[1]为除烦涤痰开结宽胸之剂。按正在心下之正字，当是止字，必传写之误。结硬止在心下，而不至于少腹，故为小结胸。若谓正在心下，岂大结胸反不正在心下乎？

小陷胸汤

黄连一两　半夏半升，洗　栝蒌实大者一枚

---

① 洵（xún 寻）：实在，确实。

水六升，先煮栝蒌，取三升，去滓，诸药再煮取二升，去滓，分三服。

寒实结胸，无热证者，与三物小陷胸汤，白散亦可服。

此乃误下太阴之坏证。《论注》云：太阴腹满时痛而反下之，寒邪与寒药相结，成寒实结胸。无热证者，不四肢烦疼也，名曰三白者，别于黄连小陷胸也。旧本误作三物，以黄连、栝蒌投之，阴盛则亡矣。又误作白散，是二方矣。黄连、巴豆，寒热天渊，云亦可服，是必有误。读此而知结胸有大小之别，寒热之异，不得盖用硝黄也。西晋崔行功云：结胸不瘥者，用枳实理中丸，亦治寒实结胸法也，岂有可服黄连之证，亦可服巴豆之理？且此外更无别方，即当作三物小陷胸汤，为散亦可服。《摘要》亦云：栝蒌、黄连皆性寒之品，岂可以治寒实结胸之证乎？又云：结胸无热证者，因口不燥渴，舌不干黄，则为无热实证，乃寒实也。然此证若脉沉微，或兼三阴，则又非寒实结胸可比，当以枳实理中汤治之矣。刘心山曰：结胸痞满，多由痰饮凝结，故陷胸泻心，用甘遂、半夏、栝蒌、枳实、旋覆之类，皆为痰饮而设。

三物小陷胸汤（即三物白散）

桔梗三分　贝母三分　巴豆一分，去皮，熬黑，研如泥

二味先为末，内巴豆，更杵之，白饮和服。强人一钱，羸者减之。病在膈上必吐，在膈下必利。若不利，进热粥一杯；倘利过不止，进冷粥一杯。

柯韵伯曰：太阳表热未除而反下之，热邪与水气相结，成热实结胸；太阴腹满时痛而反下之，寒湿相结，成寒实结胸。夫大小陷胸用苦寒之品者，为有热也。此无热证者，则不得概以阳证之法治之矣。三物小陷胸汤者，即白散也，以其结硬而

不甚痛，故亦以小名之。以三物皆白，欲别于小陷胸之黄连，故以白名之。在太阳则或汤或丸，在太阴则或汤或散，随病机之宜也。贝母善开心胸之郁结之气，桔梗能提胸中陷下之气。然微寒之品，不足以胜结硬之阴邪，非巴豆之辛热斩关而入，何以使胸中阴气流行也？故用三分之贝桔，必得一分之巴豆以佐之，则清升浊降，结硬斯除矣。和以白饮者，取其荡涤也，散以散之，饮以荡之，服之而病在膈上必吐，在膈下者必利，以本证原自吐利，因胸下结硬而暂止耳。今因其势而利导之，使还其出路，则结硬自散也。然此剂非欲其吐，本欲其利，亦不欲其过利。不利进热粥一杯，粥以助正气热以佐巴豆之势；利过不止进冷粥一杯，冷以制其热而缓其烈也。

伤寒发汗，若吐若下解后，心下痞硬，噫气不除者，旋覆代赭汤主之。

解，谓大邪已散也。解后仍心下痞硬，噫气不除者，胃阳虚而为阴所格阻也。阳足则充周流动，不足则胶固阻格矣。如伤寒发汗，若吐若下后，表气虽解，而胃气之亏损亦多。胃气既伤，三焦因之失职，阳无所归而不升，阴无所纳而不降，是以浊邪留滞，伏饮为逆。沈明宗曰：最虚之处便是容邪之处，所以微邪从虚内陷，浊阴上逆冲心，则心下痞硬而噫气不除也。二零八条腹中雷鸣下利，知犹为寒热杂合。今独痞硬噫气，则并无热杂，单为胃虚已审矣。以旋覆、代赭石名汤者，治噫为主，而佐以散痞补虚之法，原因无形之虚气上逆，而非有形之水饮上逆也。人参、甘草养正补虚以安中，姜、枣和脾养胃以散饮，更以代赭石得土气之甘而重者，使之敛浮镇逆，治腹中邪毒逆气，领人参归气于下；旋覆之辛苦润者，用之治结气胁下满，佐半夏以蠲痰饮于上，而痞噫自除。此汗吐下解后，仍有微邪，故阴阳不能自和，而用散饮镇逆，兼以补虚和阴阳也。

旋覆代赭石汤

旋覆花三两　人参二两　生姜五两，切　代赭石一两　半夏半升，洗　甘草三两，炙　大枣十二枚，劈

上七味，水一升，煮取六升，去滓，再煎取三升，温服一升，日三服。

此乃心气大虚，余邪结于心下，心气不得下降而上逆也。方变泻心者，因心虚不可复泻心，故去芩、连、干姜辈大苦寒辛热之品，用旋覆花之咸，补心而软痞硬；怯则气浮，代赭之赤以通心，重以镇逆；仍用姜、夏散结以消饮，参、甘、大枣以补虚。《辨注》或问诸泻心汤不用软坚之药，而此伤寒解后心下痞硬，不过是虚气作痞而硬，反用旋覆花之咸以软之，何也？汪苓友曰：成注云咸以软坚，非正解也。夫旋覆花苦辛气温，乃散气开痞之药，痞气开散，则心下之硬自消。泻心汤证，因寒热之气，互结成痞，故以姜、连之寒热并用而分解之。此伤寒解后，心下已无邪热，所以不用芩、连。又噫气不除，纯系虚寒之气上逆。《尚论篇》云：胃气全不下行，有升无降，故用代赭领人参下行，以镇安其逆气，生姜以散其寒饮也。

伤寒五六日，呕而发热者，柴胡汤证具，而以他药下之，柴胡证仍在者，复与柴胡汤。此虽已下之不为逆，必蒸蒸而振，却发热汗出而解。若心下满而硬痛者，此为结胸也，大陷胸汤主之。但满而不痛者此为痞，柴胡汤不中与也，宜半夏泻心汤。

伤寒五六日，不但呕而发热，兼其胸胁苦满、嘿默不欲饮食、心烦之柴胡汤证，是应用柴胡汤治之。而反以他药下之者，乃医误认为阳明胃实，致不能饮食之大满证，而误下之。如柴胡证罢，是为坏病；今幸而柴胡证仍在者，此虽误下，犹不为

逆，仍可复与柴胡汤。蒸腾胃气，以宣通上焦之阳，俾熏肤充身，则邪自无地可容，故濈然汗出而解也。必振动者，因误下后本虚故也。若下之柴胡证罢，非胸胁苦满，而心下硬痛者，则为结胸证。依结胸法，用大陷胸汤主之。但心下满而不痛者为虚痞，毋论大陷胸汤不中与，即有呕而发热之证，亦属下后成痞中之兼证，非柴胡汤未下原有之本证，则柴胡汤亦不中与之，宜半夏泻心汤。泻心虽同，而症中具呕，则功专涤饮，故以半夏名汤耳。曰泻心者，言满在心下清阳之位，气即夹饮，尚未成实，故清热涤饮。但撤去其部，使心气得通于下焦，则下焦之阴邪，自无阻留，干乎阳部矣。阴阳交互，枢机全在于胃，故复补胃家之虚，以为之干旋。其与实热入胃而泻其蓄满者，大相径庭。

夫痞虽虚邪，然怫郁于心阳之下，阴阳互结而为痞满，则上下内外不相交通。此时君主亦不能宣令外达，痞非实秽，又不能下行，惟用苦寒以泄之。仍虑下焦之阴邪上逆，与寒药为患，故兼辛热以温之，所以用干姜助心阳之不足，开散其结。推半夏为君者，为此证起于呕，欲其散邪涤饮也。去生姜者，惟其发散而耗卫阳也。沈尧封云：此下四节，皆由误下柴胡证得来。柴胡证犹未尽罢，今归入误下内，与心下痞满及硬痛诸条，比类辨别也。观此而知少阳病误下之，亦有痞结之证，不但误下太阳证而成也。

半夏泻心汤

半夏半升，洗　黄芩三两　黄连一两　干姜三两　甘草三两，炙　大枣十二枚，劈　人参三两

上七味，水一斗，煮取六升，去滓，再煎取三升，温服一升，日三服。

半夏泻心汤，是治误下少阳证而成痞，心下满而胸胁不满者。故仍于小柴胡汤去柴胡、生姜，加黄连、干姜，一寒一热，以开寒热互结之痞。此少阳之里证也，用黄连、干姜之大寒大热以分解之。且干姜能助半夏之辛，以宣通阴阳，则痞硬自消。用参、甘、大枣调既伤之脾胃，助正除邪。成无己云：辛入肺而散气，故用半夏、干姜之辛，以散结气；苦入辛而泄热，黄连、黄芩之苦，以泄痞热。汪苓友云：结胸夹实，用甘遂、硝、黄以攻逐；痞气后虚，故用人参、甘、枣以补助也。或问泻心用寒宜矣，何以复用干姜之热也？痞乃寒热互结之邪，故成注谓泻心汤是分解之剂。芩连之苦寒以泄热，干姜之辛热以散寒，故曰分解也。

又问生姜泻心汤更加生姜者，何也？泻心之用，务必并驱而逐，故芩、连之苦寒，必配干姜之辛热。若生姜泻心汤证，既泻其心，又欲和胃。和者不欲其太辛热，但取其辛温而已。仲景立三泻心汤，以分治三阳：在太阳以生姜为君者，因未经误下而心下成痞，虽汗出表解，水气犹未散，故微寓解肌之意；或未汗误下而表不全陷，尚剩微邪于外，亦用之以泻心而兼解肌也。在阳明用甘草为君者，以两番妄下，胃中空虚，其痞益甚，故倍甘草以建中，而缓客邪之上逆，是亦从乎中治之法。设在太阳屡误下，而过伤阳明腑气，中不甚寒者，亦用此重和中而兼泻也。在少阳用半夏为君者，以误下而成痞。因少阳病有表复有里，为阳明错杂之证，故君半夏以宣通阴阳也。

伤寒中风，医反下之，其人下利日数十行，谷不化，腹中雷鸣，心下痞硬而满，干呕心烦不得安。医见心下痞，谓病不尽，复下之，其痞益甚。此非结热，但以胃中虚，客气上逆，故使硬也，甘草泻心汤主之。

毋论伤寒中风，总不当下，而医反下之，致其人下利日数十行，则胃中之物，不及蒸糟粕、化精微，而径注于大肠，故谷不化而利下无度。谷不化，则胃中无气主持，任邪扰乱。腹中雷鸣，下迫则利，上逆则呕，留中则痞硬心烦而不得安也。有此痞利，表里兼病，法当用生姜泻心汤以两解之。若系虚寒，表里不解，当用桂枝加人参汤以治其虚，断不可作实结治。若系实热，必曰硬而痛，不曰硬而满矣。医见种种诸症，不知皆因误下而胃中空虚之变，乃反误认干呕、心烦等症为结热未曾去尽，而复妄下之。其痞必益硬而甚，则干呕、心烦等症亦益甚。故仲景特表曰：此非结热，乃胃中空虚，客气上逆使然，以昭揭病因。

方用甘草泻心汤，即生姜泻心汤去生姜、人参，而加甘草、干姜也。加甘草、干姜者，以屡下伤胃，则胃中空虚，客气上逆，下利无度，上下奔迫。故君甘草之甘缓，留恋诸药于中，以和解之；倍干姜之辛热，以温散中宫下药之寒，且以行芩、连之气而消痞硬，佐半夏以除呕，协甘草以和中也。夫客气上逆，乃致痞之由；而胃中空虚，又客气上逆之由。或问既误复下，正气大虚，曷为反去人参？且甘为痞满所忌，又曷为反君甘草耶？仲景只因屡下胃中空虚，致客气上逆，则其去人参以此，而所以君甘草者，亦因此也。何则？气虽上逆，胃中若不空虚，亦无可客；胃中虽虚，设无客气上逆，亦不致硬。故无取乎人参之微苦甘，而特欲草之纯甘而最甜者，填满于中而不空虚，则气不上逆。缓其客气之僭而不上逆，则痞可渐消。否则虽消而气一上逆，则硬复如。此所以君甘草而去人参也。《内台方议》问曰：泻心汤中，一加生姜，一加甘草，各立其名，何耶？答曰：发汗后胃虚，外伤阳气致成痞者，故加生姜以益阳，而宣发其外也；大下后胃虚，而损阴气致成痞者，故加甘草以益阴，而缓其中也。

甘草泻心汤

甘草四两，炙　黄芩三两　黄连一两　干姜三两　半夏半升，洗　大枣十二枚，劈

上六味，水一斗，煮取六升，去滓，再煎取三升，温服一升，日三服。

伤寒服汤药，下利不止，心下痞硬。服泻心汤已，复以他药下之，利不止。医以理中与之，利益甚。理中者理中焦，此利在下焦，赤石脂禹余粮汤主之。复利不止者，当利其小便。

汤药者，荡涤之下药也。伤寒误服下药，而下利不止，心下痞硬，服泻心汤合法矣。服之而犹未愈者，必药力不胜其任，或泻心五方中，用之不当，非用泻心之误也，乃复更以他荡涤之药下之。虽痞热已除，而脾肾之阳，数为阴寒之药荡涤，无阳气以主持，则关闸尽彻，利无休止，反取危困。医用理中温之，原不为误，而利益甚者，明是痞热之气，奔逼下焦，下焦滑脱不固，而中焦温补，徒益其热乱也。盖干姜、参、术可以补中宫元气之虚，而不足以固大肠脂膏之脱，故利在下焦者，概不得以理中之理收功矣。夫大肠之不固，当责在胃关门之不闭，仍责在脾土虚不能制水，仍当补土。二石皆土之精气所结，以有形之土制有形之水，其功胜于草木多矣。似乎涩肠以治下焦之标，实以培中宫之本也。此证土虚而火不虚，故不宜于姜、附。凡下焦虚脱者，以二物为本，参汤调服最效。

或问何以知其痞硬已除，而用涩剂？观其止云利不止、利益甚者，其痞硬已消可知。且利不止、利益甚，则明系滑脱，

故专责下焦滑脱而用涩剂也。《圣济经》[1] 云：滑则气脱，欲其收也。成注引《本草》云：涩可去脱，石脂之涩以收敛之，此汤主之。复利不止者，当利其小便。其法何如？是神且奇也。以下焦如渎，主济泌别汁，渗入膀胱，故用石脂、禹余粮二味，以涩其大便，而复用利小便之品，以通其小便。盖谷道既塞，水道宜通，使有出路也。一塞一通，何患利之不止乎？亦犹用桂、姜通腠发汗，而复用芍药以收之，一散一收而汗自止，非仲景其孰能之？按此利在下焦，当作此条下利解。故用二味体重而涩，直入下焦以固脱也。盖此条下利，明系下焦滑脱无禁，所以理中治之益甚，而必用此汤也。若别条下利，亦有属中焦，而不可概为利在下焦，俱用此汤涩之。

赤石禹余粮汤

赤石脂一斤，碎　禹余粮一斤，碎

上二味，水六升，煮取二升，去滓，分三服。

伤寒汗出解之后，胃中不和，心下痞硬，干噫食臭，胁下有水气，腹中雷鸣下利者，生姜泻心汤主之。

伤寒表邪，因汗出而得解，胃中阳气，随汗去而空，中空失治不和，水饮乘虚结聚，故心下痞硬。中焦不能消谷，故干噫食臭。土弱不能制水饮，故胁下有水气。旁溢腹中，搏击有声如雷鸣，清浊不分而下利，故用生姜泻心汤，和胃而开其痞。此条与十枣汤证相似而实异。十枣证太阳中风，下利呕逆，表解者乃可攻之。其表未解之时，先有下利呕逆明矣。即已解之后，濈濈汗出、不恶寒、痞硬满、引胁下痛诸症，皆里实证也。

---

① 圣济经：即《圣济总录》。二百卷。宋徽宗时由朝廷组织编纂的综合性医著。

故可用十枣攻之。其表未解之前，预定可攻，所碍者惟表邪在耳。若表一解，即可攻之。此则汗出解之后，胃因不和，以致痞硬下利。其未解之前，并无此等证候。及至差后，余热未尽，胃阳亦衰，水气不布，与热结硬，水气下溜，则雷鸣下利。其干噫食臭者，脾胃气虚，不能磨谷消化，致饮食气臭，从下上散，复出于胃而干噫食臭也。是差后诸病属于虚，故用寒温兼补之剂，以和解之。玩解之后胃中不和二句，其差后续起诸因虚所致可知，故谓之虚，与十枣证之下利呕逆迥别。

再二零四条汗吐下解后之痞硬、噫气不除者，为心气大虚，余邪结于心下，心气不得降而上逆，不用泻心之苦寒，而用旋覆代赭汤。因汗吐下解后之证为虚痞而然，不用泻心者，多加吐下，其中气更伤，故噫气而无休止时也。较此条之干噫更甚矣，比类观之，益知干噫亦虚之所致也。后《条辨》云：汗多亡阳，人知之矣。然人身之阳，部分各有所主，有卫外之阳，为周身护卫之主，此阳虚，遂有汗漏不止、恶寒、身疼痛之症。有肾中之阳，为下焦真元之主，此阳虚，遂有发热、眩悸、身瞤动、欲擗地之症。有膻中之阳，为上焦心气之主，此阳虚，遂有叉手冒心、心悸、耳聋及奔豚之症。有胃中之阳，为中焦水谷化生之主，此阳虚，遂有腹胀满、胃中不和而成心下痞之症。虽皆从发汗后所得，在救误者，须观脉证，知犯何逆，以法治之。不得以汗多亡阳一语，混同漫及之也。

生姜泻心汤

生姜四两　黄芩三两　黄连一两　干姜一两　甘草三两，炙　大枣十二枚，劈　人参三两　半夏半升，洗

上八味，水一斗，煮法同前。

此即黄连汤去桂易芩方也。因寒热交结于内，以致胃中不

和。若用热散寒，则热邪愈炽；用寒攻热，则水气溢漫。法当寒热并举，攻补兼施，以和胃气。故用芩、连除心下之热，以清其炽；干姜散心下之寒，以解其凝；生姜、半夏去胁下之水，以制其溢；参、甘、大枣培胃土之虚以缓中，而痞硬自消矣。且芩连之苦寒，必得干姜之辛热，始能散结。

汪苓友云：伤寒以汗出而得解者，胃中以汗出而欠和。夫胃为津液之主，汗后则津液亡故也。胃不和，则脾气困而不运，故心下痞硬。痞硬者，湿与热结也。《明理论》云：陷胸者攻结也，泻心者开痞也。气结而不散，壅而不通为结胸，陷胸汤为直达之剂。塞而不通，否而不分为痞，泻心汤为分解之剂。所以谓之泻心者，谓泻心下寒热互结之邪也。《内经》曰：苦先入心，以苦泄之。泻心者必以苦为主，是以黄连为君，黄芩为臣，以降阳邪而升阴气也。半夏味辛温，干姜味辛热。《内经》曰：辛走气，辛以散之。散痞者必以辛为助，故以半夏、干姜为佐，以分阴而行阳也。阴阳不交曰痞，上下不通为满，欲通阴阳而使上下相交，非半夏不能也。然胃中不和者，中气必虚，脾不足者，以甘补之。故用人参、甘草、大枣为使，以补脾而和中。中气得和，上下通利，阴阳得位，则痞自消矣。

太阳病桂枝证，医反下之，利遂不止，脉促者表未解也。喘而汗出者，葛根黄芩黄连汤主之。

桂枝证脉本弱，误下后而反促者，阳气重故也。邪束于表，阳扰于内，故喘而汗出。利遂不止者，所谓暴注下迫，皆属于热，与脉弱而协热下利者不同。此微热在表而大热在里，热邪猖獗，其脉促急，其汗外越，其气上奔则喘，下奔则泄，内外上下烈炽。故主葛根之轻清以解肌，佐芩、连之苦寒以清里，甘草之甘平以和中，则喘自除而利自止，脉自舒而表自解。读至此条而知误下成痞，必寒热互结，或有纯寒凝痞，断无纯热痞结。故此条用纯寒清解。而证无痞硬。其治痞硬者，必寒热并用，攻补兼施。惟下条则用纯热温补之剂，而治痞之法，亦可从此悟矣。

成注云：病有汗出而喘者，为自汗而喘也，即邪气外盛所致。有喘而汗出者，为因喘而汗出也，即里热气逆所致，与此汤清肌除里热。下条脉证是阳虚，此条脉证是阳盛；下条表热里寒，此条表里俱热；下条表里俱虚，此条表里俱实。同一协热利，同是表里不解，而寒热虚实，攻补不同。补中亦能解表，亦能除痞；清中亦能解表，亦能止利，神化极矣。巢元方云：此由表实里虚，热气乘虚而入，攻于肠胃，则下黄赤汁，此热毒所为也。观巢氏所言，知此条表邪盛实，误下则胃里空虚，表热乘虚而攻入也。舒驰远云：表未解者，外有热也。邪入阳明，热壅于膈则喘，热越于外则汗，必然恶热不恶寒，方显邪入阳明。更验其心烦口渴，则芩连方可用，不然仍宜桂枝人参汤加厚朴杏仁。若因误下入阴而利，肾气发动而喘，真阳外越而汗，又宜急回其阳。其证必厥逆恶寒、腹痛不渴，与此不同。

葛根黄连黄芩汤

葛根半斤　黄连三两　黄芩二两　甘草二两，炙

上四味，水八升，先煮葛根减二升，内诸药煮取二升，去滓，分两服。

太阳病，外证未除，而数下之，遂协热而利，利下不止，心下痞硬，表里不解者，桂枝人参汤主之。

太阳病而云数下之，其日久可知。此应透表之风寒，陷入而变为痞利，又屡为苦寒之剂所镇坠。于是胃中真阳，荡涤无余，而不能主持，则任其表热陷入，协同寒药之气，溜下为利，

留中痞硬，而不结胸，以表未尽除也。表在故用桂枝以解之，痞利故用理中以理之。此方即理中加桂枝，而曰桂枝人参汤者，不欲以里先表也。此治邪实正虚，表里不解证之圣法也。盖欲解表里之邪，全借中气为之敷布，故用理中以和里。加桂枝，不名理中而名桂枝者，主使理中和调酒陈，熏肤充身以逐邪，重太阳之意也。

汪苓友曰：协，合也，犹言同也。里虚协同外热作利，表里俱病也。故与桂枝人参汤，以和里解表。又云：心下痞硬而里不解，内有热邪而兼寒者居多，用此汤者，十不得一。《摘要》云：脉不微弱，必沉迟也。方中行曰：利与上条同，而此条用理中者，以痞硬脉弱属寒也。上条用芩连者，以喘汗脉促属热也，合而观之。一救其误下表邪入里之实热，一救其误下表邪入里之虚热，皆能两解表里也。

或问大柴胡汤泻也，此汤补也，何为证皆下利、心下痞硬？此乃数下大伤中气，不能开发宣扬，致阴寒凝结于上，则痞。脾气孤弱，不能主持化渗，任其注下，则利，皆中虚所致。用桂枝人参汤理中以兼解其表也，其不成结胸者，里虚也。里虚何以不成结胸，以下利故也。若大柴胡证之心下痞硬而下利者，是未经攻下，里邪盛实，痞结于中，上下不交。故上吐下利，皆邪气所致，三焦表里俱病，与大柴胡汤，攻里兼解表也。心下痞硬下利虽同，而虚实自别，故用药有攻补之异也。

成氏云：表解而下利心下痞者，可与泻心汤。若不下利，表不解而心下痞者，当先解表而后攻痞。此以表里不解，故与桂枝人参汤和里而兼解表。沈尧封云：此误下十枣外未解之证也，协热利者，发热而利也，故曰表里不解。舒驰远云：数当作速，下早之意也，或作频下非也。一下已误，何堪频下乎。

其说虽通，然一下而变证如此，其人之中气素虚，较频下而致此者更甚也。

桂枝人参汤

桂枝四两　甘草四两，炙　白术三两　人参三两　干姜三两

水九升，先煮四味，取五升，内桂更煮取三升，去滓，分三服。

伤寒医下之，续得下利清谷不止，身疼痛者，急当救里；后身疼痛，清便自调者，急当救表。救里宜四逆汤，救表宜桂枝汤。（清谷者，完谷不化也）

身疼痛者，伤寒之本证。下利清谷者，为医误下之续证。缓急之宜，只是先医药，后医病。病只伤于外，药辄伤于里。“不可下篇”云：误下寒多者便清谷，热多者便脓血。今下利清谷而不止，是在里之阴寒盛极，恐阳气暴脱，故急先救里。而用四逆汤复阳以和阴。虽身疼痛所当救者，亦且后之。阳既复而清便自调者，药邪去而里气和，则前所未及救之表病，亦非缓图也。急救其表，而用桂枝汤壮阳以和营卫。诚恐表阳不壮，不但身疼痛不止，并里所新复之，顷刻间重为阴寒所袭，故救之宜急，亦不容缓也。

然似乎但言救里而救里之中，已寓宣通攘外之意。虽云救表而救表之内，即是调和中州之法。不过病有轻重，则方有大小，而治分缓急。急则气味厚，缓则气味薄。下利清谷不止，证之重而急者，故用四逆汤之附子温中，干姜攘外，甘草调和，使气味俱厚之大剂，以急治之。若身疼痛而清便自调，则病已轻而缓，不必以大治小而致害。故用桂枝汤之桂枝温中，生姜攘外，甘枣调和，今气味稍薄之小剂以缓治之。学者与此条方法，可不细加详辨，言外求旨耶。

下利清谷，不可攻表，汗出必胀满。

下利至于清谷，里阳大虚，不能腐化水谷所致。若发其汗，再援内阳外泄，则胃中无此雾露之阳气熏溉，而调和酒陈，则浊阴乘空虚而填实，必胸腹胀满矣。然邪入少阴，而下利至于清谷，故不可攻表。若太阳与阳明合病而下利者，则仍宜用葛根汤和解其表。

伤寒本自寒下（《摘要》作格），**医复吐下之，寒格更逆吐下。若食入口即吐，干姜黄连黄芩人参汤主之。**

《摘要》云：按经论中并无寒下之病，亦无寒下之文。既本条下文寒格更逆吐下，可知寒下之下字，当是格字，文义始相属也。经[①]云：格则吐逆。格者，吐逆之病名也。言今伤寒本自寒格而起，医见吐逆，误认胃有邪结而用吐法，吐之不愈，复又下之。盖吐下之药，俱系苦寒，苦寒虽能除热，而胃中之阳气更伤，胸中之寒邪愈结，以致食入于口即吐矣。医但知热者寒之之法，殊不知寒热格逆，必寒热之药并用而分解。《内经》云：寒因热用，热因寒用。故制方用泻心之半：干姜之辛热，通寒格而止吐逆；芩、连之苦寒，泄伏热而兼坚下利；人参之甘温，助胃虚而益正气；呕家不喜甘，故去甘草；不食则不吐，心下无水气，故不用姜、夏。且也干姜、人参以调阳，黄连、黄芩以和阴，阴阳和平，而格逆吐下自除矣。要知寒热相阻于心下，则为格逆寒热相结于心下，则为痞硬。

王晋三云：厥阴寒格吐逆者，阴格于内，拒阳于外而为吐。用芩、连之大苦寒，泄去阳热，而以干姜为之向导，开通阴寒。

① 经：指《伤寒论》。《伤寒论·平脉法》曰："关则不得小便，格则吐逆。"

但误吐亡阳，误下亡阴，中州之气索然矣。故必以人参补中，俾胃阳得转，并可助干姜之辛，冲开寒格，而吐自止矣。按：呕吐有别。呕者，声物俱有而旋出；吐者，无声有物而顷出。较之轻重，则呕甚于吐，而干呕无物为尤甚。

干姜黄连黄芩人参汤

干姜三两　黄连三两　黄芩三两　人参三两

上四味，水六升，煮取二升，去滓，分二服。

伤寒胸中有热，胃中有邪气，腹中痛，欲呕吐者，黄连汤主之。

胸中有热，胸在膈上，上焦热邪为患也。腹中痛者，腹居膈下，下焦寒邪作祟也。经云：寒气客于肠胃，厥逆上出，故痛而呕也。胃居中央，万物所归，不曰胃中有热有寒，而曰有邪气。邪气者，不正之气也，寒热杂合之气也。中土邪盛无权，任其挥霍，则阴不得上而寒，乃独治于下，致腹中痛也。阳不得下，而热乃独治于上，致欲呕吐也。此为上下相格，不得升降，以致寒热相搏，阴阳扰乱，故上呕下痛。所以治法亦寒热并施，姜、连以除寒热，人参壮中气，助半夏以宣通阴阳也。按欲呕吐而不得吐，腹痛而不下利，则邪气扰攘，无从泄越，为证之最急者，即今人所谓干霍乱、绞肠痧等证也。或云湿家下后，舌上如苔者，以丹田有热，胸中有寒，是邪气入里，而为下热上寒也。此伤寒邪气传里，而为下寒上热也。

《病源》云：冷热不调，饮食失节，使人阴阳清浊之气相干，而变乱于肠胃之间，真邪相攻，不得吐利，气不宣发，故令心腹胀满绞痛，名为干霍乱也。喻氏曰：阴阳悖逆，皆当用和解法，因寒热相搏于中，所以寒热并用也。按此必阴阳杂错之中，而阴邪稍胜也。

黄连汤

黄连三两　甘草三两，炙　干姜三两　人参二两　桂枝三两　半夏半升，洗　大枣十二个，劈

上七味，水一斗，煮取六升，去滓，温服一升，日三夜一。

阴邪在腹，则阳不得入而和阴，为腹痛；阳邪在上，则阴不得上而和阳，为欲呕吐。与黄连之苦寒，以降除胸中之热；姜、桂之辛热，以温散胃中之寒；参、甘、大枣之甘，又所以和胃而握枢旋转，使升降阴阳之气；姜、夏宣通阴阳以除呕。《内经》云：清浊相干，乱于胸中，是为大悗①；乱于肠胃，则为霍乱。用辛温气厚之干姜，以升发其无形之清气上行，复用苦寒味厚之黄连，以降坠其有形之浊质下泄。东垣升阳泻火之法，即从此化出也。

伤寒六七日，大下后，寸脉沉而迟，手足厥逆，下部脉不至，咽喉不利，吐脓血，泄利不止者为难治，麻黄升麻汤主之。

柯韵伯云：寸脉沉迟，气口脉平矣。下部脉不至，根本已绝矣。六腑气绝于外者，手足寒；五脏气绝于内者，利下不禁；咽喉不利，水谷之道绝矣。汁液不化，而尽成脓血，下濡上逆，此为下厥上竭，阴阳离决之候，生气将绝于内也。旧本有麻黄升麻汤，其方味数多而分量轻，重汗散而畏温补，乃后世粗工之伎，必非仲景方也。此证此脉，急用参、附以回阳，尚恐不救，以治阳实之品。治亡阳之证，是操戈下石矣，敢望其汗出而愈哉。绝汗出而死，是为可必，仍附其方以俟识者。

麻黄升麻汤

麻黄二两半，去节　升麻一两，一分　当归一两，一分　甘草六铢，炙

① 悗（mán 蛮）：烦闷。

知母十八铢　葳蕤十八铢　石膏六铢，碎绵裹　白术六铢　天冬六铢　干姜六铢　白芍六铢　桂枝六铢　茯苓六铢　黄芩十八铢

上十四味，水一斗，先煮麻黄一两，沸去沫，内诸药，煮取三升，去滓，分三服，相去如炊三斗米，顷令尽汗出愈。

太阳病吐之，但太阳病当恶寒，今反不恶寒，不欲近衣，此为吐之内烦也。

太阳病吐之，以当恶寒之太阳而不恶寒，或曰表已解也，何至烦而不欲近衣？是其人反恶热矣。反恶热与阳明证相似，但此得之吐后，是上焦之津液大伤，故内烦也。不恶寒与不欲近衣异，不欲近衣者，非但不恶寒耳，且恶热矣。

程氏云：热入里亦因不当吐而吐，过伤正气，胃中空虚，热邪入里而增内烦，然吐比下所伤总轻，故不致结胸、懊憹之甚也。由此观之，则太阳病用桂麻汤剂解外，为不易之法，不但不可下，即吐亦不可，慎毋伤内而开门揖盗，岂得谓吐有发散之义乎？《摘要》云：今人吐后内生烦热，是为气液已伤之虚烦，非未经汗下之实烦也。宜用竹叶石膏汤，于益气生津中，清热宁烦可也。张路玉曰：此以吐而伤胃中之液，故内烦不欲近衣，显虚烦之证。

太阳病，当恶寒发热，今自汗出，不恶寒发热，关上脉细数者，以医吐之过也。一二日吐之者，腹中饥，口不能食；三四日吐之者，不喜糜粥，欲食冷食，朝食暮吐。以医吐之所致也，此为小逆。

《摘要》云：欲食冷食之下，当有“五六日吐之者”六字。若无此一句，则“不喜糜粥欲食冷食，与朝食暮吐”之文，不相聊属。且以上文“一二日、三四日”之文细玩之，则可知必有“五六日吐之”一句，由浅及深之谓也。当恶寒发热，方为

太阳病。今自汗出，不恶寒但发热，是转属阳明证矣。及切其脉，又非阳明之大脉，乃细数见于关上。关主中焦，为脾胃之分，细则气少，数则为虚。以医误吐太阳病，过伤胃气，而致关脉细数也明矣。若一二日间，热正在表，当汗解而反吐伤胃气，表邪乘虚入胃，故饥不能食。三四日间，表仍不解，里气不和而反吐之，损伤胃阳，故不喜谷食糜粥矣。此因胃气困乏而又吐之，则表邪乘虚袭入，故欲食冷食以解其烦热，而又不能食，盖欲食非真食也。即使食下，亦必朝食暮吐。无他，此皆医吐之所致，尚在可治，故曰此为小逆。盖吐者未伤下焦之根蒂，不过劫去上中二焦之津液，阳无阴不化，而致吐逆也。

伤寒吐后，腹胀满者，与调胃承气汤。

邪在上焦则吐，吐后腹胀满，则邪不在胸而为里实可知。然但胀满而不硬痛，自不宜用急下之法，但与调胃承气和其胃热耳。或问：治胀满莫如枳实、厚朴，何以不用大小承气，而去枳、朴，反加甘草？经云中满者勿食甘，其汤不与病相佐耶？汪苓友曰：不然，伤寒既经吐后，则胸中之实已去，故胸不能满，而但腹胀满，是实热在胃之下脘也。若用枳实，与病无与，徒伤上焦之阳气，故与此汤下其热而和之。

病在阳，应以汗解之，反以冷水潠[①]之，若灌之，其热被劫[②]不得去，弥更益烦，肉上粟起，意欲饮水，反不渴者，服文蛤散；若不差者，与五苓散。

潠，含水喷也。病在阳，热在表也，当以汗解，而反用冷水灌洗，热被水抑而不得散。弥更者，辗转之意。外则肉上粟

---

① 潠（xùn 训）：含水喷也。

② 劫：原作"却"，据宋本《伤寒论·辨太阳病脉证并治下》改。

起，因湿气凝结于元府①也。内则烦热，意欲饮水，是阳邪内郁也。当渴而反不渴，水寒在内也。夫皮肉之水气，非五苓之可任，而小青龙之温散，又非内烦者之所宜。文蛤生于海中而不畏水，其能制水可知，咸能制火，寒能胜热，而烦自止，其壳能利皮肤之水，其肉能止胸中之烦，故以为治。

汪苓友云：成注文蛤散以散表中寒水之气，夫咸寒岂能散表寒，又注云咸走肾，可以胜水，斯言实为定论。夫肾与膀胱为表里，其能走肾者，即能入膀胱以胜水热也。大抵文蛤能解烦导水胜热，尽其用矣。柯韵伯云：若止一味为散，恐难散湿热之重邪，引《金匮》渴欲饮水不止者，文蛤汤主之。审证辨方，应此汤而彼散，欲移彼方而易此。柯氏之言，虽为杜撰，于理甚通，况仲景当时原是一书，后人分时相误，亦或有之。今此证阳为阴郁，非汗不解，而湿在皮肤，又不当动其经络，热淫于内，亦不可发以大温之剂。此麻黄汤去桂枝而加石膏姜枣，稍变大青龙，正合此证。如其不差，更与五苓散以除未尽之邪。

文蛤散

文蛤五两

为散，沸汤五合，和散一钱匕服。

附《金匮》文蛤汤

文蛤五两　麻黄三两，去节　甘草三两，炙　生姜三两　石膏五两　杏仁五十粒　大枣十二枚，劈

上七味，以水六升，煮取二升，温服一升，汗出即愈。

尤在泾曰：吐后水去热存，渴欲得水而复贪饮，亦止热甚

① 元府：玄府，即汗孔。

而然耳，但与除热导水之剂足矣。乃复用麻黄、生姜者，必兼有客邪郁热在表故也。观方下云汗出即愈，可以知矣。按尤氏注《金匮》文蛤汤证云：应有客邪郁热在表，于理亦通，则益知柯氏易方之卓识也。

伤寒大吐大下之，极虚，复极汗出者，以其人外气怫郁，复与之水以发其汗，因得哕。所以然者，胃中寒冷故也。

周禹载曰：大吐大下，胃气两经受伤，则中气虚而卫气自不复固矣。胃气虚则气不能收摄，致浮散而外越，故汗极出，非邪去而汗出。然营卫之道，究未发汗通利，则外气必郁而烦。津液既伤，则口中不和而渴可知，乃医误认表热怫郁不解，复与水以发汗，殊不知阳从外泄而胃虚，水从内搏而寒格，胃气虚寒极矣。安得不哕，此为危候，后人治以理中辈是也。

脉浮宜以汗解，用火灸[①]之，邪无从出，因火而盛，病从腰以下，必重而痹，名为火逆也。

或寒或风，其脉浮者总宜汗解。若用火灸，则劫烁津液而不能得汗。盖邪由汗解，今无汗则邪何从出，用火灸之。邪因火盛，火性上焰，必不下行，火愈盛则愈焰上，故腰以下必重着，痹而不通也。方中行曰：痹，湿病也，因火逆治，火邪夹阳邪而上逆，阳不下通，而水不得泄，故湿著下体而重痹也。舒驰远云：此证必从腰以下未得汗，但下身增剧，法宜相其元气津液以去其邪，而必从其二便中以求其消息也。

形作伤寒，其脉不弦紧而弱，弱者必渴，被火者必谵语，弱者发热脉，解之当汗出愈。

形作伤寒，原非伤寒，故脉弱而不紧，不可用麻黄汤明矣。

---

① 灸：原作“炙”，据《伤寒论·辨太阳病脉证并治中》改。下同。

脉不紧而弱，似乎桂枝证，而形作伤寒，则无汗可知，又不可用桂枝汤，无已用桂枝麻黄各半汤为宜矣。但条中有一“渴”字，不可纯用桂、麻辛热之品，以重夺其津液。况弱脉不渴者多矣，而于渴上着一“必”字，可知其人素虚，无雾露之阳气作汗，必另有液亏之证，而可过劫其阴乎。观前条不渴而用火，尚有诸变，此渴而用火，可必其烁神，故被火者必谵语也。浮而弱者，微有表也，当解之，然亦微令汗出则愈，不可过散也。借用桂枝二越婢一汤，庶乎近也，观二十三条自知。《摘要》云：三“弱”字当俱是数字，若是“弱”字，热从何有，不但文义不属，且论中并无此说。其说亦通，录之以俟高明裁定。

微数之脉，慎不可灸，因火为邪，则为烦逆，追虚逐实，血散脉中，火气虽微，内攻有力，焦骨伤筋，血难复也。

脉微而数，阴虚而有热之征也。此而灸之，则虚者益虚，热者益热，血虚被火煎熬，故烦逆而为追虚，热邪盛实而加火，则为逐实。血脉散溢，虽得微火之气，而助邪内煽。然灼有力，不至焦骨伤筋而不止，虽复滋荣养血，终难复旧。程郊倩云：此证犹屠其人民，而复夺其城郭者也。兵燹①之余，生聚维艰，其复见太平之繁盛，岂易得哉。纵有招集，亦满目荒凉，残山剩水，全无旧观矣。

脉浮热甚，反灸之，此为实，实以虚治，因火而动，必咽燥吐血。

脉浮热甚，其人阳重，寒纯化热，而经邪炽盛，当用辛凉汤剂汗解。医以脉浮为虚寒怫郁，反用火灸温通，此为助实。实者，言其误以实为虚而治之，则邪热因火而发动，动则焰上，

① 兵燹（xiǎn 显）：战火焚毁破坏。燹：火，野火。

必咽燥唾血矣。

太阳病，以火熏之，不得汗，其人必躁，到经不解，必清血，名为火逆。

太阳病当用汤剂发汗，若用火熏发而不得汗，热无从出，必至袭入阴分而躁扰不宁。用火轻者，犹可俟其火熄，阴气来复而解。若到七日经尽，而不从汗解，则火邪炽矣。逼血下行，必至清血，无他，皆为火逆所致。《摘要》云：火熏，古劫汗法也，即今火炕温覆取汗之法。太阳病以火熏之，阴液愈伤，阳不得阴，无从化汗，故反致不解也。其火袭入阴中，伤其阴络，迫血下行，故必清血也。命名火邪，示人所以致清血者火邪也。治火邪正所以治清血之源，非治清血另有法也。上条火伤阳络，迫血上行，故吐血。此条火伤阴络，迫血下行，故令清血。

太阳病，二日反躁，反熨其背，而大汗出。火热入胃，胃中水竭，躁烦，必发谵语。十余日振栗自下利者，此为欲解也（也字当在故字之下）。故其汗从腰以下不得汗，欲小便不得，反呕，欲失溲，足下恶风，大便硬，小便当数，而反不数及不多。大便已，头卓然而痛，其人足心必热，谷气下溜故也。

太阳病二日，邪方在表，不当躁而反躁，里有热也。此当以大青龙之属汗之，令其通身和畅，内外两解。今反用火熨之，火热入胃煎熬，则胃中液竭，无精气以供神，则烦躁谵语，所必有矣。此时急宜壮水制火，以救津液之告竭。若至十余日不治，而振栗自下利者，则其人禀赋壮实，胃中之阴气来复，而热邪欲解故也。邪正相争，故振栗，正胜邪却，故自下利，即腐秽自去之意，是知人身前后二阴，皆为热邪之去路。治伤寒者，当于此致审焉。

腰以下不得汗，是阳气不通于下也。阳气不通于下，则欲小便而不得，不欲小便而反欲失溲，是下焦无阳气主持以开阖也。反呕者，气不能积于中而上逆，气既上逆，则下无收摄，故欲失溲。反字贯下欲失溲解。阳气不下，故足下恶风，大便硬，则津液尽渗膀胱。应小便多而数，今反不多不数，是火热入胃，煎熬糟粕致干结，并非济泌渗尽而屎硬。故大便一通，火热得泄，谷气者阳气也。阳气亦从而下矣，前此上下气成阻绝，今则上气从下降，而下气从上升矣，故头卓然痛而足心热也。即经所谓天气下降，气流于地；地气上升，气腾于天也。

程郊倩云：病原在火热入胃，胃中水竭，邪已入腑，故以通大便去之，从来未经指出，必欲待大便利。岂有邪火炽盛之时，而能使大便自利也哉？汪苓友云：此为欲解也，也字当在故字之下。

太阳中风，以火劫发汗，邪风被火热，血气流溢，失其常度。两阳相熏灼，其身发黄。阳盛则欲衄，阴虚则小便难。阴阳俱虚竭，身体则枯燥，但头汗出，剂颈而还，腹满微喘，口干咽烂，或不大便，久则谵语，甚者至哕，手足躁扰，捻衣摸床。小便利者，其人可治。

风，阳邪也。阳邪伤卫，故用桂枝以解肌，芍药以存阴，此不易之定法也。设不识此，而以火劫发汗，则邪风益以火热，风火相煽，势必血气横溢，不及循其常行之度，而欲泄越，又不得泄，故相灼而发黄矣。阳邪炽盛于上，则逼血妄行而为衄，衄则火热之气已泄，而邪解矣。今只欲衄，则是未得解也。火邪炽盛，则烁阴液，阴液虚于下，故小便涩难也。夫少火生气，壮火食气，今火热太过，不惟阴液亏损，即阳气亦为之消烁矣。夫阳气盛，则熏肤身泽毛，若雾露之溉，阴液充，则腠理发泄，润泽皮肤。阴阳俱虚竭，身体则枯燥，身体枯燥，而头不枯燥者，得汗则热泄故也。

头既得汗而热解，何复有口干咽烂之症？只因颈下至腹之热气，不得外越于皮，为汗而解，故腹满作喘，上冲喉咙，而为口干咽烂。或又不能大便，而下泄火热，则浊气上逆为哕，内逼君主，神明不出，而昏乱谵语也。甚至捻衣摸床而声哕，则五脏之真阴，为火邪煎熘，顷刻立尽矣。《内经》云：茎垂者，身中之机，阴精之候，津液之道也。故其人之小便尚利，则肾中真阴，尚未枯竭。始得以行救阴制阳之法，挽回于万一。亦仲景不忍坐以待毙，而有此一辨。噫！其证危，仲景亦苦心矣。

读此而知太阳之风邪，必以汗解。虽不应用火劫汗，然劫汗而得汗者，则火热犹可从汗而泄，不致全入内熘。故前条大汗出于腰之上，惟腰以下不得汗者，变证犹轻。若劫汗而不得汗，则火气全入于内又不得汗，则火劫更甚，愈劫愈热，愈燥而愈不得汗，惟有内燥津液至竭而已。此证因阳邪炽盛，夹火熏灼，真阴立竭，而成孤阳无阴枯燥之身体，虽欲救之，亦难挽回于无何有之乡。故欲验之于小便利者，其人之阴精尚存，犹可助其一线之阴以和阳也。由此而推，阴邪充满，夹水寒消灭真火，微阳立熄。故少阴论中，有验阳气未竭，始可助其一线之阳以制阴也。成无己曰：经云病深者其声哕，火气太甚，正气逆乱，故哕。

伤寒脉浮，医以火迫劫之，亡阳，必惊狂起卧不安者，桂枝去芍药加蜀漆牡蛎龙骨救逆汤主之。

妄汗亡阴，而曰亡阳者，心为阳中之太阳，故心之液为阳之汗也。惊狂者，神明扰乱也。阴精被劫，惊发于内，阳神煎迫，狂发于外，起卧不安者，起则狂，卧则惊也。此皆因火迫劫，大脱津液，神明失倚也。喻嘉言云：阳神散乱，当求之于阳，桂枝汤阳药也。然必去芍药之阴敛，始得疾趋以达于阳位。既达阳位矣，其神之惊狂者，漫难安定，更加蜀漆为之主统，则神可赖之攸宁矣。缘蜀漆之性最急，丹溪谓其能飞补是也。更加龙骨、牡蛎有形之骨属，为之舟楫，以载神而反其宅，亦重以镇怯，涩以固脱也。

误用大青龙致筋惕肉瞤亡阳者，镇以真武汤。所以存真阳于肾水之下者，因汤水过伤肾水也。误用火劫致惊狂亡阳者，镇以龙骨等。所以挽元阳于心君之上者，因火伤心火也，凡物皆以类相从故也。舒驰远云：误火之变，无汗所致。本条之去芍药，其为无汗显然矣，岂有无汗而亡阳之理哉？若有汗，火邪有出路矣，何致内逼心君而乱神明，若是之甚耶？惟其无汗，邪无从出，搏入血分，结而不散，触心而惊，乱神而狂，起卧不安者，心君被火逼迫，不能片时安宁，有无可奈何之象也。用此汤以救其逆者，是驱其邪而安神也。牡蛎咸寒以泻其热，龙骨安魂以定其惊，桂、甘、姜、枣通调肌表而行津液，使周身漐漐微有汗，则邪随汗散，阴以渐复，惊狂定而起卧俱安矣。

按火逼亡阳，与发汗亡阳不同。盖少阴之亡阳，乃亡肾中之阳，肾为水，水去而阳气出亡于外，故汗出不止。用四逆辈回其阳于肾中，用火逼汗，亡其心中之阳。心为火，火燥而阳精亡竭于内，故必惊狂而无汗。用安神之品，镇其阳于心中也，二证迥别。《摘要》云：去芍药者，恐其阴性迟滞，兼制桂枝，不能迅走邪所，反失救急之旨。况加龙、蛎之固脱，亦不须芍药酸收也。

桂枝去芍药加蜀漆牡蛎龙骨救逆汤

桂枝三两　甘草二两，炙　大枣十二枚，劈　生姜三两　蜀漆三两，

洗　牡蛎五两　龙骨四两

太阳伤寒者，加温针必惊也。

寒则伤荣，温针欲以攻寒，孰知荣血得之，反引热以内逼君主，致惊惶神乱哉。邵庸济曰：心主血而藏神，血犹水也，神犹鱼也。火伤营血而熬心，如水热汤沸，鱼有不惊跳者乎？

火逆下之，因烧针烦躁者，桂枝甘草龙骨牡蛎汤主之。

程扶生曰：因火为逆，则阳不下通，故当以下救之。其有因烧针而烦躁，则不当用下，仍当用龙骨、牡蛎辈也。盖烧针则火伤其血脉，故入心而烦躁。此虽未致于惊狂、亡阳之变，而心君不宁，已有烦扰、躁乱之征，故与龙骨、牡蛎以固涩。但纯阴之药不灵，必须借桂枝之阳，然后能飞引入经，收敛浮越之气。然镇固亡阳之机，尤赖甘草之益阴而安中，故可使神明归舍也。

桂枝甘草龙骨牡蛎汤

桂枝一两　甘草二两，炙　龙骨二两　牡蛎二两，熬

水五升，煮取二升半，去滓，分三服。

烧针令其汗，针处被寒，核起而赤者，必发奔豚。气从少腹上冲心者，灸其核上各一壮，与桂枝加桂汤更加桂三两。

烧针发汗，则惊动心气；针处被寒，则引动肾气。心虚则肾邪欲上乘心，故气从少腹直上冲心。谓之奔豚者，以北方亥位属豚，故以肾邪象之也。先灸核上以散寒，灸其核上各一壮，则不止一针，故云各一壮，再与桂枝汤，倍加桂以伐肾邪。《摘要》云：烧针，即温针也，烧针取汗，亦是古汗法，但针处宜当避寒。

汪苓友云：此太阳病未发热之时，误用烧针，开泄腠理，以引寒气入脏，故与中寒同治。若内有郁热，则必见烦躁等症

矣。设见烦躁等症，当以活法治之，不可执一。前发汗后脐下悸，是水邪欲乘虚而犯心，故君茯苓以正治之，则奔豚自不发。此表寒未解而少腹气冲，是木邪夹水气以凌心，故于桂枝汤倍加桂，以制木而平肝气，则奔豚自除。桂枝加芍药，治阳邪下陷，用阴和阳法也。桂枝加桂，治阴邪上攻，用阳消阴法也。按：以上诸条，皆其不当温而温也。火艾烧针如此，四逆等汤可鉴矣。学者欲得温之所宜，必明温之所变所禁，斯温之不为误温也。

桂枝加桂汤更加桂三两

桂枝六两　芍药三两　甘草二两，炙　大枣十二枚，劈　生姜三两

煎服如桂枝汤法。

注家此条之汤，有言桂枝汤加桂二两，共成五两；或有云桂枝共成五两，是桂枝加桂汤。仲景云桂枝加桂汤更加桂三两，乃加桂汤中更加桂三两，共成八两也。按共成八两则太过，且无君臣规制之法，恐非仲景本意。若云共成五两，仲景亦无此配合之法。杰参以桂枝甘草汤、甘草干姜汤，俱系加倍，自可悟矣。再参以桂枝加药芍汤，芍药倍于桂枝，是芍药为君，桂枝为臣听令，欲重用阴药以治阳邪也。此汤称桂枝加桂汤，自应桂枝倍于芍药而为君，以除其寒气，则芍药惟命是听，乃重用阳药以治阴寒也。治阴寒而仍用芍药之阴药者，因误于烧针，阴液被伤也。况处方必有臣药以规制，则君主有惮而不放纵，此即兵法所谓有制之师也。

卷之四

阳明病解

人伤于寒而恶寒，何阳明病反恶热也？其脉血气盛，邪客之则热；热甚，则恶热也。恶热是阳明本证，称外证者何？以阳明居中主里故也，胃气虚而不能主里则病。今阳明为病，而又提称胃家实者，何也？阳明之为病，非太阳不固，即少阳连累，不是自虚而病。胃为水谷之海，谷气胜足以拒邪，亦可以容邪，为万物所归。夫阳明者，十二经脉之长，五脏六腑之本，五脏六腑皆受气于阳明。阳明实则能任受诸经之邪，而为之泻也。不仅阳经之邪可归，断不传至三阴，即三阴之邪，亦可包揽由此而出，故为万物所归，无所复传也。

若胃家一虚，非但不能容留诸邪，抑且难以藩蔽三阴。所以治阳明病者，惟恐其胃家虚而不实，实则为阳明病，虚即为太阴病矣。以脾无禀受，则太阴亦虚，虚则相并而凑入，推之少阴、厥阴之吐利，无不由于阳明之虚而致也。虚则既不能纳谷输精，和调洒陈[1]于脏腑，又岂能灌溉诸经、熏肤充身以拒邪？此三阴之所以受邪也，故阳明胃家不可不实。如其不实，太阳竟[2]传少阴，少阳竟传厥阴，即有病及阳明者，亦转属三阴为病矣。如太阳之颇欲吐，传至少阴而为欲吐不吐；少阳之默默不欲食，传至厥阴而为饥不欲食者，皆由胃而转属，是阳

① 洒陈：犹言散布。洒，散也。陈，布也。

② 竟：终了。

明虚则无力任其咎而卸之。

所以以胃家实提阳明为病之纲者，非谓阳明虚则不病。盖由虚则不能把持独病，不能独病，即转入三阴，不得称为阳明病而从阳明法治也；亦非谓胃家实则阳明病。而乃①阳明之独为病者，胃家必实，实则阳明独能拦住邪气而不复传也。胃实虽为结实之实而不下利言，然实由于虚实之实而来。结实之实，病证也；虚实之实，病因也。若不由于胃气之实，谷食焉能腐化成实？故有胃中虚冷、水谷不别之文。然虚实之实，又由不下利而来。胃之所禀者，水谷之精气也，水谷利下，胃无所禀。《千金》云：中焦太仓主熟腐五谷，不吐不下，实则生热，热则闭塞。合而观之，则实之一字，亦可分不可分，不必拘定一边论，诚能两相缩照，两相交互。

故胃家实之提纲，诚为阳明之紧要处；不但阳明之紧要处，抑且为六经之紧要处。提曰阳明之为病，胃家实也，不亦宜乎？程郊倩云：伤寒能使阳明为病，则表邪归里，寒从热化，最为佳兆。何以言之？风寒湿热在表之邪，流为坏病，变徙无穷者，总因热从外转，散漫无归之故。一得约束归中，前无出路，任尔穷山荡海之寇，直从辇毂下擒夺之无余力②，何快如之！若然者，自非本热表寒、阳神素盛者，不能辖我也。盖胃为一身之主，百病之来，俱要阳明有担当，所称五脏六腑之海者，不但无病之时宜宝重，即有病之时亦宜顾惜。人之于身，能知阳明为六经之根柢，而胃家实为阳明之根柢，则卒病任乘，断无坏病之贻厥身矣。

---

① 而乃：然而。

② 直从辇毂下擒夺之无余力：犹言直捣黄龙擒拿之使抗无余力。辇毂，原指京师，此喻病邪盘踞之处。

阳明之为病，胃家实也。

程郊倩云：阳明之为病，指腑病而言也，胃家犹云汗家、湿家之类。胃家实虽为胃之结实，然兼素禀而言，推原阳明受病之故，较阳明之为病，似又先一层。凡病在六经，俱从阳明受气。其误汗不至于亡阳动经，误下不至于结胸下利，而因标转本，只成其阳明之为病者，由其人胃家实也。胃家实则邪未至能却，邪既至能容。惟其能容，是以可去；惟其能容，故可辨，至的下之候而下之①。仲景欲人郑重于攻之一字，故首条揭病症兼揭病源，不教人将阳明之为病看左了，并将阳明之为病看忽②了。

问曰：阳明病外症云何？答曰：身热，汗自出，不恶寒，反恶热也。

胃家实自是内因内证，究竟未经揭出外象，故复设问答以补之。程郊倩曰：身热者，阳热盛极，从胃而布于肌肉也；汗自出者，津液受热，从胃而蒸出肤表也；不恶寒反恶热者，胃中阳亢，不得阴气以和之，为燥热所苦，故反恶之也。夫恶寒，太阳证也。微恶寒不恶热者，犹未离乎太阳也；惟不恶寒反恶热，乃是阳明病外症之的候。《内经》云：阳明主肉，其脉血气盛，邪客之则热，热盛则恶火。又云：足阳明所生病者，汗出也。汗出由于热邪蒸逼。故经云：炅则腠理开，荣卫通，汗大泄也。

问曰：何缘得阳明病？答曰：太阳病，发汗，若下，若利小便，此亡津液，胃中干燥，因转属阳明。不更衣，内实，大

① 至的下之候而下之：意谓到了的确该用下法的证候便下之。

② 看忽：犹言看轻。

便难者，此名阳明病也。

阳明缘何而病也？则因太阳为病，治内治外之法太过，而亡其津液，致胃中干燥，而转属内实，大便难者，名为阳明病也。古人登厕必更衣。方中行曰：古人大便必更衣。不更衣，言不大便也。

问曰：病有得之一日，不发热而恶寒者，何也？答曰：虽得之一日，恶寒将自罢，即自汗出而恶热也。问曰：恶寒何故自罢？答曰：阳明居中，土也。万物所归，无所复传，始虽恶寒，二日自止，此为阳明病也。

身热汗出为阳明病，今病已传阳明一日，不见发热而犹恶寒，是阳明初得寒邪，表气被阻而未化热。然阳明阳盛，表寒岂能久持，故虽得之一日而恶寒必将自罢。自罢者，从未发表而寒自已，即自汗出而恶热，以现阳明病之外证也。若久而不罢，则又不谓之阳明矣。胃为中土，十二经之所归。既传于胃之里，则不复传于经之表，故恶寒自止而为阳明病也。夫胃为水谷之海，故万物所归。不但三阳转入胃腑，即三阴亦有传入胃腑之症。传入胃腑，终不复传于外。若又传于外，即是解而非传也。可知伤寒之邪，皆从外而之内。胃乃人身之中，而最为内。故邪入胃中者，无形之燥热，白虎、栀豉解之；有形之实热，承气、陷胸下之；间或有寒，是有吴茱萸、理中辈以温之也。故症属可下，则六经皆有下法；症属不可下，虽阳明亦无必下法也。

问曰：病有太阳阳明，有正阳阳明，有少阳阳明，何谓也？答曰：太阳阳明者，脾约是也；正阳阳明者，胃家实是也；少阳阳明者，发汗利小便已，胃中燥烦实，大便难是也。

程扶生曰：阳明为水谷之海，中土为万物所归。故三阳经皆得入其腑，邪自太阳传入胃腑者，谓之太阳阳明。即太阳病若吐、若下、若发汗后，微烦，小便数，大便因硬，是脾之敛约①，用麻仁丸润而兼泄；若甚者不得不用小承气，少与之而微和也。邪自阳明经正传入胃腑者，谓之正阳阳明。所谓发热、汗出、屎燥、谵语诸证，是胃中阳盛、火热燥结成实者，不得不用大承气攻下也。邪自少阳传入胃腑者，谓之少阳阳明。所谓少阳不可发汗者，以津液本少，再发汗以竭津液，致属胃而谵语者，不得不以下和其津液也。虽称太少传及，实由阳明之气，强盛以招降也；若胃一虚，非但不能转输阳明，抑且变为太少之坏病矣，学者可不知之？沈尧封云：脾主行津液，胃既燥，则脾无津液之可行，故曰约。

脉阳微而汗出少者，为自和也，汗出多者为太过；阳脉实，因发其汗出多者，亦为太过。太过为阳绝于里，亡津液，大便因硬也。

阳微者，外邪亦微，将欲去而脉微浮也，故脉微、汗出少为自和，若汗多为太过也。阳脉实者，邪盛无汗之紧脉也。无汗脉紧实，自应发汗。若发汗太多，亦为太过。盖汗太过，则胃中雾露之阳气，尽发于外而里绝，无津液以润养肠胃，则糟粕干燥，此大便所以硬也。是以良工每于发汗时，早顾虑及此。故毋论阳脉微、阳脉实，俱汗出少为自和，汗出多为太过。成注云：脉阳微者邪气少，汗出亦少为适当，故自和。汪苓友云：汗出少而自和者，邪由汗解，即合仲景微汗之义，故能自和；其汗出多者，邪不因汗而解，徒损津液，即所谓如水淋漓，病必不去，故不能自和也。阳脉实，实者不微也，按之反搏指而

① 敛约：拘束；约束。

有力也。

脉浮而芤，浮为阳，芤为阴，浮芤相搏，胃气生热，其阳则绝。

汪苓友云：此承上文而申言阳绝之脉也。浮为阳之阳，言阳邪。其阳之阳，言人身真阳之气。真阳气积于里，即成津液。今者脉轻取之则浮，浮为阳邪独盛于外；重按之则芤，芤为津液已亡于中。阳邪乘津液之亡而相搏，则胃中之气皆郁而变热，热则津液愈竭。其真阳之气因绝，而不能复生津液也。程郊倩云：阳明脉大，大而实也。不实而芤而涩，由其胃中先有所亡。经曰：阴虚者，阳必凑之。故转属阳明反易，急宜益阴和阳，而不至阳气竭绝于里也。但转属极易者，而治之极难。若非熟于法，而观其脉证。随机应变者，多致不救也。

阳明病，发热汗多者，急下之，宜大承气汤。

阳明病，有身热而无发热。发热而复汗多，阳气大蒸于外，必阴液暴亡于中，虽无内实之急象，已当急下。此等之急下皆为救阴而设，不在夺实。夺实之下可缓，救阴之下不可缓。发汗不解、蒸蒸发热者，用调胃承气主之者，是太阳病将解而有转属之机，故用调胃缓治。今称阳明病，则胃中干燥，津液已亡可知，若仍发热，蒸蒸然多汗，而苔干舌燥者，则液为热气腾达于外，而不能已，则津液有立竭之虞。非急下其内炽，无以救津液之外越，此釜底抽薪之法，薪去火自息也。

大承气汤

大黄四两，酒洗　厚朴半斤，去皮，炙　枳实五枚，炙　芒硝三合

水一斗，先煮二物，取五升，去滓。内大黄，煮取二升，去滓。内芒硝，更上火一二沸。分二服，得下止后服。

成注云：通可去滞，泄可去闭。塞而不利，闭而不通，以

汤荡涤，使塞者利而闭者通，正气得以舒顺而上承，是以承气名之。王冰曰：宜下必以苦，宜补必以酸。言酸收而苦泄也。故溃坚破结，苦寒为主。是以枳实之味苦寒者为君。《内经》曰：燥淫于内，治以苦温。故泄满除燥，苦温为辅，是以厚朴之苦温为臣。《内经》曰：热淫于内，治以咸寒。热气聚于胃，则胃中实盛，咸寒之物以消除实热，故以芒硝为佐。《内经》曰：燥淫所胜，以苦下之。热气内胜，则津液消而肠胃燥，苦寒之物以荡涤其燥热，故以大黄为使，是以大黄有将军之称也。

阳明病，脉迟，汗出多，微恶寒者，表未解也。可发汗，宜桂枝汤。

脉迟为寒，恶寒为太阳之表未解，汗出多亦是太阳中风之自汗也，故宜桂枝汤。虽有阳明胃家实之内证，亦必先发其汗，而可无碍于里病，故曰“可发汗”，非言发汗之或可或不可而不一定也。《摘要》云：“汗出多”之下当有“发热”二字，然既称阳明病，而又汗出多，则身热已在内矣。

阳明病，脉浮，无汗而喘者，发汗则愈，宜麻黄汤。

虽称阳明病，而不指出阳明证，却见无汗而喘，则恶寒在所必有，故宜麻黄汤。况脉浮则邪仍在表可知，所以言发汗则愈。且也上条“汗出多”，而云“可发汗”，尚示微恶寒之证。此条云“发汗则愈，宜麻黄汤”，岂反无恶寒之表证耶？则因上文先已揭明“无汗而喘”，其恶寒亦可不言而喻矣，故竟[1]用麻黄汤以治之也。

何以不称太阳而云阳明病？盖头项强痛已减去也。若有头项强痛，则所谓发热、恶寒、无汗而喘者，又全是太阳病矣。

---

① 竟：径直。

此二条虽称阳明病，而有未尽之表，仍宜治表。则凡属带表之阳明，当视表邪之轻重，定法以治之，条中并无阳明证。据云阳明病，不过是胃家实也。阳明之证，不恶寒，法多汗。今尚微恶寒、无汗而喘，则证是太阳，故仍太阳解肌发汗例，治以桂枝、麻黄二汤，表邪散而里气之壅滞亦通矣。何后人强以葛根汤为治阳明之表证也哉？

条中一可字、一愈字，俱对阳明病三字言。阳明病不可发汗，而如此之阳明病，亦可发汗。汗法为太阳证，此处发汗，不特太阳病愈，即阳明病亦愈矣。要知麻、桂二方，专为表邪而设，不为太阳而设。观其脉证，以方治之，不必问其为太阳、阳明，并不必问其为何经也。若恶寒表证一罢，则二方所必禁矣。

发汗不解，腹满痛者，急下之，宜大承气汤。

沈尧封云：发汗顶上两节来①，发汗不解、腹满痛当作一句读。腹满痛若因表邪未解得来，一经发散，则上焦得通，津液得降，胃气因和，腹满痛可立解矣。倘汗后不能解此腹满痛者，是燥热两盛，不急下之，津液有立竭之虞，故宜大气汤。因未发汗时，先有腹满痛证，所以编入阳明论中。若是汗后增出，又属厚朴生姜半夏甘草人参汤证，非承气证矣。

腹满不减，减不足言，当下之，宜大承气汤。

腹满而略不减，即小有所减，亦不足以宽其急，所谓大满大实宜大下，故仍曰：当下之，宜大承气汤。

阳明病，本自汗出，医更重发汗，病已差，尚微烦不了了者，此大便必硬故也。以亡津液，胃中干燥，故令大便硬。当

---

① 来：语尾助词。

问其小便日几行，若本小便日三四行，今日再行，故知大便不久出。今为小便数少，以津液当还入胃中，故知不久必大便也。

汗与小便，皆胃汁所酿。盛于外者，必竭于中；少渗膀胱，必多润大肠。阳明病本多汗，不应发汗，而医更发汗，则不应差。今病既差，尚微烦不了了者，何也？凡人之运动耳目视听言笑，皆精气熏肤充身泽毛，若雾露之溉而充之耳。若津液干燥，不能蒸腾，而熏、充、泽、溉之道涩，则运动视听言笑之灵①，皆不能自然，故谓之微烦不了了。及至究其实在之证，不过亡津液，胃中干燥，不能和调洒陈之故，所以决其大便必硬也。

然内无热邪扰害，津液当自复，故第问其小便日几行耳。若其人于发汗日本三四行，今于微烦之日，小便止再行，知大便不久将出，而微烦亦可愈矣。再玩一“尚”字，知未差前病尚多，今惟剩此微病尚未脱然耳，故只须静以俟津液之自还。盖病已差，无热可知，无热而小便反少，非热烁津液，乃入润大肠，少渗膀胱，故知不久必大便也。夫“攻”之一字，与病相当，是夺燥气以存津液；稍不相当，即是夺津液以增燥气。且夫燥气有邪燥、胃燥之不同，若二燥俱未全②，而误行攻法，则滋湿生寒，阴邪来犯，害益难言矣。

方中行曰：水谷入胃，其精者为津液，粗者成渣滓。水精渗出肠胃之外，清者为津液，浊者外而为汗，下而为小便。故汗与小便过多者，皆能夺乎津液，所以渣滓之为大便者，干燥结硬而难出也。然二便者，水谷分行之道路，此通则彼塞，此

① 灵：灵性。此指功用。
② 全：完整。此指充盛。

塞则彼通。小便出少，则津液还停胃中，大便必润而自出也。

阳明病，自汗出，若发汗，小便自利者，此为津液内竭，虽硬不可攻之。当须自欲大便，宜蜜煎导而通之，若土瓜根及大猪胆汁，皆可为导。

此条与上条同意，总无热邪故也。阳明病已自汗，又发其汗而小便自利者，则胃汁尽渗于外，而内之津液已竭，致大便燥硬，并非热邪为患，故虽屎硬而无胀痛之苦，断不可攻。当临其自欲大便时，但苦不能出之光景，方可从外以导其魄门[1]之燥。蜜与土瓜根、大猪胆汁皆可者，谓[2]三物皆滑润，随其便而用之，可无烦难也。周禹载云：药力所过，未有不削人元气者也。假使邪在下焦，所结甚微，津液已耗，欲攻不可，津回甚难，尔时不立导之之法，计无善着。于是审其肠枯者用蜜，热结者用胆，一取其润，一取其寒也。总以爱护人之元气，而不宜妄投一药以伤人之和，而反致其病也。故用药品最少，不以一味苟合也。奈何粗工卒[3]意妄治，多多益善，视人命如草芥乎！

或问小便不利、大便硬，何以不用麻仁丸？汪苓友曰：麻仁丸治胃热屎结，兹者胃无热证，屎已近肛门之上、直肠之中，故云因其势而导通之也。土瓜根方缺。土瓜根即栝蒌根，气味苦寒，《肘后》治大便不通，采根捣汁，筒灌入肛门内取通，与

---

① 魄门：肛门。魄，通“粕”。《庄子·天道》曰：“然则君之所读者，古人之糟魄已夫。”

② 谓：通“为”，因为。《列子·力命》曰：“不以众人之观易其情貌，亦不谓众人之不观不易其情貌。”

③ 卒：疑为“率”之形误。

猪胆汁方同义。《内台》[1]方用土瓜根削如挺[2]，内入谷道中，误矣。盖蜜挺入谷道能洋[3]化而润大便，土瓜根不能洋化也。

蜜煎导方

蜜七合，微火煎之，稍凝似饴，俟可丸，冷水润手，捻作挺子，令头锐大如指，长二寸许。内谷道中，以手急抱，欲大便任去之。

猪胆汁方

大猪胆一枚，泻汁，和醋少许，以灌谷道中如一，食顷，当大便出。

趺阳脉浮而涩，浮则胃气强，涩则小便数，浮涩相搏，大便则难，其脾为约，麻仁丸主之。（《千金》云：脾约者，其人大便坚，小便反利而不渴）

趺阳，胃脉也。在足跗上动脉应手，浮则阳盛而胃强，涩则津液少而小便数，胃强溲数，大便则难。汪苓友云：二脉既相搏击，则水愈亏，火愈炽，肠胃燥结，大便难而成脾约之证。胃中之邪热盛则脉浮，脾家之津液少则脉涩，故仲景用麻仁丸，以泻胃中之邪阳，而扶脾家之阴液也。喻嘉言云：脾约者，脾气强也。胃气强者，因脾气强而强。约者，省约也。脾气过强，将三五日胃中所受之谷，省约为一二弹丸而出。全是脾土过燥，

---

① 内台：指明代医家许宏所撰集的《金镜内台方议》。《金镜内台方议·蜜煎导》曰："又用土瓜根削如指状，蘸猪胆汁，入纳谷道中，亦可用。"

② 挺：通"梃"。《汉书·诸侯王表》曰："陈、吴奋其白挺，刘、项随而毙之。"注引应劭曰："白挺，大杖也。《孟子》书曰'可使制挺以挞秦楚'是也。"

③ 洋：通"烊"，熔化。《太古土兑经·炼铁精法》曰："上取生铁四两炼之，一销一入黍米酒中，又洋，投之米许硇砂、半两矾石。食久，急搅，又倾酒中，洋之。如此三十遍得精矣。"下同。

致令肠胃中之津液，日渐干枯，所以大便难也。若谓脾弱不能约束胃中之津液，何以反能约束胃中之谷耶？观方中枳、朴、大黄，是可知其脾气不弱。况仲景云：脾气衰则鹜溏。今大便难而脾约，则脾气之不衰，益可见矣。小便数与小便利有别，利是如常而长，数则里热而频下也。

麻仁丸

麻子二升　芍药半斤　枳实半斤　大黄一斤，去皮　厚朴一斤，炙，去皮　杏仁一斤，去皮尖，研如脂

上六味为末，炼蜜丸桐子大，饮服十丸，日三服，渐加以和为度。

成注引《内经》曰：脾欲缓，急食甘以缓之。麻仁甘平，杏仁甘苦温，俱润物也。《本草》云：润可去枯，脾胃干燥，必以甘润之物为主。是以麻仁为君，杏仁为臣，而兼[1]其泄。润燥者必以甘而有脂，甘以缓之，脂以润之也。破结者必以苦。苦以泄之，故以大黄枳实之苦寒、厚朴之苦温为佐，以破结而通其约也。汪苓友云：芍药之酸以敛津液，此为正解。脾约证津液不足，以酸收之。芍药味酸而能走阴，气平而能补津液。麻仁丸虽泄胃强之药。要之泄者自泄，补者自补，道并行而不相悖也。沈尧封云：以上三节，论误汗亡津液后，不可轻下。

阳明病，下之，心中懊侬而烦，胃中有燥屎者可攻；腹微满，初头硬，后必溏，不可攻之。若有燥屎者，宜大承气汤。

下后心中懊侬而烦者，以为虚烦，宜与栀子豉汤。若转矢[2]气绕脐硬痛者，胃中有燥屎也。只因燥屎去之未尽，今则

---

① 兼：倍。

② 矢：通“屎”。《左传·文公十八年》曰：“杀而埋之马矢之中。”下同。

欲行不能行而搅作，再用大承气汤以协济前药，使燥屎下而郁烦解；若腹微满不转失气者，必初硬后溏而不可攻，或虚气上逆而烦，是栀豉汤证。若果有燥之确据，方宜用大气汤再攻之。按，便硬与燥屎不同。便硬者，大便实满而硬；燥屎者，胃中宿食，因胃热而结为燥黑之屎也。故便硬犹有用小承气者，若燥屎则无不用芒硝之咸寒也。然下后懊憹，而欲验其有无燥屎以别烦之虚实，非熟法多诊者，未易辨也。故仲景揭一“有”字，一“可”字，而以叮宁也。周禹载曰：前所下者，必非大承气汤，故药力不能胜任，反冲动邪气，乘势上攻而然也。沈尧封云：此总提下后懊憹，有可攻不可攻之别。

大下后，六七日不大便，烦不解，腹满痛者，此有燥屎也。所以者，本有宿食故也，宜大承气汤。

大下之后，宜乎病解矣，乃复六七日不大便、烦不解而腹满痛，此必有燥屎未下而然。程郊倩云：烦不解，指大下后之症；腹满痛，指六七日不大便后之症。从前宿食，经大下而棲泊于回肠曲折之处，胃中尚有此宿食，故烦不解。久则又结成燥屎，挡住去路，新食之浊秽，总蓄于腹，故满痛，仍宜用大承气汤下之。勿疑下后胃虚而不敢用，以致坐误也。

病人不大便五六日，绕脐痛，烦躁，发作有时者，此有燥屎，故使不大便也。

绕脐痛，则当胃之下口，因屎燥硬，不能过阑门，故烦躁绕脐而痛也。烦躁发作有时，因屎欲下不能，秽热之气，发动上冲，则烦躁。发作攻动而屎不能去，则仍伏不动，此时亦不烦躁。以此征之，知有燥屎，故使塞而不大便也。《内经》云：

热气留于小肠，瘅[1]热焦渴，则坚干不得出，故痛而闭不通矣。方中行曰：病人谓凡有病之人而证犯如此者，则皆当如此治之。此示人辨凡百[2]胃实之大旨也。

病人小便不利，大便乍难乍易，时有微热，喘冒不能卧者，有燥屎也，宜大承气汤。

程郊倩云：小便不利，大便有乍易。易者，新屎得润而流利；难者，燥屎干涩而阻留。况时有微热，喘冒不能卧，莫非燥屎之明征也。屎燥胃干，三焦不通而菀[3]热，非阳明邪盛之热，故微。浊气乘肺则喘，乘心则冒。冒者，昏愦也；乘胆，故不能卧。总是屎气不下行，上扰乎清道[4]也。时有者，动则有，伏则不有也。可见无燥屎，虽不更衣，十日无所苦；有燥屎，则必有燥屎之征验而苦楚。仲景之下，是下其燥屎，故不必尽不大便而亦可下也，非下其喘冒、不卧等证。只因诸症由燥屎而作，舍下燥屎，无以令其安卧，故亦宜大承汤也。

此条是下证之变，而小便不利，大便乍难乍易而亦宜下者，以有燥屎也。故验屎之有不有、燥不燥，以别其可攻、不可攻，为下法之金针[5]也。陈亮斯云：此为识燥屎之变法，医人不可不知也。王三锡曰：此症不宜妄动，必以手按之，脐腹有硬块而痛，方可攻之，何也？乍难乍易故也。王氏之言，又发明仲

---

① 瘅（dān 单）：中医指热症。

② 凡百：总括。

③ 菀（yù 玉）：音义同“郁”。《素问·生气通天论》曰：“阳气者，大怒则形气绝，而血菀于上，使人薄厥。”

④ 清道：指胃脘。

⑤ 金针：原指传说中织女赐赠凡女之针，用之奇巧。典出唐代冯翊《桂苑丛谈·史遗》。后用以喻行事之法度或窍门。

景验有无燥屎之法，而定下之宜不宜也。沈[1]云：以上三节，论有燥屎之据，应上文可攻句。

阳明病下之，其外有热，手足温，不结胸，心中懊憹，饥不能食，但头汗出者，栀子豉汤主之。

见阳明证而遽下之，故身热不去，反致上壅，是未及外证不恶寒反恶热、内屎硬满燥实而下之故也。外有热，手足温，不结胸，虽其人之胃阳素盛，而犹不能免其早下之误，故心中懊憹，饥不能食也。"不结胸"是心下无水气，知是阳明之燥化；"心中懊憹"是上焦之热不除而扰乱；"饥不能食"是邪热不杀谷；"但头汗出"而不发黄者，热邪上冲，而肌肤无水气郁结以酿成也。此皆无形之余热扰乱，并无燥屎，以应上文下后懊憹无燥屎之不可攻，但须栀豉汤清热化气，以治其余邪。

阳明病，不吐、不下、心烦者，可与调胃承气汤。

吐下后心烦为虚烦，今未经吐下而心烦，则为胃中燥实热炽，不下行而上蒸于心，将作谵语之兆也。调胃即是调心，故可与调胃承气，以调和其热，而不致上僭。沈尧封云：此即误汗少阳属胃证。周禹载云：不言"宜"而曰"可与"者，明以若吐若下后，则胃气已损，其"不可与"之意，已在言外。虽然，调胃亦有在吐下后"可与"者正多，且又戒未极吐下者反"不可与"，岂仲景自相反耶？但吐下后"可与"，必有腹胀燥屎等症也；不吐下者反"不可与"，必有干呕欲吐等证也。总之，大法无定，立说无方，惟深明其理，而后可以经则为常，权则为变耳。

---

① 沈：即前文所云沈尧封。

调胃承气汤

大黄四两，酒浸　芒硝半斤　甘草二两，炙

水三升，煮取一升，去滓，内芒硝，更上微火，令沸，少少温服。

柯韵伯云：此气之不承，由胃家之热实，必用硝黄以濡胃家之糟粕，而气得以下；同甘草以生胃家之津液，而气得以上，推陈之中便寓致新之义，一攻一补，调胃之法备矣。此方专为燥屎而设，故芒硝分两多于大承气。因病不在气分，故不用气药耳。古人用药，分两有轻重，煎服有法度，粗工不审其立意，岂知此方更赖服法之妙。少少服之，是不取其势之锐，而欲其味之留中，以濡润胃腑而存津液也。白虎加人参，是于清火中益气；调胃用甘草，是于攻实中虑虚。王海藏云：调胃承气汤，必燥、实、坚三证全者可用。《摘要》云：经曰，热淫于内，治以咸寒；火淫于内，治以苦寒。苦能泄热，咸能软坚。君大黄之苦寒，臣芒硝之咸寒，二味并举，攻坚泻热之力备矣。恐其速下，故佐甘草之缓；又恐其过下，故少少温服之。其意在不峻而和也，故曰调胃。

伤寒六七日，目中不了了，睛不和，无表里证，大便难、身微热者，此为实也，急下之，宜大承气汤。

此条辨证最微细，"大便难"则非久秘，里证虽实不急也，"身微热"则非大热，表证不急也，故曰无表里之急证也。但其人目睛不慧，津枯于中，因是而验其热邪在中耳。人身五脏之精气，皆上注于目而为之精。今热甚熇急，真津枯涸，不得上达于目，致目精不了了而不和。《热病篇》云："目不明，热不已者死。"故不得不急下以救将绝之阴也。沈尧封云：此为二字，是遥应少阳、阳明纲中语。前云烦、实，大便难是也。上节专应“烦”字，此应“实”与“大便难”字。少阳病本目眩，误汗后变为目中不了了、睛不和。不和者，《摘要》云：睛不活动也。

病人无表里证，发热七八日。虽脉浮数者可下之，假令已下，脉数不解，合热则消谷善饥，至六七日不大便者，有瘀血也，宜抵当汤。若脉数不解而下不止，必协热而便脓血也。

外无头痛恶寒之表证，内无谵语、硬满之里证，则热非表邪，乃胃中热炽蒸逼所致。但发热至七八日，则热烁津液，阳盛阴虚，大为可虑，故脉虽浮数，亦可拟下，总以数为热，故亦可下。然既下之后，则邪热去而浮数之脉，皆当解矣。假令下后，浮脉去而数脉不解，似热合于胃而消谷善饥。但热入于胃，则必有胃热之征，今至六七日，虽不大便，而并无烦渴、屎燥、硬痛之苦，是知其证非热结在胃，乃热结在血也明矣。成无己云：热客于血则脉数，故宜抵当汤再下之。若前假令已下之后，下利不止，而脉数不解者，此为热气有余。若不除热，必协热而便脓血，又当清其血分之热。读至此二条，益知发热原有表里之分，不得将发热即认作表证治。盖表证者，即《内经》所谓风从外入，令人振寒、汗出、恶寒。又云：寒气客于皮肤，故为振寒。又云：“风寒客于人，使人毫毛毕直，皮肤闭而为热。”皆是外感风寒，邪伤太阳荣卫之气，而恶寒发热者，故谓之表证。若但发热而不恶寒，则热是内发，并非外来之表邪，虽有浮数之表脉，亦可从症施治，但不得执定“可下”之句，而遂用承气也。盖“可”字之义，大有斟酌一番工夫，是权宜变通下热之意，非竟[1]可大下也。沈云：承上文言无表里

[1] 竟：一直。

证，更有不同。

阳明病，其人喜忘者，必有蓄血。所以然者，本有久瘀血，故令喜忘。屎虽硬，大便反易，其色必黑，宜抵当汤下之。

《灵枢·大惑论》：黄帝曰，人之善忘者，何气使然？岐伯曰，上气不足，下气有余。肠胃实而心肺虚，虚则荣卫留于下。久之不以时上，故善忘也。《素问·调经篇》云：血并于下，气并于上，乱而善忘。则善忘必由于荣气不上交于心而然也。《内经》尚未言其所以荣气不上行之故，而仲景特发其旨曰：必有蓄血，所以然者，本有久瘀血，故令喜忘。称阳明病者，荣出于中焦，中焦胃家实，虽能泌汁变化精微，而反瘀蓄于下，则不能上注于心肺、调脏气而荣阴阳，以奉其神明所致。大便反易者，血不上荣而下濡，即血并于下之义也；色黑者，蓄血渗入也；善忘者，血不荣、智不明也。此皆邪热瘀血之征兆，非抵当汤至峻之剂，不足以动久瘀之血也。

伤寒发热无汗，呕不能食，而反汗出濈濈然者，是转属阳明也。

发热无汗，寒在表也；呕不能食，寒在膈上也，是为太阳受病。今反濈濈自汗出者，则症已转属阳明矣。初因寒邪外束，故无汗。胃被寒滞，故不能食，继而胃阳遽发，故反汗多而转属阳明。想此时亦渐能食而不呕矣，可知阳明之为病，无论转属、自病，必其人胃家平素壮实，而后能入阳明而不传也。舒驰远云：此条与二九十条，但据濈濈一端，便是转属阳明，恐不能无疑。若热退身凉，饮食有味，岂非病自解之汗耶？必其人身热不恶寒而反恶热，方是转属阳明也。沈尧封云：此以下论不经误治而转属阳明者，即名并病，此是并病之提纲[1]。其未并之前，本是风寒两伤荣卫之麻黄证，其后发热变为潮热，无汗变为自汗，呕变为不呕，不能食变为能食，是寒邪解散，风气犹存，则转属阳明，是并病也。较之正阳阳明，而转属差迟；较之太阳阳明，又不经误治。然当其方转属之际，未必症症尽变，但认汗出濈濈，即有转属之机也。前三阳明证，或竟自入者，或因误治而入者，其来也速，故治宜急。而此之并病以渐，故病有一分未离太阳者，即不可攻。故辨证宜细，攻下宜缓。

本太阳初得病时，发其汗，汗先出不彻，因转属阳明也。

太阳初得邪时，汗出如法，则邪去而病不传矣；若发汗不如其法，则汗出不能通彻，致邪未得解，是以转属阳明也。程郊倩云：胃家素有燥气，不必过亡津液，能转属阳明，即汗之不得其法，亦能转属之也。沈尧封云：此推原所以转属之故。

二阳并病，太阳初得病时，发其汗，汗先出不彻，因转属阳明，续自微汗出，不恶寒。若太阳病症不罢者不可下，下之为逆，如此可小发汗。若面色缘缘正赤者，阳气怫郁在表，当解之熏之。若发汗不彻，不足言阳气怫郁不得越。当汗不汗，其人躁烦，不知痛处，乍在腹中，乍在四肢，按之不可得，其人短气但坐[2]，以汗出不彻故也，更发汗则愈。何以知汗出不彻？以脉涩故知也。

二阳之并病，缘于治太阳之不善所致，故转属阳明，续自微汗出而不恶寒也。如果自汗不恶寒者，始可从阳明法治之。

① 提纲：原作“提笔”，据文义改。下同。

② 但坐：指病人气短促急，只能坐者而不得躺卧之状。

若太阳之邪，尚未尽罢，虽有可下之症，亦不可下，下之为逆，谓其有结胸、下利诸变也。如此将何以治？法可仍从太阳小发汗，而和解其表。若面色缘缘正赤者，非小发汗所可济矣。乃阳邪怫郁于肌肤，全未解散，当从麻桂各半或桂枝二越婢一之类，发汗以解之。若曾发其汗而不彻者，阳气已经泄越，何致怫郁，不足言其阳气不得越也。盖当汗不汗，邪气壅盛于经，不得外越，而反内扰，故其人躁烦。而不知痛之所在，乍在腹中，乍在四肢，似痛非痛，按之又不得其实、在何处作痛，皆是无形之邪气所作。壮火在里食气，气为热伤，必短气促急，但坐者不得卧也。并非汗后之虚烦，亦非胃实之烦躁，以汗出不彻，则邪不尽泄而扰攘之故也，更用发汗，兼以清内，则温散不至内增烦躁，令通身微微似欲汗出而愈矣。何以知汗出不彻之故？凭脉之涩。涩者，涩滞而不通利，故知其汗必不通彻也。

并病者，归统于一经而言。传经之病，当递传之际，必归并于一经，而后可言治法，治法亦必归并于一法，而后其病可治。此并病之所以不同于合病，实与传经之病，不必分编焉。喻氏用桂枝葛根汤，未必合符。盖桂枝葛根汤，是双解太明阳明两经之药，乃合病治法，非并病治法也。并者，将归并于一经而未并入。故治法先解太阳之邪，欲其并入阳明一经，岂可两经并治乎？若两经并治，则又不得以并病名矣。缘缘者，自浅而深，自一处而满面之谓。林澜①曰：汗不出者脉必涩，非再汗，邪奚自去？故未汗则为阳气怫郁在表，已汗则为汗出不彻。《摘要》云："当解之"下"熏之"二字当是"以汗"二

---

① 林澜：明末清初医家，字观子。撰《伤寒折衷》《伤寒类证》等书。

字，始与上下文义相属。又云：面赤一证，劳损颧红，发于午后者，骨蒸阴虚也；格阳浮赤，兼厥利脉微者，阳虚也。赤色深重，潮热便硬，里实也；赤色浅淡，恶寒无汗，表实也。短气脉涩，因内者气血虚，若外因短气必气粗，是汗出不彻；邪气壅促胸中、不能布息之短气，非过汗伤气、气乏不足继息之短气也。外因脉涩必有力，是汗出不彻、邪气壅滞、荣卫不能流通之脉涩，非过汗伤津、液少不滋脉道之脉涩也。沈云：承上论发汗不彻与阳气怫郁，似同实异，并提太阳病症不罢者不可下，以起下文。

阳明病，面合赤色，不可攻之，必发热色黄，小便不利也。

程扶生云：阳明之脉循面合通也，面通赤色，热在于表，即所谓缘缘正赤。阳气怫郁在表，当解之以汗，而不可攻下以伤其胃气。况阳露于外，必虚于内，若攻下以再虚其里，则胃气不能充肤，致表愈怫郁，故曰“不可攻之”。然怫郁而至面合赤色，则阳邪已壅盛肤腠，若不清疏荣卫以解之，必发热、色黄而小便不利也。喻嘉言曰：若误攻之，其邪愈蹈，津液愈伤，而汗与小便愈不得矣。沈尧封云：承上言面赤不可攻，并指出病症，令人知来路去路。此是寒邪外束之湿温症也，麻黄连翘赤小豆汤是其主方；若不恶寒，即是栀子柏皮证；再加腹微满，即是茵陈蒿汤证也。

阳明病，脉迟，虽汗出不恶寒者，其身必重，短气腹满而喘。有潮热者，此外欲解，可攻里也。手足濈然而汗出者，此大便已硬也，大承气汤主之。若汗多微（微字当在发热下）发热恶寒者，外未解也，其热不潮，未可与承气汤。若腹大满不通者，可与小承气汤。微和胃气，勿令大泄下。

按，“微发热恶寒”句，文义不属，“微”字必在发热之下，当是“发热微恶寒”者，其义始属。“脉迟”为无阳，迟为里虚，故虽汗出不恶寒之盛热，而湿气尚未化燥，故其身必重、必短气、必腹满不痛而喘。此皆湿热之邪壅盛，而非燥热之气，惟日晡①潮热，则外症将解，里证渐实，庶可攻里，然必审其大便已硬，以手足濈然汗出为验，而后可用大承气汤主之。盖四肢为诸阳之本，阳盛则四肢热，而手足濈然汗出也，故手足汗出，亦可知阳气已盛于土中，而大便因硬也。若汗出多，发热微恶寒而非潮热，则为外邪尚未全解，而未可用承气攻里。盖发热恶寒是外邪未解，潮热是里实作蒸也。若其热未潮，而腹大满不通，不得已而用承气，只宜与小承气微和其胃，但取微溏而已，不得大攻而令大泄下者，总因一脉迟，而但腹满不通，并无苔燥、谵语、按痛等证也。

魏柏乡云：潮者，潮润之谓；汗者，汗漫之谓。各有主象也，谚云潮湿者是也。乃由热气熏蒸郁闷而作，即太阳病三日发汗不解，蒸蒸发热者属胃也。详蒸蒸之意，则潮热之义可知，不必更质之他人，还质仲师可耳。合前后观之，总是以外证解与不解、矢气之转与不转、腹之痛与不痛、脉之弱迟与不弱迟、汗出之多与不多、小便之利与不利、邪热之炽与不炽、津液之干与不干而辨腹中之屎燥与不燥、溏与不溏，以消息微下之法。故惟转矢气绕脐硬痛、手足濈然汗出、大便已硬而燥者，主之以大承气汤。其他诸症，如曰“可与”“少与”“明日更与”，全是商量治法，听人临时斟酌以祈无误。所以不用“主之”二字，此等处关系安危最大。盖热邪入胃，不以寒药治之则胃伤。然寒药本以救胃也，不及则药不胜邪，太过则药反伤正，又未

---

① 晡（bū 逋）：申时，即下午三点至五点。

必尽去其邪，此仲景所以谆谆告诫也。沈尧封云：此承上文太阳证不罢来，言汗出不恶寒未必就是外解，必须兼有潮热方是外解，以起下六节。

小承气汤

大黄四两，酒洗　厚朴二两，炙　枳实大者三枚，炙

上三味，水四升，煮取一升二合，去滓，分二服。

诸病皆因于气，秽物之不去由气之不顺也，所以攻积之剂，必用气分之药。故以承气名汤，所分大小，有二义焉。厚朴倍大黄是气药为君，味多性猛制大其服①，故治大热、大实，欲令大泄下也；大黄倍厚朴是气药为臣，味少性缓制小其服，故治小热、小实，欲微和胃气也。煎法更有妙义，大承气之先后作三次煎者，何哉？盖生者气锐而先行，熟者气纯而和缓，欲使芒硝先化燥屎，大黄继通地道，而后枳朴除其痞满也。若小承气三物同煮，但求地道之通而已。至调胃承气汤，则专为燥屎而设，更为胃中燥屎而设，故芒硝分两，多于大承气，并用甘草，不伤胃气，且能缓其下行，留恋硝黄，化洋燥屎，而名调胃。酒浸与酒洗不同，浸久于洗，得酒气为多。调胃承气用酒浸大黄，大承气大黄用酒洗，皆为芒硝之盐寒性急，恐其直过而以酒微升其下走之性，故小承气不用芒硝，则亦不事酒浸洗矣。王海藏云：病大用小，则邪气不服；病小用大，则过伤正气，岂可混用哉？假令调胃承气证，用大承气下之，则愈后元气不复，以其气药犯之也；大承气证，用调胃承气下之，则愈后神痴不清，以其气药无之也。小承气证，若用芒硝下之，则或下利不止，变而成虚矣。三承气之不可乱投，有如此也。

---

① 制大其服：指制方服量要大。下文“制小其服”指制方服量要小。

病人烦热，汗出则解，又如疟状，日晡所发热者，属阳明也。脉实者宜下之，脉浮虚者宜发汗。下之与大承气汤，发汗宜桂枝汤。

烦热得汗则解，应解矣。今又寒热如疟状者，太阳之邪犹未尽也。日晡潮热，邪在阳明矣。虽似阳明之证据，未可即为阳明之里实，须审脉候以别之。脉实者为阳明里实可下之脉，若浮虚则为太阳之邪未罢，宜汗而不宜下也。下之不过与以承气汤之类，发汗不过桂枝等汤。另当详审其证之宜不宜，而后定其可否用之。观两“宜”字，正见其未定，何也？此条先辨其“脉”之宜下与宜汗，而并未辨及“证”也，故下条复申明“证”之宜下不宜下。再三辨别也，非不必辨证，而止凭一脉，即可遽下，所以下条又谆谆告诫也。

阳明病，潮热，大便微硬者，可与大承气汤，不硬者不与之。若不大便六七日，恐有燥屎，欲知之法，少与小承气汤，汤入腹中，转失（失乃矢字之误）**气者，此有燥屎，乃可攻之；若不转失气者，此但初头硬，后必溏，不可攻之，攻之必胀满不能食也。欲饮水者，与水则哕。其后发热者，必大便复硬而少也，以小承气汤和之。不转失气者，慎不可攻也。**

阳明病而至于潮热，则胃已成实，而将燥硬，故大便微硬者，可与大承气汤。“可与”者，言此时可以验其屎之果否燥硬而与之，非竟可与大承气也。如验之而屎未燥硬者，便不可与也。若不大便而又六七日，恐其屎燥结，着而不移，暗窃真阴，不可不虑。然果否燥硬，何以知之？若欲知之，法用小承气汤，少少与之，其汤入腹中，推动其屎而试之也，转矢气者，腹中转动出臭气也。有形之燥屎难动，无形之臭气易泄，故以汤试之，而矢气先出。矢气者，足征其有燥屎，乃可攻之。若腹中之气，得攻药不为转动，则属虚寒。其从前之不大便者，惟因魄门之屎头，燥硬结塞而已，后必稀溏，故先决其不可攻也；若误攻之，必致胀满不能食也。盖胃本虚寒，攻药苦寒伤胃，故反胀满不能食也。"欲饮水"者，接"不可攻"之句来，是胃中干燥也。"与水则哕"，则胃以受试而稍伤。乃其后又复发热者，热从胃气复也。未发热之前，不大便可知，大便虽因胃复[①]而再硬，肠间反因下虚而愈燥，以小承气汤和之。和之者，少少与之也，多与则为攻矣。和之而仍不转矢气者，慎不可用大攻下也。舒驰远云：矢气二字，从前书中皆为失气，此误也。缘矢字误写出头耳，盖矢与屎同。矢气者，屁乃矢之气也。何为失气？或曰失下之义，非也。屁之欲出，不可遏也，岂失下乎？且"失"字之上，无"转"字之理，转运也，以其气由转运而出，若果失下，夫何转之有！以理推之，总非"失"字，确为"矢"字无疑矣，以下"失气"俱当作"矢气"。

伤寒哕而腹满，视其前后知何部不利，利之则愈。

程扶生云：此言哕而胃热内实，因于失下者也，前部不利，后人治以五苓，后部不利，后人治以承气是也。沈尧封云：此补上治哕法。前部不利，误下湿温证也，宜栀豉汤；后部不利，早下转属证也，俟大便复硬后，用小承气汤。哕，冷呃也，属冷者居多。此曰通利前后，乃变局也，全在腹满上看出。《灵枢》治哕篇[②]云："以草刺鼻作嚏，嚏已；无息，疾迎引之，立已；大惊之，亦已。"《摘要》云：伤寒哕而不腹满者，为正气

① 胃复：前文所谓"热从胃气复也"之省语。

② 灵枢治哕篇：《灵枢》中无此篇名，所引内容出自《灵枢·杂病》。原文作"哕，以草刺鼻，嚏，嚏而已；无息而疾迎引之，立已；大惊之，亦可已"。

虚，吴茱汤证也；哕而腹满者，为邪气实。视其二便何部不利，利之则愈也。沈明宗曰：邪传于胃，胃气壅遏。两气相搏，气逆上冲，则为哕矣。张锡驹曰：伤寒至哕，非胃气败，即胃中寒。然亦有里实不通，气不得下泄，反上逆而为哕者，当详辨之。汪苓友曰：哕而腹满者，必其人前后便不利，水火之气，不得通泄，气不通泄，反逆于上而作哕也。

伤寒不大便六七日，头痛有热者，（徐增“未可”二字）**与承气汤。其小便清者，知不在里，仍在表也，当需发汗，若头痛者必衄，宜桂枝汤。**

程郊倩云：不大便六七日，似属里也矣，而其人却头痛。欲攻里，则有头痛之表证可疑；欲解表，则有不大便之里证可疑。表里之间，何从辨之？以热辨之而已！热之在内外，何从辨之？以小便辨之而已！尿赤而浊者，热在里也；赤而清者，亦有表热逼赤，今不言赤，而止言小便清者，则热之仍在表而不在里可知矣。热既在表，发汗正当矣，故宜桂枝汤。但热郁已久，虽未得汗而尿清，则热从内泄，不应头痛；若仍头痛者，是阳邪不在下而盛于上，故必致衄，血乃解。此条伤寒头痛有热，宜解表，反与承气，正是责其妄下之过也。况不大便六七日，并无腹胀硬痛诸可下之实证据，何得竟妄用承气汤以下之也？故下文又言小便清者，知其无里邪，不当行承气，又继之曰当须发汗，曰头痛必衄血，宜桂枝汤。反覆告诫，论意甚明。末句是补上发汗之方，徐灵胎、吴遵程俱云“未可”二字，从《金匮》增入，《伤寒论》失此二字。予阅坊本《金匮要略》及《内经》《金匮论》，并无“未可”二字，并无此文，未识从何《金匮》得来。今缘文义相属，故从之以俟明者鉴定。

秦镜明云：大便燥结，知其热矣，然大便滑泄黄色为热，人多忽之矣；小便黄赤，知其热矣，然小便色白而混浊亦为热，人多忽之矣。沈尧封云：上文言六七日不大便，与承气汤。观矢气之有无，以验矢之硬否。此言与汤后观小便之清浊，以验邪之在表在里。

阳明病，发潮热，大便溏小便自可，胸胁满不去者，小柴胡汤主之。

潮热本阳明胃实之候，若大便溏，小便自可，则胃未全实也，加以胸胁满不去者，则少阳证未罢，仍宜从少阳治之。俾归并于阳明中土，而后可用阳明法治也。细玩“胸胁满不去者”一句，则知少阳欲并阳明而未离乎少阳，否则“不去”二字是无着落，此是少阳阳明并病也。若执次第传经之说，必先阳明而后传少阳则当曰胸胁始满，不当曰“胸胁满不去”者。

王肯堂云：阳明病，胃家实也，今便溏而云阳明病者，谓有阳明外证，身热汗出不恶寒反恶热也。王氏一言，后人从之而误。夫小柴胡汤之生姜，乃治表邪之未罢，必尚有微恶寒之证在；若果不恶寒而反恶热，是内外热炽，乌可用生姜之辛温以助热？虽有黄芩，不足以当之。即使能制，亦仅可解姜之性，而无益于病。其用生姜者，何所谓也？此必有取于治恶寒之表证无疑。所称阳明病者，乃胃气虚而不能主里则病，其不能腐化成屎而溏者，即是阳明之腑病证，何必另拟病症？故此篇首解阳明虚非不病，盖不能独任其咎而病，所以胸胁满不去也。

沈尧封云：此言阳明病潮热已现，而大便反不试而自溏，此不可攻明矣。按，阳明本由胃实而病，今称阳明病而便溏者，乃胃虚不能济泌，下渗于腑，焉能蒸化熏充于经？所以胸胁满不去。用小柴胡之人参甘枣者，即是助胃而约束也，故凡病而便溏者，皆不易愈。缘阳明先虚，虚则无气以逐邪也。若溏变硬，则胃气有权，既能约束水谷于中，必能擒夺风寒于外。胸胁满不去，虽有少阳不肯归并阳明，实是阳明便溏，无力吞并少阳。盖少阳之病，必由阳明虚而所致，虚则少阳无禀而血弱气尽也，故少阳病之欲归并于阳明者为最难，若不固中御之①，必转入厥阴矣。

二阳并病，太阳证罢，但发潮热，手足漐漐汗出，大便难而谵语者，下之则愈，宜大承气汤。

程扶生曰：并病者，一经证多，一经证少，有归并之势也。太阳证罢，但发潮热，手足漐漐汗出，是太阳已归并阳明。但转属阳明，而止大便难，何遽谵语？而即为大下之证，是必阳明热炽吞并，津液有渐竭之势，神明有扰乱之危，故手足漐漐潮热，即大便难而谵语，所以不得不用大下以夺之。谅必太阳表证未罢时，便有可下之证，所虑者惟表邪在耳，今太阳一罢，尽并中土，则种种皆阳明必下之证矣，故下之则愈。与以大承气汤，一扫而除，正所宜也。并病有二义，发汗太过致胃燥，太阳证罢，而并于阳明，是太阳病微邪衰，归并于阳明也，其证缓。若此条阳明胃中，阳气素盛，虽有太阳表寒，极易发热，即所谓虽得之一日，恶寒将自罢，即自汗出而恶热也，是阳明盛而吞并太阳之邪也，其证急。故太阳一罢，热炽熏灼，即蒙乱神明。仲景曰“下之则愈”，正见其不下不愈，有急下之势也。沈云：此以潮热、汗出为太阳证罢，总结上文，提“谵语”二字以起下文。

夫实则谵语，虚则郑声。郑声，重语也。

谵语者，谓言之壮厉，威严可畏也；谵语者，谓妄有瞻见

---

① 固中御之：意谓固护胃阳以防病入厥阴。

而言也，斯皆胃中热盛，上冒于心，神识昏乱而然。《内经》云邪气盛则实，故曰实。郑声者，郑重其声。气将脱而言有不足之象，或不易发言，或一言未完而即已，或前高后低，此皆精散不能摄神，神无所倚，而言语错乱。《内经》云精气夺则虚，故曰虚。但虚实之分，有阳盛里实与阴盛格阳，皆能错语，须兼证与脉以及舌苔而合辨之。证脉俱实是实，证实脉虚，是假实而真虚也。

汪苓友曰：究竟郑声一候，亦由邪实而正虚，不可认以为纯虚无邪也。后人有以郑声为虚证，无邪可攻，而以温补治之者，大半皆死，可不审之？张景岳曰：谵语为实，实者，邪实也。心本无虚，热邪盛极，上乘于心，则神识昏乱，而谵妄不休者，此实邪也。何谓实邪？邪气盛实，残害所致。实邪为病，声高气壮，脉强色厉，舌苔干黄，或生芒刺。郑声为虚，虚者，神虚也。元神失守，离官空虚，邪气未盛，即乘于心，则神志昏沉，而言语错乱不止者，此虚邪也。何谓虚邪？正气虚衰，邪因而至。虚邪为病，声低气短，脉微色悴，亦有舌光无苔，甚至干燥。

汗出谵语者，以有燥屎在胃中，此为风也，须下之。过经乃可下之，下之若早，语言必乱。以表虚里实故也，下之则愈，宜大承气汤。

沈尧封云：专伤于风则有汗，若兼寒则无汗矣。胃有宿食，阳明已有病根。外伤风寒，则太阳与阳明俱病矣。其后恶寒渐退，自汗渐出，则寒邪散去，风邪独并阳明，是谓并病。并者，必以渐而并也，故必待六七日，方见此证。若胃有宿食，而外感之邪，有风无寒，则病起即有汗出，汗出则胃中益燥，即发谵语，不待六七日也。然谵语虽见，而下之仍当过太阳之经，亦不必划定日期，但俟太阳证罢，乃可用大承气汤以下之，则愈矣。若下之太早，则风寒仍未解散于表，而又入于里。里邪燥实，语不但谵而且乱矣。

程郊倩云：谵语必因汗后。胃中已燥而成，此于汗出之时，即夹谵语而来，在胃中阳盛阴亏，先经虚风在内鼓荡，以致津液素伤，不能滋润食物，已成燥屎，后乃见之于表而见汗出证，故汗出即谵语也。按，末二句当在“乃可下之”句下。

阳明病，谵语，发潮热，脉滑而疾者，小承气汤主之。因与承气汤一升，腹中转失气者，更服一升。若不转失气，勿更与之。明日不大便，脉反微涩者，里虚也，为难治，不可更与承气汤也。

脉滑而疾者，有宿食也；谵语潮热，下症具矣，与小承气汤试之，不转矢气者，宜乎易动大便。明日而仍不大便，又似胃家已实，而脉反微涩，微则无阳，涩则血少，胃气不能传化输泻，故不转矢气、不大便，非实也，此为里虚。然脉迟、脉弱之里虚，犹始可和而久可下，此则不惟不可下，更不可和，前有云脉滑者生、涩者死，故“为难治”。

然“滑”有不同，更当详明：夫脉弱而滑，是有胃气，此脉来滑疾，是失其常度；不能相续而有离绝之机，即是涩之意义。仲景早已洞鉴，故少与小承气试之，别条虽亦有试燥屎之法。然试之而腹中矢气转动，即用大承气以下之，何必更服小承气汤一升也？所以谓仲景早已洞鉴其滑疾之脉，便为微涩之机，故一试再试而不敢攻者，正为此难治之症，非试之而现出微涩之脉，始知其为难治也。若据谵语、潮热而遽与大承气，阴已亡矣。此脉症之假有余而小试之，即见其真不足。凡病而欲大下者，可不慎哉？

汪苓友云：不转矢气，并不大便，非中无物，肠胃衰败，无气传道，纵用汤药相助，从何辅佐以推逐？所以恶浊之物，仍然不能下泄，即武陵陈氏[1]所谓：承气汤者，止可承其气机之可承，今脉涩则气机不能维续，更无可承之气矣。故云难治。沈尧封云：谵语、潮热并见，尚有不可攻之证，更当参之于脉。

伤寒四五日，脉沉而喘满。沉为在里，而反发其汗，津液越出，大便为难，表虚里实，久则谵语。

伤寒四五日喘满，不言表证而云脉沉者，则沉为在里；而喘，因胃腑实热，胸膈满逆而作，并非表邪郁遏所致，当求之治喘诸方：麻杏以治喘，厚朴以泄满，甘草以缓上逆之气。若有内热而果无表证者，竟用麻杏甘石汤加朴以泄满，庶乎[2]近焉。乃今反用发汗之剂而误汗之，是妄泄其津液，致胃燥便硬，而为表虚里实，实而久之，则谵语所必也。沈尧封云：喘满而脉沉者，当用承气微和胃气。

阳明病，其人多汗，以津液外出，胃中燥，大便必硬，硬则谵语，小承气汤主之。若一服谵语止者，更莫复服。

阳明病多汗，多汗是胃燥之因，便硬是谵语之根。汗多胃燥则“大便必硬”，所以其人表误汗而虚，虚则汗益出，里误汗而实，实则津益竭，此谵语之所由来也。然实乃燥气之实，而非胃热盛实也。胃热之实作谵语，宜下；燥气之实作谵语，不宜下而惟宜调，故与小承气汤。微溏，止其谵语也。若谵语止，“更莫复服”者，益见其不取其利，而但欲濡润胃中之燥也。此条复申详阳明病之谵语由便硬，便硬由胃燥，胃燥由汗出津液

---

① 武陵陈氏：指陈亮斯。清代医家。武陵（今湖南常德）人，撰《伤寒论注》。

② 庶乎：或许。

少。层层相因，病情显著。仲景以后，其孰能之？所以徐成章云：读《伤寒论》而后知平日之用心粗也。沈尧封云：以上二节，言多汗后谵语，属津液内竭，不可大攻。

伤寒若吐若下后不解，不大便五六日，至十余日，日晡发潮热，不恶寒，独语，如见鬼状。若剧者，发则不识人，循衣摸床，惕而不安，微喘直视。脉弦者生，涩者死。微者但发热谵语者，大承气汤主之。若一服利，止后服。

此条是无阴气以和阳，故诸所见证，莫非阳亢阴绝、孤阳无倚而扰乱之象，当作三段读起，至“如见鬼状”是总语。以下再分“剧”与“微”二症：剧者难治，倘阳邪犹微，阴气尚未全竭，但发热谵语，无以上恶候者，可与大承气汤去燥存阴。然存阴者大承气，而夺阴者即大承气，故止后服。亡阳必多汗，此证偏无汗，故为亡阴。无汗在于伤寒，“不解”句看出喘则气欲上脱。“微喘”者，邪实于内，而又不能大喘也。“不识人，循衣摸床”，心欲绝也；“动惕不安”，肝欲绝也；“微喘”，肺欲绝也；“直视”，肾欲绝也。又，“不识人”三字，是温热内煽之扼要处，可以测五脏之欲绝。五脏之精气涸竭，不能上注于目而照物使然也。《内经》所谓三阴三阳、五脏六腑皆受病，荣卫不行，脏腑不通也。然，幸诸症尚是日晡发热时见，不发时自安，故勿竟断其死证，犹以脉决其死生，弦必兼长，长则气治，生机尚存，故曰生。然未必尽生，不过尚有可生之机。若见涩，则阴液耗尽，经脉枯涩，断无不死者矣，故直决曰死。脉滑而疾者，小承气汤主之。脉微涩者，里虚也，不可更与承气汤。

此云脉弦者生，脉涩者死。另条云脉短者死，脉自和者不死。合而细玩，可以脉法知谵语之死生矣。赵嗣真[①]云："脉弦者生"之"弦"字，当是"滑"字。若是"弦"字，弦为阴负之脉，岂有必生之理？惟滑脉为阳，始有生理。滑者通，涩者塞，凡物理皆以通为生，涩为死。故《摘要》云：凡见一切阳亢阴微、孤阳无依、神明扰乱之象，当此之际，惟诊其脉，滑者为实，堪下则生；涩者为虚，难下则死。

直视谵语，喘满者死，下利者亦死。

睛无精养而视直，则肾水将绝；神被热烁而语谵，则心已昏愦。喻嘉言曰：谵语者，心火亢极也；直视则肾水垂绝，心火愈无制矣，阳无所附而上越则喘，喘满则邪实于内。而正气从上脱，阴不内守而下泄则利，利则邪实于内；而正气从下脱，故皆主死也。《摘要》云：观别条下利谵语，有小承气之治法，则知此条谵语，不死于"下利"而死于"直视"也。"直视"者，精不注乎目也；"谵语"者，神不守乎心也，已属恶候，加之喘满，阳上脱也，故曰死。"下利"，阴下脱也，故曰"亦死"。沈尧封云：上文直视、谵语、微喘者，当生死参半，此则喘而且满，法在必死矣。

阳明病，下血谵语者，此为热入血室，但头汗出者，刺期门，随其实而泻之，濈然汗出则愈。

曰阳明病，则身热可知。下血，则经脉空虚，热得乘虚而入其血室，故谵语。以血室虽冲脉所属，而心君实血室之主人也，室被热扰，其主必昏。但头汗出者，血下夺则无汗，热不得外越而上蒸，故头汗。肝为藏血之脏，亦称血室，刺期门以泻其肝之实，则荣气和而心气通，故"濈然汗出"而解。按，

① 赵嗣真：元末医家。撰有《活人释疑》，已佚。

蓄血、便血而谵语，或发狂者，总是热入血室，阴络被伤。血渗于肠胃，从肛门而下者谓（为）便血；渗于前阴及胞中者，为赤浊、血淋、血崩是也。《集注》莫氏曰：男女皆有此血室，男子之血，上唇口而生髭须，女子月事以时下而主妊娠。后论妇人发热，经水适来，为热入血室。此阳明下血，无分男女，皆为热入血室。若女子经水不来时、男子不下血，热亦无隙入于血室也。然亦有下血，而热邪不入血室者，则不谵语也。近医以不见血之症，而妄谓热入血室，是诚何说哉？

妇人伤寒发热，经水适来，昼日明了，暮则谵语，如见鬼状者，此为热入血室，无犯胃气及上二焦必自愈。

伤寒发热，寒已化热也，经水适来，则血室大开，热邪乘虚入于阴分矣，故昼日明了，夜则谵语如见鬼状也。阳盛谵语则宜攻。此热入血室，不可与下药犯其中焦胃气，并不可以汗药犯其上焦。犹幸经水未断，俟经行尽，则热邪随血俱去而愈，故曰“必自愈”。若身凉经断而犹谵语者，则热无去路，又当治之以泻其热也。林澜曰：若热入胸胁满如结胸者，可刺期门。此虽热入血室而无满结，不必刺期门以犯其中焦也。周禹载云：此条热邪虽入血室，经来未断，则经行而邪亦行可知也，至经尽而邪亦随尽，更可知也，故不立治法，而曰必自愈。后二条因适来而结，适来而断，是在内之邪，不复能解，故用刺法与柴胡汤泻之、提之。今正在血行热解之时，又乌可复泻之以虚其虚，提之以阻其行乎。故曰“无犯”也。

或问热入血室，仲景但指妇人，不知男子可亦有乎？夫血室者，血海也，冲脉为血海也；又，血室者，藏血之所也，故谓之血室。藏血者肝，肝藏血也，男女皆有此冲脉肝脏，惟妇人之血，每月必亏，亏则邪乘而入，故多热入血室之症。若男子伤其冲脉或肝脏而下血，适遇外感，邪乘虚入者，亦为热入血室证。岂得谓男子竟无也，但不若妇人之多耳。

妇人中风，发热恶寒，经水适来。得之七八日，热除而脉迟身凉、胸胁下满如结胸状、谵语者，此为热入血室也，当刺期门，随其实而泻之。

妇人病寒热而经水适来，则热邪乘虚入于血室矣。表热入里，营气降伏而结，全不能相争，故“热除而脉迟身凉”。然经水至七八日之久，其经已断，血被邪结，是以胸胁满如结胸状；神被邪扰，是以如见鬼状而谵语。凡此皆邪实正虚，虽用药治，而营气不能帅①攻，所以仲景另借外援，追入巢穴而讨之。巢穴者，肝也，故曰“当刺期门，随其实而泻之”。当随其热邪新入血室，刺期门而泻之也。“随其实而泻之”者，经云：邪气盛则实，实则泻之；又云：疾泻无怠，以通营卫。故当随其邪气新实，急刺期门而泻之，恐邪踞久深固而不能泻。

秦皇士云：热除脉迟身凉当愈矣，今反见胸胁下满如结胸状、谵语者，此因经水适来，血海正开，热邪乘虚，入于厥阴藏血之室，故热邪内乱神明，是以胁满谵语，只得刺期门厥阴肝注之腧，而泻其实热外泄。舒驰远云：其表已罢而血复结者，热邪尽归血室，外无向表之机，内无下行之势。

《辨注》云：或问热入血室，何为而成结胸也？许学士云：邪气传入经络，与正气相搏，上下流行，遇经水适来适断，邪气乘虚入于血室，随血入肝经。肝受邪则谵语而见鬼，复入膻中，则血结于胸矣。凡人平居赖血养肝，犹水养木，今邪逐血并归于肝经，聚于膻中，结于乳下，手触之则痛，非药可及，

① 帅：率领。

故当刺期门也。汪苓友曰：许氏云，实发仲景未发之义。仲景论妇人热入血室证，但云胸胁下满如结胸状，此则直云聚于膻中，结于乳下，以手触之则痛，遂成血结胸。学者试为思之：此与仲景用大小陷胸汤之结胸，其状何别？余曾细审其证，仲景云“结胸”者，乃邪热乘胃空虚而入腑，故以手按之，其痛在胃脘之中。许氏云“血结胸”，乃邪热乘经血虚而入于经脉，其痛止在两乳之下，是以别也。

妇人中风七八日，续得寒热发作有时、经水适断者，此为热入血室，其血必结，故使如疟状，发作有时，小柴胡汤主之。

中风七八日，始无寒热，而续得寒热，正值经行而适断者，其未寒热时，经已先来，此为经邪乘虚入于血室，血与邪相搏结而不行，经水所以断也。然热未除，血虽结而尚与邪争，故寒热如疟而发作有时。当趁邪正将争之际，而未发作之时，先用小柴胡汤助正以解在经之邪，经邪解而血亦自行矣。

夫“经水适断”，断者，蓄而结也。前条之“热入血室”，由中风在血来之前，至经行七八日，俟血空尽其室而入之。室中略①无血而浑是邪，故必用刺法以泻其无形之热邪。此条之“热入血室”，由中风在血来之后，经未尽而被邪搏结，故适断。其血必结，结则荣气不利，邪正相争，所以如疟状而休作有时也，故用小柴胡汤以解之。读此而知妇人经水来时，因发热而适断者，为热入血室；若无寒热，因食生冷而适断者，即为寒入血室也。

舒驰远云：其有遇中寒，不发热而经水适断者，是又为寒入血室也。仲景虽未言及，然亦理之所自然也，但宜温经散寒

① 略：皆。

而已。《摘要》云：血与热搏，其血必结。然虽结无胸胁满如结胸、谵语等证，是为结而未实也。尚有如疟状之寒热发作有时，此表不尽陷，邪正相争，未全结实于里，故用小柴胡汤以和表里，则热解经行。

方中行曰：前经水适来者，因热入血室，血出而热遂遗也。此适断者，热乘血来而遂入之，与血相搏，俱留而不出，故曰其血必结也。胡章及曰：三条均是热入血室，而有轻重、浅深之不同。此条"续得寒热发作有时"，经水适断，是表证尚未罢，其邪半在表，半在血室也，其邪虽入而血不行，犹可使邪退而经行。经行而邪尽，较之表证全罢，尽归血室而结者，差有间耳，故用小柴胡汤和解其邪，使之邪去而血自行也。前条"七八日，热除而脉迟身凉"，是表证全罢，邪尽归里而入血室，虽为无形之邪，其势深重，小柴胡亦不能驱其经邪之盛实，故用刺期门一法。若第一条"伤寒发热，经水适来"，是病既未久，非有七八日之相持，虽热入血室，致发谵语，而秽浊之流，可以随潮而来，亦可以随潮而去也。不惟刺期门之法，无庸用之，即小柴胡亦为多事矣，故云无犯胃气及上二焦必自愈。沈尧封云：以上四节，言热入血室，亦有谵语者。

阳明病，若能食名中风，不能食名中寒。

程扶生云：胃为水谷之海，风为阳邪，阳消谷，故能食；寒为阴邪，阴不能消谷，故不能食。曰"中"者，明其直入胃腑，不自外伤也。热入腑者，多是传入；寒入腑者，多是直中。而"中"腑之"中"，又有风寒之别。太阳主表，病情当以表辨；阳明主里，证虽在表，病情仍以里辨。此不特以能食、不能食别风寒，更以能食、不能食，审胃家之虚实，作诊家之提纲，以认明阳明初受表邪之虚实，不是为阳明分中风、伤寒之法也。盖能食、不能食，辨胃气之强弱寒热，非辨外邪也。如胃中虚冷不能食，而致下利清谷，主之以四逆汤者。其未下利清谷之时，而见不能食者，即宜主以温胃更不待言矣。故能食是胃强，为便硬之因；不能食是胃弱，为下利之根，仲景所以揭明也。沈尧封云：应并病提纲中不能食句。

阳明病，不能食，攻其热必哕。所以然者，胃中虚冷故也，以其人本虚，故攻其热必哕。

胃中热则消谷善饥，胃中寒不嗜食。今阳明病，无腹满、硬痛、谵语等证，而但不能食者，明系胃弱不能磨化，若误认热邪结塞而攻之，则必哕矣。以不能食者，其人胃气本虚，虚则必冷，故攻其热而必哕。程扶生云：胃为水谷之海，风邪入之，则为烦眩，为腹满，为谷疸；寒邪入之，胃气虚冷，则为呕哕，为下利，为瘕泄，皆不能腐化水谷，而反蕴结为患，焉能遽变为实也？此与热邪传里、硬满燥实而不能食者大相径庭。程郊倩曰：平素本[①]有虚寒，法以温里为本。凡病任有热邪，俱宜标视，阳明固然，他经亦可例矣。

阳明病，谵语、有潮热、反不能食者，胃中必有燥屎五六枚也；若能食者，但硬耳，宜大承气汤下之。

不能食名中寒，则胃冷聚饮而不喜食也。今谵语、有潮热，则胃中热盛可知。阳明病初本能食，今反不能食者，非中寒胃冷，乃肠胃中燥屎，填满塞结，若欲再食，无隙可容，故必有硬满、胀痛、喘冒、烦躁之状，宜大承气汤下之。若能食下而无硬满、胀痛之证，胃中尚有余地纳谷，而未填实燥结，不过

① 本：此指胃气。下句中“本”义为根本。

广肠魄门口①，但初头硬耳。末句是补上文治燥屎之方，接有屎句来，非能食但硬，而宜用大承气汤下之也。如此等法，论中亦多，不可以辞害义，学者自当详辨。《补亡论》云："宜大承气汤下之"句，在"若能食者"之前，盖能食既异，治法亦必不相同。

得病二三日，脉弱，无太阳柴胡证，烦躁，心下硬，至四五日，虽能食，以小承气汤少少与，微和之，令少安，至六日与承气汤一升。若不大便六七日、小便少者，虽不能食，但初头硬，后必溏，未定成硬，攻之必溏，须小便利，屎定硬，乃可攻之，宜大承气汤。

病二三日，既无太阳、少阳证，则烦躁、心下硬，正属阳明之可下无疑矣；又病至四五日，尚能食，则胃阳强盛可知。但其人脉弱，虽是能食，止可以小承气少少多进；至六七日，仍不大便，似乎胃实，乃小便复少，正恐胃弱而膀胱气化之源窒，不渗入膀胱而径注大肠，但初头虽硬而后必溏，况小便少，大便未曾干，胃未曾燥，所以屎未定硬而不可攻。若急攻之，屎必是溏而非燥也，故必须验小便利，而胃渐实，肠渐干，屎因燥而硬，乃可攻无疑也。夫阳明病，不能食为中寒，不可攻；能食为中风，须下之，过经乃可下之。因初能食者，但初头硬耳，胃中未成燥屎故也，必待反不能食者，则胃实已成燥屎矣，故宜大承气汤以下之，无待其小便利也。

若此条云"虽能食，以小承气少少与，微和之"，后云"虽不能食，但初头硬，后必溏，未成定硬，攻之必溏"。细玩"但"字、"未定"二字、"攻之必溏"句，非"实"在之证，

---

① 广肠魄门口：使肠魄门口被撑宽。广，使……广。

皆意想之辞。再玩二“虽”字，皆因一“脉弱”来，故有许多徘徊、许多过虑，必待小便利，则肠胃干燥而屎定硬矣，乃可用大承气攻之。若小便少者，犹恐津液还入胃中故耳。“虽”后之一“虽”字，似乎因小便少而决其不可攻，然实由“脉弱”来。若止因小便少而不根“脉弱”来，何以前条并不辨及小便之多少与利不利耶？沈尧封云：此节乃申明虽过太阳经而小便少者，湿气未除，亦不可攻，拖起下文论小便诸节。盖五气入阳明，惟风、燥、热三阳邪为可下；略杂寒、湿阴邪，即不可下。故不恶寒反恶热，验其寒邪退也；自汗出，小便利，验其湿邪退也，然后可用。

阳明病，心下硬满者，不可攻之，攻之利遂不止者死，利止者愈。

阳明病胃实者，硬满在中焦，而痞之硬满，乃在心下。今阳明病而见心下硬满，非胃实可知矣，有类于痞，虽阳明亦可以痞论也。主治者乃当察其虚实寒热，于泻心诸方中求治法，不当于承气诸方中求治法也，故云“不可攻”。若妄攻之，破其关闸，利遂不止，邪气未去，正气先脱也，故死；利止，则真气胜而邪气已去，故愈。

阳明病，若中寒，不能食，小便不利，手足濈然汗出，此欲作痼瘕，必大便初硬后溏。所以然者，以胃中冷，水谷不别故也。

阳明病，若中寒不能食，则阳化不行，而阴湿闭塞，小便必不利。如能食而手足濈然汗出者，是阳盛蒸达于四肢，而征其大便已硬；今乃不能食，则胃中虚冷，不能济泌水谷，致小便不利，非热燥其津液也。其“手足濈然汗出”者，乃胃中阳气，不能行至四末固护，任其溢出而四越，故身无汗。然犹幸而身无汗，则脾中之阳，尚能就近主持，故可决其大便初硬后溏，不为洞泄而作大瘕泄[1]。瘕泄，即溏泄。久而不止，则曰痼瘕也。所以然者，以胃中冷，则不能腐熟水谷。别汁下渗，故不能食而小便不利。人但知大便为阳明病，岂知小便亦由阳明所致乎。

故云阳明虚而一病，则诸症蜂起；而肠胃之病，关于阳明者，无待言矣。或问通身手足濈然汗出，何以知其亡阳与阳盛而分别焉？盖阳明热炽，则身与四肢俱汗出，必恶热面垢，因热盛于内而腾达于外也；亡阳之身与四肢俱汗出，则面清而无热气蒸腾之象，缘内无热，无根之虚阳外散也。

脉浮而迟、表热里寒、下利清谷者，四逆汤主之。若胃中虚寒、不能食者，饮水则哕。

浮为表盛里虚，迟为脏寒，未经下而利清谷，是表为虚热、里有真寒矣。表热里寒，法当救其里而兼治表，并欲其急而不可缓。若又不能食，不但攻其热必哕，即饮以冷水亦哕，胃中虚寒极矣，可不急救之乎？主之以四逆汤，是无疑也，何可从陶氏[2]用冷水试之而致哕？仲景凡治虚证，以里为重，协热下利脉微弱者，便用人参，汗后身疼脉沉迟者，便加人参。此脉迟而利清谷，且不烦、不咳，中气大虚，元气已脱，但温不补，何以救逆乎？观茯苓四逆之烦躁，且用人参，况通脉四逆，岂得无参？是必因本方之脱落而成之耳。此条阳明寒证，是内外俱伤，故脉浮、表热、下利清谷，世所云“漏底伤寒”也。治

① 大瘕泄：病名。《难经·五十七难》曰：“大瘕泄者，里急后重，数至圊而不能便，茎中痛。”

② 陶氏：疑指陶华。陶华《伤寒琐言·哕》曰：“盖因胃气本虚，因汗下太过，或恣饮冷水，水寒相搏，虚逆而成也。”

之者必内外两救，故仲景用四逆汤温中攘外。《摘要》云：宜理中汤加丁香、吴茱萸，温而降之，可也。武陵陈氏云：法当大温。《论注》截去“若”字下三句，以为衍文。

阳明病，法多汗，反无汗，其身如虫行皮中状者，此以久虚故也。

阳明病，阳气充盛之候也，故法多汗。今反无汗，胃阳不足，其人不能食可知。盖汗生于谷精，乃阳气所宣发也，胃阳既虚，不能透出肌表，故怫郁，皮中如虫行状。“虚”字指胃气言，“久”字指未病时言，此即与《太阳篇》中无阳不能作汗、其身必痒同，当参看。《原病式》① 谓：腠理闭密，阳气郁结，不得发越，则发痒。秦镜明言：表邪无从而出，故身痒，但坐以汗出不彻之故。夫表之骨肉有风寒，则身痛；表之肌肤有风热，则身痒。总之，阳邪怫郁于肌表，不得汗出，则皮肤作痒。汪苓友云：阳明经有寒邪郁热，不能透发，汗欲出而不得出，以故肌肉作痒，如虫行皮中状。

阳明病，反无汗而小便利，二三日呕而咳、手足厥者，必苦头痛；若不咳不呕、手足不厥者，头不痛。

阳明法多汗，反无汗，而小便利，寒气直中于里，而水液下行也。至二三日呕而咳，胃中之寒邪上逆也。寒上逆则苦头痛，若不咳、不呕、不厥则不苦头痛，是邪不上逆也。头痛必因咳呕厥逆，则头痛不属太阳；咳呕厥逆则必苦头痛，是厥逆不属三阴。胃阳不敷布于四肢，故四厥；胃阳不充，不能四布水精致水寒上逆，故咳而呕，直至巅顶，故头痛。两“者”字作“时”字看更醒。汪苓友云：此亦阳明经伤寒也，阳明受寒

① 原病式：即刘完素《素问玄机原病式》。

邪所伤，胃中阳气，不能外达肌肤而为汗，焉能走手足而温其四末耶？张路玉曰：小便利，则邪不在内而在外，不在下而在上，故知必苦头痛。沈尧封云：以上二节，论阳明病之无汗者，即带出“呕”字；以下数节论呕，应并病提纲中“呕”字。

伤寒呕多，虽有阳明证，不可攻之。

呕属上焦，非太阳证未除，即是少阳症未罢。故虽有阳明之里证，必先治其表，而后可依阳明法治，断不可遽用攻里也。沈尧封云：此证非胃中虚寒，即属少阳。

食谷欲呕者，属阳明也，吴茱萸汤主之；得汤反剧者，属上焦也。

食谷欲呕者，不食则不呕矣，非若太少之不食而亦呕，故云属阳明也。胃热消谷善饥，胃寒则不嗜食，胃中虚冷则吐。食谷欲呕，究未呕出，乃邪气弥漫于胸胃，故食谷即欲泛逆，属阳明胃病。吴茱萸汤治之而反剧者，则胃寒已结聚痰饮，在上焦为患，故欲呕而不吐也。吴茱萸气味苦辛重浊兼之大枣甘腻，与上焦之清气不相和协故也。《内经》云：补上治上制以缓，缓则气味薄，宜用小半夏加橘皮汤。《补亡论》常器之云：宜橘皮汤。注云：《类要方》用橘皮二两，甘草一两，生姜四两，人参三两，水煎服。

吴茱萸汤

吴茱萸一升，洗　人参三两　生姜六两　大枣十二枚，劈

上四味，水七升，煮取二升，去渣分三服

夫呕为气结不运而上逆，结者散之，逆者降之，故用吴茱萸之辛散苦降，且味厚下泄，治呕为最，兼以生姜又为治呕圣药。武陵陈氏云：其所以致呕之故，因胃中虚，生寒，使纯用辛散、苦泄、暴悍之品，而不兼用冲和之味补之，则胃气愈虚

而呕逆更甚，故用人参补中，合大枣以为和脾之剂焉。此条正用此汤，愈者固多，间或有得汤反剧者，故成注云：另以治上焦法治之也。

阳明病，胁下硬满、不大便而呕、舌上白苔者，可与小柴胡汤。上焦得通，津液得下，胃气因和，身濈然而汗出解也。

阳明病而有胁下硬满之证，乃阳明虚而胃气不和，不能吞并少阳之证，故少阳病未罢，即是阳明病胸胁满不去之意，不但大便溏为胃未实，即使不大便而呕，亦为邪未入里，故别条云呕多虽有阳明证，不可攻之。合而观之，硬满在胁而不在腹，舌苔白而不黄，兼呕，虽不大便而并无痛苦，是皆少阳之见证居多，故当从小柴胡分解阴阳，使上下通和，濈然汗出，而表里之邪，为一彻也①。上焦和则呕苔去，津液下则大便行，胃气和则硬满之水饮消而外达，故濈然汗出而解也。

此条少阳病用柴胡汤治，而反称阳明病者，乃阳明胃虚不能宣畅条达，致木气郁于土中不能升发，故上焦不通。上焦不通则气不下降，故不但满而兼呕，抑且营卫不布而津液不得流通，以致热气搏结，胃愈不和，硬满苔呕所由来也。夫不通在下焦者，可导不通；在上焦者，宜宣，小柴胡汤主之。宣发胃中之气，达土中之木，而顺其性，使上焦得通，而津液得下，胃气因而和矣。阳明病多汗，室则汗不得越，今气通而胃和，津液自然四布，故濈然汗出而解也。《内经》云：六腑者，化水谷而行津液也。故阳明腑气，以通为和，今胁下硬满不大便，则气室塞而津液不行。用小柴胡汤治之者，姜、柴以升之，则上焦得通；黄芩以降之，则津液得下。且也浊阴在上而硬满、

① 为一彻也：被全部逐出了。为，表被动。一，皆。彻，消除。

燥热，在下而不便，尤借参、甘助半夏宣通阴阳，旋转气机，则上下通利，而胃气安有不和？胃和则汗出而解也。沈云：以上论呕，亦是不食之证。

阳明病，欲食，小便反不利，大便自调。其人骨节疼，翕翕如有热状，奄然发狂，濈然汗出而解者，此水不胜谷气，与汗共并，脉紧则愈。

欲食必胃气强，能宣发五谷之气味，以通达三焦荣卫也。小便不利者，汪苓友云：水气将欲升发于表，作汗，故不下而为尿也。大便自调，胃无寒，故不下利，又无实热，故亦不燥硬，正见其谷气之和也。骨节疼痛，水湿在关节，欲流行也。翕然如热，奄然发狂，正是八十七条中大烦躁扰之象。此邪正相拼，水湿之气不胜谷气，为谷气驱逐，所渍之水，与汗共并而出也，脉紧则有力，得以尽泄于外也。设脉濡微无力，则谷气不能领汗出矣。此胃强能食之人，所以得病易愈也。一说脉紧者得此汗出则愈也，亦通。舒驰远云：翕然如有热状者，荣卫郁蒸，汗作之兆也；奄然发狂者，伏邪将溃，阳气冲击，不能骤开，顿觉不安而欲狂，故少倾即濈然汗出而解也。

阳明病欲解时，从申至戌上。

申酉戌，阳明之旺时也。凡病欲解之时，必待其经气之旺，以正气得所旺之时，则能胜邪，故病欲解。张志聪曰：经云，日西而阳气衰。阳明病恶热，今遇天地之阳气衰，则邪阳无恃而亦衰矣，故病欲解。

阳明病，无汗，小便不利，心中懊憹者，身必发黄。

阳明病则身热可知，乃无汗则热不得外越，小便不利，则热不得下泄，是以湿热交争于胸中，故郁闷不宁，势必蒸身为黄也。黄是湿气所致，阳明病乃燥邪为患，何故发黄？阳明病多汗，湿从外泄，故燥；今反无汗，湿不得泄，则湿胜于里，而小便必不利。魏柏乡曰：有湿热必瘀，有瘀热无出路，无出路瘀里为患，故必发黄。懊憹者，亦热邪无出路所致，即瘀里为患之形状也。《摘要》云：宜麻黄连翘赤小豆汤。外发内利可也。若经汗吐下后，或小便利而心中懊憹者，乃热郁也，非湿瘀也。沈尧封云：此以下论湿热二气，并入中州。

阳明病，发热汗出，此为热越，不能发黄也；但头汗出，身无汗，剂颈而还，小便不利、渴饮水浆者，此为郁热在里，身必发黄，茵陈蒿汤主之。

阳明病之不发黄者，由于汗出多，而湿热之气已越也。若但头汗出，身无汗者，乃热为湿所滞，汗出不周也。头为六阳之首，湿为阴邪，不能凝滞，所以头有汗而热但得越于头也；剂颈而还者，为湿所郁，则身俱无汗，而热不能越矣。热不外越，应内盛而成胃实；乃不成胃实者，因渴饮水浆而小便不利，则不得下泄，而湿与热参杂，故其热非壮热而为瘀热也。程郊倩云：瘀热在里指无汗言，无汗而小便利者属寒，无汗而小便不利属湿热。两邪交郁，不能宣泄，故罨[1]而发黄。解热除郁，无如茵陈、栀子清上，大黄涤下，通身之热得泄，何黄之不散也？

汪讱庵[2]曰：干黄热胜，色明而便燥；温黄湿胜，色晦而便溏。仲景利小便，必用化气之品；通大便，必用承气之味。故小便不利者，必加茯苓，甚者兼用猪苓，因二苓为化气之品，而小便由于气化也。此小便不利，不用二苓者何也？盖治病必

---

① 罨（yǎn 演）：覆盖。此指两邪交叠。

② 汪讱（rèn 认）庵：即汪昂。明代医家，字讱庵。撰《医方集解》《汤头歌诀》等书。

求其源，此小便不利，由于湿热之不解，用茵陈汤以清其热，热清则湿无恃而行，小便自利。夫清寒之剂而利小便者，去热之攻也；淡味之品而利小便者，渗泄之能也。渗泄损阴，去热救阴。阳明为病，惟恐阴竭，所以本论云阳明病汗出多而渴者，不可与猪苓汤，以汗多胃中燥，猪苓汤复利其小便故也。斯可知阳明病，汗出多而渴者不可用，则汗不出而渴者，更不可用。汗出多而渴者致津液竭，汗不出而渴者，则津液已先竭明矣。

阳明病，被火，额上微汗出，小便不利者，必发黄。

阳明病本热，被火则两阳相熏，热邪愈炽，虽得额上微汗，而周身之汗与小便，愈不可得矣。既无汗而又小便不利者，故必发黄。舒驰远云：其所以无汗者，非腠理闭密也；小便不利者，非气化不行也。盖津液被火劫，无阴以化之。此所以上条不用二苓也。

阳明病，脉迟，食难用饱，饱则微烦，头眩，必小便难，此欲作谷疸，虽下之，腹满如故，所以然者，脉迟故也。

迟为无阳，故食难用饱，饥时气尚流通，饱则填满涩滞。胃中又少此阳气，蒸糟粕化精微，而积蓄不运，势必瘀腐其所存之食，故烦闷头眩矣。魏柏乡曰：迟谓之虚而兼湿则可，谓之虚寒则大不可也，故其人必又见小便难一证。虚则气不充而湿不除，湿则气不化而谷不消，胃中谷气，不能化正养身，却酝酿湿热，蒸作疸黄之兆。是胃中仓廪所积之谷，霉烂熏黑，太仓红朽[1]之虞，在目前矣。如不除湿为治而妄下之，从使阴寒之药，助湿而增其腹满也。《金匮》云：风寒相搏，食谷即

---

① 太仓红朽：红朽，谓米粟陈腐变红。此用以形容胃虚兼湿、无阳化谷之况。

眩，谷气不消，胃中苦浊，浊气下流，小便不通，身体尽黄，名曰谷疸。当用五苓以双解之。而反用茵陈汤下之，故腹满如故。然止腹满不减，则非虚寒矣，若果为寒，则必发哕而亦不能作谷疸矣。《摘要》云：所以食难用饱，饱则烦闷，是健运失度也。清者阻于上升，故头眩；浊者阻于下降，故小便难。食郁湿瘀，此欲作谷疸之征，非阳明热湿腹满发黄者比，虽下之，腹满暂减，顷复如故，所以然者，脉迟故也。

伤寒脉浮而缓，手足自温者，是为系在太阴，太阴当发身黄；若小便自利者，不能发黄，至七八日大便硬者，为阳明病也。

脉浮缓，中风表邪也。然缓亦脾脉也，脾主四肢，若脉浮缓手足自温，却不见发热汗出，是非太阳病中有不发热之证，中风中有不出汗之证也，是为邪在太阴。盖邪在三阳，则手足热；寒在三阴，则手足冷；热在三阴，则手足亦热。今手足自温，是知系在太阴也。太阴，脾土也。脾主为胃行其津液，若果脾病，必不能为胃蒸化济泌，胃中被湿热所溷①，则不外输而为汗，下渗而为小便。无汗而小便不利，湿热无所出而郁蒸，发黄之病，必成无疑，故曰太阴病当发身黄。如小便自利者，津液行也，行则湿不越于外，尚泄于下，湿邪去矣，发黄所以不能成也，而亦可以知其脾气之无病，而手足自温也。然脾气既实，则邪不能容。《内经》云：脏气实而不能容，故还之于腑。所以至七八日大便硬者，是太阴转入阳明，而成胃实症也。（盖脾气行，而湿去则胃自干燥矣。）

伤寒转系阳明者，其人濈然微汗出也。

---

① 溷（hùn 混）：扰。

程扶生云：濈濈者，肌肉开而微汗不干之貌。有太阳证而汗出，为太阳中风；无太阳证，但发热微汗出，为转属阳明也。然但微汗出而不恶寒，或者太阳病解，亦未可知，必见反恶热及诸阳明证之端者，方为转属矣。故濈然汗出，非必传入阳明，而转属阳明者，必濈然微汗出也。

阳明病，脉浮而紧者必潮热，发作有时，但浮者必盗汗出也。

潮热自汗，皆阳明症也。然脉浮而紧，则是表寒未解，而热不得胜，故虽有潮热，必借于阳明之旺时而发作，非言阳明病脉浮而紧者，必发潮热也。若潮热而脉不紧但浮，则太阳寒邪已罢，转属阳明，必自汗出，虽在睡中，亦必盗出，即上条濈濈汗出之互文也。《摘要》云：脉浮而紧，仍当从太阳阳明伤寒治之，宜麻黄加葛根汤汗之；若脉但浮不紧，当从太阳阳明中风治之，宜桂枝加葛根汤解之。沈明宗云：此阳明证而见太阳脉也。脉浮而紧，太阳表寒未罢之脉；潮热发作有时，则阳明里证已具；但浮者太阳风伤卫脉，故必汗出也。

阳明中风，口苦咽干，腹满微喘，发热恶寒，脉浮而紧。若下之，则腹满小便难也。

阳明中风，热邪也；腹满而喘，似乎热入里矣；然喘而发热恶寒，脉浮而紧，皆太阳伤寒之脉证；口苦咽干，已兼入少阳矣。沈尧封云：虽称阳明，实未离太少，故列之合病之前。《摘要》云：此为表里同病之证，当审表里孰多而治之，若惟从里治，而遽以腹满一证，为热入阳明而下之，则表邪乘虚复陷，故腹更满也。沈又云：此阳邪内伏，风寒外束，大青龙之类也。若误下则亡阴，无阴则阳无以化，故腹满小便难也。汪苓友云：宜葛根汤为主，加凉药以治之，此亦和解表里之法也。

阳明病，脉浮而紧，咽燥口苦，腹满而喘，发热汗出，不恶寒，反恶热，身重。若发汗则燥，心愦愦，反谵语；若加烧针，必怵惕烦躁不得眠；若下之，则胃中空虚，客气动膈，心中懊侬，舌上苔者，栀子豉汤主之。若渴欲饮水、口干舌燥者，白虎加人参汤主之。若脉浮发热、渴欲饮水、小便不利者，猪苓汤主之。

浮紧为太阳之脉，咽燥口苦为少阳之证。腹满而喘为热入于里，加以发热汗出、不恶寒反恶热，则阳明证具见矣。复加身重，则三阳合病证见矣。故不可用辛温发汗以动阳，汗则津液去而益其燥乱也；不可烧针以动阴，针则必伤其阴血，而益其怵惕烦躁不得眠也；更不可下，下之则二阳之客邪，乘虚动膈，致懊侬不舒也。若舌上有苔，则胸胃热邪，与浊气上蒸所致，用栀子豉汤清热，以化胃中秽浊之气；若前发汗谵语，更加渴欲饮水，口干舌燥，是热盛于里，津液已伤也，所以用人参白虎汤，解热以生津液；若止脉浮发热而不甚汗，渴欲饮水而不甚燥，惟小便不利，是下焦热甚也，则主以猪苓汤，以导热而滋干；若恶寒者，当用五苓以解未尽之表，有桂枝之辛温在内故也；惟不恶寒反恶热，用猪苓以导极盛之热，阿胶以滋阴分之竭，滋之者恐利之，而阴虚益燥渴也。

此条虽是阳明热甚之证，却见无形之燥热，而并无有形之实热，故不议及下法。若脉浮发热以下一段脉证，全同五苓，彼以太阳寒水，利于发汗，汗出则膀胱气化，而小便行，故利水之中仍兼发汗之味；此阳明燥土，最忌发汗，汗之则津液愈亡，而小便更不利。所以利水之中，尚用滋阴之品，二方同为利水。太阳用五苓者，因寒水在心下，故有水逆之证，桂枝以散寒，白术以培土也；阳明用猪苓者，因热邪在胃中，故有自汗证，滑石以滋土，阿胶以益阴也。散以散寒，汤以润燥，用意微矣。末段与太阳条内，若脉浮、小便不利、微热消渴者，五苓散主之。同称太阳病者，必有恶寒之表证，故用五苓使汗出愈而双解之；称阳明者，表证已罢而反恶热，故用猪苓汤导热以润燥也。舒驰远云：后三段俱顶下后而言，总以阳明为多，虽误下而不为大误，只因未辨症兼三阳，以致胃中空虚，客气动膈也。其首段之证，亦必因下而得衰，若但遗上焦之邪，而懊侬、舌苔，则主栀豉汤而清化之；若遗中焦之热，而见口干舌燥，则主白虎汤从其中而彻之；若遗下焦之余邪，而见小便不利，则主猪苓汤从其下而渗泄之也。

《辨注》云：若"渴欲饮水"一段，不但误下，兼之误汗所致。误下则胃中虚，误汗则胃中不惟虚，而且燥热极矣。"渴欲饮水，口干舌燥"者，此热邪伤气耗液之征也，故用白虎加人参汤，以清热补气润津液。或问"渴欲饮水"，与白虎汤证相同，且也白虎汤证，亦未尝云小便利，兹何以因其小便不利，即改用猪苓汤也？汪苓友曰：白虎汤证，即或有小便不利者，但病人汗出多，水气得以外泄。今观下条云汗出多不可与猪苓汤，乃知此证其汗亦少，汗少则应溲利，今汗与溺俱无，则所饮之水必停，故用猪苓汤，上以润燥渴，下以利湿热也。

猪苓汤

猪苓一两　茯苓一两　滑石一两，碎　泽泻一两　阿胶一两

先煮四味，取二升，去滓，纳胶烊消，分三服。

成无已云：淡味渗泄为阳，猪苓、茯苓之甘淡以行小便；咸味涌泄为阴，泽泻之咸以泄伏水；味薄则通，故三品俱味薄也；滑利窍，阿胶、滑石之滑润以利窍也。

阳明病汗出多而渴者，不可与猪苓汤，以汗多胃中燥，猪

苓汤复利其小便故也。

汗出多而太过，为阳绝于里。亡津液故燥，不可再利小便，以重竭津液，因数溲则大便硬故也。可知汗出不多而渴者，犹可用猪苓汤。因阳明恶燥，惟恐热邪吸引，津竭枯燥，故利水之中，必用阿胶以滋阴。用猪苓汤者，亦仲景不得已之意也。若发热汗多而无表证者，当用白虎。若大渴或舌燥者，必加人参。仲景屡已发明矣。

阳明病，但头眩，不恶寒，故能食而咳，其人必咽痛；若不咳者，咽不痛。

中寒则有头痛证，中风则有头眩证，风主摇动也。不恶寒而能食，知其无表而郁热在里也。寒上攻能令咳，其咳兼呕，故不能食而手足厥；热上攻亦令咳，其咳不呕，故能食而咽痛。郁热上冲，微则为咳，甚则为咽痛。若不咳者，热邪犯上之势弱，故咽亦不痛，其头亦不眩，又在言外矣。阴气下行，故无汗而小便利；阳邪上行，故头眩。寒则呕不能食，风则能食，是风寒入胃之辨也。

风为阳邪，流通无滞而能食，甚则冲逆上行而致咳，郁热上冲，其人必咽痛，此阳明之咽痛，因咳而成，非若少阴之咽痛，不因咳而自成也。正见少阴之咽痛不咳而痛与阳明之咳而咽痛有别。手足厥而头不痛者，阳微无能上冲之象已现，故呕而汗出，与反无汗亦不同。更见少阴之手足厥冷有汗而头不痛、呕而不咳，与阳明之呕咳而无汗、头痛而手足厥又别。

秦云：眩晕之证，一见呕吐，即为痰饮食滞，最忌腻滞补剂。咽痛者，语言即痛，清肺为急；咽物即痛，清胃为先。沈尧封言：头痛眩亦聚水之据，拟猪苓主治，爰次猪苓之后。

阳明病，口燥，但欲漱水不欲咽者，此必衄。

阳明里热，则渴欲饮水，此“口燥，但欲漱水不欲咽”是热在经而里无热也。阳明之脉，起于鼻，络于口，此经气血俱多，热甚则逼血从鼻而妄出，乃其道也。

脉浮发热，口干、鼻燥、能食者衄。

脉浮发热，则热在经而不在里；口鼻干燥，阳明经热炽矣；能食者，胃亦热也，故衄。能食为风，风性上行，所以衄也。

阳明中风，脉弦浮大而短气，腹都满，胁下及心痛，久按之气不通。鼻干，不得汗，嗜卧，一身及面目悉黄，小便难，有潮热，时时哕，耳前后肿，刺之小瘥，外不解。病过十余日，脉续（宜作弦）浮者，与小柴胡汤；脉但浮无余证者，与麻黄汤。若不尿，腹满加哕者不治。

此阳明合二阳为患，表证不解，病之至重者也。阳明脉大而兼浮弦，则是太阳少阳之邪，俱未解也。短气、腹都满者，风热甚而气壅逆也。气逆壅甚，故以手按抑之，而气愈不能通矣。胁下及心俱痛，是热甚伤其气也。鼻干不得汗，阳明经燥，不能作汗以解太阳之邪也。嗜卧，热甚而神昏也。周禹载云：极欲卧而究竟不能安寐，故曰嗜也；身面俱黄，因不得汗而热不越于外也。小便难，热在太阳之腑也；有潮热，邪入阳明也。时时哕，邪气盛，正气不得通也；耳前后肿，少阳经热壅也。少阳之脉上耳后，其支者从耳后入耳中，出走耳前，故“耳前后肿”者，当是少阳经证无疑。

柯韵伯云：本条不言发热，看“中风”二字，便藏表热在内；“外不解”即指表热而言，即暗伏“内以解”句。“病过十余日”是“内已解”之互文也，当在“外不解”句之上。“无余证”句，接“外不解”句来。“刺之”是刺足阳明，随其实而泻之。“小瘥”句，言内能俱减，但外证未解耳。脉弦浮而不大，阳明之脉证已罢，惟少阳证在，故与小柴胡汤；若脉但浮而不弦大，则非阳明少阳脉，并无余症，则上文诸证悉罢，是无阳明少阳症，惟太阳之表邪未解，故可与麻黄汤以解外。“若不尿，腹满加哕”是接“耳前后肿”来，此是内不解，故小便难者竟至不尿，腹部满者竟不减，时时哕者更加哕矣，非刺后所致，亦非用柴胡麻黄后变证也。

秦皇士云：凡发热无汗之症，必得汗出，则身热方解，以其热在皮肤，无汗则热邪何处发泄？故治津液内涸、不能作汗而发热者，须善为发汗以解之。否则，到底无汗、致热不解而究竟死者多矣。观此数语，则知发热无汗之症。秦氏：亦必须发汗以解之，而不可用消导之法以解其表邪也明矣。

太阳与阳明合病者，必自下利，葛根汤主之。

太阳与阳明合病，当从两经并治；发热而下利，又当内外兼疗。用桂枝汤加麻黄以治太阳之表寒，加葛根以润阳明之燥热，又与芍药甘草益阴以和里，内外之证，可以两解矣。汪苓友云：太阳之里为膀胱，主水；阳明之里为胃，主谷。二腑之气不和，则水谷虽运化而不分清，所以必自下利也。或问曰：本论云下利不可发汗，发汗则胀满。今此下利，又用葛根汤发汗者，何也？葛根汤非发汗之剂也，诸家皆认阳明之汗剂用，则误矣。若果此汤为阳明之汗剂，何以二四一条反用麻桂二汤发汗也？况仲景全论，并未见称为发汗之剂，亦可知矣。用此汤者，桂枝汤以和解未尽之太阳证，兼和阳明之里气，以葛根清理阳明之燥热，俾内外和解，而下利可止矣。

太阳与阳明合病，不下利，但呕者，葛根加半夏汤主之。

成注云：邪气外甚，阳不主里，里气不和。里气下陷而不上者，但利而不呕；里气上逆而不下者，但呕而不利，故与葛根汤，以散表邪而和里，加半夏以下逆气。汪苓友曰：既云呕矣，其人胸中能免满逆之证乎？汤中半夏，固宜加矣，而甘草大枣之甘，能不相碍乎？或云：方中止甘草二两，大枣十二枚，已有生姜三两，复加半夏半升，于呕何碍？所言实合仲景用药之旨。

太阳与阳明合病，喘而胸满者不可下，宜麻黄汤主之。

二经合病，故喘而胸满。若止太阳受邪，但喘而未必即满，至于结胸之硬满，则又日久误下而成，与合病初感之时，即见喘且满，大不同也。合病当合用两经之药，如何偏主麻黄汤？盖太阳在表，阳明在里，此喘而胸满，为太阳之邪胜，故用麻黄汤解表而不可下也。舒驰远云：用麻黄汤者，其实总为寒邪蔽固[1]，无汗，经气不通，壅遏而为喘满。用麻黄汤以发其汗，使肌窍开而外邪解，荣卫宣通，经气舒畅，而喘与满自愈矣。《辨注》或问：阳明病已见胸满之候，何以不兼治阳明？答曰：病因喘而致胸满，其病在肺，麻黄汤虽为发汗之剂，内之麻黄、杏仁，专于泄肺利气，肺气通利则喘逆自平，又何有阳明之胸满耶？

阳明少阳合病，必下利。其脉不负者顺也，负者失也。互相克贼，名为负也。脉滑而数者，有宿食也，当下之，宜大承气汤。

阳明土也，少阳木也，土被木邪交动，则水谷不停而急奔，故下利可必。然阳明脉大，少阳脉弦细，必两经之脉，不甚相胜，乃为顺候；若弦脉独见，则少阳胜而阳明负，为鬼贼相克矣。证已下利，而脉中更见木邪，脉证互相克贼，胃气虚而土

① 蔽固：隐匿顽固。

败，故名为负。若见滑数，是为水谷有余之诊。土盛而不受木制，故顺，所以脉见滑数，则下利，为宿食之故，当下之；无宿食而脉见负，则下利为土克木之故，不宜下也明矣。

夫胜负之机，在于调治，必先五胜，疏其血气，令其调达，而致和平。故用药如用兵，非借外援以相救，则另攻其要害，使之自退。小胡汤之用柴胡，攻木之要害，使之自退也；用黄芩，借外援以苏燥金之气也。按，阳明少阳合病必下利者，木赖土气培植而升发，今土燥则不能滋养其木而下陷；土借木气上升而四布，今木萃①则不能畅达其土而屈伏，故必下利。夫木生于土中，土肥能荣养乎木，使木繁茂，胃盛能散精于肝。而少阳气升，故阳明脉大，为顺而不负；若脉弦细，则土之膏液已竭，木何资而升发？势必吸引土之余脂，则土恶木之求资，阳明不敷所输②，焉能任其所取以供足？而少阳反憎其不能荣养，所以谓之相克贼，而名为负也。

① 萃：通“悴”，萎悴。《荀子·富国》：“劳苦顿萃而愈无功。”
② 不敷所输：犹言“入不敷出”。敷，足够。输，支出。

卷之五

少阳病解

少阳无定方者何？无定证也。何无定证？以口苦、咽干、目眩提其纲，而不着于表里也。不着表里何也？少阳为枢，枢者胁膈也。胁膈居身之半，上下之气往来，必从此升降。人身之躯壳为表，脏腑为里，躯壳脏腑之气往来，亦必由膈出入。（膈膜连着最下之肋骨，其经遂在膈膜之中，连络贯通，故躯壳脏腑上下内外之气往来无不由此出入升降。玩《经脉篇》中下膈上膈贯膈，以及从胸中出胁循胁里出之文自知）而赖少阳之气，为之转旋；若有邪侵，亦赖少阳为之主持。

今血弱气尽，则少阳无权，任邪出入，而不能为枢藩蔽，故多或然之症。而不着于表里，即口苦、咽干、目眩之症，亦不过少阳病之源。缘气血下竭，邪据胁膈，津液不能上承所致，故用人参助津，柴胡引清阳之气以上升。而方仍无定，再从表里之症而加减。不但方法从症加减，而主方亦是寒热互用。在外之寒，生姜之辛温以驱之；在内之热，黄芩之苦寒以清之。惟柴胡一味，同姜引邪从膈胁而出，为少阳病之主药，故以名汤。

设见或表或里之症，亦必从寒从热加减，不必悉具或然之证，而后加减也。且不但或然之症应加减，即寒热往来之中，亦当察其寒热孰多以及烦之微甚，分其表里轻重而加减也。盖少阳一病，枢钮无权，不分表里，故曰必有表复有里也。既不能拒邪于外，又不能悉归于里，此症为半在于里，半在于外，而不着表里也。故方从双解，更设加减之活法，而不一定也。

柯韵伯云：少阳阳明之病机①，在呕渴中分，渴则转属阳明，呕则仍在少阳。如伤寒呕多，虽有阳明症，不可攻者，因病未离少阳也。服柴胡汤已渴者，属阳明也，是已过少阳也。夫少阳始病，便见口苦、咽干、目眩，先以津液告竭矣。故少阳之病，最易转属阳明，所以发汗即胃实而谵语，故小柴胡中，已具或渴之症，方中多生津之品，以预防渴，服之反渴，是邪火炽盛，津液不足以和胃，即转属阳明之义也。然转属阳明者，必由其人素实，卒然病至，血弱气尽而成少阳病，始能转属阳明；若其人气禀素弱而成少阳者，则传者必入厥阴，虽小柴胡用参甘大枣之补，亦不及矣。其所以用人参之补者，原因血弱气尽，犹恐陷入厥阴，是以预补而防其乘陷也。可知入厥阴者，必正气衰弱，邪气深固，故六经之中，最为难治。

程郊倩云：观首条所揭口苦、咽干、目眩之证，终篇总不一露，要知终篇无一条不具有首条之症也。有首条之症，而兼一二表证，小柴胡汤方可用；无首条之症，而只据往来寒热等及或有之症，用及小柴胡，腑热未具，而里气预被寒侵，是为开门揖盗矣。盖里气虚，则万不能御表也。识透此诀，方可读仲景少阳篇之论，与夫条中之所示、之所禁、之所加减，而为从表从里及一切斟酌之法。又云：少阳症未具，而犯及小柴胡汤，防其寒中。盖胃阳不衰，三阴断无受邪之理。少阳才病，木郁而不得升，辄来侵土。所赖阳神用事②，阴邪不致窃发。凡少阳之有小柴胡，为木火几欲通明③者设，苟无故而铲及其阳，土惫则水凌，上热未除，中寒复起，少阳升发之气，亦复

① 机：原作“趱”，据《伤寒论翼》卷下改。
② 用事：当权。
③ 木火几欲通明：形容木火之旺。

变为寒木。阳已入阴，世人犹曰传经无寒，噫嘻！即令传经无寒，而误服黄芩，又安知黄芩不为直中乎？是可与贤者道也。

少阳之为病，口苦、咽干、目眩也。

五脏皆取决于胆，咽为之使，少阳之脉起目锐眦，故热聚于胆，蒸气上溢，则口苦也；咽干者，热耗其津液也；木盛生风，则目旋眩也。《内经》云：胆病者口苦、呕宿汁，口苦者名曰胆瘅。胆虚，气上溢而口为之苦。又云：足少阳之脉动，则病口苦。又《大惑论》云：邪中于项，因逢其身之虚。其入深，则随眼系以入于脑，则脑转，转则引目系急，急则目眩以转矣。然口不曰渴而曰苦，咽不曰燥而曰干，目不曰赤而曰眩，则无大热邪在内为患，而因血弱气尽，津液亏少，不能上承以制之所致已明，故少阳始病，而仲景即用人参也。汪苓友云：上三症不足以尽少阳病，此仅举其病热之大纲耳。少阳与厥阴，脏腑虽异，病机颇同，厥阴有阴阳之胜复，万不可使阳退阴进；少阳有寒热之往来，万不可使阳去入阴，则小柴胡汤不可不慎用也。

伤寒五六日中风，往来寒热，胸胁苦满，默默不欲饮食。心烦，喜呕；或胸中烦而不呕。或渴，或腹中痛，或胁下痞硬，或心下悸，小便不利；或不渴，身有微热，或咳者，小柴胡汤主之。

风寒之邪，与痰饮结聚于膈间，则阴阳之气，内外不得常通，故“往来寒热”；胁乃肋骨尽处，膈膜连着最下之肋骨，邪结于此，气难往来，故“胸胁苦满”；“默默”即昏昏之意，乃邪气围逼，非静默也；木受邪则妨土，故“不欲饮食”；胆为阳木而居清道，为邪所郁，火无从泄，上燃君主，故“心烦”；清气郁而为浊，则成痰而滞，故“喜呕”，呕则木火两舒，故喜之也；“烦而不呕”，热聚而饮不结也，渴热入里而津液竭也；腹痛，寒入里而木气横逆也。“胁下痞硬”，痰饮结于本位也；“心下悸，小便不利”，水饮不行也；“不渴，身有微热”，热在表而未入里也；咳，寒邪上逆也，宜以小柴胡汤为主，而加减治之也。

秦镜明云：病有表复有里，则宜和解。和解之法，视某经有表邪，用某经发表药一二味以散邪；视某经有里热者，用某经退热之药一二味以清里。和解表里，内外分消，可濈然汗出而解矣。然犹未尽和解之义，即上吐下利之霍乱证、不吐利之黄连汤证以及泻心汤之痞证，皆谓之和解。故凡寒热同病，或上下俱病，用药皆当和解，不但此表里而已也。又云：和解之法，散表清里，又加和中之药，助其胃气，和其表里。例如小柴胡和解少阳证，以柴胡生姜散表邪而治恶寒，以黄芩清里热而治心烦，人参甘草大枣以和中气。《摘要》云：世俗不审邪之所据，及阴阳疑似之辨，总以小柴胡为套剂，以其药味和平，殊不知因循误人，实为不浅。

小柴胡汤

柴胡半斤　半夏半斤，洗　黄芩三两　人参三两　甘草三两，炙　生姜三两，切　大枣十二枚，劈

上七味，水一斗二升，煎取六升，去滓再煎，取三升，温服一升，日三服。

柴胡味苦，体轻气清而性微寒。轻清可以达上焦而散头目之邪，苦寒可以入下脘而导胸中之热，且能透膈解表而泄满，故以为君。黄芩亦苦寒，以为彻里热。生姜辛温以除表寒。邪在胸胁，其痰饮必结，故以半夏宣通阴阳，和胃除逆以散饮。参甘大枣，扶助正气以和中，使邪不得深入。

程郊倩云：既以柴胡解少阳在经之热邪、黄芩和少阳在腑之里热，犹恐阳神退而里气虚，阴邪乘虚而尽入于里，故以姜枣人参预壮其里气。先辈论此汤转旋在柴芩二味。以柴胡清表热，黄芩清里热也。按，本方惟不去柴胡甘草生姜，当知寒热往来，全赖柴胡清解外热，生姜温解外寒，甘草以和中。所有以干姜易生姜者，干姜之性更雄也。徐灵胎云：去渣再煎者，取其药性合，而为和解表里之气。

喻嘉言曰：人受外感之邪，必先汗以驱之。惟元气旺者，外邪能从药势以出。若素弱之人，药虽外行，气从中馁，轻者半出不出，重者反随元气缩入，发热无休矣。所以体虚者，必用人参三五七分，入表药中，少助元气，以为祛邪之主，使邪气得药一涌而出，全非补养衰弱之意也。即和解药中，有人参之大力者居间，外邪遇正，自不争而退遁，否则邪气之纵悍，安肯听命和解耶？不知者谓邪得补而愈炽，即痘疹、疟痢，以及中风、中湿、中寒、中暑、痈疽、产后初时概不敢用，而虚人之遇重病，虽有可生之机，悉置不理矣。按，喻氏之论，深得仲景新加汤、小柴胡以及诸泻心之意，故能发明本虚初病邪气正盛之时，即可攻补并施。岂特即可兼补？抑且有不可不兼其补，不兼其补，即成坏证，而为不可治之症矣！呜呼！世之初病，不敢用补而致死者甚多，乌得喻氏再世而补之哉？然不能苦志仲景之书数十年，断不能用补于邪盛正虚之际也。若补之不善，反谓仲景之书，不可治今病也，悲夫！

若胸中烦而不呕，去半夏人参，加栝蒌实一枚。

烦者，热乘于心，精烁而神懊侬也；呕者，痰饮结聚而气欲散也。“烦而不呕”，热聚而邪不结也。热聚则毋用人参之温补，不呕则毋用半夏之宣散。除热以寒，生津以甘，故加栝蒌实以泄胸中之蕴热。张云：加栝蒌实导胸中之热气以下降。

若渴者，去半夏加人参，合前成四两半，栝蒌根四两。

半夏燥津液，非渴者所宜。人参甘而生津，栝蒌根苦寒除热，故加二物以治渴。周禹载云：渴，津液不足也。半夏燥津，故去之。人参生津液而止渴，栝蒌根彻热[1]而益津，所以加也。

若腹中痛者，去黄芩，加芍药三两。

邪气入里，里气不足，则壅塞而痛。减黄芩之苦泄以避中寒，加芍药之酸以伐木邪；若腹痛而非木邪横逆，不得用芍药之酸。李东垣云："腹中夯[2]闷，此非腹胀满，乃气散而不收，宜加芍药以收之。此发明腹胀痛用芍药之义。

若胁下痞硬，去大枣，加牡蛎四两。

甘令中满，咸能软坚，故痞硬者，去大枣之甘，加牡蛎之咸。

若心下悸，小便不利者，去黄芩，加茯苓四两。

心下悸，小便不利者，是火用不宣，致水上泛凌心而不下行也。黄芩苦寒，则阳神更伤，故去之，而加茯苓之甘淡以泄之。

若不渴，外有微热者，去人参加桂三两，温覆取微汗愈。

不渴，津液无亏，故不须人参以为润；外有微热，表证尚未全罢，故加桂枝以解肌。

若咳者，去人参大枣生姜，加五味子半升，干姜三两。

咳者，水寒聚而上逆于肺也。甘补中则肺气愈壅，故去人参大枣；肺欲收，急食酸以收之，故加五味子；咳者，是水寒

---

① 彻热：犹言透热。彻，通，透。
② 夯：胀满。

上逆，故以干姜之辛热散寒。仲景治寒水上逆之咳而无郁火者，必以五味、干姜同用，亦一散一收之法。干姜辛热，能补助元阳之不足，以逐心下之水，犹恐辛散太过，肺气反虚，气更上逆，故用五味子酸温，以收耗散之气也。近来医工，恐其闭住邪气而不敢用，故不能奏功。

伤寒中风，有柴胡证，但见一证便是，不必悉具。

程郊倩云："伤寒中风"非另提头，从上条承下，该①尽往来寒热等证言；"有柴胡证"则专指首条口苦、咽干、目眩证言；"但见一证便是，不必悉具"紧贴在"伤寒中风上"讲。"一症便是"言外便有悉具都不是处，只以首条症有无为准，不以伤寒中风症一悉②为准。《摘要》云：柴胡为枢机之剂，故症不必悉具，而方有加减法也。王海藏曰：少阳半表半里，用小柴胡，亦须辨表里孰多孰少而加减之。

血弱气尽，腠理开，邪气因入，与正气相搏，结于胁下。正邪分争，往来寒热，休作有时。默默不欲饮食，脏腑相连，其痛必下，邪高痛下，故使呕也。小柴胡汤主之。

少阳为病者，治太阳病之不善，大伤气血，血弱气尽所致；否则必由少阳素虚而邪入。少阳者少血之经，故易血弱；少阳脉细，细则气少，故易气尽。血弱气尽，则荣中之阴既虚，卫外之阳又衰，以致腠理开疏，风邪之气，乘虚入里，邪与正搏，结于胁下，故胸胁苦满也。正与邪争，阳不足以御寒，则阴邪胜而为寒；阴不足以制热，则阳邪胜而为热。正气胜邪者休，邪气胜正则作，故"往来寒热，休作有时"也。胁满寒热，邪

---

① 该：通"赅"。包括。《儒门事亲》卷二："以余之法，所以该众法也。"

② 一悉：全部具备。一，全。

气扰乱，故“默默不欲饮食”也。胆附于肝，故云“脏腑相连”。阳逆于上，致口苦、咽干、目眩，则必阴滞于下而痛，故曰“其痛必下”。“邪高”者，指口苦、咽干、目眩也；“痛下”者，指腹中痛也。邪高痛下，中焦结塞不通，故欲呕而疏泄也。主以小柴胡汤，通上焦而下津液，调和其胃也。此条是仲景自注柴胡证。首五句释胸胁苦满之因，“正邪”三句释往来寒热之义，“默默”五句释正衰邪盛横逆之状。程郊倩将此条列于“妇人热入血室”条后，以为热入血室之注脚，亦是。故周禹载曰：邪结少阳则邪高，热入冲脉则痛下，然彼编在热入血室后，故合。若在此处，犹未妥洽。

伤寒五六日，头汗出，微恶寒，手足冷，心下满，口不欲食，大便硬，脉细者，此为阳微结，必有表，复有里也。脉沉亦在里也，汗出为阳微。假令纯阴结，不得复有外症，悉入在里。此为半在里，半在外也。脉虽沉紧，不得为少阴病，所以然者，阴不得有汗，今头汗出，故知非少阴也。可与小柴胡汤，设不了了者，得屎而解。

伤寒五六日，脉细、恶寒、肢冷而不欲食，似乎少阴证矣。然有头汗、大便硬之可疑。大便硬谓之结，脉浮数能食曰阳结，沉迟不能食曰阴结。邪在阳明，阳盛故能食，谓纯阳结；今邪在少阳，阳微故不欲食，不欲食者，非不能食也，故为阳微结；阴结者，惟有阴寒凝结于内，而无汗出恶寒之外症，故为纯阴结。今有头汗恶寒之表，不食、便硬、脉沉细之里，故邪为一半在表，一半在里也。阴不得有汗，非谓少阴病无汗，盖三阴脉不上头也。今惟头汗出，知非少阴，的是少阳。脉虽沉，总不得为少阴病而从少阴法治也，可与小柴胡汤勿疑也。上焦得通，则心下不满而欲食；津液得下，则大便自濡而得便矣。胃气因和，身濈然通身汗出而愈也。设服汤已，胃气未和，外虽濈然汗出，则惟表邪解而硬满仍然，故似愈非愈而不了了，必得大便之硬者亦去，方可解矣。但“得屎而解”四字，非能自解，尚有调胃大柴胡，及柴胡加芒硝，一番斟酌调治工夫，方能得解。

读至此节，方知少阳之半在里、半在外者，非里之外、外之内也。方中行绘图①，少阳病邪在表里之间，故为半表半里，而反晦②原文本旨，致后人莫解少阳病之源，不识柴胡汤之用，徒以半表半里四字，为少阳病之张本③，误治至今，无人辨正，殊不知半表者，即半在外也，谓有恶寒之表证；半在里者，谓脉沉、便硬、心下满之里证。言邪气分在表里，两处俱有，非指阴阳交界之处而为表里之间，何无一人道出？否则“必有表，复有里”二句全无着落。用小柴胡者，亦须认表里孰多而加减之，论中有加栝蒌者，为其烦渴也；干姜者，为其冷结也；桂枝者，兼太阳之恶寒也；芒硝者，兼阳明之燥屎也；芍药者，兼太阴之腹满及痛也。此即观其表里所有之证而加之，不可纯用汗下温清之法，止可和解而已。

《摘要》云：“脉细”当是“脉沉细”。观本条下文“脉沉亦在里也”之“亦”字，是知“脉虽沉紧”之“紧”字，当是“细”字。本条上文并无“紧”字，如何说“脉虽沉紧”？“虽”字何所谓耶？必是传写之误。吴人驹曰：此证尝见有误作阴寒而施温热以致大逆者，盖因其恶寒、手足冷、脉细而沉，不究其何症之始末由来也。周扬俊曰：此条恶寒、肢冷、不欲

① 方中行绘图：指方有执《伤寒论条辨》一书中的绘图。

② 晦：使……隐晦。

③ 张本：根本，凭据。

食，脉细或沉，有似乎阴，最难辨晰。仲景特出“阳微结”三字，昭示千古，以致（旁批：见）汗出为阳，阴不得有汗也，的属于阳。故纵见少阴之脉，不得为少阴之病。仲景恐人未明，自为详辨，然后知手足冷、微恶寒者，正因阳邪郁结，不外通于肢体，故独头汗出也。

本太阳病不解，转入少阳者，胁下硬满，干呕不能食，往来寒热，尚未吐下，脉沉紧者，与小柴胡汤。服柴胡汤已，渴者，属阳明也，依法治之。

虽本于太阳病不解，而云转入少阳者，则首条之口苦、咽干、目眩症，已具在内可知。兼之胁下硬满，干呕不能食，往来寒热，是少阳证悉具矣。但病从太阳来，设吐下后致脉变沉紧，乃太阳之坏病，不得云是柴胡证，而与柴胡汤。今尚未经吐下，明系转入少阳，虽脉沉紧，不得为少阴病，只属邪困少阳。浮紧是风伤太阳，沉紧是邪入于内，伤其胆木。本经①云：脉浮而紧者，名曰弦也。可知脉沉而紧者，亦即是弦，是沉弦也。弦为邪脉，浮弦邪在太阳，沉弦则邪在少阳，而为入里，故与小柴胡汤以解之也。若服柴胡汤已反渴者，将转属阳明矣。倘少阳尚未全罢，仍依本汤加减法，去半夏加人参瓜蒌根以治渴；服汤渴不瘥而反甚者，是阳明热炽烁津，已转属阳明也，当依阳明法治之。故曰“依法治之”。

郑重光②曰：少阳阳明之病机，在呕渴中分，渴则转属阳明，呕则仍在少阳。如呕多，虽有阳明证，不可攻之，因病未离少阳也，服柴胡汤渴当止。若服柴胡汤已渴甚者，是热入胃

---

① 本经：此指《伤寒杂病论》。

② 郑重光：清代医家，字在辛，号素圃。撰《伤寒论条辨续注》《温疫论补注》《素圃医案》等书。

腑，耗津消水，此属明胃病也。沈尧封云：脉沉紧不细，从太阳转入少阳，未经吐下，故得此脉。既见茈胡[1]证，自然用茈胡汤和解。然脉沉紧不细，非茈胡本脉，既可转入少阳，即可转入阳明。若服茈胡汤已渴者，又属阳明矣，不可泥于茈胡之治。二节本是一条，不可拆开。若止云服此茈胡汤已渴者，未必即是阳明，不见茈柴胡汤去半夏加栝蒌根倍人参一方，亦治渴也？

伤寒阳脉涩，阴脉弦，法当腹中急痛，先与小建中汤。不差，与小柴胡汤主之。

汪苓友云：此条乃少阳病兼夹里虚之证。阴阳以浮沉言，脉浮取之则涩而不流利，沉取之又弦而不和缓。涩主气血虚少，弦为邪气横逆，法当腹中急痛，先与小建中汤者，以温中补虚，缓其痛而兼散其邪也。弦脉不除，痛犹未止者为不差，后与小柴胡汤，去黄芩加芍药以和解之，盖腹中痛，以柴胡证中之一候也。吴遵程云：中宫之气虚，则木来乘土，故阳涩阴弦也。建中治太阴不愈，变而治少阳，所以疏土中之木也，以脉弦故用此法。《论注》云：小建中为厥阴驱寒发表、平肝逐邪之先着。邪在厥阴，腹中必痛，原为险症，一剂建中，未必成功。设或不差，当更用柴胡，令邪走少阳，使有出路，所谓阴出之阳则愈。用建中者建中，以解肌止痛在芍药，用柴胡者补中以逐邪止痛在人参，是重在里也，故二方俱从内而之外。沈尧封云：上文未言脉，此乃言之曰阳脉涩、阴脉弦。后曰脉沉细、脉沉紧。又曰脉弦细。合数条体认，少阳之脉自得[2]。

---

① 茈（zǐ 紫）胡：即柴胡。药名。《急就篇》注："茈胡，一名地薰，一名山菜，通作柴。"

② 合数条……自得：综合数条来体悟、辨认，少阳之脉象自能得出。

小建中汤

芍药六两 甘草三两，炙 桂枝三两 生姜二两，切 大枣十二枚，劈 胶饴一升

水七升，煮取三升，去滓，内胶饴，更上微火消解，温服一升，日三服。

此肝火侵逼脾胃，故腹中急痛，于桂枝加芍药汤中，更加饴糖，取酸苦以平肝脏之火，辛甘以调脾家之急，又资其谷气以和中也。此方安内攘①外，泻中兼补，故名曰建；外症未除，尚资姜桂以散表，不全主中，故称曰小。所谓中者有二：一曰心中，一曰腹中。如伤寒二三日，心中悸而烦者，是厥阴之气，逆上干心也，比心中疼热者稍轻，而有虚实之别。疼而热者为实，当用苦寒以泻心火；悸而烦者，当用甘温以保正气。是建腹中之宫城也。世不明厥阴之为病，便不知所以制建中之义。盖胆藏肝内，寒虽往来，而热从中发，必先开厥阴之阁②，始得转少阳之枢；先平厥阴阴脉之弦，始得通少阳阳脉之涩。此腹中痛者，先与小建中汤也。凡腹痛而用芍药者，因相火为患，泻相火以建立中土也。若因于虚寒者，大非所宜，故有建中、理中之别。

伤寒脉弦细，头痛有热者属少阳，少阳不可发汗，发汗则谵语。此属胃，胃和则愈，胃不和则烦而悸。

头痛发热，太阳表证也。然因血弱不能荣养乎脉，则脉不柔和而弦硬，气血少不能充实于脉，则脉细，与太阳病脉不同。沈尧封云：弦细脉极似少阴，少阴脉不上头，故头痛，脉弦细

---

① 攘（rǎng 壤）：拒；御。

② 阁：门。

属少阳。然弦细为少阳之病脉，在里之津液，已为热耗，岂可发汗以重竭其津液，至胃燥而谵语也？盖少阳能拒邪者，全赖中土运荣，输以津液，有此不竭之腑，故拒力不难。孤而且久，一或犯其所禁，则和议不成，津粮先劫，何恃以无恐，而烦悸所由来矣！仲景虽不出方，已具条中，小建中汤是也。韵伯用柴胡去参、加桂之法，治伤寒脉弦细、头痛发热，无麻黄桂枝证而喜呕者，即用此汤。按，伤寒头痛发热，浑是太阳病，惟脉细为异耳。细则气少，胃中少此雾露之气以作汗，故不可发汗，发汗则津液愈竭而谵语也。医于发汗时，可不辨及脉之曾细否？《摘要》云：既发谵语，则是转属胃矣。若其人津液素充，胃能自和，则或可愈。读至此条，可知少阳病全赖阳明为之担承而愈，否则变为烦悸矣，而少阳尚可谓阳明病之去路乎。

伤寒二三日，心中悸而烦者，小建中汤主之。

《摘要》云：凡寒伤阳神则悸，热伤阴精则烦。今伤寒二三日，未经汗下，即心悸而烦，必其人中气素虚，虽有表证，亦不可汗之。盖心悸阳已虚，心烦阴已弱，故以小建中汤先建其中。中者，脾胃也；胃者，卫之源；脾者，荣之本。荣出中焦，卫出上焦。卫为阳，阳不足者，益之必以辛；荣为阴，阴不足者，补之必以甘。辛甘相合，脾胃健而荣卫通。补中有发散之意，使邪不至入里，并鼓舞胃气，以调和荣卫而散其邪。桂枝助心散寒，甘饴助脾安悸，倍芍药益阴除烦，加姜枣以升发脾胃之气。君芍药者，寓“不发”于“发汗”之中，故为“建中”。曰“小”者，以半为解表，不全固中，且以酸甘为主，仅能建立荣气，而为和营之剂。若欲建立剽悍之大气，自有大建中也。少阳妄汗后，胃不和，因烦而致悸，是热，宜小柴胡清之；未发汗，心已虚，因悸而致烦，是虚，宜小建中和之。

故以芍药之酸收建其阴，以姜桂之辛温建其阳，而复用甘枣胶饴调和中气，所以为建中也。吴遵程曰：栀豉汤治有热之虚烦，小建中治无热之虚烦也。周禹载云：中气建立，不为振撼，即外袭之邪，不攻自撤。故圣人立法，邪胜者散邪为主，正虚者益正为先。但补正必兼散邪，用味轻活，必不如后人以小柴胡必去人参，反为谨慎耳。（张志聪云：“卫者水谷之悍气，从上焦而出卫于表阳，故曰卫出上焦。”）

少阳中风，两耳无所闻，目赤，胸中满而烦者，不可吐下，吐下则悸而惊。

少阳之脉，起目眦，走耳中。其支者，下胸中，贯膈。风木之脏，主司相火，风中其经，则风动火焰且风则为热，亦是热邪。两热相灼，故热邪上壅，致耳聋、目赤、胸满而烦也，惟当清解上焦之热，若吐之则虚其阳，下之则虚其阴，徒令中精扰乱，致惊悸不宁也。未吐下之前，韵伯用柴胡去参、夏加栝蒌实。然生姜一味，与证未符，惟薄荷等辛苦而凉，为近证耳。

若已吐下发汗，温针，谵语，柴胡证罢，此为坏病。知犯何逆，依法治之。

若已经误治，而柴胡证罢，且至津液枯而谵语，则为坏病矣。是当详其所逆而施治，然非熟于法，未易知其逆也。沈尧封云：“此为坏病”句，已递入误治条。

凡柴胡汤病证而下之，若柴胡证不罢者，复与柴胡汤，必蒸蒸而振，却①发热汗出而解。

凡柴胡汤证而误下，若柴胡证不罢而仍在者，其人里气有

① 却：原作“卻”，据《伤寒论·辨太阳病脉证并治中第六》改。

余，而不为结胸诸变也，故虽已误下，尚不为逆。复与柴胡汤，则邪气还表，故蒸蒸而热；误下后里虚，故振振战动，而后邪气出表也，里和故发热汗出而解也。若里不虚，但汗出耳，不发振也。然病及少阳，无不血弱气尽，幸赖其人素实，卒然空乏而腠开邪入，故虽经误下，尚可一堪，而不至变坏。然其人本气因误下而适虚，故仲景断曰与以柴胡汤，必振动汗出而解也。沈尧封云：复与柴胡汤，下文柴胡桂姜汤、柴胡龙牡汤皆是，不必小柴胡。

少阳病欲解时，从寅至辰上。

《摘要》云：寅卯辰，木旺之时也。经云：阳中之少阳，通于春气。故少阳病亦每乘气旺之时而解。经气之复①，理固然也。

伤寒五六日，已发汗而复下之。胸胁满，微结，小便不利，渴而不呕，但头汗出，往来寒热心烦者，此为未解也。柴胡桂枝干姜汤主之。（是条先汗出不能彻，而表邪尚未尽解，又复下早，而至外邪内陷也）

下在汗后，邪陷入亦微，故“胸胁满，微结，小便不利”。是津液不足，并非水湿，故“渴而不呕”也。头为诸阳聚会，不能闭结而汗出，胸虽结而幸微，邪不全陷，而仍有往来寒热半表之邪未解。未解者，该少阳症言。即少阳证未罢，故曰“此为未解也”，仍当用柴胡汤加减法治之。不过因增“微结”一证，是下后变出，故加干姜以兼合泻心之法；心烦不呕而渴，故去参、夏加栝蒌根；“胸胁满，微结”，故去枣加蛎。小便虽②不利而心烦，是为津液少而燥热，故不去黄芩；非水蓄也，

---

① 复：犹言“胜复”。

② 虽：疑为衍文。

无水可利，故不加茯苓；虽渴而表未解，故不用参而加桂。以干姜易生姜者，以干姜味辛热而气雄壮，一以辛散胸胁之满结，一以热济黄芩、栝蒌根之苦寒，使阴阳和而寒热已也。初服烦即微者，黄芩、栝蒌之效；继服汗出周身而愈者，姜、桂之功也。

舒驰远云：已发汗而复下之，两犯少阳所禁矣。虽两犯所禁，究无大变，不过微结、但头汗出而已，至于胸胁满、小便不利、渴而不呕、往来寒热心烦者，非误汗、误下后之变证，皆五六日前少阳伤寒之本症也。所为微结者，乃为胸中之阳，不治而饮结也。林澜曰：小便不利而渴，乃汗后亡津液内燥也。若有热饮，其人必呕；今渴而不呕，知非饮热也。伤寒汗出则和，今但头汗出，余处无汗者，津液不足而未和也。与柴胡桂枝干姜汤，以解表里而复津液也。《摘要》云：干姜佐桂枝以散往来之寒，黄芩佐柴胡以除往来之热，且可制干姜，不益心烦也。初服微烦，药力未及也。复服汗出即愈者，可知此证非汗出不解也。沈尧封云：胸满微结，大似结胸；小便不利，渴而不呕，大似五苓，全不见茈胡证，惟头汗、心烦、往来寒热，为茈胡症之未罢也。

柴胡桂枝干姜汤

柴胡半斤　桂枝三两　干姜三两　栝蒌根四两　黄芩三两　牡蛎三两，熬　甘草二两，炙

上七味，水一斗二升，煮取六升。去滓再煎，取三升。温服一升，日三服。初服微烦，复服汗出便愈。

成注云：《内经》曰，热淫于内，以苦发之。柴胡、黄芩之苦，以解传里之邪；辛甘发散为阳，桂枝之辛甘，以散在表之邪；咸以软之，牡蛎之咸以消胸胁之满；辛以散之，干姜之辛

以散胸胁之结；津液不足而为渴，栝蒌之酸甘以生津液。

伤寒八九日下之，胸满烦惊，小便不利，谵语，一身尽重不可转侧者，柴胡加龙骨牡蛎汤主之。

实则去邪，虚则养正，凡病皆然，而在胸次之间，逼近宫城[①]，尤为紧切。故胸满心烦，必须审虚实以施治。伤寒至八九日，虽为日久，但表邪未罢，不应下而下之，则邪气仍乘虚陷入于里。“胸满烦惊”而无痞结，心气素虚可知，正虚邪逼，主欲出亡矣。“烦惊”者，神不能安也；“小便不利”者，液不能布也；“谵语”者，邪乱其神明也；“一身尽重不可转侧者”，邪阻其荣隧也。正虚邪实，意在和解而法兼功补。君主懦怯，宫城已乱，更宜补兼安镇，故以参、苓之甘益心虚，铅丹之重镇心热。龙骨、牡蛎之咸寒而性涩，收敛神明而定惊烦。痰热在胸，用柴胡、半夏，宣通阴阳以分解也。更用大黄以涤里热、止谵语；桂枝以散表热、解身重；大枣、生姜，助胃中升发之气以四布也。

仲景之方，不过三四味至六七味者为常，今用至十一味之多，而入心者五种，不以为复[②]；且用非常药三种，不以为猛，盖都城振惊，势必悉力入援，非孤注可图侥幸也。此条是正虚邪实，甚于结胸，攻补不可，最难着手，仲景以养正去邪四字，拟出本方，盖不知几为经营，几为布置也。舒驰远云：此条根支结证来。见伤寒六七日，邪半入少阳，半在太阳，心下支结之时，合用柴胡桂枝汤，其邪立解矣。乃失此不用，延至八九日而复误下之，则阳邪乘虚入里，填满胸中，壅遏方寸[③]，逼

---

① 宫城：此喻脏腑所在之处。
② 复：繁。
③ 方寸：比喻心。亦作“方寸地”。

乱神明，斯支结者进而为胸满烦惊、肢节烦疼者，进而为“一身尽重不可转侧”也，方用此汤，则更有进矣。

或问：何以见其少阳耶？沈尧封云：胸满烦三字，见少阳症未罢。况仲景云少阳中风不可吐下，吐下则悸而惊。非入少阳，曷有此烦惊之变乎？又何为半在太阳耶？曰：方中仍用桂枝，以此知之。《摘要》云：小便不利者，水道阻也。水无去路，则外渗肌体，故一身尽重，不可转侧也。此条乃阳经湿热之身重，若以为津亡血涩、阳气不能宣布、阴经湿寒之身重，则误矣。寒湿身重，用真武汤、桂枝附子汤，以不渴、里无热也；今热湿身重，用柴胡加龙骨牡蛎汤，以谵烦、胃有热也。又合病及风温自汗之身重，则纯为热伤其气，并无湿邪矣。是症也，为阴阳错杂之邪；是方也，亦攻补错杂之药。仲景以错杂之药，而治错杂之症也。周禹载曰：烦惊虽系乎心，未有不因乎胆，何者？（批注：胆）为将军之官，失荣则多畏也，故以龙骨牡蛎镇肝胆。盖龙为东方神物也，属木可以定魂魄，同牡蛎以疗惊怖，用人参以辅正也。

柴胡加龙骨牡蛎汤

柴胡四两　半夏二合，洗　人参一两半　生姜一两半，切　大枣六枚，劈　茯苓一两半　桂枝一两半　龙骨一两半　牡蛎一两半，煅　大黄二两　铅丹一两半（铅丹当作丹砂）

上十一味，水八升，煮取四升。内大黄，切如棋子，更煮一二沸，去滓，服一升。

舒驰远云：方中铅丹有误，应是丹砂。铅丹即黄丹，丹砂即朱砂。朱砂镇惊，古人往往用之。用黄丹镇惊者，从未之见，且未之闻也，其说甚通。

得病六七日，脉迟浮弱，恶风寒，手足温，医二三下之，

不能食而胁下满痛，面目及身黄，颈项强，小便难者，与柴胡汤。后必下重，本渴而饮水呕者，柴胡汤不中与也，食谷者哕。

浮弱为桂枝脉，恶风寒为桂枝症，然手足温而身不热。脉迟为寒、为无阳，因无阳不能作汗，故六七日不解；法当温中散寒，而反二三下之，致胃寒格及谷气，不能食矣；土虚无从安木，胁下满痛矣；土气不内注则外蒸，面目及身黄矣；胃阳虚而筋脉失养，颈项强矣；胃汁竭而津液无输，小便难矣。

较之八十二条身热、恶风、颈项强、胁下满、手足温而渴之症，岂不依稀悉具？然彼具里热，此则里寒为异，温中救逆之不遑[①]，奈何复以误下所变之坏病！当柴胡未下之正病治疗[②]，后必下重者，脾孤而五液注下，液欲下而气不相送，故"下重"，则虚虚之祸，因里寒而益甚也。遇此症无论无[③]里热，即有里热，亦属假热，柴胡汤不中与也。聊拈一渴证，以别八十二条之手温而渴者，热在里自能消水，今本渴而饮水则呕，知其渴为津亡膈燥之渴，中气虚而且冷，究于胃阳何有？然则柴胡汤之于少阳，岂可执定但见一证便是乎？又岂可泥定下之而柴胡症不罢者，复与柴胡汤乎？"食谷者哕"，言胃气虚竭也。以和解表里之柴胡，竟成一削伐生气之柴胡！似是而非，只[④]缘首条之证未具，于此知所禁，即于此知所宜，非柴胡之有两柴胡也。

沈尧封云：此湿热证，系在太阴而貌似少阳者。其系在太

---

① 不遑：无暇。指无暇做温中救逆以外的事情。

② 当柴胡未下之正病治疗：意谓以其未下当下而作柴胡汤适应证去治疗。

③ 无：据文义，疑其前脱一"有"字。

④ 只：原作"衹（zhī 之）"，据文义改。

阴证据，未下时于脉迟浮弱上见，既下后于身黄上见，其貌似少阳处。在胁下满痛一症，恐人误认，故合辨之，此乃太阳中风误下之坏病，非柴胡症矣。柴胡证不欲食，非不能食；小便不利，非小便难；胁下痞硬，不是满痛；或渴，不是不能饮水；喜呕，不是饮水而呕也。是皆数下伤气夺津所致也。

太阳与少阳并病，头项强痛，或眩冒，时如结胸，心下痞硬者。当刺大椎第一间、肺俞、肝俞，慎不可发汗。发汗则谵语、脉弦。五六日谵语不止，刺期门。

头项强痛，太阳病也。併并以少阳，则木火之邪炽，不但痛而或眩冒矣。结胸心下痞硬，太阳误下之坏病也。并以少阳，则非误下而成真结胸痞硬，乃木火之邪炽，而有时如结胸痞硬也。“或眩冒，时如结胸，心下痞硬者”，与误下之大小结胸不同。误下之结胸，坚而痛，此则如结胸痞硬而不痛；误下之结胸，常坚硬而痛，此则或有时如结胸痞硬也。大椎、肺俞、肝俞，皆太阳经穴，刺此三穴，是泄太阳经之邪。欲归并少阳，再治少阳，与发汗义同而治异。发汗者，周身汗出。有伤少阳，刺者，惟泄太阳经之邪，不犯少阳经之气，所以当刺而不可汗。

发汗谵语者，少阳不可发汗，因脉细而血弱气尽，发汗则更竭其气血，故谵语。若既发汗以治太阳之邪，则太阳之邪已罢，唯有归并少阳之邪不解，但缘误汗少阳，致五六日谵语不止，已变坏症。柴胡不中与也。幸脉弦未变，仍可用刺法刺期门，再泄少阳之邪，不重伤太阳之经。仲景之法，可谓至矣，非圣其孰能之！林澜曰：大椎即百劳穴，一椎上陷中，主泻胸中诸热气。肝俞在九椎下，肺俞在三椎下，各去脊一寸五分。期门在乳根二肋端。

太阳少阳并病，心下硬，颈项强而眩者，当刺大椎、肺俞、

肝俞，慎勿下之。

但言“心下硬”，就其近于宜下者言之，以见不应下之症，尤为易辨。宜下之症难知，宜下尚言不可下，不宜下自不容下矣。下固不可，汗又不宜，仍于刺法中求之也。上言不可汗，此言不可下。不可汗，恐其谵语；不可下，恐其真成结胸也。汪苓友云：大椎（本作顀[①]）一穴，《图经》云在第一椎上陷中，手足三阳督脉之会。仲景云刺大椎第一间，当是此穴。”（按：心下硬，仲景原无下法，恐人误认结胸燥屎而下之，故辨之也）

太阳少阳并病，而反下之，成结胸，心下硬，下利不止，水浆不下，其人烦心。

太少阳并病，不如前法之刺而反下之，则如结胸者必真成结胸，心下痞硬者必更坚硬，皆不明并病之刺法而误下之害也。下之而下利旋止，其人气禀素实，尚可为也；倘体质虚弱，下之而遂下利不止，上又结胸，水浆不入，阳陷于阴分而不能升，阴结于阳分而不能降，上下隔绝，津液不通，中焦枯竭，心烦将必躁扰，其与结胸证下利躁烦者死不远矣。虽前条之刺法，亦无所用之矣。太少并病，即不误用汗下，已如结胸，心下痞硬矣，况加误下乎？误下并病而致成结胸、下利，上下交征[②]，而阳明之居中者，水浆自不能入矣，故比太阳一经误下之变，殆有甚焉！《条辨》曰：仲景云：结胸症悉具，烦躁者，亦死。况兼下利、水浆不下者，其为不治之症宜矣。

结胸者项亦强，如柔痉状，下之则和，宜大陷胸丸。

气之不行，致水之留结而成“结胸”。既成结胸，则气更不行，故“项强”。但项强原非痉也，故曰如柔痉之状。然既言如

---

① 顀（chuí 垂）：脊椎骨。

② 上下交征：指上下一起袭扰。征，讨伐；袭扰。

柔痉状，则因热而成，是可知矣。《内经》云：肺移热于肝，传为柔痉[①]。故用杏仁之苦温，以开泄胸中之气，气降则是水下矣。气清则水精四布，气热则水浊而壅瘀，此气结因于热邪，故用葶苈之大寒，以清气分之热，源清而流洁矣。水结之所，必成窠臼，甘遂之苦辛，所以直达其窠臼也。无形之热气，清之可散；而有形之热秽，必假大黄芒硝，小其制而为丸，使留恋于胸中，过一宿乃下，即解心胸之结滞。用白蜜和丸者，保肠胃之无伤也。此非少阳症，因太少并病而有项强、如结胸者，爰次于此而合辨之。大陷胸丸下之者，恐汤下之，过而不留，故不但连渣，而且倍加白蜜以留恋而润导之。更加葶苈、杏仁，以上射肺中邪气。王海藏曰：大陷胸汤治太阳热实，大陷胸丸治阳明热喘，小陷胸汤治少阳热痞，虽非仲景之意，此理颇通，姑识[②]之。

大陷胸丸

大黄半斤　葶苈半升，熬　芒硝半升　杏仁半升，去皮尖，熬黑

先捣筛二味，纳杏仁、芒硝合研如脂，和散取如弹丸一枚。别捣甘遂末一钱匕，白蜜二合。水二升，煮取一升，温顿服，一宿乃下；如不下，更服。

太阳与少阳合病，自下利者，与黄芩汤。若呕者，黄芩加半夏生姜汤主之。

虽名为太少合病，其实阳明独受其邪。其少阳邪多者则下利，木克土也。其太阳邪多者则呕，表阳郁热，而阳明气逆也。下利，与黄芩汤之专治里热，以苦泄少阳之邪，俾阳明之邪得

① 内经云……传为柔痉：《素问·气厥论》作“肺移热于肾，传为柔痓”。

② 识（zhì 志）：记。

下行。而并不顾及太阳之表寒者，则知此时表邪纵不全罢，其为恶寒必微。而少阳之心烦、默默、口苦，里热反盛，故能暴注如此也。呕者加半夏生姜，以辛散太阳未尽之邪，而阳明之邪不上逆。此黄芩汤即治协热利之余法，加半夏生姜即治痞之余法。变而用之，不过使邪或自上越、或自下泄之意耳。

黄芩汤

黄芩三两　甘草二两，炙　芍药二两　大枣十二枚，劈

上四味，水一斗，煮取三升，去滓。温服一升，日再、夜一。

太阳阳明合病，是寒邪初入阳明之经，胃家未实，移寒于脾，故自下利，是阴盛阳虚，与葛根汤，辛甘发散以维阳也；太阳少阳合病，是热邪陷入少阳之里，胆火肆逆移热于脾，故自下利，此阳盛阴虚，与黄芩汤，苦甘相淆以存阴也。凡太少合病，邪在表者，法当从柴胡桂枝加减。此则热淫于内，不须更顾表邪，故用黄芩以泄大肠之热，配芍药以和太阴之虚，用甘枣以调中州之气。若呕，是上焦之邪未散，故仍加姜、夏，此柴胡桂枝汤去柴、桂、人参方也。凡两阳表病，用两阳表药；两阳之半表病，用两阳之半表药；此两阳之里病，用两阳之里药。逐条细审，若合符节。故证凡正气稍虚，表虽在而预固其里，与邪气正盛，虽下利而不须补中，相去天壤矣！读之者当着意处。

黄芩加半夏生姜汤

黄芩三两　甘草二两，炙　芍药二两　大枣十二枚，劈　半夏半升，洗　生姜三两，切

上六味，水一斗，煮取三升，去滓。温服一升，日再、夜一。

卷之六

太阴病解

太阴何以主腹满？腹为阴，阴中之至阴也。腹痛为阳明腑病，何太阴亦称痛也？以腹满时痛，复如故为脏寒，非绕脐硬痛，无休止也。太阴为脏，藏精气；阳明为腑，化水谷。胃气不和，则水谷不化而吐利，于太阴无涉。况结硬岂不是阳明实热，而为太阴病者何也？人之蒸化糟粕，济泌别汁，皆赖太阴真阳之气鼓动健运，若太阴病不能为胃转旋输化，则胃气不能独行津液。夫太阴者，脾也；脾者，土也。脾与胃其膜相连，脾脏治中央，常著胃土之精也。土者，生万物而法天地，故脾阳停其运行之机，则胃中失其传化之常。此“腹满，食不下，吐利”所由来也。

盖脾为脏，胃为腑，腑为阳，脏为阴，阴道虚，阳道实，实则合，虚则开。故太阴主开，开则虚而不实，吐利之所以为太阴之主病也。太阴非无实证，但脾家实，腐秽当自去，则仍主于开也。若不大便，是又转属阳明矣，以阳明血气盛，主合故也。然阳明病之所以不敢轻下者，正恐伤脾气而转属太阴之利也。其有误下太阴，致胸下结硬者，是脾虚不能驱除腐秽，任邪占踞，非阳明热盛而燥结，故但结硬而不痛。若果脾气强旺，即所谓脏气实而不能容，即还之于腑，而转属胃家实证，则太阴仍为无病，亦不得称为太阴病矣。故太阴之为病，必以“腹满，食不下，吐利”等症为提纲也。

柯韵伯云：太阴脉浮为在表，当见四肢烦疼等证；沉为在里，当见腹满吐利等证。表有风热，可发汗，宜桂枝汤；里有寒邪，当温之，宜四逆辈。太阴之脏为至阴，寒湿亦为阴邪，故同类而相侵，所以太阴病则多寒湿，故为腹满吐利。若无寒而兼有热，则当发黄。若湿从溲泄，即暴烦下利，仍是主输，故不失为太阴病。若烦而不利，即胃家之实热，非太阴之湿热矣。又云：太阴主湿土，土病则气陷下，湿邪入胃，故腹痛自利。厥阴主相火，火病则气上逆，火邪入心，故心中疼热也。程郊倩曰：太阴主内，为阴中之至阴，最畏虚寒，用温补以理中，此正法也。果太阴中风，原可用桂枝汤解肌，若表热里寒，下利清谷，是为中寒，当用四逆辈以救里，又恐妄汗而致腹胀满，故更制厚朴生姜半夏甘草人参汤解之。太阴本无下症，因太阳妄下而腹满时痛者，是阳邪内陷也，故有桂枝加芍药加大黄汤之下法。若病不从太阳误下来，而腹满时痛者，是太阴本病，倘妄下之，必胸下结硬而成寒实结胸，故更制三物白散以散之。此仲景为太阴误汗、误下者，立救逆法也。凡太阴伤寒，手足自温者，此阴中有阳，故致暴烦下利，或发黄便硬等证，必无吐利交作之患。

太阴之为病，腹满而吐，食不下，自利益甚，时腹自痛。若下之，必胸下结硬。

《内经》云：脏寒生满病。胃寒不嗜食，故食不下。胃中虚冷，脾不能磨谷腐化，以致于吐，即不上逆而吐，亦断不能泌糟粕，蒸津液，而分清浊，惟尽注大肠下泄也。《金匮》云：腹满时减，复如故，此为寒，当与温药。今时腹自痛，亦同此意，而可妄用寒药下之乎？若下之，则胸中之寒湿，瀰[①]漫而满者，

---

① 瀰（mǐ 米）：水满。

必致凝结而硬也。经云：足太阴之病，食不下，若强食之，则呕吐，不吐则自利益甚也。由此思之，则“自利益甚”句之上，当有“强食之”三字，方与“自利益甚”句合，否则“益甚”二字，全无着落，且上下文义，亦不相属。盖“益甚”二字，必有所由来，以太阴病本腹满自利而食不下，若强食之，其利必致益甚，如此则上下文法相贯，即病情次第亦符。太阴病以“吐利，腹满”为提纲，是遍及三焦矣。然吐虽属上，而由于腹满；利虽属下，亦由于腹满，皆因中焦不治，以致之也。其由来有三：有因表虚而寒自外入者，有因下虚而寒湿自下上者，有因食寒而伤于内者。总不出于虚寒，法当温补以扶胃脘之阳，一理中而满痛、吐利，诸症悉平矣。故用白术培脾土之虚，人参益中宫之气，干姜散胃中之寒，甘草调和中气。且干姜得白术，能除湿而止满吐；人参得甘草，能疗痛而止利。或汤或丸，随症权宜，故理中确为理中州虚寒之主剂也。夫理中者，理中焦，此仲景之明训，且加减法中又详其吐多、下多、腹痛满等症也。

程扶生云：太阴之脏为脾，太阴之脉入腹，故腹满时痛、吐利，为太阴病也。食邪在腹，则秽行而利减，此寒邪在脏，故自利益甚也。阳邪所干，则痛而暴烦，此阴邪在腹，故腹时自痛也。盖邪逼于上则吐而食不下，邪逼于下则利甚而腹痛，上下交乱，中州无主，但可温中。程郊倩云：阳邪亦有腹满，得吐则满去，而食可下；今腹满而吐，食不下，则满为寒胀，吐与食不下，总为寒格也。阳邪亦有下利，然乍微甚，而痛随利减；今下利益甚，时腹自痛，则肠虚而寒益留中也。吴人驹曰：“自利益甚”四字，当在“必胸下结硬”句之下，其说亦是。但既结硬，则恐未必下利，因气已结塞于上，则不复利于下。若又利下，为上结下利，浑似少阴急下证。然急下证，又是口中干燥，非自利不渴，则惟脏结一证相近。岂太阴病误下，胸下结硬，自利益甚，而即成脏结证乎？必待明质定之。

自利不渴者，属太阴，以其脏有寒故也，当温之，宜服四逆辈。

自利者，不因下而自利也。自利而人不用温者，不过狐疑于寒热二见耳。自利而渴，为津液虚少，引水以救，亦属于寒，犹间有属热。若自利而不渴，必是太阴之脏寒，其人之阴液亦充，故竟用四逆辈以温之也。即自利一证推之，凡呕吐、腹满、腹痛等症，何莫不以是断之而用温也。

仲景真武一汤，于水中补火；四逆汤与通脉四逆汤二方，于水中温补。二方用药无异，分两不同，主治则别。所以然者，四逆汤证之脉沉而不微，为阳气不鼓，四逆为阳微不周，皆阴寒盛极，而致真阳失焰，不能熏充。君以炙甘草之甘温，温养微阳；臣以干姜、附子之辛热，助元阳之不足，通四肢关节。此因内阳微而外寒甚，故制为阳气外达之剂。

若通脉四逆汤证之里寒外热，脉之微而欲绝，浑是肾中阴寒逼阳于外。故君以干姜，树帜中宫；臣以国老，主持中外；更以附子，大壮元阳，共招外热返之于内。盖此时生气已离，存亡俄倾[①]，若以柔缓之甘草为君，何能疾呼外阳？故易以干姜，然必加甘草与干姜等分者，恐丧亡之余，姜、附之猛，不能安养夫元气，所谓有制之师也。阳微于里，主以四逆；阳格于外，主以通脉。若内外俱寒，则又为附子汤证，而非二方所主矣。四逆、理中皆温热之剂，而四逆一类，总不离干姜以通

① 俄倾：片刻、一会儿。倾，通“顷”。

阳也，功专宣扬攘外；理中一类，总不离白术以崇土也，主治调中安内。按太阴不用理中本药，乃用四逆者，以脾脏有寒，当以附子鼓舞肾中少火，蒸动脾阳，驱攘内寒，即虚则补其母之意，非徒恃白术之守中，可以御也。

李仕材言：四君、归脾、十全、补中皆补脾虚，未尝不善，若病火衰，土位无母，设非桂、附，大补命门，以复肾中之阳，以救脾家之母，饮食何由进，门户何由固，真元何由复？若畏热不前，仅以参、术补土，多致不起。此即发明仲景治太阴病自利不渴，不用理中而宜四逆辈之旨也。

太阴中风，四肢烦疼，脉阳微阴涩而长者，为欲愈。

太阴为病，是寒湿为患，故身体疼痛，而四肢不用。经云：脾主四肢，四肢皆禀气于胃，而不得至经，必因于脾，乃得禀也。若脾病不能为胃行其津液，四肢不得禀水谷气，故不用。今四肢烦疼，则脾气尚得行于四末，与邪争攘，而不为寒湿所痹矣。脉阳微者，阳气和利，而表邪少也；阴涩者，血凝气滞，而邪未尽也，故四肢烦疼而未愈。经云：长则气治。今脉阳微阴涩之中而带长，何患阴邪之涩而不去也。虽中风邪，四肢烦疼者，将必出之于表，而从外解散也，故为欲愈，可赞助以荡平也。

太阴病，欲解时，从亥至丑上。

太阴为阴中之至阴，亥时为阴中之阴尽。阴极则阳生，阳生于子，子丑时为阴中之阳，令太阴病欲解于此时者，得阳始运也。

太阴病，脉浮者，可发汗，宜桂枝汤。

太阴脉尺寸俱沉，今脉浮则邪还于表可知矣，故亦宜用桂枝汤解散，不用麻黄者，阴病不当大发其阳，桂枝汤有和里之意焉。王肯堂曰：阴不得有汗，虽无汗可用桂枝汤也。徐灵胎曰：太阴本无汗法，因其脉浮，则邪仍在表，故亦用桂枝汤，从脉不从症也。

下利，腹胀满，身体疼痛者，先温其里，乃攻其表，温里宜四逆汤，攻表宜桂枝汤。

经云：脏寒生满病。故虽有体疼之表证，然必先温其里。里温，然后可以桂枝领寒气出表。况温里之品，亦是辛甘而热，兼之干姜辛散，而谓止能温中，不能解表者，予未之信也。故温里之中，已寓解表之意于内也，大凡应用四逆汤者，虽有恶寒身疼之表证，亦可治之。盖干姜能助元阳之不足，开五脏六腑，通四肢关节，宣诸脉络也。

本太阳病，医反下之，因而腹满时痛者，属太阴也，桂枝加芍药汤主之。大实痛者，桂枝加大黄汤主之。

太阳误下，伤其脾气，使清阳之气不能四布，因而腹满健运之常失其所司，因而时痛，所以属太阴也。仍用桂枝、姜、枣，升举脾阳，再倍芍药，重和脾阴，即小建中汤去胶饴也。若大实大痛者，肠胃之腐秽，燥而不行，自可攻下。然阳分之邪，初陷太阴，未可峻攻，但于桂枝汤中，少加大黄，七表三里，以分杀其邪可也。娄全善云：表邪未解，乘虚传里，因而腹满大实痛者，此方为宜。汪苓友云：桂枝加大黄汤，仲景虽入太阴经例，实则治太阳、阳明之药也。观下条云：其人胃气弱者易动，大黄芍药宜减之，岂非治阳明之里实者乎？或问腹满时痛，复如故，此为虚寒，有下利之兆，当与温药，何反加芍药耶？盖病从误治太阳病，因而致此，非本有之证。玩“因而”二字，则知未下前，无此腹满时痛，因误下太阳证，而累及太阴病也。况误下太阳得来，其脉非若太阴之弱者可知。今表未解而先下之，不成结胸、不下利，则脾胃素实，更可知胃阳内盛，虽经误下而不空虚，故阳邪不能陷入。然脾阳虽无伤，脾阴已伤矣，所以加芍药之阴以和阳也。且下文有大实痛加大黄一法，其人之脉实、脾实，而胃气不弱者，益彰彰矣。

二方皆用桂枝汤加味者，其意专在于表之未解，而用双解法也。武陵陈氏云：此证原从误治，引太阳之邪入其里，其邪未尽离乎太阳，而全归于太阴，故仍用桂枝汤驱太阳未尽之邪。况桂枝辛温，建中亦可温中，而救误下之害。其加芍药者，专主腹痛。腹痛宜和，属寒之痛，宜姜、附之热以和之，而芍药在所不用。属热之痛，宜芍药之寒以和之，而姜、附又非所宜。此阳经之邪，侵入太阴作痛者，故当以芍药和之。芍药性寒，寒能御热，而泻侵脾之热邪；芍药味酸，酸能收敛脾气，使不受邪所侵，此其所以用桂枝汤而加芍药也。后世不论寒痛、热痛，而概用芍药者，岂不谬哉！若加大黄者，必痛无休止，而有燥屎宿食在内，故曰大实痛也。

桂枝加芍药汤

芍药六两　桂枝三两　甘草二两，炙　生姜三两，切　大枣十二枚，劈

上五味㕮咀，以水七升，煮取三升，去滓，温服一升。

桂枝加大黄汤

桂枝三两　芍药六两　甘草二两，炙　生姜三两，切　大枣十二枚，劈　大黄二两，去皮

上六味㕮咀，以水七升，煮取三升，去滓，温服一升。

此因误下，表证未罢，阳邪陷入太阴，故倍芍药以滋脾胃而除满痛，此用阴和阳法也。若表邪未解，而阳邪陷入于阳明，则加大黄以润胃燥，而除其大实痛，此双解表里法也。属太阴

则腹满时痛而不实，阴道虚也；属阳明则腹大实而痛，阳道实也。满而时痛，下利之兆；大实而痛，燥屎之征。桂枝加芍药，小试建中之剂；桂枝加大黄，微示调胃之方。

太阴为病，脉弱，其人续自便利，设当行大黄芍药者宜减之，以其人胃气弱，易动故也。

太阴病，脉必弱，续自便利者，溯其人之平素胃阳虚，不能蒸煏糟粕至干而常溏，故欲用大黄芍药者，宜酌减之，以其人平素胃气弱，易于动利故也。若不续自便利，虽脉弱者，仍须依法用之，不必照顾也。再观上节之误下而不下利，与本节之不经下药，而续自便利者，则脾气之虚实天壤矣。此段叮咛与阳明互发。阳明曰不转矢气，曰先硬后溏，曰未定成硬，皆是恐伤太阴脾气。此太阴证而脉弱便利，减用大黄、芍药，又是恐伤阳明胃气，而脾胃岂可分论分治乎！

附霍乱病脉证治法（霍乱以吐利而名，吐利为太阴本病，故附于太阴之后）

霍乱者，因风寒暑湿，饮食生冷之邪，杂揉交病于中，正不能堪，一任邪之挥霍缭乱，故令三焦混淆，清浊相干，乱于肠胃也。寒甚，则转筋厥逆冷汗；暑甚，则大渴引饮不已；表甚，则有头痛身疼、发热恶寒之证；里甚，则有呕吐泻利、腹中大痛之证。病既不同，治亦各异，惟在详审其因，分而疗之，庶仓卒之顷，不致有误。

《病源》云：霍乱者，由人冷热不调，阴阳清浊二气相干，变乱于肠胃之间者，因遇饮食而变发，真邪相击，上攻于心则心痛，或下攻于腹则腹痛。若先心痛者，则先吐；先腹痛者，则先利；心腹并痛者，则吐利俱发。夹风而实者，身发热，头痛体疼而复吐利；虚者，但吐利，心腹刺痛而已。亦有饮食不节，酒肉腥脍，生冷过度，因居处不节，或露卧湿地，或当风取凉，而风冷之气归于三焦，传于脾胃，皆成霍乱。

霍乱者，言其病挥霍之间，便致缭乱也。霍乱而转筋者，由冷气入于筋故也。足三阴三阳之经皆起于足指，手三阴三阳之经起于手指，并循络于身。夫霍乱大吐下之后，阴阳俱虚，其血气虚极，则手足逆冷，而荣卫不理，冷搏于筋为之转。冷入于足之三阴三阳，则脚筋转；入于手之三阴三阳，则手筋转。随冷所入之筋，则筋转。转者，皆由邪冷之气击动其筋而移转也。又言：经云：足太阳下，血气皆少，则喜转筋，喜踵下痛者，是血气少则易虚，虚而风冷乘之，故转动也。又云：筋中于风热则弛纵，中于风冷则挛急。即《内经》所谓“逢寒则急，逢热则纵”也。

问曰：病有霍乱者何？答曰：呕吐而利，名曰霍乱。

霍乱者，邪气扰乱，阳不得升，阴不得降之名也。风寒暑湿之邪，入于太阴，与水谷相搏，轻者止曰吐利，重者扰乱不宁，则曰霍乱也。凡病至而能奠安治定者，全借中焦脾胃之气为之主持。今则邪犯中焦，卒然而起，致令脾胃失其主持，一任邪之挥霍，呕吐下利，从其治处而扰乱之，是名霍乱。无论受寒中暑，及夹饮食之邪，皆属中气乖张，阴邪来侮，变治为乱之象。

《内经》云：何谓逆而乱？荣气顺脉，卫气逆行，清浊相干，乱于肠胃，则为霍乱。《千金》云：阴阳二气拥而反戾，阳气欲升，阴气欲降，阴阳乖隔，变成吐利。至王肯堂论霍乱，援引《内经》诸条，大非巢氏独执《内经》“清浊相干，乱于肠胃”之说，致后世守之以为法，无复知《内经》诸条者矣，而自立论为要者，则又言：脾胃之湿为本，诸邪感动者，为病之由。由寒邪传入中焦，胃久因之不和，阴阳否隔，故得以致此耳。由此观之，则仍是“清浊相干，乱于肠胃”之义，何必訾訾于巢氏，而又立说也？

孙真人云：中焦太仓，实则生热，热则闭塞不通，上下隔绝；虚则生寒，寒则腹痛，洞泄，便利霍乱，主脾胃之病。虚则补于胃，实则泻于脾，调其中，和其源，万不遗一也。成无己云：邪在上焦，则吐而不利；在下焦，利而不吐；在中焦，必既吐且利也。

问曰：病发热头痛，身疼恶寒吐利者，此名何病？答曰：此名霍乱。自吐下，又利止，复更发热也。

上文但言呕吐而利，是名霍乱；此言外兼寒邪在表，亦名霍乱。发热头痛，身疼恶寒，皆太阳伤寒证也。因邪气入里，干于太阴，则上吐下利而为霍乱。利止复更发热，邪气仍出而之表也。伤寒者，外感病；霍乱者，内伤病也。伤寒之头痛发热，身疼恶寒，邪在于荣卫；霍乱之头痛发热，身疼恶寒，必吐利者，邪在肠胃也。然《内经》云：胃之所出气血者，经隧也。今中虚邪扰，外气辄亦失治，故霍乱之吐利，夹此发热头痛，身疼恶寒而来，表里之间，仓卒俱病，故名霍乱也。又利止复更发热者，里气已和，邪出于表，仍当从太阳病法治之，即后“吐利止而身痛不休”之意也。

高士宗曰：霍乱吐利，今但曰利止，则吐亦止可知，所谓书不尽言也。《摘要》[1]云：头痛身疼，发热恶寒，在表之风寒暑热为病也；呕吐泻利，在里之饮食生冷为病也。具此证者，名曰霍乱。若自呕吐已，又泻利止，仍有头痛、身疼、恶寒，

① 摘要：所载内容摘自《医宗金鉴》，清代医家吴谦撰。

更复发热，是里和而表不解也。沈明宗曰：吐利已止，复更发热，乃里气和而表邪未解，当从解表之法。或无表证，但有腹痛吐利，此为里邪未解，当以和里为主。周禹载云：发热恶寒身疼，外感也；更吐且利，内伤也。然不曰伤寒，而名霍乱，以吐利腹痛，里证为急而名也。虽伤寒亦有吐利相兼之候，然必传至阴经，始有此证，必无同时荐至①之理也。

伤寒，其脉微涩者，本是霍乱，今是伤寒，却四五日，至阴经上，转入阴必利，本呕下利者，不可治也。欲似大便，而反失（失当作矢）气，仍不利者，属阳明也，便必硬，十三日愈。所以然者，经尽故也。

霍乱之脉，阴阳相干，上下隔拒，故脉来微涩。微则正气弱，涩则邪气阻，乃窒塞不通之象，是其常也。《病源》云：其脉来代者，霍乱；又脉代而绝者，亦霍乱也。今利止而复更发热者，乃是伤寒，则微为亡阳，涩为亡血，大可虑也。询其病却四五日矣，应传至阴经上矣。伤寒见此微涩之脉，脏腑之气已现衰败。若果转入阴经，必至下利，以气不能相持也。如其人本呕，则气已上逆，里气先虚；若复见下利，则气又下陷矣，上逆下陷之证而得此微涩之脉，中州全无主宰，从何治之？故曰不可治也。若不下利，似欲大便而反矢气，仍不利者，是胃气未衰，为之主持，而转属阳明也，其便必硬，十三日可愈也。所以然者，俟②胃气来复，经邪尽归于腑故也。

或问：同一涩脉，何以有伤寒、霍乱之分？盖霍乱是内伤，阴阳乖隔，脏腑荣卫之气，一时挥霍扰乱，上吐下利，在中焦

① 荐至：接连而来。荐，通“洊”。
② 俟（sì 四）：等待。

为患。中焦者，血脉之所从出也。中焦乖乱，则脉亦随变，内邪去而脉自愈，故脉涩不妨。伤寒是外感，不应脉变，变者中气先败，故脉涩为忌。

下利后，当便硬，硬则能食者愈。今反不能食，到后经中，颇能食，复过一经能食，过之一日当愈，不愈者，不属阳明也。

此复申明“邪归阳明当愈”之故，其不愈者，非阳明病也。如系阳明病，则胃家必实，实则有权，虽下利之后，即当便硬能食而愈，能食是胃气已旺，故云愈。今反不能食，恐非阳明病矣，或者胃气未复之故，俟后经中能食，亦未可知，复过了一经，则能食矣。既能食，俟再过一日，即前十三日矣，十三日当愈，不愈者不属阳明也。周禹载云：不属阳明当作胃气未复，不当作邪不归胃看，十三日不愈，知非阳明正气能复之征，而为消谷引食之故也。

霍乱，头痛发热，身疼，热多欲饮水者，五苓散主之；寒多不用水者，理中丸主之。

《摘要》云：霍乱者，水饮内发，故吐泻交作也。风寒外袭，故头痛发热，身疼痛也。热多欲饮水者，是饮热也，主五苓以两解其饮热。若不欲饮水者，是中寒也，主理中丸以独温其中。理中丸，即理中汤和剂作丸也。沈明宗曰：此言霍乱须分寒热而治也。头痛发热，身疼痛者，风寒伤于表也。外风而夹内热饮食，以致吐利，必欲饮水，当以五苓散两解表里，使外邪从汗出，里邪即从小便而去。不欲饮水者，寒多无热，胃阳气虚，当以理中丸温中散寒为主。此申明表里寒热，当辨证施治也。

理中丸（理中汤同）

人参　甘草　白术　干姜各三两

上四味，捣筛为末，蜜和丸，如鸡黄大，以沸汤数合和一丸研碎，温服之，日三服，夜二服，腹中未热，益至三四丸。然不及汤，汤法以四物依两数切，用水八升，煮取三升，去滓温服一升，日三服。

用丸者，恐汤性易输易化，峻厉猛烈，无留恋之能，少致和之功耳。人参、甘草，甘以助阴而和阳；白术、干姜，辛以助阳而和阴。辛甘相辅以处中，则阴阳自然和顺矣。程郊倩曰：阳之动始于温，温气得而谷精运，谷气升而中气赡，故名曰理中，实以燮理之功，予中焦之阳也。盖谓阳虚，即中气失守，膻中无发宣之用，六腑无洒陈之功，犹如釜薪失焰，故下至圊[①]谷，上失滋味，五脏凌夺，诸症所由来也。参、术、炙草，所以固中州，干姜辛以温中，必假之以燃釜薪而腾阳气。开发上焦，宣五谷味，上输华盖，下摄州都，五脏六腑，皆以受气，此理中之旨也。若水寒互胜，即当脾肾双温，加之以附子，则命门益而土母温矣。

若脐上筑者，肾气动也，去术，加桂四两。

肾寒动于下，则脐上筑动，术甘而壅补其中，则气闭故去之；桂辛甘热而入肾以导气，故加之以泄奔豚。《千金》云：不渴即脐上筑。霍乱而脐上筑者，为肾气动，当先治其筑，治中汤主之，去术加桂心。去术者，去术以虚之故也；加桂者，恐作奔豚，制水以伐肾邪也。《病源》云：肾主水，其气通于阴，由吐下之后，三焦五脏不和，肾气亦虚，不能制水，水不宣化，与气俱上乘心。其状起脐下，上从临至心，气筑筑然而悸动不定也。

---

① 圊（qīng 清）：厕所。

吐（或作呕）**多者，去术，加生姜三两。**

呕多，是邪仍在上也，故以生姜之辛散呕。《千金》云：吐多者必转筋，当去术。《病源》云：由吐下后脾胃虚极，三焦不理，气否结①于心下，气时逆上，欲呕而无所出也。

下多者，还用术。悸者，加茯苓二两。

下多，是湿胜也，故还用术以去湿。悸者，水气上乘也，故加茯苓以导水。《病源》云：霍乱而下利不止，首因肠胃俱冷，而夹宿虚，谷气消，肠滑，故洞下不止，虚冷气极，故用术以壅气。又云：悸者，由吐下后，三焦五脏不和，而水气上乘于心，故加茯苓以导水。

渴欲得水者，加术，足前成四两半。

渴多则津液不足，故加术以缓中而生津。《病源》云：由大吐逆，上焦虚，气不调理，气乘于心则烦闷，吐利则津液竭，竭则脏躁而烦渴也。

腹中痛者，加人参，足前成四两半。

泄利后腹痛，则为里虚，故加人参以补之。《病源》云：虚者，但吐利，心腹刺痛而已。

寒者，加干姜，足前成四两半。

寒淫所胜，平以辛热，故加干姜之大辛热。

腹满者，去术，加附子一枚。服汤后如食顷，饮热粥一升许，微自温，勿发揭衣被。

脏寒气壅则满，故去术之壅气，加附子以温之。饮热粥，勿发揭衣被，欲令寒气自内而达外也。《病源》云：寒气与脏气

---

① 否（pǐ 匹）结：即痞结。指伤寒汗后，表虽解而胃气未和，尚有余热留连，热气上熏所致气机痞塞不通证。

相搏，邪搏于气，气不宣发，故令胀满。

吐利止，而身痛不休者，当消息和解其外，宜桂枝汤小和之。

消息为审其表里先后，若吐利未止而身痛者，自宜先救其里，今吐利已止，毫无霍乱症矣，而惟身痛不休者，故宜从桂枝例和解其外也。方中行曰：小和，言少少与服，不令过度之意也。

吐利汗出，发热恶寒，四肢拘急，手足厥冷者，四逆汤主之。

吐利而复汗出，几于①阳气走失矣。恶寒而发热，为阳未尽亡。而又四肢拘急，手足厥冷，阴寒盛极，故不得不用四逆汤，姜、附之辛热，助阳退阴也。按少阴证云：恶寒身踡而利，手足逆冷者不治。又云：下利恶寒而踡卧，手足温者可治。此之吐利汗出恶寒，四肢拘急，手足厥冷，而犹用四逆汤治之者，以有发热拘急症也。发热为阳未尽亡，犹是病人生机，故少阴病云：吐利反发热者不死，手足虽厥冷，而幸拘急，尚能恋住其阳，故用四逆以主治也。方中行曰：吐利，四肢拘急，手足厥冷，里阴盛也；汗出，发热恶寒，表阳虚也。宜四逆汤中外合救之剂也。

既吐且利，小便复利，而大汗出，下利清谷，内寒外热，脉微欲绝者，四逆汤主之。

既吐且利，则小便当少，乃小便复利而大汗出，则泄路尽开，津液有几，而堪此上下内外走失乎！下利清谷为阴盛于内，虽内寒外热为阳未绝，但恐真阳越出于外而散亡，故脉微欲绝，

① 几于：意为“几乎、近于”。

即不至此，亦不过仅存一线之微阳，四逆汤挽回，诚为不易也。按此条较前，更为孤阳欲脱之象，汗利有一，且虑亡阳，况既吐且汗，兼见二便不禁乎？则恐四逆不胜其任，故宜从韵伯加人参以赞助其成功也。

吐已下断，汗出而厥，四肢拘急不解，脉微欲绝者，通脉四逆加猪胆汁汤主之。

前言吐利、汗出、发热恶寒、四肢拘冷，未至于脉微欲绝也。次言吐利、大汗出、下利清谷、内寒外热，未有厥逆一症也。此则厥逆、拘急、脉微欲绝，而兼之矣。吐利未止，固宜回阳救急，即使吐已下断，阴邪坚结，阳气难伸，所以四肢拘冷不解，脉微欲绝，恐阴盛之极，至于格阳不得入，故加猪胆以引导。胆苦入心，而其气上通于阳也。按吐已下断者，恐津液内竭，吐无所吐，下无所下，治宜后汤主之。今有汗出拘急不解等症，则非津液内竭可知，故用此汤主之也。周禹载云：阴阳俱虚，则不能领其脉于外，鼓其脉于中，故脉微欲绝也。

恶寒，脉微而复利，利止亡血也，四逆加人参汤主之。

此复申明利止因亡血之故也，恶寒脉微而利，阳虚阴盛也，利止则津液内竭，故云亡血。《千金》云：水竭则无血，与四逆加人参汤治亡阴利止者。盖阴亡则阳气亦与之俱去，故不当独治其阴，而以干姜、附子温经助阳，人参、甘草生津和阴。（此时若不急用此汤回阳和阴，则必如少阴中头眩时冒之死症，而真阳飞越也）

吐利发汗，脉平小烦者，以新虚不胜谷气故也。

吐利发汗，脉平，是概吐利愈后之症言，非此时尚有吐利也。脉平，则邪退尽矣。而犹小烦者，阳虽回而正气未充，以脾胃新复，中气尚虚，不胜谷气，但宜养胃节食以调之耳。差后论云：损谷①则愈。郑重光曰：霍乱吐利，晬时②不可便与饮食，以胃气逆反，仓廪未固，不可便置米谷耳。莫氏③曰：吐利发汗，脉平小烦，如未与谷，何以亦云新虚不胜谷气？意谓吐利之发汗，必得水谷之精，而后汗出溱溱。经云：得谷者昌，失谷者亡。治霍乱者，慎勿徒损其胃气也。

---

① 损谷：即控制、减少进食量。

② 晬时：即周时指一昼夜。语见《伤寒论》第126条抵当丸方后注“晬时当下血”，及第368条：“下利后脉绝，手足厥冷，晬时脉还。”

③ 莫氏：指莫承艺。清代医家，字仲超。张志聪的同学。

卷之七

少阴病解

少阴病以“脉微细，但欲寐”为提纲者，何也？脉者，血之府也，血充则脉大①。少阴常少血，病则营气更少，无以充实脉中而怯弱，故微细。肾主卧，营气行至少阴则卧，今少阴受寒热邪气而病，病则但欲寐，以肾所生病者嗜卧也，能卧则无病。何以“欲寐”为少阴病，而不以《内经》“口燥舌干而渴”为提纲也？但欲寐，即《内经》嗜卧之意，非自卧也。自卧者，自然安卧而熟寐；嗜卧者，极欲卧而究竟不能安寐，故曰嗜、曰欲也。若口燥舌干而渴，是《内经》单言其热病少阴，而遗其寒，若欲提少阴病之纲者，不可偏举其热邪之一端也。其寒热奈何？

程扶生云：肾中有真水、有真火。肾中真火，即坎内一画之阳，伏藏于二耦②之中者也。火弱则水泛，而寒邪所入，皆得凭肾中之寒水作滔天之势，故为咳，为呕，为下利，为四肢沉重，为背寒，为逆冷。仲景绝不虑夫外邪，而妄用汗下以伤其阳，惟以真武、四逆、附子诸汤，回肾中之真阳，使之坐镇北方。盖阳壮则腠理亦固，外寒自无容身。此即王冰所谓“益火之源，以消阴翳”法也。若肾中之真火不能自存，则必烦躁，多汗，面赤，证反似阳而死矣。即欲回阳，亦无内阳之可续，

---

① 脉大：脉象名。指脉形阔大，搏动盈指，浮中沉皆有力。
② 耦（ǒu 偶）：同“偶”。成数，成对。

而招回外阳也。

肾中真水，即坎外二画之耦，周回于一奇之外者也。水弱则火炽，而热邪所入，尽得依肾中之阳火作蕴祟[1]之患，故为心烦，为口燥，为喉痛，为不得眠。仲景亦绝不虑夫外邪，而妄作汗下以伤其阴，惟以黄连阿胶、猪肤、猪苓诸汤，滋肾中之真阴，使之坐制南方。盖阴充则津液流溢，外热亦自消灭。此即王冰所谓“壮水之主，以制阳光”法也。若肾中之真水不能荣养，则必传入厥阴，热深厥深，咽痛者转为喉痹，呕咳者转吐痈脓，下利者转便脓血，甚者躁热厥逆，昏不知人，仍是肾气先绝而死也。

凡寒邪始入太阳，人身之阳气旺，而能与寒邪争搏，即化为热；寒邪轻而阳气盛，即不治亦自愈；寒邪重而阳气旺，与之争拒，热虽甚，不死；寒邪重而人身真阳之气衰，则直中于阴，而无真阳以化热，故但喜厚衣近火而不发热。即中太阳，亦无阳气相拒，而径入三阴矣，如此则三阴俱为寒证，何亦有热耶？三阴之热证有二：一则真阳来复，为欲愈之候；一则三阴传来之热邪，在三阳已化为热，岂有传至三阴而反为寒哉？故亦有热也。

少阴之为病，脉微细，但欲寐也。

脉者，血之府。今脉微细，则血少可知也，细则气少，又气少可知矣。心者，其充在血脉。今脉微细，则心神怯弱可知。无他[2]，皆邪气相逼所致，邪深逼近，神欲避而无可避，神欲安而不能安，故但欲寐也。但欲寐者，病人欲寐而不能安寐，

---

① 蕴祟：积聚、堆积。语出《左转·隐公六年》：“为国家者，见恶，如农夫之务去草焉，芟夷蕴崇之，绝其本根，勿使能殖，则善者信矣。”

② 无他：亦作“无它”，没有别的。

旁人观之，若欲寐然，但默默神倦也。

柯韵伯云：少阳脉浮而弦细，阳之少也；少阴脉沉而微细，阴之少也。魏柏乡云：少阴之为病，其脉微细之中，必以沉为主。其为传经之热邪，则带数；直中之寒邪，则但沉细而不数。秦镜明云：三阴寒病，神志清爽；三阴热病，神识昏迷。此言甚明，不愧为镜明矣！少阴初受寒邪，其机甚微，脉微细，但欲寐，口中和，背恶寒，人皆不觉为病也。故王肯堂云：或虽有恶寒甚者，有不觉寒，但喜厚衣近火，善瞌睡，问之则不言怕寒，殊不知厚衣即恶寒也，善瞌睡即但欲寐也。程扶生云：此即阴经之无热恶寒也。

问：经云卫气行阳则寤，行阴则寐。故行至少阴而寐，正合《内经》，何子谓不能寐也？予曰：非也。此乃正气之流行，指无病人言也。今少阴病，则知邪气之入于少阴而为病，其不能寐也，明矣。岂有邪气之行于少阴而亦得寐者乎？故仲景提纲，不曰寐，而曰但欲寐。但欲寐者，正是邪入少阴，不能安寐而若欲寐然，即昏昏之意，非神恬熟寐也。若引卫气行阴，必从少阴始，而竟作卧解，则误矣。若果安寐，则邪去而无病矣，乌得谓少阴之为病也。此与仲景立论之旨大悖。若因仲景宗《内经》而著此书，仍欲引经文以证之，则当曰肾所生病者嗜卧。嗜卧者，非自然安寐，乃极欲卧而究竟不能安寐，故曰嗜也。

少阴病，始得之，反发热脉沉者，麻黄附子细辛汤主之。

首条先揭少阴病必脉微细，尚未分晰浮沉，故此条特申明脉微细而沉者，乃为少阴病也。少阴始得寒邪，不应发热，今反发热者，虽其人肾脏素虚，命门真火不足充周于经隧之间，寒邪乘入，然肾阳犹存，而能拒邪化热，但力有不及，不能鼓舞正气，以逐邪外行，故脉沉而不浮。当于散寒之中，行温经之法。附子之热，以助肾中之阳；麻黄之辛，以散少阴之邪。俾外邪之深入者可出，而真阳亦不因之而外越，故少阴之表法，与三阳不同也。

柯韵伯云：始受寒邪，即便发热，而里无热，似乎太阳，而属之少阴者，以头不痛而但欲寐也。盖少阴为太阳之雌，太阳阳虚，则不能主外，内伤真阴之气，便露出少阴之底板；少阴阴虚，则不能主内，外伤太阳之气，便假借太阳之面目。《内经》云：阳在外，阴之使也；阴在内，阳之守也。此阴阳表里，雌雄相输应之机耳。故凡阴阳疑似之际，证虽可辨，而必凭之脉。所以提称少阴之为病，首先揭出"脉微细"三字，又"少阴病"三字，所该者广，非止脉微细但欲寐也，必从少阴诸现症及脉沉细细详审，然后发热可知为少阴之发热，而为反发热也。

林澜曰：脉沉但可为病之在里，而未可专以为寒也。《三注》[①] 云：《缵论》[②] 以为始得之，反发热，脉沉者，乃是少阴兼太阳之表邪，此又是太阳、少阴两感证矣。周禹载谓：两感当见有两感之证，今第现少阴脉证，而无错杂之邪，所现于太阳者，止发热耳，无头痛项强等症也，惟《缵论》竟言太阳，所以又增一疑也。以予论之，两感者，为一阴一阳二经之合病也。合病者，两经一同感受，感虽同时，而邪之轻重多寡不同，总有偏胜，故有一经证多而一经少。周禹载既以太阳证少，惟此发热，不为太、少两感，以驳《缵论》张氏之非，何又注下

① 三注：即《伤寒论三注》，十六卷，清代医家周扬俊撰。
② 缵论：即《伤寒缵论》，两卷，清代医家张璐撰。

条云：少阴证见，当用附子；太阳热见，可用麻黄，正为定法。今既并称太、少之证，而药又同用，岂不是两感之证，而用两感之方乎？此周氏自相矛盾也。虽两感全证，应有太阳之头项强痛，然此时少阴亦无口燥舌干而渴之症，是可知此二节乃太、少两感之最轻者，不过立法以为治两感之榜样，其余诸经之两感，亦可以类推矣，故予辨之。

麻黄附子细辛汤

麻黄二两，去节　细辛二两　附子一枚，炮，去皮，破八片

上三味，以水一斗，先煮麻黄，减二升，去上沫，内①诸药，煮取三升，去滓，温服一升，日三服。

少阴病，得之二三日，麻黄附子甘草汤微发汗。以二三日无里证，故微发汗也。

少阴病二三日无里证者，谓无吐利，烦躁，呕渴等症也。言无里证，病尚在外，而有表证可知，然发汗不同，不容混施。前条始得发热者，用细辛辛烈，佐麻黄以急驱之，是纯用辛散之法。此条已得之二三日，故用甘草甘缓，和麻、附之性，微发其汗，以调和其经，又是制之，甘以缓之之法。此条是微恶寒、微发热，故以甘草易细辛，而微发其汗也。既云微发汗，仍用以字故字推原之，足见郑重之意。周禹载云：此条当与前条合看，补出“无里证”三字，知前条原无吐利、燥渴里证也。前条已有“反发热”三字，而此条专言“无里证”，知此条亦有发热表证也。少阴证见，当用附子；太阳热见，可用麻黄，已为定法。但易细辛以甘草，其义安在？只因得之二三日，津液渐耗，比始得者不同，故去细辛之辛散，益以甘草之甘和，

① 内：同“纳”，放入。下同。

又因二三日其势缓，故可以甘草缓治也。若见吐利一二里证，又当急救其里矣。所谓随其脉症，相机施治。

舒驰远云：麻黄发太阳之表，附子温少阴之经，其法虽非两感，实治两感之榜样也。胡章及曰：太阳、少阴两感，表重于里者，宜麻黄附子细辛汤；里重于表者，宜附子汤；表里相等者，宜此麻黄附子甘草汤以和之。由是推之，则阳明、太阴、少阳、厥阴之两感，亦具于六经之中，孰谓仲景以为死证而不立法乎！胡君斯言，至当不易之论也。观洁古之大羌活汤，节庵之冲和灵宝饮，皆云治两感伤寒，并未云某经与某经之两感。且三阳表药俱用，而又杂投寒凉，俗医目盲心瞎，执此二方，混施两感，百不救一，可胜悼哉！

麻黄附子甘草汤

麻黄二两，去节　附子一枚，炮，去皮，切八片　甘草二两，炙

上三味，以水七升，先煮麻黄一二沸，去上沫，内诸药，煮取三升，去滓，温服一升，日三服。

少阴病，脉细沉数，病为在里，不可发汗。

少阴之脉微细沉，乃其常也，不可专论其为寒为热。今沉而加之以数，正为热邪在里之征，发汗则动经气而增燥热，有夺血之变矣，故不可发汗。河间云：蓄热内甚，脉须疾数。以其极热蓄甚而脉道不利，反致脉沉细而欲绝。以清平之药养阴，使热自渐渐消散。

少阴病，得之二三日以上，心中烦，不得卧，黄连阿胶汤主之。

心烦不得卧，而无躁症，则与真阳发动迥别。盖真阳发动，必先阴气肆逆，为呕，为下利，为四逆，乃至烦而且躁，魄汗

不止耳。今但心烦不卧，而无呕利四逆等症，是其烦为阳烦，乃真阴为邪热煎熬，口中亦必不和，故以解热生阴为主治，使少阴不受燔灼，始克有济，少缓则无及矣。

周禹载曰：里热当袪之，内燥须滋之，然滋之而即得其润，袪之而适涤其热。惟圣人合宜也。故用芩、连以清其热，鸡子黄、阿胶以滋其阴也。《摘要》云：二三日以上，即四五日也。言少阴病之但欲寐，至四五日，反变为心中烦，不得卧，且无下利清谷，咳而呕之症，知非寒也？是以不用白通汤，非饮也，亦不用猪苓汤，乃热也，故主以黄连阿胶汤。汪苓友云：热微则昏沉而欲寐，热甚则反扰乱而不得卧也。或问云：心中烦，不得卧，非少阴独有之症，何以知其为少阴病耶？以少阴病不发热，且有脉微细可验，与三阳自别。

黄连阿胶汤

黄连四两　黄芩一两　芍药一两　阿胶三两　鸡子黄三枚

上五味，以水五升，先煮三物，取二升，去滓，内胶烊尽，少冷，内鸡子黄，搅令相得，温服七合，日三服。

成注云：阳有余以苦除之，芩、连之苦以除热；阴不足以甘补之，鸡黄、阿胶之甘以补血；酸收也、泄也，芍药之酸收阴气而泄邪热。黄连以直折心火，佐芍药以收敛神明，所以扶阴而抑阳也。其所以取鸡黄、阿胶者，盖缘但欲寐之病情，而至于不得卧，以微细之病脉，而反见心烦，非得气血之属，以交合心肾。甘平之味，以滋阴和阳，不能使水升火降，阴火不归其部，则少阴之热不除。鸡子黄禀南方之火色，入通于心，可以补离宫之阴，用生者取其润而凉也。黑驴皮禀北方之水色，且咸先入肾，可以补坎宫之精，济水性急趋下，凝聚于阿井①，取此水精，与之相溶而成胶，用以相配鸡黄，合芩连芍药，庶成降火归原之剂矣。

少阴病，但厥无汗，而强发之，必动其血，未知从何道出，或从口鼻，或从目出，是名下厥上竭，为难治。

脏病无汗，原无散法，况为传经入里之热邪，岂可以温散之法治之乎？故热邪久而方炽，必不可用温，又传里而愈深，更不可用散。正见麻黄附子细辛甘草等汤，纯为少阴始得寒邪，尚在于表，里无燥渴而设也。若感受数日，邪气深入，心烦燥渴，而强投辛热之药，必血逆妄行，而致下厥上竭。所云难治者，下厥非温不可，而上竭又不可用温，故为逆中之逆耳。《摘要》云：少阴病，脉细沉数，加之以厥，亦为热厥。沈明宗曰：少阴病，但厥无汗，其病在里为热郁，与有汗之厥迥别，当以四逆散，和阴散邪，其病自退，而厥自愈矣。岂可强发其汗耶！

少阴病，脉微，不可发汗，亡阳故也。阳已虚，尺脉弱涩者，复不可下之。

方中行曰：微者，阳气不充，故曰无阳，无阳则化不行，故汗不可发也。尺以候阴，弱涩者，阴血不足也，故谓复不可下之。《本经》云：诸微亡阳，则知不用表药，尚有真阳外越，故不可发汗以再亡其阳也。由是知麻黄、附子等法，必其脉不微，乃可用也。尺脉弱涩为阴血不足，故不可下之以再竭其阴也。特拈出“尺脉弱涩”字，则少阴之有大承气汤证，其尺脉必不弱而滑，已伏见于此处矣。此条止辨少阴病不可汗下之脉，

---

① 阿（ē）井：井名。在今山东阳谷县东北阿城镇。因井水清冽甘美，用以煮胶，称之“阿胶”，井由此得名。

注家有补治法及方，但有脉无证，何可妄拟，故不录。

少阴中风，脉阳微阴浮，为欲愈。

阳微则无外邪而表气和，阴浮则内邪尽出，故为欲愈也。少阴中风将愈之脉如是，伤寒之脉自可类推矣。读至此条，而后知脉微细沉，为邪入少阴之病脉；脉微细浮，为少阴邪出之欲愈脉。岂可专以微细为少阴脉，而不讲究浮沉，以分别其邪之出入也。

少阴负趺阳者，为顺也。

少阴负趺阳，是少阴脉软小，而趺阳脉滑大也。肾阳出于先天虽亏，而胃阳生于后天尚旺，犹可以成镇邪之用，纵有阴邪在下，中焦阳持，必不致直冲上犯，逼阳出亡，可以一温而愈也。故其证为顺而易治。凡少阴诸死证，皆由土败，无以堤防，则阴水发越。若使土气蓄育而镇中州，则水寒却而成温泉，不但免夫泛溢之虞，而熟腐水谷，充肤泽毛，皆赖之矣。惟不知此，而失之于温，则趺阳负而少阴乃胜。水寒互胜，致无所畏而上凌心火，真阳倏而灭没，逆莫大焉。知趺阳负少阴之为逆，则知少阴负趺阳之为顺矣。周禹载曰：仲景正惧他人疑是贼脉来乘，张惶无主而言，非谓当制水也。

少阴病，欲解时，从子至寅上。

成氏云：阳生于子，子为一阳，丑为二阳，寅为三阳，少阴解于此者，阴得阳则解也。喻氏曰：各经皆解于所旺之时，而少阴独解于阳生之时，阳长则阴消也，而少阴所重在真阳，从可知矣。

少阴病，身体痛，手足寒，骨节疼，脉沉者，附子汤主之。

身痛骨疼，若脉浮手足热，则可发汗。此手足寒者，纯是阴寒之邪为患，真阳之气不能自内达外，故脉沉。与附子汤助元阳之气，通关节，宣脉络，熏肤热肉，而驱散其寒邪，此万全之法，为大温大补之方，乃正治伤寒之药，为少阴固本御寒之剂也。夫伤则宜补，寒则宜温，何畏而不敢用。宁束手待毙，无他，因不读《伤寒论》，不审伤寒义也。

附子汤

附子二枚，去皮，生用　茯苓三两　白芍三两　人参二两　白术四两

上五味，以水八升，煮取三升，去滓，温服一升，日三服。

治纯阴无阳之证。方中用生附二枚，取其力之锐，且以重其任也。盖少火鼓肾间动气，以御外侵之阴翳，俾驱邪之阳神有权，则肢温而身体骨节之痛自除矣。以人参固气生之原，白术培太阴之土，使扶阳而不顾其阴，则阴反耗矣，阴耗而阳无所附，非治法之善也。故用芍药以收厥阴之阴，茯苓以利少阴之水，水利则精自藏，阴收则阳气充，而四肢骨节之间，靡不①和利矣。按此方与真武汤似同而实异。此倍术、附去姜而用参，全是温补以壮元阳。彼用姜而不用参，尚是温散以逐水气。补散之分歧，只在一味之转旋也！学者安得将仲景书草草看过。

或问和营止痛，何以不用当归？汪苓友曰：当归散寒止痛，非不胜于芍药，奈本方中既用生附为君，其性热过于走窜，使不用芍药敛而和之，恐反耗其营气，而痛无收摄矣。古方配合之妙，难以言传，当自神而明之也。

少阴病，得之一二日，口中和，其背恶寒者，当灸之，附子汤主之。

得之一二日，即前条“始得之”之互文也。口中和，不渴

① 靡不：无不。

不燥，全无里热也。况和者不但无热邪为患，抑且津液充润，故可用大热之剂治之，为少阴寒证之眼目处。经云：背为阳，其背恶寒则阳虚阴盛，寒深可知。所谓无热恶寒者，发于阴是也，先灸之以助阳通经，更与附子汤温中散寒。又有曰：伤寒无大热，口燥渴，心烦，背微恶寒，用白虎加人参汤主之者。是阳邪乘阴虚而内陷之恶寒，与此之阴寒气盛者不同。阳入阴者，必口燥烦渴，阴寒盛者，则口中和而不渴。“口中和”三字，乃认内真寒之金针，口中兼咽与舌言，《伤寒》惟附子汤用附子最重，又益之参、术理中，茯苓利水，盖欲克制北方之水，使阴寒不致上逆耳。芍药之用，正所以入里而和阴也。苟非生附，焉能直入少阴，即注骨间散寒救阳，尤必人参助生附，方能下鼓水中之元阳，上资君火之热化，全赖少火生气，而少阴之病霍然矣。

张路玉曰：虽其证似缓于发热脉沉，而危殆尤甚焉。武陵陈氏曰：附子之用不多，则其力岂能兼散表里之寒哉！二枚生用，生则辛烈迅走，不独温少阴之经，而又助卫走太阳以治背恶寒也。邪之所凑，其气必虚，参、术皆甘温益气，以补卫气之虚，辛热与温补相合，则气可益而邪可散矣。既用生附之辛烈，而又用芍药之酸平者，犹恐过于温发，故用芍药敛阴气以和之，而不致食气也。汪苓友云：仲景不言当灸何穴。《补亡论》常器之云：当灸膈俞、关元穴，背俞第三行。然常氏所云第三行穴者，当是膈关，非膈俞也。《图经》云：膈关二穴在第七椎下，两旁相去各三寸陷中，足太阳气脉所发，专治背恶寒，脊强，俯仰难，可灸五壮。又关元一穴在腹部中行脐下三寸，足三阴、任脉之会，可灸百壮。常云灸膈关者，是温其表以散其外寒；灸关元者，是温其里以助其元阳也。

少阴病，得之二三日，口燥咽干者，急下之，宜大承气汤。

以少阴病之口中和，至口燥咽干者，其人素肾气胜，是转属阳明之证。《内经》云：邪入于阴经，则其脏气实，邪气入而不能容，故还之于腑。有实热在内烁津可知，以二三日即见口燥咽干，以二三日即用大承气以急下之，其有腹胀痛不大便者，益可知矣。所称少阴病之但欲寐者，读至此条，显见其非寐也，乃热盛而神昏也。

或问在阳明之用下，尚有许多徘徊顾虑而后下之，今少阴病二三日，而反遽下者何也？阳明者，五脏六腑之海，多气多血，又为气血之海，故可俟成燥屎而下，然亦尚有急下之证，若少血之少阴，而至于咽干口燥，则真精有立竭之虞，而可不急下以救津乎？况口燥咽干而不下利，则胃热炽盛，盛则当蒸汗出而不汗者，则枯燥之象已征，而知其津液垂尽，稍迟顷刻，必至立槁，故宜大承气汤以急下也。

少阴病，二三日，咽痛者，可与甘草汤。不差者，与桔梗汤。

少阴病具二三日之间，即见咽痛者，此惟宜缓其焰上之势，使不致咽中受阴火上冲之热，用甘草甘凉泻火以缓其热，而不差者恐壅而结痹，故加桔梗之苦以开之，辛以散之也。因在二三日他证未具，故可用之。若五六日，则少阴下利呕逆，诸证蜂起，此法又未可用也。秦氏云：与甘草汤，服之痛不愈，此火邪结住肺中，不得外解，故以桔梗开发肺气，同甘草泻出肺中伏火。故欲清肺中邪结，必要开肺、清肺，则肺中之邪始出。化此方法，加防风于泻白散中，以解肺风；加石膏于泻白散中，以泻肺火。

武陵陈亮斯云：咽痛既属热邪，何不兼用寒凉之味？不知少阴病真脏气寒，故虽属热证，不敢轻用寒凉，以其热非极热，而骤用寒凉，势必变极寒之证。观后猪肤治热痛热利，亦止用粉蜜、猪肤，不用苦寒，竞竞防正气之虚寒，而热证之易变为寒证，同一意也。学者可不识此意乎。徐忠可①曰：甘草一味单行，最能和缓而清热，每见生便痛者，骤煎甘草四两顿服立愈，则其能清少阴客热可知。不可视其和平而忽之。

甘草汤

甘草二两

上一味，以水三升，煮取一升半，去滓，温服七合，日三服。

桔梗汤

桔梗一两　甘草二两

上二味，以水三升，煮取一升，去滓，分温再服。

少阴病，咽痛，半夏散及汤主之。

程扶生云：少阴病，其人但咽痛，而无燥渴、心烦、不眠诸热证，则为寒邪所客，痰涎壅塞而痛可知。故以半夏之辛温涤痰，桂枝之辛温散寒，甘草之甘平缓痛。成氏曰：甘草汤主少阴客热咽痛，桔梗汤主少阴寒热相搏咽痛，半夏散及汤主少阴客寒咽痛也。按此必有恶寒、欲呕吐等症，故加桂枝以散寒，半夏以除呕，若夹相火，则辛温非所宜矣。

半夏散（及汤）

半夏洗　桂枝　甘草炙，各等分

以上三味，各别捣筛，以合治之，白饮和服方寸匕，日三服。若不能散服者，以水一升，煎七沸，内散两方寸匕，更煎

---

① 徐忠可：即徐彬。清代医家，字忠可。撰《伤寒图论》等书。

三沸，下火，令小冷，少少咽之。

少阴病，咽中伤，生疮，不能语言，声不出者，苦酒汤主之。

如咽中因痛而且伤，生疮不能语言，声不出者，不得即认为热证。必因呕而咽痛，胸中之痰饮未散，仍用半夏之辛温，开痰涎而发音声，取苦酒之酸以敛咽疮，鸡子白之清以清热降火而发声。且三味相合，而半夏减辛烈之猛，苦酒缓收敛之骤，取鸡子白之润滋其咽喉，又不令泥痰饮于胸膈。故其法以鸡子连壳置刀环中，安火上，只三沸即去滓，此意在略取火气，不欲尽出半夏之味，并欲鸡白不熟，而取其滋润也。鸡子黄走血分，故心烦不卧者宜之；其白走气分，故声不出者宜之。

苦酒汤

半夏洗，破如枣核大，十四枚　鸡子一枚，去黄，内上苦酒，着鸡子壳中

上二味，内半夏，煮苦酒中，以鸡子壳置刀环中，安火上，令三沸，去滓，少少含咽之。不差，更作三剂。

李东垣曰：大抵少阴多咽伤、咽痛之症。古方用醋煮鸡子，主咽喉失音，取其酸收，固所宜也。半夏辛燥，何为用之？盖少阴多寒证，取其辛能发散，一发一敛，遂有理咽之功也。

少阴病，下利、咽痛、胸满、心烦者，猪肤汤主之。

少阴病多下利，以下焦之虚也。阴虚则阳无所附，故下焦虚寒者，反见上焦之实热。少阴脉循喉咙，夹舌本，其支者，出络心，注胸中。凡肾精不足，肾火不藏，必循经上走于阳分也。咽痛、胸满、心烦者，因水不上承于心，则火不下交于肾而上僭，此未济之象。猪为水畜，而津液在肤，取其治上焦虚浮之火，和白蜜、花粉之甘，泻心润肺和脾。滋化源，培母气，俾水升火降，虚阳得归其部，不治利而利自止矣。三味皆食物，

而不借于草木也。仲景阳微者用附子温经，阴微者用猪肤润燥，温经润燥中具散邪之义。邵庸济曰：无不得眠，故不用芩连；无呕而渴，故不用猪苓。

猪肤汤

猪肤一斤，用白皮，去其内肥，刮令如纸薄

上一味，以水一斗，煮取五升，去滓，加白蜜一升，白粉五合熬香，和令相得，温分六服。

此证热邪充斥上下中间，无所不到，真阴有立竭之势，寒下之药不可用，故用此汤，不可视为泛常之方，用之而致滑利肠胃也。周禹载曰：取肤作汤，润燥解热，佐以粉蜜，培土和金，全不以既利复润，稍稍介意者，止以下利，正因燥劫也。燥润津回，土厚则利自止，而火亦得下矣。然后知除燥则咽痛自愈，土培则下利可止也。《摘要》云：猪肤者，乃革外之肤皮也。其体轻，其味咸。舒驰远云：润燥与泻火不同，火乃阳热有余，燥为阴亏失润，故宜养阴滋干，不用苦寒。凡苦寒之药，性味俱劣，有杀而无生也。或问下利乃水来侮土，今少阴有热邪下利，当是湿热利，何为而云有燥热也？汪苓友云：下利既多，则亡阴致虚而津液去，故燥。咽痛，心胸烦满，此是燥热之征无疑。

少阴病，饮食入口则吐，心中温温欲吐，复不能吐。始得之，手足寒，脉弦迟者，此胸中实，不可下也，当吐之。若膈上有寒饮，干呕者，不可吐也，急温之，宜四逆汤。

程郊倩云：饮食入口则吐，业已吐讫[1]矣，仍复嗢嗢欲吐，复不能吐，此非关后食之饮食，吐之未尽，而胸中另有物，为

① 讫（qì 气）：止。

之格拒也。尚有模糊，不妨验及未饮食时之证与脉。如始得之手足寒脉弦迟者，虽曰邪气，然实与虚不同，而虚与实之部位上中下又不同。胸中实者，有物窒塞于胸中，则阳气不得宣越，所以手足寒而脉弦迟。然迟中带弦，又可见必有邪滞于中，在胸胃而不在腹，故饮食入口则吐，心中嗢嗢欲吐，复不能吐，皆是有形之邪阻住为患。在上者吐之，一吐而阳气得宣，手足可温，而胸中亦为空旷矣。邪在上而用吐法，亦犹在下用下法同义，皆取其近便而易为力，故云此不可下也当吐之。

若膈上有寒饮干呕者，虚寒从下上，而凝滞其饮于胸中，究非胸中之病也，必须四逆汤以温其下也。宜四逆汤者，干姜助上焦元阳之气以开发，附子壮下焦真阳之火以上蒸，甘草以和中，则寒饮自化而气舒，又何有干呕也？按“嗢嗢”字与下“寒饮”字同，欲吐复不能吐；与下“干呕”字同，干，空也。云始得之，从后病而审及前病也。因后病有些模糊难辨，溯前病之证与脉，而实热虚寒自辨也。沈尧封云：论干呕所因不同，有津液凝聚而成痰，所谓胸中实，此可吐不可下也。有阳虚不能蒸化水饮，聚于膈上，所谓膈上有寒饮者，此可温不可吐也。然胸实之脉弦迟，而寒饮之脉非弦迟也。然则脉何如，可用急温耶？《摘要》云：温温当是嗢嗢，嗢嗢者乃吐饮之状也。

少阴病，脉沉者，急温之，宜四逆汤。

少阴病而脉沉，其人阳气衰微不振可知，故不能鼓动真阳之气上升也，当急温其阳，以杜将来诸变，四逆汤所宜用矣。林澜曰：脉沉但可为病之在里，而不可专以为寒也。沈尧封云：此补上文寒饮之脉也。两节若分置两处，则上节有缺文，而本条不承干呕来，则脉沉亦未必即是急温证。故叔和编次。原是如此相接。

四逆汤

甘草二两，炙　干姜一两半　附子一枚生用，去皮，切八片

上三味，以水三升，煮取一升二合，去滓，分温再服。强人可用大附子一枚，干姜二两。

病人手足厥冷，脉乍紧者，邪结在胸中，心中满而烦，饥不能食者，病在胸中，当须吐之，宜瓜蒂散。

此由阳气为实邪所遏，而不得四布以致厥冷。实邪者，痰饮与燥气，结在胸中，故心中满而烦，饥不能食也。烦而饥者，燥热之气所为；满而不能食者，痰饮所阻也。夫四肢者，阳也。诸阳受气于胸中，胸中被结，焉能复达于四末而温手足？但须吐出所结之邪，而诸证愈矣。前条有法无方，故复详言出方，宜瓜蒂散以吐之。盖瓜蒂散治胸中实热，非治寒邪，用瓜蒂大苦寒之物治之，是可知矣。况烦为热邪，而饥不能食，手足厥冷者，乃痰饮与热气，熏满交结，窒塞不通之故，吐出胸中之邪，而胃自舒畅矣。观前条中间一“若”字，转下寒饮之不可吐，而用急温之法，则此条之邪结在胸中，前条之胸中实，俱是实热之邪为患。益彰彰矣。其太阳篇中之“寒”字，的是“热邪”字之误也。

少阴病，二三日至四五日，腹满，小便不利，下利不止，便脓血者，桃花汤主之。

少阴病，二三日至四五日，腹但满而不痛不下重，乃坎中之火用不宣，不能生土，致寒湿之气弥漫于腹。经云：脏寒生满病。下利者湿胜则濡泻，又湿胜而水谷不别，故小便亦不利也。便脓血者，《金匮》云：小肠有寒者，其人便血。虽是土虚不能制水，总因火衰不能旺土，主以桃花汤，则水得火而能输，土得火而能燥。干姜之少用者，壮火食气，少火生气也。苟不

知此而漫云渗泄，肾防一撤，而阳神陷矣。

或问桃花汤治下利便脓血，乃是升阳散火从治之法，子何以为治寒？只据一腹满，已是寒湿之真赃确据也。若腹痛则犹有热邪为患，而腹满则断无有为热之理。故太阴病则腹满也，虽亦有腹满不减用大承气汤下之一证，然既用大下，则必有燥屎之大满可验，与此迥别。或问腹满为寒是也。然坊本亦有刻作“痛”字，想其证亦或有痛，当如何以辨？以腹之时痛时不痛，常常痛而不减上，辨寒热也。《金匮》云：腹满时痛，复如故，此为寒是也。《辨注》亦有云：或问腹痛便脓血，焉知非热？

汪苓友曰：少阴里寒便脓血，所下之物，其色必黯而不鲜，乃肾受寒湿之邪，水谷之津液为之凝泣，酝酿于肠胃之中，而为脓血。非若火性急速而色鲜明，盖冰伏已久，其色黯黑，其气不臭，其人必脉微细而不坚搏，神气静而腹不甚痛，喜就温暖，按之痛止，斯为少阴寒利之征。周禹载云：下利至于不止，虽有传经热邪，其热势已是大衰，而虚寒滋起矣。汪讱庵曰：便脓血者固多属热，岂无下焦虚寒，肠胃不固，而便脓血者乎？若以此为热邪，仲景当用寒剂以撤其热，而反用石脂、干姜辛热固涩之药，使热闭于内而不得泄，岂非关门养盗，自贻伊戚①也耶？不过非大寒证，故惟用甘辛温涩之剂，以镇固之耳。成无己曰：《要略》云：阳证内热，则溢出鲜血；阴证内寒，则下紫黑如豚肝也。

---

① 自贻伊戚：自找的烦恼。出自《诗经·小雅·小明》：“心之忧矣，自诒（同贻）伊戚。”

桃花汤

赤石脂一斤，一半全用，一半筛末　干姜一两　粳米一升

上三味，以水七升，煮米令熟，去滓，温服七合，内赤石脂末方寸匕，日三服。若一服愈，余勿服。

桃花汤，非名其色也。肾脏虚，用之一若寒谷有阳和之致，故名。肾者，胃之关也。关闸尽撤，则利下不止，故取石脂一半，同干姜、粳米，留恋中宫，载住阳明胃气，不使陷下。再内石脂末方寸匕，留药质以沾大肠，截其道路，庶几利血无源而自止，其肾脏亦安矣。

少阴病，二三日不已，至四五日，腹痛，小便不利，四肢沉重疼痛，自下利者，此为有水气。其人或咳，或小便利，或下利，或呕者，真武汤主之。

少阴病，二三日不已，至四五日，无有厥逆烦躁诸变，而腹痛、小便不利、四肢重痛者，此肾中真阳不能制水，而寒水之气留滞中外也。邵庸济曰：肾中真阳盛，则水内涵而收藏；肾中真阳虚，则水无制而泛溢。腹痛、小便不利、自下利者，寒湿内盛，寒胜则痛，湿胜则水谷不别也。四肢重痛，寒湿外盛也，法当壮元阳以消阴翳，培土泄水以消留垢。故君大热之附子，以奠阴中之阳；佐芍药之酸，以收阴水之溢；茯苓淡渗，以开水之去路；白术甘温，培土以制水邪之溢；生姜辛温，去秽恶以散四肢之水，而诸症可愈矣。

若咳者，是水气射肺所致，加五味子之酸温，以收肺气之逆；细辛之辛温，佐干姜以散肺中之水寒，而咳自除。若呕者，是水气在胃，因中焦不和，湿化不宣也，不须附子固气温肾阳，而倍加生姜宣通以散脾湿，为培土制水之剂，而非温肾之剂矣。若下利者，是胃中无阳，此腹痛因于胃寒，肢重由于脾湿，故

去芍药之阴寒，加干姜以佐附子之辛热，又为温中之剂矣。若小便既利，不必用气化之品，利水以再竭其液，故去茯苓。按咳呕、腹痛、下利、四肢重痛，皆水寒之证也。咳呕则病邪逆于上，故有收逆及发散之法；下利、小便不利，则病邪深于下，故有温中与利水之法。一加减之间，非苟然也。

张氏[①]曰：白通、通脉、真武，皆为少阴下利而设。惟真武一证，附子熟用，余俱生用。凡附子生用，则性全雄烈而善走，故温经散寒；炮熟则性炼稍和而能守，故益阳去湿。白通诸汤，以通阳为重；真武汤以去湿为先，故用药有轻重生熟之殊。又干姜佐生附同葱白，取数雄相翕，而气悍急疾；生姜配熟附合术芍，欲二物牵制，以留恋调和。盖肾中得附子，则坎阳鼓动；得白术，则肾有堤防，而水有所摄矣；更得生姜之辛以散水，茯苓之淡以利水，芍药之酸以收敛真阴之气，则阴平阳秘矣。此生姜资熟附之散，而术芍又和姜附之烈，所谓有制之师也。

柯韵伯云：五苓散行有余之水，真武行不足之水，两者天渊，总之脾肾双虚，阴水无制，而泛溢妄行者，非大补坎中之阳，大健中宫之气，即日用车前、木通以利水，岂能效也。汪苓友曰：若呕者，水寒之气，上壅于胸中也。倍加生姜，宜矣。若去附子，恐不成真武汤矣。注云：附子补气，夫气寒何妨热补。若嫌补气，方中何以不去白术，而反去附子。况后条白通加猪胆汁汤，亦云治呕，何以不去附子，则是加减法有所缺，而后人所补，学者当详辨焉。由此辨之，则附子不当去矣。张路玉曰：若极虚极寒，小便当清白无禁矣，安有反不利之理哉！

---

① 张氏：指张兼善，明代医家。撰《伤寒发明》等书。

此证不但真阳不足，真阴亦必素虚，或阴中伏有阳邪所致，若不用芍药固护真阴，岂能胜附子之雄烈哉！

真武汤

茯苓三两　芍药三两　生姜三两，切　白术二两　附子一枚，炮，去皮，破八片

上五味，以水五升，煮取三升，去滓，分四服。咳加五味子半升，细辛、干姜各一两；小便利，去茯苓；下利，去芍药，加干姜二两；呕，去附子，加生姜，足成半升。

少阴病，四逆（柯以泄利下重四字补于此），**其人或咳或悸，或小便不利，或腹中痛，或泄利下重**（以上四字柯移于前，四逆下）**者，四逆散主之。**

柯韵伯云：四肢为诸阳之本，阳气不达于四肢，因而厥逆，故四逆多属于阴。此则泄利下重，是阳邪下陷入阴中。阳内而阴反外，以致阴阳脉气不相顺接也。条中无主症，皆是或然症，四逆下必有缺文。今以“泄利下重”四字，移至四逆下，则本方乃有纲目。或咳、或利、或小便不利，同小青龙证；厥而心悸，同茯苓甘草证；或咳、或利、或腹中痛、或小便不利，又同真武证。种种是水气为患，不发汗利水者，泄利下重故也。泄利下重，又不用白头翁汤者，四逆故也。此少阴之枢无主，故多或然之症。因取四物以散四逆之热邪，随症加味以治或然之症。此少阴气分之下剂也，所谓厥应下之者，此方是欤。盖仿大柴胡之下法也。以少阴为阴枢，故去黄芩之大寒，姜夏之辛散，加甘草以易大枣，良有深意。薤白性滑，能泄下焦阴阳气滞，然辛温太甚，荤气逼人，顿用三升，而入散三匕，只闻薤气而不知药味矣。且加味俱用五分，而附子一枚、薤白三升，何多寡之不同。若是，不能不致疑于叔和编集之误耳，用者当

自斟酌。

舒驰远云：此证外见四逆，或咳或悸，腹痛作泄，浑类虚寒，而四逆散证与四逆汤证，何以别之。必其人恶热喜冷，舌苔干燥，口臭气粗，方为实热；若虚寒者，当恶寒身踡，舌苔润滑也。更察其脉之静躁虚实，询其饮食便色，则得之矣。又云：热壅则清阳之气不布，或液聚心下而为悸，或气上逆而为咳。

四逆散

柴胡十分　枳实十分，炙　芍药十分　甘草十分，炙

上四味，各十分，捣筛，白饮和服方寸匕，日三服。咳，加五味子、干姜各五分，并主下利；悸，加桂枝五分；小便不利，加茯苓五分；腹中痛，加附子一枚，炮令折；泄利下重，先以水五升煮薤白三升。煮取三升，去滓，以散三方寸匕内汤中，煮取一升半，分温再服。

柴胡气味俱薄，能宣畅气血，散结调经，疏肝之阳以为君；枳实苦泄辛散，有冲墙倒壁之力，以破肝之逆而为使；芍药酸寒，收阴气以和阳，则浮越之阳，自敛而顺接；甘草之甘平，调和荣卫，有散有收，而条达其血气，俾肝胆疏泄之性遂，而厥可通，则四逆岂有不愈。此即芍药甘草汤加柴胡枳实方也。彼条止欲其收，故单用芍药；此条重于散而兼收，故加柴胡枳实以破散也。

若咳者，加五味子之酸，以收阴气上逆；干姜之辛，以散寒邪结塞。悸者，饮停侮心，心中阳气不能通行，故加桂枝助心，以宣通阳气。小便不利者，有湿热而气不化也，加茯苓化气以渗湿热。四逆而加腹痛者，寒胜则痛也，寒胜故加附子，泄利下重，邪气滞结于下焦，而不上升，用薤白温通散结，则

下重自除矣。

成注引《内经》热淫于内，佐以甘苦，以酸收之，以苦发之，枳实、甘草之苦甘以泄里热，芍药之酸以收阴气，柴胡之苦以发表热。汪苓友云：成注于方后云，热淫于内云云，枳实、甘草之苦甘，以泄里热。盖里热宜泄，虽腹痛，未必是虚寒。若用炮附子，必致大害。建安许氏[①]云：《古金镜方》中倍加芍药五分，以其能止痛也，后人改作附子，此岂从治之法耶。《摘要》云：阳为阴郁，不得宣达，而令四肢逆冷，并无诸寒热证，是既无可温之寒，又无可下之热，惟宜疏畅其阳，引领外出，而不被阴邪郁结，故凡用柴胡者，以邪由肝胆而出也。李仕材曰：虽四逆，若指头微温，或脉不沉微，乃阴中涵阳之证，惟气不宣通，是以逆冷。此本肝胆之剂而少阴用之者，为水木同源也。用之俾气机宣通，而四逆可痊矣。

少阴病，咳而下利谵语者，被火气劫故也，小便必难，以强责少阴汗也。

少阴之咳利乃其常，而独不应谵语也。不应谵语而谵语者，被火劫津故也。盖火气劫汗，内攻有力，必燔灼真液，故致谵语。阴液涸则小便必难也。在太阳中风，以火劫发汗，而已有谵语躁扰之变。况少阴岂可以火强发其汗耶。肾精下竭，热邪夹火上逆，必攻肺而为咳。肾主二阴，火气逼迫水脏，前阴之水，从后阴而并出为利。心恶热，火气燔灼而内攻，则心失其神明而谵语也。《补亡论》常器之云：猪苓汤以通小便，泄热而滋阴也。

少阴病，下利六七日，咳而呕渴，心烦不得眠者，猪苓汤

① 许氏：指许宏，明代医家，字宗道。撰《金镜内台方议》等书。

主之。

咳而不咽痛，渴而口不干燥，知不但有热邪，而有水饮相混，故热势不能甚肆其猛烈。虽上冲为咳呕，而不致咽痛，隔阻正津为口渴，而不致干燥，然已扰动离中之阴，而致心烦不得眠也，当用猪苓汤泄热，兼以育阴。舒驰远云：少阴阴盛但欲寐，阳亢不得眠，此其常也。然有阴寒内盛，格拒真阳，随汗外越，不得内交于阴者，亦不得眠。其为阳邪亢极，表里俱热，热盛神昏者，亦但欲寐。务在临证之际，相其本气，验其口舌，小心体贴，辨及毫厘，而后确有所据，不致误也。

或问下利咳而呕渴，心烦不得眠，焉知非少阳阳明合病？汪苓友云：少阳阳明，若见此证为里实，其脉必弦大而长。此条病脉必微细，故知其为少阴下利之证无疑。按此方是治阳明病，热渴引饮、小便不利之剂，此条亦借用之。在阳明是水热相结而不行，兹少阴亦水热搏结不行而致，病名虽异，而病源则同，故亦可借用。仲景之意，不过是清热利水，兼润燥滋阴之义。《摘要》云：此乃少阴饮热为病也。饮热相搏，上攻则咳，中攻则呕，下攻则利，热耗津液故渴，热扰于心故烦不得眠，宜猪苓汤利水滋燥，饮热之证皆可愈矣。赵嗣真①曰：少阴咳而下利，呕渴心烦不眠，及厥阴下利欲饮水者，是皆传邪之热，脉必沉细数，故以黄连、滑石等清利之。其少阴自利而渴，欲吐不吐，心中烦，但欲寐，小便色白者，是本经阴邪之寒也，脉必沉微不数，故以附子干姜温之。

林澜曰：下利则邪并于下矣，其呕而且咳，何也？盖至六七日，渴而心烦不眠，则传邪之上客者又盛，渴则必恣饮，多

① 赵嗣真：元代医家。撰《活人释疑》，已佚。

饮必停水，是邪热既不能解，而水蓄之证复作也。热邪传陷之下利，非阴寒吐利并作之可比。夫呕而渴者，先呕后渴为欲解，先渴后呕为水停。按黄连阿胶汤之心烦不得卧，较此条大异。盖此条少阴病，直至六七日，而始心烦不得眠，其热邪之不盛可知，且见咳呕，则有水饮为患已明，既有水饮停蓄，则无大热邪在内，更可知矣。故不用芩连直清其热，而用二苓利水导火。前条少阴病，得之一二日，即见心烦不得卧，其热邪熏灼炽盛，已可概见。况无咳呕下利症之水气为患，则水源亦已枯少，热邪因而愈炽，真阴受此煎熬，有立竭之虞①，故不得不用芩连之苦寒，以直折火邪而救阴液也。

又少阴初病而下利，似为虚寒，至六七日反见咳而呕渴、心烦不得眠者，此岂上焦实热乎？是因精虚不能涵气，则真气不藏，致上焦之虚阳扰攘，而变现诸症也。下焦阴虚而不寒，非姜附所宜；上焦虚烦而非实热，非芩连可任。故以二苓不根不苗，成于太空，用以交合心肾，通虚无氤氲之气；泽泻气味碱寒；滑石体质重坠，能引火气下降。然四味皆系利水，恐其过渗液竭，阿胶味厚，乃血肉之品，是精不足者，当补之以味也。故用阿胶以育阴，阴育火降，则心自不烦而得眠矣。

少阴病，欲吐不吐，心烦，但欲寐，五六日自利而渴者，属少阴也，虚故引水自救。若小便色白者，少阴病形悉具。小便白者，以下焦虚有寒，不能制水，故令色白也。

夫心得肾津以上承，而真火能降。今少阴病，则无水以上交于心，故心烦。烦则嗢嗢欲吐，而又无物可吐，是火空发焰也。肾无少火蒸动，则水不能上腾而尽下注，故自利而渴，利

① 虞：忧虑。

则肾阴愈虚，故欲引水以自救。但欲寐者，神倦怠而欲息也。诸症属之少阴，究竟寒热未剖。若小便是白，则少阴之火虚毕露矣。盖小便之白，因下焦虚寒，无火酝蒸，故令色白也。虽溲赤亦间有寒证，而白则断无有热邪在内之理，故断曰有寒。

或问溲白属寒，固无庸疑矣。设此条脉证而溲赤，仍用此汤以主治，抑用上条之汤以治乎？二条之寒热迥别，岂可混治。即二条之寒热为患，原不纯以小便上辨。经云：中气不足，溲为之变。但当以不得眠、但欲寐为异处，不得眠是热扰心主，但欲寐乃阴盛阳微。即本论亦何尝以小便上认少阴，则上截已言属少阴矣。不过少阴寒形，尚未全具。若小便白者，则悉具矣。况引水自救而与之，故令溲白，否则液以阴亡，溺因色变，溲必短少，断难辨认。故当以不得眠、但欲寐分辨。果但欲寐为寒证，则但欲寐是少阴病之提纲，岂少阴无热证耶？况但欲寐，是欲寐而非真寐，即是不得眠之意，何以定为寒也。盖寒气凌心，心烦但欲寐，必神志清爽；热邪燎心，心烦但欲寐，必神识昏迷，以此分别。舒驰远云：寒中少阴，肾阳受困，火衰不能蒸腾津液于上，故口渴。法主附子助阳温经，正所谓釜底加薪，津液上腾而渴自止。《经络考》云：舌下有二窍，名曰廉泉、玉液，运动开张，津液涌出，然必借肾中真阳为之蒸腾，乃足以上供。若寒邪侵到少阴，则真阳受困，津液不得上潮，故口渴。与三阳经之热邪，烁[①]熘津液，致舌苔干燥，大相反也。

少阴病，下利，白通汤主之。

上条出病而无方治，故特补出白通汤，以主治少阴虚寒下

---

① 烁：通“铄”。

利也。白通者，通下焦之阴气，以腾达于上也。少阴病，自利而渴，小便色白者，是下焦之阳虚，而少火不能蒸动其水气，而上输于肺，故渴；不能生土，土无防摄，故自利耳。法当用姜附以振元阳，葱白以通引上下之阳气，而使之升腾。周禹载云：纯阴则必取纯阳之味，以散邪而回阳。然有时阳不回者，正以阴气窒塞，未有以通之也。姜附之性，虽能益阳，而有时不能入于阴中。不入于阴，阳何由复，阴何能去，故惟葱白气臭味辛，可通于阴，而开破之，使阳得回于内而寒自温，则利亦止矣。

白通汤

葱白四茎　干姜一两　附子一枚，生用，去皮脐，破八片

上三味，以水三升，煮取一升，去滓，分温再服。

按葱白通汤，乃是通阴中之阳。臭气入肾，葱白气臭可以通肾，性温可以驱寒，且味辛而能开阴，引姜附同入而温之。俾寒泉温而上腾，则渴利自止，而诸寒症何患其不愈哉！

少阴病，下利脉微者，与白通汤。利不止，厥逆无脉，干呕烦者，白通加猪胆汁汤主之。服汤脉暴出者死，微续者生。

少阴病本脉微而又下利，以白通汤与之，宜乎阳可救阴。乃利不止，反致厥逆无脉，则微非微甚之微，必微渺之微，而似有若无，是阴邪盛极，元阳将脱，故始焉下利。继则利不止，始焉脉微，继则厥逆无脉，似与白通之误，而实非误也。乃阳药被格而不能入阴，阴盛格阳也。干呕而烦，是阳欲通而不得通，故反扰乱也。此非药不胜病，乃无向导之力也。仲景用热因寒用之法，加人尿、猪胆之阴寒，是取其同气相从。引姜附之温，入于阴分，不致格拒；以人尿之气碱寒下行，欲其阴气前通也；猪胆之气上行，欲其阴气上通也。《内经》曰：逆而从

之，则格拒解也。

服汤脉暴出者死，因病深正衰，焉能暴复，此必无根之阳气，飞越将散。若微微续出，是真气渐复，故为可生。然脉暴出死，微续者生，虽生亦危矣，故上条才见下利，早用白通图功于未著，真为良法，此即圣人之治未病也。按脉暴出，与后条即出不同。暴出是随药性顷刻越出，有脱离之机，并无根柢①，而见暴躁浮越之象，即出者言服药后即徐徐续出也。有根有柢，和缓濡弱而不躁疾也，须善会之。

武陵陈氏云：寒甚而反见虚烦，乃火无根失守之象。夫姜附之力，不得达于下焦，而虚阳上浮，其死可立而待，非用人尿、猪胆汁以为向导不可。余元度②治伤寒无脉，将葱白捣烂如饼，先用麝香半分填于脐中，后放葱饼，以火熨之，连换二三饼。余氏之法，即三八一条内外夹治之意。

白通加猪胆汁汤

人尿五合　猪胆汁一合　葱白四茎　干姜一两　附子一枚，生用，去皮，破八片

上三味，以水三升，煮取一升，去滓，内胆汁、人尿，和令相得，分温再服。若无胆，亦可用。

少阴病，六七日，息高者死。

气息者，乃肾间动气，脏腑之本，经脉之根，呼吸之蒂，三焦生气之原也。息高者，则真气散走于胸喉，不能潜归于气海，故主死也。舒驰远云：肾主收藏，肾气不衰，则收藏自固，气化自裕，而肺气肃然下行；若肾气衰惫，则收藏之本废矣，真气涣散无归，上并胸中，肺气不得下达，有升无降，乃息高

---

① 柢（dǐ底）：树根，引申为本源、基础。

② 余元度：清代医家。撰有《用药心法》一书。

喘促而死矣。成注云：肾为呼吸之门，息高则邪热甚而水将涸，肾虚不能纳气归源，其鼻息但呼出而声甚高，故主死也，或云此亦中寒死证。汪苓友云：少阴经中寒者，乃命门火衰而阳虚也。阳虚则气馁，而鼻不能报息矣。今云息高，明系热证无疑，按此是阴气先竭，孤阳无依而散也。

少阴病，下利止而头眩，时时自冒者死。

下利既止，其病已愈，乃头眩，时时自冒者，复为死候，何也？盖人身阴阳，相为依附者也。阴亡于下，则髓枯于上，而诸阳之上聚于头者，纷然动矣，所以头眩，时时自冒，皆无根之阳，而欲散越于上也，故主死。可见阳回利止，能食则生；阴尽利止，不能食，是水谷已竭，无物更行矣，故死。前此非无当温其上之法，惜乎用之不预也。无及矣。（如未头眩时冒，而即从霍乱，内用四逆加人参汤，治亡血利止之证，必不至此也。由是而知仲景之用参附，皆不得已也）

少阴病，下利，若利自止，恶寒而踡卧，手足温者，可治。

下利而自止，必其人真阳自存而来复，故止，不致随阴沉于下无所底矣。其人恶寒而踡卧者，经云：寒则缩踡也，虽纯为阴寒之象，而手足能温，则真阳自在可知也，犹可急用温经散寒补救之法，故云可治。所以汪苓友云：四肢者，诸阳之本。手足温，虽经中之寒邪未尽去，而在里之阳气有足恃①也。舒驰远云：下利止而手足温者，即所谓阳回利止也。若利虽止而依然厥逆不回者，阴尽而无所利也，立死之候不可治。

少阴病，恶寒，身踡而利，手足逆冷者，不治。

少阴病，恶寒，身踡而利不止，手足逆冷，纯是阴寒，并

① 恃（shì 是）：依赖。

无一线之微阳可续。仙经①云：阳尽则死，故不治。程郊倩曰：诸可治之证，以阴寒虽胜，而火种犹存，着意燃炊，尚可续焰，倘令阳根澌②尽，一线无余，纵尔安垆，何从觅燧？所以少阴病恶寒身踡而利，兼以手足逆冷，是孤阴无阳，即用四逆等法，焉能回阳气于无何有之乡，故曰不治。

少阴病，四逆，恶寒而身踡，脉不至，不烦而躁者死。

程扶生云：四逆，恶寒身踡，脉不至，阴盛无阳矣。设自烦则是微阳未绝，犹或可用四逆、白通之法，今并不烦而躁，则肾中真气偾乱于外，如灯将灭而暴明，其能久乎？使早知复脉通阳，宁有此乎？舒驰远云：回阳之法，必阴未亡，乃可胜其任。今少阴证具，其脉不至，为阴邪壅盛，真阳几绝，宜驱其阴以回其阳。今又不烦而躁，肾阴亦绝也，故无治。若其阳尚可回，则阴必不竭；阴竭者，必其阳不能回也，故死。成注以“灯将灭而暴明”为喻，汪苓友以为但躁不烦，其灯并不能暴明矣，谓非死证而何。

少阴病，恶寒而踡，时自烦，欲去衣被者，可治。

恶寒至踡，阴邪盛极，然时自烦欲去衣被者，少阴真阳之气，犹能与之相争，乃阳气欲复之兆也，故为可治，谓可用温治，与亡阳躁乱之证不同也。论中烦与手足温，皆为可治，是以下利之证，躁与四逆，皆为死候也。汪苓友云：手足逆冷，亦有热深而厥者，只据恶寒而踡，明系是少阴真寒证，烦躁欲去衣被，是假热之象，学者如遇此等证宜细辨。

少阴病，下利清谷，里寒外热，手足厥逆，脉微欲绝，身

---

① 仙经：道教典籍，三国左慈撰，现已亡佚。

② 澌（sī 思）：尽。

反不恶寒，其人面赤色，或腹痛，或干呕，或咽痛，或利止脉不出者，通脉四逆汤主之。其脉即出者愈。

下利清谷，手足厥逆，脉微欲绝为里寒，身反不恶寒，面赤色为外热，是内阴盛而格阳于外，不能内返，故仿白通之法。加葱于四逆汤中，以散阴通阳，面赤阳虚浮越也，故以葱通之，腹痛阴搏于下也，故加芍药以和之也。呕，阴邪痹结不通而上逆也，故以生姜之辛开散。咽痛，阳上燎也，故以桔梗之苦降之。利止脉不出，阴血枯竭也。霍乱篇云：脉微而复利，利止亡血也，四逆加人参汤主之。故加人参补之，以益气生血。

前云脉暴出者死，此云脉即出者愈，是言其脉微续而出也，并非二条相异，正是互相发明之处，学者不可以辞害义，当以理会。按证必面赤色而不恶寒，方为戴阳，乃真阳被阴格截于外，故用此汤。若面赤而恶寒，又为阳气怫郁在表，当用辛温之剂解表自愈，何必用至干姜、附子之大辛热也。前白通汤是阴盛于内，而欲急回其阳，用干姜附子汤加葱以通上下之阳，而不用甘草之和缓。此通脉四逆汤是阴盛于内，已至格阳，故用四逆汤倍干姜以接外阳，加葱以通内外之阳气，而用甘草以和之。若真气已虚，则并用人参以接之，此当细别也。

本方以阴证似阳而设，症之异于四逆者，在不恶寒而面赤色，方之异于四逆者葱耳，若无葱之气臭，则不足以通肾破阴，而招已格于外之阳而归脏，倍干姜易用生附者，取力之锐，以助葱而通阴寒之格，接引外阳返内也。方后云：面色赤者加葱九茎。然面赤一症，为条中主症而定方，并非或有之症，而另立加法，此必后人之误也。

张志聪云：桔梗乃本经下品之药，色白辛苦，主治胸胁痛如刀刺，盖能开胸胁之痹闭，而宣通宗气肺气者也，故凡气闭而胸痛、咽痛、鼻塞等症者宜之。后人谓桔梗乃舟楫之药，载诸药而不沉，杜撰已甚。汪苓友云：原方中无葱者，乃传写之误漏，不得名通脉也。葱能入阴以通阳气，不入于阴，阳无以助而不复，阴无以通而脉不出，故必用之而命名焉。据《条辨》云：通脉者加葱之谓，其言甚合制方之意。况条中脉微欲绝云云至其人面赤色，其文一直贯下，则葱宜同入方中，不当附于方后。益彰彰矣。

《摘要》云：论中扶阳益阴之剂，中寒阳微，不能外达，主以四逆；中外俱寒，阳气虚甚，主以附子；阴盛于下，格阳于上，主以白通；阴盛于内，格阳于外，主以通脉。是则可知四逆运行阳气者也，附子温补阳气者也，白通宣通上下之阳者也，通脉通达内外之阳者也。今脉微欲绝，里寒外热，是肾中阴盛，格阳于外，故主之也。较白通汤倍干姜加甘草、葱白佐附子，易名通脉四逆汤者，以其能大壮元阳，入通心肾，主持中外，共招外热，返之于内。盖此时生气已离，亡在俄顷，若照四逆以柔缓之甘草为君，何能疾呼外阳，故易以干姜。然白通亦是通阳之方，而通脉必加甘草者，恐涣漫之余，姜附之猛，不能安养夫原气，所谓有制之师也。若面赤者，加葱以通格上之阳；腹痛者，加芍药以和在里之阴。

通脉四逆汤

甘草三两，炙　附子大者一枚，生用，去皮，破八片　干姜三两，强人可一四两　应加葱九茎

上三（三当作四）味，以水三升，煮取一升二合，去滓，分温再服，其脉即出者愈。腹中痛者，去葱，加芍药二两；呕者，加生姜二两；咽痛者，去芍药，加桔梗一两；利止脉不出者，去桔梗，加人参二两；面色赤者，加葱九茎。

按：面赤乃格阳之主症，并非或有之症，今列方后加减法中，必后人之误，宜将葱九茎同列方中，方合通脉之义，否则仍是四逆汤矣，何为乎而名之也。

少阴病，自利清水，色纯青，心下必痛，口干燥者，急下之，宜大承气汤。

自利疑为寒矣，至于利清水而不杂渣滓，明系屎燥坚结，不能化下，乃旁流之水可知。故必心下硬痛，必口燥舌干，是土燥火炎，水去而谷不去，故清水也。清水色纯青，而无垢腻杂色相间，则阴液尽烁，又可知矣，故宜大承气汤以急下之。设系阴邪，必心下满而不痛，口中和而不燥，必无此枯槁之象，故不得不用大剂急下以救其阴也。况（胃土燥则肾水益干，故少阴传入阳明，亦宜急下）

少阴病，六七日，腹胀不大便者，急下之，宜大承气汤。

少阴病，六七日，当解不解，因转属阳明，是脏气实而不容，还之于腑也。然腹胀而不大便，则胃燥太过，内热愈炽，肾水不足以上供，有立尽之势。所谓已入于腑者可下也，下之已迟，安得不急。此篇急下三条，乃是阳明病，所以谓阳明实，则能担任阴经之邪而泻也。因有阳明病状，匿入少阴中，故仲景即于少阴中，用阳明法治之，使其匿无所匿也。

伤寒，六七日不利，便发热而利，其人汗出不止者，死。有阴无阳故也。

伤寒六七日不利，忽发热而利，至于汗出不止，真阳顷刻散尽矣。利则阳从内夺，汗出不止，阳又外越，内外两亡，无收藏之地，故至阳精一线无存。虽欲复之，无阳可续，所以仲景早为调护，用温用灸。若俟汗出不止，乃始图之，则阳已尽去，亦无及矣。沈尧封云：此与上条未利之时，一当急下，一当防其自利，全在腹之胀不胀上辨认。

发热而厥，七日，下利者，为难治。

厥与热不两存之势也，既热则不应厥。发热而厥七日，则内外阴阳俱病，是热者自热，厥者自厥，两造其偏，漫无往复之机，无相协之期。而反见下利，则真气渐竭，故虽未现烦躁等症，而已为难治。盖治其热则愈厥愈利，治其厥利则愈热，不至阴阳两绝不止矣，惜乎何不图之七日前也。沈尧封云：此较上条少一汗出症，在可治不可治之间，故曰难治。治法亦不外通脉四逆。

下利清谷，里寒外热，汗出而厥者，通脉四逆汤主之。

方中行曰：下利清谷，故曰里寒，阴不守也；外热故汗出，阳不固也。通脉四逆，救表里，通血气，而复阴阳者也。汪苓友曰：通脉四逆汤，乃温经固表，通内外阳气之剂。即四逆汤加葱，以救表里而通阴阳之气。不然，岂有汗出而反加葱之理哉。《尚论篇》云：通之正所以收之，此之谓也。舒驰远云：汗出而厥，是阴寒盛极而格阳于外也。所幸者外热尚在，则阳未尽去，如竟不热，其阳绝矣，无能为也。前条下利清谷、面赤色，为格阳于外，故用通脉四逆汤。此条面不赤，未至格阳，若亦用通脉四逆，宜乎姜、附、甘草中不加葱也。然前条厥利面赤而不汗出为格阳，此条虽面未戴阳，厥利而汗出，亦顷刻有亡阳之虞，安得不主用姜附也？又不应汗出而出者，是阳不能返于内，又安得不为格阳同治，而用葱白通引阳返也？沈尧封云：通脉四逆证，前条不言汗出，此多一汗出，大抵见少阴病，下利清谷，里寒外热，手足厥逆者，无论有汗无汗，均宜通脉四逆汤主治。外有甘草泻心一证，亦完谷不化，与此相似，然有心下痞硬、干呕心烦可据。

少阴病，下利，脉微涩，呕而汗出，必数更衣，反少者，当温其上，灸之。

微则阳虚，涩则阴虚，下利而脉见微涩，为真阴真阳两伤之候矣。呕者，阴邪上逆也；汗出者，阳虚不能外固，阴弱不能内守也；数更衣、反少者，阳虚则气下坠，阴弱则勤努责而多空坐，所下之物反少也，幸而气滞下焦，不至即脱。阳虚本当用温，然阴弱复不宜于温，一证之中，既欲救阳，又欲护阴，漫难绾照，故于顶上百会穴中灸之，以温其上而升其阳，庶阳不致下陷以逼迫其阴，然后阴得安静，不被其扰，而下利自止。若用药以温之，烁其真阴，必逼迫转加，下利不止，而阴立亡，故不用药温，但用灸法，又如此之回护也。用药兼温其中，用灸独其温上。温中止可用阴盛阳虚，或止阳虚而阴不虚者。若阴阳两虚，而急欲救阳，必须独温其上之法，方可救阳护阴。俟阳回阴长，而徐用药温也。不读仲景之书，焉知此中妙义，真令人读之愈久，意味深长也。

《条辨》曰：上，谓顶，百会穴是也。《图经》云：一名三阳五会，在前顶后一寸五分，顶中央旋毛中可容豆，原治小儿脱肛久不差，可灸七壮。汪苓友曰：此证亦灸之者，升举其阳以调夫阴也。舒驰远云：少阴诸死证，多为阴竭而不可用温，故仲景复立此灸法，否则欲回其阳，先竭其阴也。

少阴病，脉微细沉，但欲卧，汗出不烦，自欲吐，至五六日自利，复烦躁，不得卧寐者死。

脉微细沉，是少阴本脉，欲卧欲吐，是少阴本症，当心烦而不烦，心不烦而反汗出，是阳亡于表，不能作烦热也，则亡阳已兆于始得之日矣。程郊倩云：脉微细沉，是可温脉，汗出不烦、自欲吐，是可温症。乃不温之，而延至五六日而自利，前不烦，今烦且躁，前欲寐，今不得卧寐矣。阳虚已脱，阴亦随亡，非外邪至此转加，正肾中之真阳扰乱，顷刻奔散，此时即欲温之，亦无及矣，故死。医者尚不知为何病，有人语以“少阴失温证”，必且哄然曰：其人不手足厥冷，不恶寒蜷卧，而且烦躁如是，不得卧如是，何阴证之有？子妄矣！噫嘻！吾见其人矣，吾闻其语矣。因悟仲景一片婆心，历历诸死证，盖不啻舆尸以谏也①。

少阴病，脉紧，至七八日，自下利，脉暴微，手足反温，脉紧反去者，为欲解也，虽烦下利，必自愈。

少阴脉紧，所云阴常在，绝不见阳之诊也。至七八日自下利，寒之入脏者，似加深也。然脉于利后，顿变紧而为微，手足即于利后，反不冷而温暖，则微非诸微亡阳之微，乃紧去入安之微，盖以从前之寒，已被胃阳驱逐，从下利而去。四肢者，诸阳之本也。今胃阳开发，熏肤充身，行于四末而反温也，荣卫之邪，一扫而除，故脉紧反去，四肢为末，尚且反温，其余之阴寒已退可知，故为欲解也。今虽有烦，乃是阳复，因初复而阳不胜阴，与邪相并，俟邪随下利而去，必自愈也。病人脉阴阳俱紧，反汗出者，是亡阳脉证，此是回阳脉证，前是反叛之反，此是反正之反。玩“反温”二字，前此手足已冷可知，因上条下利复烦躁者为死，故列此条虽烦下利必自愈以对辨之，学者当细细玩解。

少阴病，吐利躁烦，四逆者死。

上吐下利，因至躁烦，则真阳奔散，更加四肢逆冷，则阴

① 盖不啻舆尸以谏也：无异于以车载尸进行规劝。不啻：无异于，如同。舆尸：以车载尸。

盛之极，至于胃阳俱绝，故主死。武陵陈氏曰：脏中阳衰，神气不能固守，故浮越而发为躁烦。程扶生曰：后条云少阴病，吐利，手足厥冷，烦躁欲死者，吴茱萸汤主之。是主于急温其中也，此条云躁烦者死，仍是中气竭绝之虞，是以上工见微知著，早用温治，而今也不惟不识温之，且以躁烦为热而益之寒矣。程郊倩云：此与吴茱萸汤证，只从躁逆先后上辨，一则阴中尚现阳神，一则阳尽惟存死魄耳。

少阴病，吐利，手足厥冷，烦躁欲死者，吴茱萸汤主之。

前条为死证，无方可治，而此何复出方治？要知欲死是不死之机。阴盛水寒，则肝气不舒而木郁，故烦躁；肝血不荣于四末，故厥冷；木欲出地而不得出，则中土不安，故吐利耳。病本在肾，而病机在肝，不得相生之机，故欲死。必温补少阴之少火，以开厥阴之出路，生死关头，非用气味之勇猛者，不足以当绝处逢生之任也。吴茱萸辛苦大热，禀东方之气色，入通于肝，肝温则木得遂其生矣。苦以温肾，则水不寒；辛以散邪，则土不扰。佐人参固元气而安神明，助姜枣调荣卫以补四末，此拨乱反正之剂也。

若食谷欲呕，及干呕、吐涎沫而头痛，是脾肾虚寒，阴寒上乘阳位也。用此方鼓动先天之少火，而后天之土自生；培植下焦之真阳，而上焦之寒自散。开少阴之关，而三阴得位者，此方是欤。按此二条，四逆与手足厥冷无异，俱有轻重，轻则至腕踝，重则至身，不得止以至腕踝为手足，而腕踝以上，岂非手足乎？惟以“躁烦”二字为可辨。上条云躁烦者，躁而似烦也，躁为肾躁，肾阳已绝，故死。此条云烦躁者，烦而如躁也，烦为心烦，烦躁欲死者，心烦之甚也，故犹可治。再如程郊倩云：从躁逆先后上辨亦是。上条之躁烦，为阳回而躁扰，则不应四逆，前未四逆，而今反四逆者，为阴极则躁，肾阳已绝明矣。此条之先手足厥冷者，原是阳衰阴盛之象，今见烦躁欲死，反有阳回之机，可望其肢温而愈也。程氏斯言，实发仲景隐而不宣之旨也。罗东逸[1]云：夫人身厥阴肝木，虽为两阴交尽，而九地一阳之真气直起其中，谓之生阳，此之真气大虚，则三阴浊气直逼中上，不惟本经诸症悉具，而且少阴之真阳浮露，吐利厥逆，烦躁欲死矣。

吴茱萸得东方震气，辛苦大热，能达木郁，又臊气入肝，为能直入厥阴，招其垂绝不升之生阳，以通达上焦而温四肢，故以为君。而又虑无真元气以为之合，则一阳不徒升也，于是去药之燥渗淡泻，及偏阳亢气者，择人参之清和而大任之，以固元和阳为之辅。取姜、枣和胃而行四末，斯则震坤合德，木火土同气，以成一阳之妙用，而足三阴之间，皆成生生之气矣。故于少阴重固元阳，以厥阴则重护生气矣。

或问此条吐利，焉知非热厥霍乱之证？汪苓友曰：热厥霍乱若吐利，则邪气得泄，手足必温，遂不烦躁欲死矣。吴茱萸虽属阳明、少阴、厥阴三经，而温中下气，治胃冷、吐利、腹痛为专功。要之吐利之症，未有不关乎胃者，故此汤先定胃气。且夫吐利至于欲死，此其症之急为何如哉，急症当以急治之。茱萸其性最烈，故其效最捷，虽桂附之辛，其性犹缓，不如茱萸辛苦大热，急能泄邪定胃，故用茱萸最多。而以生姜之辛散为辅，吐利既甚，中气大伤，非用人参，则无以奠安中土，生姜、大枣相合，可以和脾而安胃。然参枣之用差少，不及一物

① 罗东逸：即罗美。清代医家，字淡生，号东逸。撰《古今名医方论》等书。

之半，因其势以为权衡，岂非欲泄少阴之邪，先以定胃为急乎。

少阴病，吐利，手足不逆冷，反发热者，不死。脉不至者，灸少阴七壮。

少阴病既吐且利，阴寒在内，手足逆冷，是其常也。若不逆冷而反发热，则真阳犹未衰弱。夫手足逆冷之发热，为肾阳外脱；手足不逆冷之发热，为卫阳外持，故无汗出，由此可决其不死。虽脉不至，亦不须用通脉汤，但灸少阴七壮，通引阳气，俟脉至而吐利自止矣。前条通脉四逆汤，是里寒外热，手足厥逆而脉不至者也；此条用灸法，是里寒外热，手足不逆冷而脉不至者也。上条灸其上，是阳气下陷者也；此条灸少阴，是阳气外越者也。少阴动脉在足内踝，前条背恶寒之症，灸后用附子汤，阴寒内凝，非一灸所能胜也；此条手足不厥反发热，止是阴内阳外，故但灸本经以引之内入，不必更用温药也。《辨注》云：仲景未言当灸何穴？《补亡论》常器之云：是少阴太溪穴。庞安时云：发热，谓其身发热也。太溪穴在内踝后跟骨动脉陷中。经曰：肾出于太溪，药力尚缓，惟灸其原以温其脏，犹可挽其危也。

少阴病，八九日，一身手足尽热者，以热在膀胱，必便血也。

发于阴者六日愈，至六七日，其人微发热手足温者，此阴出之阳则愈也。到八九日，反大发热者，是肾移热于膀胱，膀胱热则太阳经皆热。太阳主一身之表，为诸阳主气，手足为诸阳之本，故一身手足尽热。太阳经多血，血得热则妄行。阳病者，上行极而下，故尿血也。此非急泄下焦之热，不足以存少阴之阴也，轻则猪苓汤，重则黄连阿胶汤可治。

沈尧封云：少阴无便血方，非缺文也，其曰热在膀胱，已指出病根，不必另议，方治不见。太阳论中云：热结膀胱，血自下，下者愈，早有桃核承气汤主治。然热结与热在有异，热结是热邪与血，胶结瘀蓄，故热结而不动，少腹硬满者，用抵当汤；热结而已动，少腹急结者，桃核承气汤。今热在膀胱，尚未蓄结，故少腹无硬满急结之症，而非固结不动，不过热邪在膀胱之经，游行一身而不熄，若不解之，必致逼血妄行，从其道而下泄，亦犹太阳阳气重不解而致衄一理也，故不必用硝黄消坚下热，桃仁、桂枝破瘀行血，但须清解其热，而血自安矣。前蓄血证，其血已死，必驱逐其血，惟恐其瘀之不去。此证其血被烁，宜清利膀胱，俾热去经安，但令其血不妄行。前强发其汗，故逼血上逆，此不因强发汗，故血从下出，上行为逆，故云难治。

少阴病，下利便脓血者，桃花汤主之。

武陵陈氏云：少阴下利，是少阴初病即下利，则是先利为寒，后便脓血为滑脱，明矣，与桃花汤者，固下而散寒也。

少阴病，下利便脓血者，可刺。

少阴病在里，下利便脓血，亦属于里，此为悉入于里，何以不从里治，而用刺法以治其经。盖治里诸法，前已论过，今特举其未论者而立法也。况下利虽为里证，未必无经邪相袭，乘虚入内，故设刺法以分散其在经之邪，则内无外顾之忧，可专用治内方法，以擒夺其邪，亦犹攻城不下，惟恐救兵，若去外援，并力环攻，纵尔守御，孤独无恃。云可刺者，言里病亦可用刺法也。林澜曰：刺者，泻其经气而宣通之也。仲景不言当刺何穴，《补亡论》常器之云：可刺幽门、交信。郭白云云：可灸。考幽门二穴，在腹部第二行，侠巨阙两旁各五分，冲脉足少阴之会，治泄利脓血，可灸五壮；交信二穴，在足少阴肾经内踝上二寸，少阴前太阴后廉前筋骨间，治泄利赤白，女子漏血，可灸三壮。汪苓友云：少阴病不下利而便脓血，此是阳经传来之热，壅遏于少阴之经，故宜刺以通泄之。今少阴病既下利矣，复见脓血，曾用桃花汤以温涩不止，继之以灸，此为补治之法。

卷之八

厥阴病解

厥阴属阴，何病消渴？木中有火，阳邪相并，二火燔灼，因而消渴。又心中疼热而饥也，内火果炽。应消谷善饥而嗜食。今饥不欲食，食则吐蛔者何也？邪火为阴寒所遏而郁于中，雷火因邪火相煽而撞于心。寒热错杂而痞塞，则食不下而饥。阴阳交争而食入，则蛔不安而吐，皆火被寒郁，不能发出而然也。发之奈何？

夫厥阴者，脏腑相连，经络相贯，乃三阴之尽，十二经脉之终，而为阴中之阳，阴极则阳生也。厥阴病取发热肢温者，所以升阳气于阴尽之中而从少阳出也。然阴至于极，而欲升生阳之气，岂易言哉。辛甘之热，以温少阳之气而使之升，则竭其衰残之微阴，而孤阳岂得独生。酸苦之寒，以涵厥阴之气而俾其潜，又伐其初生之嫩阳，而纯阴乌能独长。厥阴之为病，诚为难治也。其所难治者，在阴阳之转旋也。转旋之机，而遭阳邪陷入阴中。则寒热错杂而交结，安得不屈伏而为木火之郁。非辛温以开破凝结，而畅发其阳。酸苦寒以敛制炽焰，而滋养其阴，则阴阳之气，不能旋转而顺接，故厥热。厥热者胜复之常也，有胜则复，无胜则否。不复则害生，阳绝也。然既温通其阳，而开破其阴，则阳可伸而阴愈竭。必资其化源而益阴以和阳。庶阴阳和利，内外两调也。其所以为丸而服者，欲缓图成功也。即重而减之，衰而彰之之意。其方内错杂者，欲调和阴阳，即温之以气，补之以味是也。

程扶生云：厥阴者，阴之尽也。热入厥阴者，得阳邪出表，不致内扰乎阴，则愈。寒入厥阴者，得阳气来复而救阴，则愈。皆以外阳得接乎内阴为顺。盖厥阴一症，经虽属阴，总欲其气通于阳也。邪既入阴之尽，与阳不接，势必厥逆。内攻其里而下利，为喉痹，为脓血，皆阳胜之过也。为除中，为戴阳，皆阴盛之极也。世之治厥阴者，若涉大海，茫无津涯。吾为两言以蔽之，治厥者曰辨其寒厥热厥而已矣；治利者曰辨其寒利热利而已矣。至于为呕为哕，亦莫不有寒热之辨别也。以予论之，程氏之言，不过概别经之病。若厥阴之为病，乃寒热交结，虽有阴阳之偏胜，仍当并治而分解。所以一方之中，寒热同用，不以为杂。寒药连柏，热药五味，不以为复。务以寒热并驱，互相攻击，始克有济①。

柯韵伯云：厥阴主肝，而胆藏肝内，则厥阴热症皆少阳相火内发也。要之，少阳厥阴，同一相火，郁于内是厥阴病，出于表为少阳病。少阳咽干，即厥阴消渴之机。胸胁苦满，即气上撞心之兆；心烦，即疼热之初；不欲食，是饥不欲食之根；喜呕，即吐蛔之渐。故少阳不解转属厥阴而病危，厥阴病衰转属少阳而欲愈。如伤寒热少厥微，指头烦②，寒不欲食，至数日热除，欲得食，其病愈者是也。太阴提纲是内伤寒不是外感，厥阴提纲是温病而非伤寒。肝木郁而不得出，热甚于内盗窃母气以克火，故欲饮水。消渴是温病之本，厥利是温病之变。太阴以理中丸为主，厥阴以乌梅丸为主。丸者缓也。太阴之缓，所以和脾胃之气。厥阴之缓，所以制相火之逆也。观治厥阴，

---

① 始克有济：方能有救。始：才。克：能，可以。济：拯救，救济。

② 指头烦：手指微热。烦，热也。

手足厥冷脉微细欲绝，而不用姜附。下利脉沉结，而用黄柏，总因肝有相火，当泻无补。与肾中虚阳之发，当补当温者不同。至乌梅丸中姜附并用者，自有黄连为君以压制耳。

夫三阳皆有本经之热，太阴之热，脾家实而行胃脘[①]之阳也；少阴之热，肾阴虚而元阳发越也；厥阴之火，肝胆热而怫郁之火内热也。按厥阴病消渴小便难赤色者，为厥阴病之传经热邪。传经热邪者，始则阳陷入阴，久则反被阴陷而为郁结。盖肝欲散，主疏泄。热气内郁，则小便不利。郁甚热甚，内热而溺[②]赤也。故宜见热多厥少，为热得宣发，而不被阴寒所郁。热少厥微为寒热渐解，不厥热微为欲愈。总之，厥阴病之厥而未热，阴寒在外，盛热在内；热而不厥，外寒已解，内热尽露。欲辨热之去不去，必以小便利不利，色之白不白，及食之欲不欲。虽不热不厥，小便难而赤，饥欲食而不能食，是内热正盛而为寒郁。若小便已利而白，不饥而能食，外虽微有厥热，而内热已解。岂有病之不愈乎。

再辨厥阴病之脉，必沉弦沉紧，即沉小亦必搏[③]指，为热甚下陷入阴，此邪气正炽。脉来紧疾，虽不死为未愈。若脉微浮微弦微长，而和软舒徐，为寒热俱解，谷气已微，脉来徐和欲愈之机也。观仲景治少阳病，以小柴胡汤主治，而用黄芩之苦寒，生姜之辛温，一清其内热，一解其表寒者，以症属有表复有里也。治厥阴以乌梅丸主治，而用干姜椒附细辛之大辛热以开其阴，而复用连柏之大苦寒，且重用黄连一斤之多以为君，

① 脘：原作“腕”，据文义改。下同。
② 溺：同“尿”。下同。
③ 搏：通“拍”，击。

而发其郁者，以悉入在里不得出表也。忆即纯阴结①之症欤。合而细玩，则少阳与厥阴之治法，同一理也。不过少阳邪浅，病在于腑，间用温凉。厥阴邪深，病入于脏，寒热并施。柯韵伯以二经相通合论，诚为卓识。

厥阴之为病，消渴，气上撞心，心中疼热，饥而不欲食，食则吐蛔，下之利不止。

厥阴木也，其气上行，其脉自尽阴之地，逆而上接乎阳。故厥阴之病，邪皆自下上逆也。邪入厥阴，则虚阳上浮，故引水以自救，善消而渴，则其渴不为水止也。肝气通于心，气有余，便是火。厥阴上逆，故气上撞心，心中疼热。饥不欲食者，胃属土，火盛则土燥，故饥。木强则土受制，故不欲食也。食则吐蛔者，蛔居胃中，胃和则蛔安。今被寒热之邪扰攘，致饥不欲食，则蛔不能安居于胃，而已上行入膈。故一闻食臭，即上逆而吐出也。下之利不止者，邪入尽阴，阳必下陷而难升发。若用洁净府之法而下之，则阳愈虚而更陷，故利不止也。张卿子云：太阴少阴易明，惟厥阴条种种似热，故成注训为热深。不知少阴本经渴论云，虚故引水自救，何曾较之太阴咽干不渴为寝热也。玩“下之利不止”一句，当爽然矣，当见厥阴消渴数症。舌尽红赤厥冷脉微渴甚，服石膏黄连等皆不救。按张氏所言之证，乃少阴虚寒引水自救之假热证，而非心中疼热气上撞心之厥阴病也。观者当细辨之自别。

伤寒一二日至四五日而厥者必发热。前热（热当作厥）者后必

---

① 纯阴结：脾肾阳虚，阴寒内盛而大便秘结不通，谓之“阴结”。无兼夹证者，称“纯阴结”。

厥（**厥当作热**）。**厥深者热亦深，厥微者热亦微。厥应下之，而反发汗者，必口伤烂赤。**

伤寒一二日之不发热而恶寒，犹未见其毕竟是邪入厥阴。至四五日而手足厥冷者，虽三阳中固无是症。而太阴少阴亦有厥冷之症，但太少之厥冷，是必另有太少之脉症以辨别。此厥阴则有上条之热症为别。有上条之热症而发厥者，乃阳被阴郁，而非有阴无阳。今虽为阴寒郁结，然阳被屈伏，将必复为发热也。故预决曰前厥者后必热。厥热二字，误为颠倒。观后数条，但言厥而必热，热而不厥。并不言热而必厥，厥而不热，是可悟矣。况《脉经》原作前厥者后必热，其传写之误，益尤疑矣，故注正之。

然厥症何以见其必发热也？盖厥者是热邪内陷，深入难出，致阴阳之气，郁结不通而发厥，所以厥深者热亦深也，厥微者热亦微也。故此厥热者，不得用四逆辈纯阳以温之也。程郊倩云：厥热中必兼夹烦渴不下利之里证，应用益阴宣阳之法，下其热而开其阴，真气得伸，逆者顺矣。不知者见其厥热，误认表寒，而反用辛温之药以强发其汗，殊不知厥热得此辛温，助热上升，必口伤烂赤。

程扶生曰：后云诸四逆厥者不可下之，此云厥应下之，最宜详审，此寒热之别也。四肢统逆冷而厥，此时复安敢用寒下？厥应下之，是热深厥深之厥，安得不用下法？故前贤谓热厥者，手足虽冷而乍有温时，手足虽逆冷而手足掌心必暖，脉虽沉伏而按之必滑。又厥应下之，是对发汗而言，谓厥应内解，其热不应外发其汗，非用承气之法，乃破阳行阴也。

《后条辨》曰：凡阳胜而应下者，其脉必数，必发热而不下利。间有利者，必兼发热而无汗，有汗者必兼发热利止而咽疼。

又必小便短赤，必嘿嘿[1]不能食，必烦躁而兼满，必日子热多于厥而非平等也。凡阴胜而主乌梅丸者，其脉必迟，必厥而下利不复发热。即有发热，必日子厥多于热而不平等。又必欲得食而不能食，必不烦躁，虽烦而不兼胸胁满也。又云：厥阴所主者血，是为有形之阴，治此者只求阴平阳秘，不宜过燥以伤血，所以乌梅丸外，有当归四逆汤之主治，总不同少阴之温法也。故《论注》云：厥微者当用四逆散，芍药枳实以攻里，柴胡甘草以和表也。厥深热深者当白虎加人参汤，参甘粳米以扶阳，石膏知母以除热也。

伤寒病厥五日，热亦五日。设六日当复厥，不厥者自愈。厥终不过五日，以热五日，故知自愈。

阴胜则厥，阳胜则热。伤寒病先厥五日，后即发热亦五日，至第六日当复厥，若不复厥者，是阴阳已和，必然自愈。其所以自愈者，缘厥终不过五日，其阴邪已消，而热亦五日，则阳又不亢，阴阳已调和平妥，故知自愈。大抵真阳胜则厥止，真阳微则厥甚，真阳绝则但厥而不返矣。所以温之灸之，亦欲返回其阳也。倘阳热过亢，又当破阳行阴，下之以存其阴也。不是听其厥热不理，一任病气循环自愈之谓。

伤寒发热四日，厥反三日，复热四日，厥少热多，其病当愈。四日至七日热不除者，其后必便脓血。

伤寒先热四日，厥亦应四日。今反三日，是始于热胜。故厥后又复热四日，但热多厥少，其病当愈。而四日至于七日，热尚不除者，热气又为太过，其后必便脓血也。柯韵伯云：伤

---

① 嘿嘿：指神情默默。嘿，即默。

寒以阳为主，热多当愈，热不除为太过。热深厥微，必伤阴络①。医者当阳盛时，预滋其阴以善其后也。程郊倩曰：亢害承制之间，与其阳不足而阴有余，毋宁阴不足而阳有余也。何以言之？病本于阳，热多于厥，则阳进而病愈。纵或热久不除，而便脓血，破阳行阴之法，尚不嫌于迟也。病本于阴，厥多于热，则阴进而病进，其破阴行阳之法，务宜见机于早。若待病进而始用之，已无及矣。

伤寒厥四日热反三日，复厥五日，其病为进。寒多热少，阳气退，故为进也。

凡厥与热不相应，便谓之反。上条先热后厥，是阳为主。此先厥后热，是阴为主。观此条厥热之胜负，阴有日进之势，阳已渐退将亡。此时不急救阳，为之一助。势必舍躯而亡矣。病本于阴，厥多于热，则阴盛而病进。病进由于阳退，故乌梅丸一方，早宜用之也，必待病进而用之，恐用之已无及矣。或谓乌梅丸主久利方，条中无自利症，胡为用之。不知主治蛔厥，又主久利，非专治利症。即治利而言，另条云发热而利必自止，见厥复利。已列出眼目矣，岂更赘哉。

伤寒始发热六日，厥反九日而利。凡厥利者，当不能食，今反能食者，恐为除中。食以索饼②不（不当作微）发热者，知胃气尚在，必愈。恐暴热来出而复去也。后三日脉之，其热续在者，期之旦（旦当作是）日③夜半愈。所以然者，本发热六日，厥反九日，复发热三日，并前六日，亦为九日，与厥相应，故期

---

① 阴络：指下部、属里的络脉。此指肠络。

② 食（sì，饲）：以索饼：给病人吃面条。食拿东西给人吃。以：原作“已”，据《伤寒论·辨厥阴症脉症并治》改。索饼：面条。

③ 旦日：明日。

之旦日夜半愈。后三日脉之而脉数，其热不罢者，此为热气有余，必发痈脓也。

伤寒始发热六日，邪在表也。至六日邪传厥阴，则厥利矣。厥反九日，则阴寒气胜，当不能食，而反能食，恐是胃阳暴露，中气革除。若验之食已能索饼而微发热者，自是胃阳在内，消磨水谷，中气尚在，故可悬断其愈。然虽非除中，但恐是阳气暴出，来而复去。至后三日脉之其热续在者，是为阳复无疑矣，故可决之愈期。盖发热之日数，与发厥之日数相应，亦谓之阴阳平等，故愈。若后三日仍脉数，仍发热，此热气有余，为邪阳反胜，阴血必伤。若不下其热，必发痈脓也。少阴经中，内藏真阳，最患四逆，故云吐利。手足不逆冷，反发热者不死。厥阴经中，内无真阴，不患其厥，但患其不能发热。与夫热少厥多耳，论中恐暴热来出而复去，后三日脉之，其热尚在，形容厥证必欲发热之意，最为明白。然得热与厥相应，热稍胜厥，可无后患。若热气太过不罢，即所谓气有余便是火，病势虽退，其后必发痈脓。厥阴病以阳陷为病，以阳升为愈。然阳升必透表而散，方为全①愈。若仍在厥阴灼烁为患，是升犹之乎未升也。

舒驰远云：不发热者之不字有误，热则胃阳尚在，不热胃阳去矣。以理揆之，应是微字，与下文暴字相照。以其症虽喜发热，宜微而不宜暴。微则阳和之象，暴则脱离之机，故曰恐暴热来出而复去也。《摘要》云：不发热者之不字，当是若字。若是不字，即是除中，何以下接恐暴热来出而复去之文也。注云：食后不发热，则为除中；若发热知胃气尚在，则非除中，

① 全：同“痊”。

可必愈也。若食后虽暴发热，恐热暂出而复去，仍是除中。故必俟之三日，其热续在不去，与厥相应，始可期之旦日夜半愈也。吴人驹曰：除者去也，中者中气也，乃中气除去，欲引外食以自救也。按《不可下篇》云：极寒，反汗出，躯冷若冰，眼睛不慧，言语不休，谷气多入，则为除中。口虽欲言不得前。由是辨之，则知除中一证，非止厥利能食而已。

伤寒脉迟，至六七日，而反与黄芩汤彻其热。脉迟为寒，今与黄芩汤，复除其热，腹中应冷，当不能食，今反能食，此名除中，必死。

伤寒脉迟，迟为在脏，迟为无阳[①]，应温脏扶阳为急务，而乃不治，延至六七日反与黄芩汤，尽彻其真阳之热气。盖脉迟为寒，寒者宜热之，今非但不治其脉迟之里寒，而反与黄芩汤复除其胃中之热。热除则腹中应冷而不当嗜食，今反能食者，乃是胃中真阳尽被寒药驱除于外，为之一空，故求救于食。即所谓反照不常，余烬易灭。如不可下篇所云极寒、反汗出、躯冷若冰、谷气多入之意也。故名除中必死。必者，是有必死之症。如躯冷、汗出、眼睛不慧、言语不休种种危恶之证。而反谷气多入者，故云必死。若止服寒药而能食，亦有是邪热弥漫于胸胃，得此清凉而热解，则胃自和而能食，岂得谓之除中而死乎？故善读文者，必于言外求旨。不善读者，以辞害义也。汪苓友云：脉迟为寒，不待智者而后知也。六七日反与黄芩汤者，必其病初起便发厥而利，至六七日阳气回复，乃乍发热而利未止之时。粗工不知，但见其发热下利，误认以为太少合病，因与黄芩汤彻其热。彻，即除也。

---

① 无阳：指阳气虚。

伤寒先厥，后发热而利者，必自止。见厥复利。

伤寒先厥而利，是阴气胜也。后复发热，是阳气来复也。复则从前之厥利者，必自止矣。虽暂为相胜，而不足以驱阴气之久踞中州，则阴气亦来复仇，而微阳仍不能相抗，又为阴盛而见厥，其利亦复见矣。周禹载曰：经云阴气逆极，则复出之阳，阳盛则热矣。今厥而发热则阳复，阳复则经脉顺接。而手足热，吾身阳气积中发外，未有在里之阳不复，而能发热于外者。于其外之发热，而知其利之必自止，理自然也。其人本原不大虚，则能正复邪除，无太过不及之患。若其人中气素弱，不能主持，则阳虽复而不能久，热虽发而不能继。当其稍进则发热，稍退则又厥利矣。然阳复而不能继，则阴胜而阳仍衰，不可与少阴同日语也。良以厥阴之阳气，更微于少阴，故少阴既变热无复寒之症，而厥阴则有胜复也。

伤寒先厥后发热，下利必自止。而反汗出咽中痛者，其喉为痹，发热无汗而利必自止。若不止必便脓血，便脓血者，其喉不痹。

先厥后发热下利必自止，前条已言之矣。但前条虽也，惟至七八日肤冷而躁无暂安时，乃为脏厥。脏厥用四逆汤及灸法，其厥不回者死。若蛔厥症，其人必吐蛔。今病人时静而复时烦，此非脏寒。胃中邪气扰乱，蛔不能安而上行入膈，故烦。须臾即止，得食而呕者，胃中不和，则食入而增其扰攘，故呕逆而又烦也。蛔被杂邪相侵，故闻食臭而自吐出也。

因名蛔厥，主之以乌梅丸者，乌梅味酸，蛔得之而缩。连柏味苦，蛔得之而安。椒细味辛，蛔得之而伏。又厥阴之久利，亦可以主治也。玩治蛔厥而主以黄连一斤之多，并佐以黄柏之大苦寒，是可知其蛔厥之非脏寒也。故遵柯韵伯改为字为非字，但未注明所以应作非字之故，及传写为字之误。若作为字解，则脏寒岂可用此连柏为君之乌梅丸以主治乎？

按：肤冷为脏厥，脏厥是脏寒，较厥逆更甚。四肢厥逆者，缘阴阳之气不相顺接，惟四肢冷也。而此脏厥由脏中真阳之气绝，惟有阴寒冷凛冽之气，故肤冷。肤冷者，则周身之肤尽冷矣。其阳何在哉！故四逆有生，而脏厥则必死矣。程扶生云：脏厥者，肾脏之阳厥也。蛔厥者，手足冷而吐蛔，为阳气来复，是复之不及而仍负。然既有前条复之不及而负，自有此条复之太过之反胜矣。甚至阳邪肆逆于上，反见汗出咽痛之症而为喉痹也。

若发热无汗而利必自止，如利不止是热势太过。又无汗而热不得外泄，则必从肠而下出，故便脓血也。热既从肠而下泄，则不上冲而为喉痹矣。为喉痹者而不便脓血，又在言外矣。观此而后知厥阴之利，亦有寒热也。此条发热而利，是热胜而便脓血也。前条之厥而利者，是阴胜之利也。阴胜之利，故先厥利而后发热。见发热则阳已胜而下利必自止，非先厥而后发热下利也。若发热而利仍不止，是阳气有余，而非阴胜之利，故曰必便脓血也。

伤寒脉微而厥，至七八日肤冷，其人躁无暂安时者，此为脏厥，非蛔厥也。蛔厥者，其人当吐蛔；今病者静而复时烦，此为（为字柯改作非字）**脏寒。蛔上入其膈，故烦。须臾复止，得食而呕又烦者，蛔闻食臭出，其人当自吐蛔。蛔厥者，乌梅丸主之，又主久利。**

脉微而厥，则阳气衰微可知，然未定其为脏厥蛔厥，胃中被邪气扰攘所致也。蛔厥者，蛔动则烦而有静时，非若脏厥之躁无暂安时也。

乌梅丸

乌梅三百个　黄连一斤　干姜十两　桂枝六两　细辛六两　附子六两，炮　人参六两　黄柏六两　蜀椒四两　当归四两

上十味，异捣筛，研匀，以苦酒①渍乌梅一宿，去核，蒸之五升米下，饭熟，捣成泥，入药拌匀，加蜜杵二千下，圆如桐子，先食下十丸，日三，稍加至二十丸。禁生冷滑臭食物。

乌梅酸收以敛阴，细辛辛热以开阴，黄连、黄柏苦寒以降阴制阳，使阴不陷阳而阳邪消散。用干姜、附子、蜀椒以助阳之升，人参以补阳之虚，桂枝以升阳之气。是使阳不为阴所陷而阴邪解散，更用当归引群药入肝经厥阴分际以奏功焉。合为丸服者，又欲其药性逗留胃中以缓治也。所以推之主治阳陷入阴为滞下之病，亦无不效。可见厥阴病虽阳衰邪退，尤必以升阳透表为治法。盖除少阳一路，别无厥阴驱邪之门户矣。厥阴饥不欲食之下利症，用乌梅丸缓缓分解。少阳痞满嘿默不欲食之下利症，用泻心汤急急开解者，少阳属腑，其病邪初得，尚未轻浅，故可急治，经云因其轻而扬之是也。厥阴属脏，病邪必久，实为深重，故宜缓治，经云因其重而减之是也。虽同一寒热之邪，胶结于中，而又有轻重之分也。

舒驰远云：乌梅丸为阴阳杂错而设也。此蛔厥证，亦是阴阳杂错，故主此方。若果胃寒，是蛔因寒动，宜急温其胃而蛔自安。苦寒在所严禁，连柏何能安耶？今用乌梅丸安之者，正所以去阴阳杂错之邪也。去其邪，正所以安其蛔也。《内台方议》曰：口常吐苦水，时又吐蛔者，乃蛔症也。又腹痛脉反浮大者，亦蛔症也。

① 苦酒：醋。

厥阴中风，脉微浮为欲愈。不浮为未愈。

厥阴之脉，微缓不浮，风中厥阴，脉转微浮。浮则木气外达，邪还于表而为欲愈。凡脉浮为风，此云中风而脉不浮，盖由血弱气尽，风入于内，木郁不能透达出表，故未愈。《摘要》云：不浮则沉。沉，里阴脉也。是其邪仍在里，故为未愈也。沈尧封云：提纲中不言脉，读此可知厥阴脉本沉也。又读上条脉微为脏厥，可知厥阴脉不甚微也。

厥阴病欲解时，从丑至卯上。

丑寅卯[①]三时，厥阴风木旺时也，正气得其旺，则邪自退，故病解。方中行曰：厥阴之解，自寅卯而终。少阳之解，自寅卯而始。盖寅为阳初动，阴尚强。卯为天地辟，阴阳分。又曰：六经之病，各解于旺时。而三阳之旺时九，自寅至戌，各不相袭，以阳行健，其道长。三阴之旺时五，自亥至卯互相蹑者，以阴行钝，其道促也。舒驰远云：六经之病各解于旺时之说，亦不尽然，总以邪退则病愈，时不可限也。

厥阴病，渴欲饮水者，少少与之愈。

厥阴病之渴欲饮水者，是真阳之气来复而蒸动，故欲饮水也。言欲饮，正见其未饮而欲饮，非若邪热之在内而消渴。少少与之愈者，则益见其不因热邪为患而作渴，乃木中真燧[②]初出，不得多与而反至于熄。

伤寒腹满谵语，寸口脉浮而紧，此肝乘脾也，名曰纵，刺期门。

腹满谵语，太阴阳明病也，脉浮而紧者名曰弦，此弦为肝

① 丑寅卯：地支的二三四位。丑时指凌晨1点到3点；寅时指凌晨3点到5点；卯时指凌晨5点到7点。

② 木中真燧：木中之火。

脉矣。弦而紧，则为肝气太过矣。《内经》曰：诸腹胀大，皆属于热。又曰：肝气盛则多言。是腹满由于肝火，而谵语乃肝盛所致也。木旺则侮其所胜，直犯脾土。木本克土，其势直，故曰纵。刺期门以泻肝之实，木泻而脾不受侮，此即围魏救赵之法也。

伤寒发热，啬啬恶寒，大渴欲饮水，其腹必满，自汗出，小便利，其病欲解（以上十字，汪云当在刺期门下）。**此肝乘肺也，名曰横，刺期门。**

发热恶寒，似太阳表证，而大渴欲引水，则是厥阴之邪，侮所不胜而乘肺金也。肺主皮毛，木邪乘肺之表，则皮毛间发热恶寒。一阳[1]之火燔肺，则肺热而求救于水，故大渴。饮水多则肺不能通调水道，故腹满。治此者亦宜泻肝，金本克木，以肝乘肺，其势逆，故曰横也。刺期门以泻肝气之横，则肺不受扰而清肃。若自汗出则邪得外泄，表已解矣。小便利则水得下行，其腹不满，故病欲解。

王肯堂云：伤寒发热恶寒，表病也。至于自汗出，则表已解矣。大渴腹满，里病也。至于小便利，则里自和矣，故曰其病欲解。汪苓友云：自汗出云云至病欲解三句，当在刺期门三字之下。其说甚是。庞安时云：刺期门法，须得脉弦或浮紧，刺之必愈。前症勿误作承气治，此症勿误作白虎治，总以脉浮而紧发热恶寒之表邪在也。

凡厥者，阴阳气不相顺接，便为厥。厥者，手足逆冷是也。

厥阴为脉之尽，欲阴气上行，阳气下行，转相顺接，则不

① 一阳：指少阳。

逆冷。若邪气深陷，或寒或热，乱于擘①胫②，不相顺接，故手足逆冷而厥。凡厥者其间寒热不一，总由肝脏受病，而经脉隧道，同受其患，非阴盛阳衰，阳为寒邪所遏，必阳盛阴衰，阴为热邪所灼，二气便不相顺接，故寒可致厥，热亦可致厥也。虽阴经诸症，原以手足温冷分寒热，但厥必手足逆冷，则是俱为寒而无热矣。不知大寒似热，大热似寒，在少阴已然，至厥阴之厥症，阴阳凡不顺接，皆厥也。又岂可概言寒邪以混施乎？凡三阴三阳之经，无论手足，阴阳之气交代，皆相接于指。若阴阳之气，偏亢乘陷而不相顺接，则手足逆冷而为厥也。沈尧封云：此推开说，凡阴阳气不相顺接，便为手足逆冷，故手足冷他症尚多，未必即是厥阴病，以起下诸条。

伤寒脉促，手足厥逆者可灸之。

伤寒脉促，则阳气局蹐③可知。更加手足厥逆，其阳必为阴邪所郁而不能达，故宜灸之以宣通阳气也。阳气得通，则局蹐者伸舒，而短促者条达矣。汪苓友云：促本阳极之脉，殊不知阴寒之极，迫其阳气欲脱，脉亦见促。仲景不言当灸何穴，常器之云灸太冲穴。穴注在后条下。人但知阴症之脉，微迟或绝不至，此其常。今特言其促者，此其变。合常与变而能通之，始可以言医矣。其促脉之意，已详一卷五十七条下。

伤寒六七日，脉微，手足厥冷，烦躁，灸厥阴，厥不还者死。

阳气退，其病为进，阴盛故也。阴盛之极，而不急行助阳驱阴之法，则一线之微阳，何恃而不灭。今以阴阳不相顺接之

---

① 擘：大拇指。
② 胫：小腿，从膝盖到脚跟的一段。
③ 局蹐（jí 急）：不舒展。此指郁而不通之义。

病，坐令阳亡而死，不历历指出，何以为警惧也。脉微厥冷而烦躁，是即前条中所引脏厥之症，六七日前无是也。今已至脉微手足厥冷而烦躁，见烦躁其厥应还，乃为阳回。若灸之而犹不还，烦躁为微阳外越，而非阳回也明矣，故云死。脉浮身热为欲愈。今脉微而手足厥冷，其阳将亡，加之烦躁，微阳飞越，在于顷刻矣。虽用灸法灸厥阴者，亦惟尽人事尔，有何益哉。观其脉症，即脏厥也，其后必见肤冷躁无暂安时而死。

周禹载云：虽曰通阳，必有阳于内而后可通，故曰通阳。今厥不还者，是内之真阳已绝，无可通矣。汪苓友云：仲景不言当灸何穴。《补亡论》常器之云：可灸太冲穴。以太冲二穴，为足厥阴脉之所注，其穴在足大趾下后二寸或一寸半陷中，可灸三壮。

伤寒脉滑而厥者，里有热也，白虎汤主之。

滑为阳气有余，厥为邪气入里，厥而得滑脉，则非寒厥，其为里热炽盛可知，故宜用白虎以解热。脉微而厥为寒厥，脉滑而厥为热厥，阳极似阴之症，全凭脉以辨之。然必烦渴引饮能食而大便难，乃为里有热也。前第二条，是详明热厥之症，此条复申明热厥之脉，并治热厥之方。其症必口燥舌干而渴，始与口伤烂赤者相符也。按此条即《内经》之热厥症也，其厥者足心必热，病人亦必自觉其足下热也。其溺必赤色，经云阳气盛则足下热也。热盛于中，内热而溺赤也。

吴人驹曰：冷必不甚，浮而近之则冷，按之肌骨之下，则反热矣。沈尧封云：白虎症兼有消渴，却与厥阴病极相似。惟脉滑，并无气上撞心心中疼热为异耳。此以下数条，俱非厥阴正病，因论手足厥冷，故类叙及之，以便同中审异耳。后论呕与下利仿此。阳明论中，非阳明而仍称阳明者，以皆有胃实症也，使人就胃实中分别。厥阴论中非厥阴，即不称厥阴而止称伤寒者，以无气上撞心心中疼热等症故也。

伤寒厥而心下悸者，宜先治水，当服茯苓甘草汤。却治其厥，不尔水渍入胃，必作利也。

厥而心下悸，是下利之源，斯时不热不渴，小便不利可知矣。因消渴时饮水多，心下之水气，不能达外而为汗，又不能渗下而为尿，蓄而不消，故四肢逆冷而心下悸也。《气交变大论》曰：水太过，寒气流行，邪害心火，民病悸[1]是也。吴人驹曰：水气太过，不循故道，则水之寒气上乘于心而为悸。故温胃通阳，即所以治水，治水即所以去悸，而厥亦回。茯苓得气化而成，即以化气而利水。桂枝生姜辛甘，能助胃阳而开发上焦，宣扬水气，熏肤充身而为汗。甘草之甘，调中以缓之，内外分消，则水气先除，而悸厥自愈矣。若不先治其水，则心下之水，必渍于肠胃而作利也。所谓不治已病治未病也。汪苓友曰：仲景言胃中者，即肠中也。据阳明篇云胃中有燥屎五六枚，则此胃中者非肠中耶？胃有积水，则阳气不能四布，姜桂之味辛性温，用以行胃阳而外达于四肢之间，虽曰治水，却治厥也。

诸四逆厥者，不可下之，虚家亦然。

厥者，手足厥冷之名。四逆是通举四肢言也。然总是阳气不顺接于阴，阴阳既不相接，下之必致脱厥[2]也。喻嘉言曰：厥阴症仲景总不欲下，无非欲其邪还于表而阴从阳解也。虚家下之，是重竭津液，故亦不可下也。《辨注》曰：成注云邪伤厥

---

① 悸：心动。

② 厥：原作“绝”，据文义改。

阴，阳气内陷，阴气已微。阳气内陷，则外不与四肢相接，故逆而厥。阴气已微，则内不能守于脏腑，故不可下。若轻下之，则内陷之阳热未去，将几微之真阴，反随之而亡矣。汪苓友云：当先以四逆散调之。沈尧封云：虚家亦然者，言虚家亦令四逆厥也。起下三节。

伤寒五六日，不结胸，腹濡，脉虚复厥者，不可下。此为亡血，下之死。

伤寒五六日，邪当入厥阴之时，乃阳邪不结于阳位，其腹濡软，其脉则虚，而手足厥冷。此由阴血素亏，阳邪陷入阴分而致厥也。既无阳分结邪，下之益伤其阴，故为大戒。前四逆厥不可下，为其阳虚也。此脉虚而厥不可下，为其阴虚也。阳虚下之，则阳气不复存。阴虚下之，则内陷之阳不复升矣，故虚厥总忌下也。

按伤寒五六日不结胸腹濡脉虚复厥者，无一可下之脉症，人人知之，何故复赘。虽在三阳，尚为不可下，仲景已屡言之矣，况厥阴乎。此而言者，非为不可下而言，正欲以结胸腹硬脉实而复厥者，虽厥亦可下之，是反举其不可下者言之，则可下之症，不言而喻矣。何读伤寒者并未言及（柯韵伯已发其端）。常器之云：可当归四逆汤。凡厥症可下者，内有燥屎也，以手摩病人脐腹有硬痛者是也。若腹中转矢气，气出极臭者，即有燥屎也。

病者手足厥冷，言我不结胸，小腹满，按之痛者，此冷结在膀胱关元也。

程扶生云：此条言厥冷有阴邪下结之症也。阳邪结于上，阴邪结于下。不结胸小腹满按之痛，而手足厥冷者，其为阳邪下结可知。此当用温用灸，关元在脐下三寸，为极阴之位，仲景无治法。《补亡论》庞安时云：宜灸关元穴。据《图经》云：关元一穴，系腹部中行，在脐下三寸，足三阴任脉之会。治脐下疞①痛，灸之良，可百壮。汪苓友曰：灸关元而膀胱之冷结自解矣。《摘要》云：论中有少腹满按之痛、小便自利者，是血结膀胱证；手足热、小便赤涩者，是热结膀胱证。此手足冷小便数而自知，是冷结膀胱证也。邵庸济曰：小腹满者，或疑五苓证。按之痛者，或疑蓄血证。然手足厥冷，则非二证矣。必阴邪结于阴位，其为冷结无疑。

手足厥寒，脉细欲绝者，当归四逆汤主之。若其人内有久寒者，当归四逆加吴茱萸生姜汤主之。

手足厥寒，阳陷也。脉细欲绝，阴弱也。血伤则脉细，伤之甚，则细之甚而至于欲绝。故以归芍益其不足之阴，以桂辛升其内陷之阳，通草以通其阴阳之气，甘草大枣，则所以和其中气，而为养阴生阳之本也。若果其人内有久寒，则益以生姜茱萸之辛温，助阳而散寒，不用姜附，以证无下利，不属纯阴也。且脉细欲绝，其人之营气衰微可知，若骤用干姜、附子，则愈劫其阴而脉必绝，故不惟不轻用下，抑且不轻用温。盖病在厥阴，一热一厥，互争日久，厥阴为藏血，血分未有不亏者，故厥阴病之末，不惟阳气衰而阴血亦亡，法当于救阳之中顾阴也。上半截出亡血证之脉象，及主治腹濡脉虚之方，下半截言冷结膀胱，由于内有久寒，出方治之。

沈尧封云：细者小也，属阴血虚。盖营行脉中，阴血虚则实其中者少，脉故小。然细者甚于小，且细至欲绝，其阴血之不能实于中者，又可知矣。周禹载云：但言手足厥冷脉细欲绝，

① 疞（jiǎo 绞）：腹中急痛。

而不发热，则阴血不能散邪可知。盖无阳则邪易入，更无阴则邪不易出也，乃圣人不于四逆汤中，少体此意，而独于养血味内反加表药者，义固安在？盖脉细而至欲绝，不但无阴，更无阳也。于无阳之人，竟行温散，岂特深入之邪，不能即出，反燥阴血，转为躁扰者有之。

故虽厥寒，又不敢竟用温药，于是以归芍养阴，桂枝和荣，细辛散邪，大枣甘草益土，通草通营卫之气于经络之间，专使荣气得以鼓其脉于内，并可使卫气亦得以达其阳于四末矣。观圣人立四逆汤，全从回阳起见，四逆散全从解表里之邪起见，当归四逆全从养营通脉起见，不欲专用辛热之味，恐其劫阴①也。至其人素有沉寒积冷，苟无热药，不能鼓舞正气，不能迅扫寒邪。然不用干姜、附子，而必取吴茱萸一味者，正见圣人随经合宜之制。少阴脏中，重在真阳，不回阳则邪不去。厥阴脏中，职司藏血，故不养血，则脉不起。即遇久寒之人，亦止吴茱萸之走肝者，自上而下；生姜之辛散者，自内达外，足矣。郑重光曰：手足厥冷脉微欲绝，是厥阴伤寒之外证；当归四逆，是厥阴伤寒之表药也。

当归四逆汤

当归三两　白芍三两　桂枝三两　细辛二两　通草二两　甘草二两，炙　大枣二十五枚，劈

共七味，水八升，煮取三升，去滓，温服一升，日三服。

当归四逆加吴茱萸生姜汤，即前方加吴茱萸半升，生姜三两。

凡伤寒将起，内无寒症，而外寒极盛者，但当温散其表，

① 劫阴：伤阴。

勿遽[1]温补其里。此方用桂枝汤以解外，而加当归为君者，因厥阴主肝，为血室也。肝苦急，故倍加大枣之甘以缓之，犹小建中之加饴糖。肝欲散，故以细辛之辛，能通三阴之气血，外达于肌腠，通草能通关节，用以开厥阴之合，而行气于肝。夫阴寒如此，而仍用芍药者，须防相火为患。是方桂枝得归芍，生血于营；细辛同通草，行气于卫；甘枣和气血，缓中以调肝，则荣气得至手太阴，而脉自不绝。温表以逐邪，则卫气行四末，而手足自温，不须参术之补，不用姜附之燥。此厥阴之四逆，与太少不同治，而仍不失辛甘发散为阳之理也。

若其人内有久寒者，其相火亦衰而不为患，可加吴茱萸之辛苦热，直达厥阴之脏。生姜之辛散，淫[2]气于筋，清酒以温经络，筋脉不沮弛，而四肢自温，脉息自至矣。此又治厥阴内外两伤于寒之剂也。冷结膀胱[3]，少腹满痛，手足厥冷者宜之。

伤寒热少厥微，指头寒，嘿默不欲食，烦躁数日小便利，色白者，此热除也。欲得食，其病为愈。若厥而呕，胸胁烦满者，其后必便血。

伤寒热少厥微，便见热深则厥亦深也。指头寒，正厥之微也。默嘿不欲食，即饥不欲食，渐愈之征也。肝受邪则郁，郁则生热，热盛于内，故不欲食而饥。肝火横逆则妨土，故不杀谷[4]，烦躁数日，乃木郁已达，火郁已发，即结者自散之意。火散则能济泌别汁，循下焦而渗入膀胱，故小便自利而色亦白，无他，此皆热除之验也。热既除，则胃气亦和而欲得食，其病

---

① 遽：急，仓猝。
② 淫：渐浸，浸渍。
③ 膀胱：指下焦。
④ 杀谷：消谷，消化饮食。

可为渐愈。若其人外虽热少厥微，而呕不能食，内寒稍深矣。胸胁烦满，内热亦深矣。是热不除，即热深厥亦深之意也，必须下之。而以破阳行阴为事矣，苟不知此而不治，必致热伤阴络便血，而始议救治，不已晚乎？

细思热少厥微，热除欲得食，即可知厥阴之为病，皆内热甚，而为寒所郁遏，不得外泄，故惟见厥逆阴寒之象。所以热多及发热，为欲愈不死，又可知少阳病之胸胁苦满，嘿嘿不欲饮食，心烦喜呕，亦皆由于内有邪热也。此条之默默不欲饮食，即系饥不欲食之渐衰而转属少阳也，是阴出之阳，为欲愈之兆。故凡欲知厥阴病欲愈之机，即玩此条可也。数日后小便利色白，则数日前热未除，必小便短而色赤不利可知矣。从短赤不利，而至于小便利且色白审之，则热退之机已现，故预决曰此热除也。且小便利者，为阳布阴施，肝能疏泄，气机化也。色白者，壮火变而为少火矣，故欲得食。欲食者，木邪已衰，脾气自旺，胃阳振动也。更当辨之于脉，烦躁数日而愈者，其脉必和。和者，即微浮微弦微长，中有和软舒徐之象，虽始烦躁时或有不和，其后必渐和，亦如若脉和其人大烦为欲解之意。若脉不和，病为必进，烦躁为寒热内扰，心肾不安之恶候，安望其愈乎。《摘要》云：肝之志苦急，肝之神欲散，甘辛并举，则志遂而神悦，未有厥阴神志遂悦，而脉细不出，手足不温者也，此即论中厥微热亦微之症也。

呕而发热者，小柴胡汤主之。

沈尧封云：此即治上热未除之症，故用小柴胡汤主之也。若止言呕而发热，则凡伤寒之呕逆，中风之干呕，未尝不发热。岂见发热而呕，即遽用小柴胡汤乎？故必厥热而呕，胸胁烦满，默嘿不欲饮食者，始可议用小柴胡汤主之也。以少阳之小柴胡借而治厥阴者，缘厥阴发热而呕，为病久欲愈，邪热有向外出表之机，是脏气实而不能容，则还之于腑，故以治少阳之方，乘其向外之势，从腑一驱而尽也。然既用少阳之方，自应遵少阳之法，而从小柴胡汤之加减也。若发热而呕，胸胁烦满，则人参当去，宜加瓜蒌，庶免便血之变。

呕而脉弱，小便复利，身有微热，见厥者难治，四逆汤主之。

程扶生曰：呕者，邪气壅塞而上逆也。脉弱小便利，真气虚寒，不能摄水于下也。身有微热，当为阳邪在表。然见厥逆，则为阴盛于里，逼阳外出，而非邪热出表之症，实是微阳有不能自存之忧也，故难治。不得不用四逆以温其在下之寒，然亦难矣。汪苓友云：诸条厥利证，皆大便利。此条虽以呕为主病，然止小便利而见厥，即为难治之症。可见中寒证，最畏真阳气脱，前后不能关锁。四逆汤虽治三阴厥逆，其力大能温肾使水温，斯肝木之寒得解，木柔土暖，而呕止溲摄，洵①不诬矣。按此条小便利者之利，非顺利自如之谓，乃滑利而封藏无权，不能禁固，任其疏泄，故为无阳主持而难治。

干呕，吐涎沫，头痛者，吴茱萸汤主之。

干呕或吐涎沫者，阴邪上逆也。厥阴与督脉会于巅，故头痛。以吴茱萸之苦温，降其上逆之邪，而佐生姜以散之，皆治上也。人参大枣，止吐而和中，欲令其邪不上逆也。武陵陈氏云：涎沫者清寒之象，若胃热则变而为浊痰矣。周禹载云：阴不得头痛而头痛者，以寒邪挟肝气上逆也。厥气上逆，遂使肝家之液，冲激而出，非由胃也。何以知非由胃？胃乃水谷之海，

① 洵：诚然，确实。

设为秽浊上干，必不至干呕无物，但吐涎沫矣，安得不以此汤主之耶？汪苓友云：头痛虽由厥阴经阴寒之气上攻，实系胃中虚寒之极所致，得茱萸之温中下气，生姜之辛散秽恶，佐以大枣之甘，大能和茱萸之毒。人参之补，奠安胃气，则寒气散而呕吐止，头痛亦除矣。

按二子之说，似背而实同。周缘厥阴病而致阳明者，故言病非由胃。然温肝亦即是温胃，欲培其木，当先殖土，以肝必由胃而转输也。汪因阳明病而致厥阴者，故言系胃虚寒，然温胃即所以温肝，沃肥其土，木受膏液，盖胃必散精于肝也。所以二经之病头痛而呕者，仲景皆用吴茱萸汤主之也。沈尧封云：阳明论，二三日呕而咳，手足厥者必苦头痛。若不咳不呕，手足不厥者头不痛，亦用吴茱萸汤。今云头痛，则厥与咳在所必有。

呕家有痈脓者，不可治呕，脓尽自愈。

呕家者，平素有痰饮善呕之人也。今呕而有痈脓，必热聚于胃而腐化成脓，非寒饮之不化可比。若误认寒饮之呕而治之，则大坏，故曰不可治呕。以治呕必用辛温，而反致助热。但当治其脓，使脓尽自愈，非谓此症之不可治也，并非谓不可治呕也。盖呕者，外现之症也。其所以致呕者，自有因也。寒饮者常也，人所共知。痈脓者变也，人所不觉。故仲景特表曰脓尽自愈，是可知其呕因脓而起，脓由热而腐，故非治其热，则脓不尽。非去其脓，则呕不止。欲去其脓，当治其热。周禹载曰：《内经》云，热聚于胃口而不行，则胃脘为痈。故无论在肺在胃，不离乎辛凉以开其热结，苦泄以排其痈脓，甘寒以养其正气，使脓尽而不腐，则呕自止矣。

伤寒发热，下利厥逆，躁不得卧者死。

程扶生云：厥阴病但发热则不死，以发热则必厥止而邪出于表，斯里证自解矣。若外而发热，内而厥逆，下利不止，且至躁扰不解而不得卧，即前所谓躁无暂安时也，则其发热又为阳气外散之候，而主死矣。《内经》云：其脉小沉涩为肠澼，其身热者死。舒驰远云：厥为真寒，热为假热。假热者，由里阴胜而隔阳于外也。然有假热，真阳尚在躯壳，可以招之。即至纵兼下利，犹可为也。若加之躁不得卧，则阴竭矣，虽欲回阳，无阴可任，故主死也。

按：厥阴病发热不死者，是指先厥利而后发热者下利必自止言也。其时之厥，亦必回矣。何以知之？以发热则厥自愈，故下文云见厥复利，由是而知此条先发热下利而后见厥者，则发热亦必无矣。以厥进则热退，阳气退故为病进也，加之躁不得卧，阴亦随之而亡，不死何恃。

伤寒发热，下利至甚，厥不止者死。

成无己曰：《金匮》云六腑气绝于外者，手足寒；五脏气绝与内者，利下不禁。伤寒发热为邪气独盛，下利至甚厥不止为脏腑气厥，故死。观此二条，知厥阴病之愈，不在于发热，而独在于厥止为欲愈之机。先厥而发热者，其厥即止为愈。若发热而厥不止，更为病进矣。何也？厥不止则发热必退。若不退，亦为孤阳不能内返也，故死。舒驰远云：发热者，真阳未灭，尚可为也。亟当温经止泄以回其厥，厥不止者，内阳已绝，不能接引外阳归舍，故死。

下利脉沉弦者，下重也。脉大者为未止，脉微弱数者为欲自止，虽发热不死。

下重之症，脉必沉弦。沉为阳陷入阴，弦为邪横残贼①。得此脉者，知下重之证已成也。下重者，里急后重，数致圊而不能便也，加之于脉大，则阳陷入阴。正炽为病进，故未止。脉微弱数，为邪气退而阳和之气复，发热又为邪出于表。经云：肝脉小缓为肠澼，易治。故虽发热不死。若脉大身热者，其死可知矣。经有云：病泄，脉洪大，其身热者死。

舒驰远云：沉脉者，厥阴肝气下陷也。厥阴下陷，以致中气不能转运，邪气下迫大肠而为后重也。沈尧封云：此总论下利之脉也。喻嘉言执此"发热不死"句，以为与《内经》"下利身热则死"相反。因谓此之下利，非《内经》之下利，创制逆流挽舟伪法。天枉后人，不思仲景何当不言下利发热者死？上文已两言之矣，独是见此微弱数之脉，虽发热不死耳，跟定上文发热者死来，虽字故有着落，若照喻嘉言讲，虽字全无着落也。

下利有微热而渴，脉弱者令自愈。

微热而渴，症为转阳。然正恐阳邪内炽而作渴也。脉弱则邪气已退，而经气虚软，则渴亦知其微而不甚。乃阴中有阳，故可决其不治自愈。若下利大热，脉强渴甚，又是逆候矣。周禹载云：厥阴既为热邪下利，乃复喜身之有微热何耶。盖热邪内陷既深，反被阴抑难出。若身微热，明系正气渐复，邪气退散，纵有未尽，已透出肌表，故传经下利，亦幸其有热也。

下利脉数，有微热汗出令自愈，设复紧为未解。

下利脉数，寒邪已化热也。微热汗出，则邪从热化而出表，故令自愈。设复紧者，汗必不能出，则邪无从泄而复入于里，

① 残贼：伤害。指邪气伤人所见之脉。

故为未解。设复紧复字，作胜复之复字看。脉数有微热汗出，正是阳神初复之兆，未得温中，敛阳入内，故寒邪再集而脉复紧。汪苓友曰：设脉复紧者，当是实邪壅塞而作痛之诊，故为利未解也。

下利脉数而渴者，令自愈，设不差。必清（清当作圊）**脓血**①**，以有热故也**。

下利而本之阳虚阴盛，得至脉数而渴，是始焉阴盛。今则阳复矣，故自愈也。设不愈而渴甚，则不但阳复，必其阳转胜矣。夫厥阴而清脓血，以在里有郁热故也，论所云脉数不解而下利不止，必胁热而便脓血也。

按此条当与前四六一条参看，此圊脓血者，以脉数，必有邪热在内灼烁，则知前条不圊脓血而自愈者。以脉弱不数，而无热邪在内为患也。又前条微热而渴脉弱为自愈，则知此条不差，由②于脉之不弱而数，并可悟此条渴必不微而甚。故前条有一微字，其微字贯下渴字解，而此条竟无微字也。非微渴而大渴者，以热结在内，不能散解于外，故外不热而圊脓血。读仲景书者，可忽略一字乎？圊，厕也。沈尧封云：指出便脓血之病根，以便施治。其治热利之方，即白头翁汤也。便脓血不同，少阴病便脓血，桃花汤主治。此之便脓血，白头翁汤主治。认症处全在少阴病脉症上辨。

下利寸脉反浮数，尺中自涩者，必清脓血。

下利脉当沉，今寸脉反浮数，是热邪在上，而未郁结于下。虽下利亦是腐秽当去，可自愈。若尺脉见涩，是热邪涩滞于下

---

① 清脓血：便脓血。清，圊，厕所，引申为排便。

② 由：原作“田”，据文义改。

焦，故必圊脓血，以肝脉涩为肠澼也。脉沉为阳陷入阴，故圊脓血。今脉浮是阴出之阳，利当自愈，何云必圊脓血。《内经》云：上附上，左外以候心，内以候膻中；右外以候肺，内以候胸中；尺外以候肾，尺里以候腹。则知寸脉浮数尺中自涩者，是上焦热邪不解，而涩滞于下焦。故见此脉，亦阳陷入阴之意，非圊脓血，邪何由泄，故曰必也。

程扶生云：下利脉当沉迟，乃寸反浮数，若是邪还于表，则尺脉应自和。今尺中自涩，乃水受火熬，热邪内逼，肠胃酝蒸，必便脓血也。舒驰远云：关前为阳，寸脉浮数，阳盛可知。关后为阴，尺中自涩，阴亏可知。今以阳热有余，逼迫微阴，所以必圊脓血也。《摘要》云：厥阴热利，寸脉当沉数。今寸脉反浮数，有热在外而不在内也。尺中自涩者，是在外之热不解，乘下利入里，伤及其阴，热与血瘀，必圊脓血也。

下利欲饮水者，以有热故也，白头翁汤主之。

下利欲饮水，与脏寒利而不渴者自殊。热邪内烁，加之下夺津液，故求水以制热济干。水，冷水也。欲饮水者，渴热甚也，故纵未显下重之症，亦宜白头翁汤以治其热利。但少阴自利而渴，亦有虚而饮水自救者，当以少阴厥阴分别。又以小便之赤白，脉之迟数，种种见症细辨也。按此条当与前四六一条参看。此言有热欲饮水，则知前条自愈者，必微热微渴而不甚欲饮。内之热邪，解散于外，故脉见软弱，由前条见脉弱为自愈。又知此条之有内热者，脉必沉数而不软弱，故用白头翁汤以治热也。前四六三条，是先辨其病源由于热，故但揭曰以有热三字，而无方治。此并言其欲饮水者，乃是有热，出方治之。汪苓友云：白头翁汤不但坚下焦，兼能清中热，热清则津液回，饮水止而利自除矣。

白头翁汤

白头翁三两　黄连三两，去须　黄柏三两，去皮　秦皮三两

上四味，水七升，煮二升。去滓。温服一升。未愈，更服。

热利下重者，白头翁汤主之。

少阴下利，多属虚寒，间有虚热。惟厥阴下利属于热，以厥阴主肝而司相火，肝旺则气上撞心，火郁则热利下重，湿热秽气，奔逼广肠，魄门重滞而难出。经云下迫属热是也。但言下重而不言脉，前条已明言下利脉沉弦者下重也。而此条之下重，其脉沉弦，不言可知矣。沉为阳陷，弦为肝病，是木郁于下而不得升之征也。白头翁甘寒以缓肝热；秦皮苦寒性涩，色青入肝，以除厥阴之热；黄连泻中焦之热渴，是以苦泄之；黄柏泻下焦之热利，是以苦坚之也。热利下重，即《内经》所云：小肠移热于大肠为伏瘕①也。

程郊倩云：热利下重，肝气不行，热伤气而气滞也，白头翁汤主之。涤热则肠坚，异乎少阴四逆散矣。少阴四逆散亦泄利下重者。然既称少阴，必有少阴诸脉症可认。《条辨》云：下重者，厥阴经邪热，下入于大肠之间。肝性急速，邪热盛则气滞壅塞，其恶浊之物，急欲出而不得，故下重也。汪苓友曰：下焦者肝肾所主。肝主疏泄，而反下重者，邪热壅瘀气滞而不行也。沈尧封云：热利者，或便脓血，或未便脓血，而已见脉数渴欲饮水等症也。

下利谵语者，有燥屎也，宜小承气汤。

谵语是燥结在胃，热逼君主而乱神所致。若下利则热邪已

① 伏瘕：病证名。指邪热伏于大肠所致的瘕病。《素问·气厥论》曰："小肠移热于大肠，为伏瘕，为沉。"

泄，不应谵语。谵语者，胃中必硬痛而有燥屎也，宜与小承气汤以试之。如无舌苔干燥绕脐硬痛之征验，不可用此通因通用法也。

下利脉沉而迟，其人面少赤，身有微热，下利清谷者，必郁冒汗出而解。病人必微厥，所以然者，其面戴阳，下虚故也。

下利脉沉迟，里寒也；面少赤身有微热，则仍兼外邪，故必从汗解。但面赤为戴阳之症，阳上升而外露，其中必空而下虚，故病人必见微厥而后愈，则汗中大伏危机，又非可与卤莽[①]发散也。幸脉沉迟，寒尚为实，而阳不虚脱，故可用温中以治其内寒。中温则精气游溢而四布，可溱溱汗出而解矣，非用发散之剂以解表也。夫六经皆有下利之证，惟厥阴少阴为难治。盖邪气入里，利深则必致厥，厥深亦必致利。故下利一症，经于少阴厥阴皆详言之。此篇之伤寒下利，则无论少阴厥阴，皆可会通也。

周禹载云：下利脉沉而迟，其阴寒内凝审矣。寒深于里，则必格阳于外；寒深于下，则必格阳于上，安得不完谷而出乎？则在外之阳，难于内复；在内之阴，难于外解。即使欲解，亦必正与邪争，郁冒[②]良久，而后阳得返乎里，阴得汗于表，阴阳未即相接，故必微厥也。汪苓友曰：仲景虽云汗出而解，然于未解，当用何药？郭白云云：不解宜通脉四逆汤少与之。其人下利清谷，里寒外热，正通脉四逆症也。

或问：在少阴有此症，故用通脉四逆汤。而今厥阴症，郭氏亦议用之，何也？汪苓友曰：肝肾之病，本同一治。水温则

---

① 卤莽：鲁莽。卤通“鲁”。下同。

② 郁冒：指头晕目眩或昏迷的症状。

寒木得以发生，理固然也。以其人面少赤，身微热，手足微厥，故云少与之。又别条云：下利清谷，不可攻表使汗出。此条又云汗出而解，义固安在？盖此条症系阳回，里寒散而营卫和，故汗出，非攻表而使之汗出也。况通脉四逆汤，是温经以通内外阳气，非攻表之剂也。

下利后脉绝，手足厥冷，晬时脉还，手足温者生，脉不还者死。

厥利无脉，阳去难返矣。然根本坚固者，生机或存一线。经一周时，脉还手足温则生，否则死矣。此即互前文用通脉四逆灸之之意，所以不重赘通脉四逆灸法也。程扶生曰：观此而知求阳气者，非泛然求之无何有之乡也。根深宁极之中，必有几微可续，然后借温灸为鸾胶①耳。

下利手足厥冷，无脉者灸之，不温。若脉不还，反微喘者死。

下利厥逆无脉，已是纯阴无阳之下脱症。所恃者惟灸之以引阳上升也。灸之不温脉不还，已为死症，然或火气未至，根柢未绝，亦或有之。设阳气随火气上逆，脉不还，胸反有微喘，则微阳又欲上脱而必死矣，与少阴病六七日息高者正同。武陵陈氏云：阳热气绝之症，其喘必大；阴寒气绝之症，其喘必微。故方中行曰：其喘必息短而声不续，乃阳气衰绝也。

伤寒下利日十余行，脉反实者死。

前传解百条伤寒脉浮缓，是脾家实，故虽下利日十余行必自止，以脾实而驱逐腐秽也，秽尽自止。今伤寒下利，每日十

① 鸾胶：续弦胶。相传以凤凰嘴和麒麟角煎的胶可粘合弓弩拉断了的弦。此指延续生命。

余行而不止，是里虚也，脉当微弱。今反实者，是邪气胜也。《内经》云：脉实以坚，谓之益甚。又云：病若泄者，脉当微细而涩，反紧大而滑者死也。程郊倩曰：下利甚脉反实者，胃气不能与之俱至于手太阴，故真脏之气独现。独现者，病胜脏也，故曰死。

附《金匮》下利病脉症五条

下利三部脉皆平，按之心下坚者，急下之，宜大承气汤。

下利有里虚里实之分，按之心下坚者，其里的为实矣。设或脉见微弱，犹未可下。今三部脉皆平，则里气不虚可知。且脉平则无外邪，又可知矣。故心下之坚硬者，自宜大承气汤以急下之，使实去则利止，乃通因通用法也。倘去之不速，留则生变，迁延时日，坐失机宜。食积久而愈燥结，病渐久而正转虚，非攻下固不足以去坚。而承气又复惧其难任，反为进退两难之候，故曰急下之。

下利脉迟而滑者，实也，利未欲止，急下之，宜大承气汤。

尤在泾曰：脉迟为寒，然与滑俱见，则不为寒而反为实，是利因于实，实不去则利不止。故宜乘其实时而急下之，大承气汤可用也。

下利脉反滑者，当有所去，下乃愈，宜大承气汤。

程扶生曰：滑为有宿食，故当下去之而利自止。此申明有燥屎宿积之当去，不得以其下利而遂认为里虚。故仲景特表曰下乃愈，是可知其不下不愈也。按以上三条，但言其可下之脉，惟首条心下坚三字，是症之可下眼目处，当与阳明篇合看。缘阳明反覆详辨其可下不可下之症，而独略于可下之脉。故予将《金匮》文附入，以补四六七条用小承气汤，治下利谵语有燥屎症之脉。

下利已差，至其年月日时复发者，以病不尽故也，当下之，宜大承气汤。

沈明宗曰：此旧积之邪复病也。下利差后，至其年月日时复发者，是前次下利之邪，隐僻肠间。今值天时，合脏腑司令之期，感动旧邪而复发，然隐僻之根未除，终不能愈，故用大承气汤以直攻之。按以上四条，俱用大承气之峻剂而大下之，是仲景复举阳明论中未经论过者论之。以发明虽下利而亦有可下之症，学者但不得仅以上四条之脉症，遂认为大承气汤症，而遽用大下，则大误矣。仍当参之阳明诸法，庶乎可用。否则岂有谨慎于阳明，而卤莽于此乎？是必仲景因详于彼，故略于此。凡读书当以全部理会贯通，不可拘此数节而论，反害圣经之奥旨也。

产后下利虚极，白头翁加甘草阿胶汤主之。

伤寒热利下重者，白头翁汤主之。寒以胜热，苦以燥湿也。若际产后虚极之时，虽应用白头翁汤者，当加阿胶以益阴，甘草以和阳，且以缓连柏之苦劣也。由此推之产后伤寒，则应用诸方，亦当加味以和之可悟矣。

附差后诸病脉证

大病差后劳复者，枳实栀子豉汤主之。若有宿食者，加大黄如博棋子[1]大五六枚。

成无己曰：病有劳复，有食复。伤寒新差，血气未平，余热未尽，早作劳而病者，名曰劳复。病热少愈而强食之，热有

---

① 博棋子：围棋子。

所藏，因其谷气留搏，两阳相和而病者，名曰食复。劳复则热气浮越，与枳实栀子豉汤以解之；食复则胃有宿积，加大黄以下之。巢元方云：伤寒病新差，津液未复，血气尚虚，若劳动早，更复成病，故曰劳复也。若言语思虑则劳神，梳头澡洗则劳力，劳则生热，热气乘虚，还入经络，故复病也。脉紧者宜下之。周禹载曰：如果虚劳而复，用补矣。乃仲景此汤，虽曰劳复，实食复也，何也？新差未必大劳，或偶不慎起居，致食不能消化有之。若有宿食，竟是过饱矣，故用枳实宽中破结，栀子清热除烦，香豉和解虚热。

舒驰远云：所言劳复者，何所指也？然必问从前所病者，是何经之病，其时用何药而愈。今复病者与前无异，自当照前用药。此一定之理也，何得但言劳复者三字，即投枳实栀子豉汤耶？疑有缺文。王海藏曰：大抵劳者动也，动非一种，有内外血气之异焉。若劳乎气无力与精神者，法宜微举之；若劳乎血与筋骨者，以四物之类补之；若劳在脾胃为中州，调中可已。此为有形病也，但见外症，则谓之复病，非为劳也，如再感风寒是已。汪苓友云：王[①]论伤寒为劳，外感为复，此发仲景未发之旨。又其治有形病以四物汤之类，其治无形病有微举之法，调中之法，未及论方，大约是东垣补中益气之类耳。

枳实栀子豉汤

枳实三枚，炙　栀子十四枚，劈　豉一升，绵裹

上三味，以清浆水[②]七升，空煮取四升，内枳实、栀子，煮取二升，下豉，更煮五六沸，去滓，温分再服，覆令微似汗。

---

① 王：指王好古。

② 清浆水：酸浆水。

按三物皆苦寒，可以除热，不能发表。此云覆令微似汗者，即《内经》所云火淫所胜，以苦发之之谓也。

伤寒差已后更发热者，小柴胡汤主之。脉浮者以汗解之，脉沉实者以下解之。

成氏云：差后余热未尽，更发热者，与小柴胡汤以和解之。脉浮者热在表也，故以汗解。脉沉为在里，实为热盛，故以下解之。《条辨》云：脉浮是有重感，脉沉实是饮食失节。巢元方云：病已间，五脏尚虚，客邪未散，真气不复，故旦暮犹有余热似疟状，此非真实，乃客热也。或发汗吐下已后，腑脏空虚，津液竭绝，肾家有余热则渴，或热气未散，与诸阳并，所以阳独盛，阴偏虚。虽复病后仍不得眠者，阴气未复于本，而不充周流利故也。

大病差后，从腰以下有水气者，牡蛎泽泻散主之。

成氏云：大病差后，脾胃气虚，不能制约肾水，水溢下焦，故腰以下为肿也。《金匮要略》曰：腰以下肿，当利小便。与牡蛎泽泻散，利小便而散水气也。舒驰远云：病后水肿，乃为脾胃气虚，不能升清降浊，肾气涣散，膀胱气化不行，水邪泛溢而为肿，法主宣畅胸膈之气而醒脾胃，转运升降，大补中气，大壮肾阳以收全功。若牡蛎泽泻散，大伤元气，止可治余热未尽，正未大虚，而不可概治大病差后之水肿也。故仲景曰腰以下有水气者，牡蛎泽泻散主之。

牡蛎泽泻散

牡蛎熬　泽泻　栝楼根　蜀漆去腥　葶苈熬　商陆熬　海藻洗去咸，以上各等分

上七味，异捣，下筛为散，更入臼中治之，白饮和服方寸匕，小便利止后服，日三服。

成氏云：咸味涌泄，牡蛎、泽泻、海藻之咸，以泄水气。《内经》曰：湿淫于内，平以苦，佐以酸辛，以苦泄之。蜀漆、葶苈、瓜蒌、商陆之酸辛与苦，以导肿湿。

大病差后喜唾，久久不了者，胃上有寒，当以丸药温之，宜理中丸。

大病则胃气大伤，真阳衰馁可知矣。大病差后，则胃气久伤久虚，又可知矣。胃中虚寒，不能蒸糟粕，化精微，和调洒陈，充肤泽毛，却凝聚而成浊唾，故喜唾久久不了而无已时也。宜理中以补助其元阳之不足，开发上焦，宣扬谷精，则自游溢四布，而不凝聚为唾。不用汤而以丸者，因胃中久虚，不胜其汤之骤烈荡涤，而必欲缓缓以温脾胃之气，而消磨谷食以蒸化其精微也。且汤服虽骤，而性又易过，不若丸药之质渐消而性渐达也。周禹载曰：痰积膈上者，总因胃虚不能健运也。设复以逐饮破滞之药与之，快利一时而胃愈虚，则痰愈生，必渐致食少肌枯，纵使其痰难去，独不虞今日之痰去，而明日之痰复积乎？惟温补其胃，自使阳气得以转布，而积者去，去者不复积矣。

伤寒解后，虚羸少气，气逆欲吐者，竹叶石膏汤主之。

伤寒解后，津液不足，则虚羸。余热不尽，则伤气，故少气，气逆欲吐，与竹叶石膏汤调胃而除虚热。与前条治病后之虚寒，正相对辨也。

竹叶石膏汤

竹叶二把　石膏一斤　半夏半升，洗　麦门冬一升，去心　人参三两　甘草二两，炙　粳米半升

上七味，以水一斗，煮取六升，去滓，内粳米，煮米熟汤成，去米，温服一升，日三服。

成氏云：辛甘发散而除热，竹叶、石膏、甘草之甘辛，以发散余热；甘缓脾而益气，麦冬、人参、粳米之甘以补不足；辛者散也，气逆者欲其散，半夏之辛以散气逆。此乃伤寒愈后余热未清调养之方法，其意专于调养肺胃之阴气，以复其津液而和阳，乃变白虎之大寒，而为清补之剂也。

病人脉已解，而日暮微烦，以病新差，人强与谷，脾胃气尚弱，不能消谷，故令微烦，损谷则愈。

病人脉已解，谓病脉悉解也。阳能消谷，胃阳未复，日中而阳气陇①，人恃天之阳旺，故不烦而能消磨谷食。日暮则天之阳气已衰，人无所恃而不能消谷，故微烦。缘勉强多进谷食，饱则微烦，脾胃气弱，不能消磨故也，损谷自愈。损谷者，减损谷食，而毋令其绝，以休养脾胃之气也。梅公燮②曰：未饱先止，留其虚，是也。留此余地，则更易输转消化，为调养差后脾胃之要法也。王鹤田③曰：此言差后强食，而为虚中之实症也。大病后起居坐卧，俱宜听其自然，不可勉强，强则非其所欲，反逆其性而不安矣，不特一食也。

伤寒阴阳易之为病，其人身体重，少气，少腹里急，或引阴中拘挛，热上冲胸，头重不欲举，眼中生花，膝胫拘急者，烧裩散主之。

巢元方云：阴阳易病者，是男子妇人伤寒病新差未平复，而与之交接得病者，名为阴阳易也。其男子病新差未平复，而妇人与之交接得病者，名阳易；其妇人病新差未平复，而男子与之交接得病者，名阴易。所以呼为易者，阴阳相感动，其毒

---

① 陇：通“隆”。
② 梅公燮：清代医家。撰《风痹痿论》《风厥》等书。
③ 王鹤田：清代医家，生平不详。对伤寒论有著述，见《医宗金鉴》。

度着，如人之换易也。其得病之状，身体热冲胸，头重不能举，眼内生眯，四肢拘急，小腹疗痛，手足拳者，即死。其亦有不即死者，病苦小腹里急，热上冲胸，头重不欲举，百节解离，经脉缓弱，气血虚，骨髓空竭，便恍恍吸吸，气力转少，着床不能摇动，起居仰人，或引岁月方死。成无己曰：其人病身体重，少气者，损动真气也。少腹里急，引阴中拘挛，膝胫拘急，阴气竭也。热上冲胸、头重不欲举、眼欲生花者，感动之毒，所易之气，熏蒸于上也。与烧裩散以复其气，男病用女，女病用男者，亦取其阴阳复易之义也。

烧裩散

取妇人中裩近阴处剪烧灰，以水和服方寸匕，日三服，小便即利，阴头微肿则愈。妇人病取男子裩当烧灰。

《病源》推广伤寒交接劳复候。巢元方曰：夫伤寒病新差，未满百日，气力未平复，而以房室者，略无不死也。有得此病，愈后六十日，其人已能行射猎，因而房室，即吐涎而死。病虽云差，若未平复，不可交接。必小腹急痛，手足拘拳，二时之间亡。《范汪方》[1] 云：故督邮[2]顾子献病已差，未健，诣[3]华敷[4]视脉。敷曰，虽差尚虚，未平复，阳气不足，勿为劳事也，他劳尚可，女劳即死，当吐舌数寸。献妇闻其差，从百余里来省之，住数宿，止交接之间三日死。妇人伤寒虽差，未满百日，气血骨髓未牢实，而合阴阳快者，当时乃未即觉恶，经日则令百节解离，经脉缓弱，气血虚，骨髓空竭，便恍恍吸吸，气力

① 范汪方：指《范东阳方》。晋代范汪撰。

② 督邮：古代官职名，是督邮书掾、督邮曹掾的简称。

③ 诣：到，特指到尊长那里去。

④ 华敷：即华佗。东汉医家，字元化。撰《青囊书》等书。

不足着床，不能摇动，起居仰人，食如故，是其症也。丈夫亦然，其新差虚热未除，而快意交接者，皆即死。

百合病者，百脉一宗，悉致其病也。意欲食复不能食，常默然，欲卧不能卧，欲行不能行，饮食或有美时，或有不用闻食臭时，如寒无寒，如热无热。口苦，小便赤，诸药不能治。得药则剧吐利，如有神灵者，身形如和，其脉微数，每溺时头痛者，六十日乃愈；若溺时头不痛，淅然者，四十日愈；若溺快然，但头眩者，二十日愈。其症或未病而预见，或病四五日而出，或二十日，或一月微见者，各随证治之。

尤在泾曰：百脉一宗者，分之则为百脉，合之则为一宗，悉致其病。则无之非病矣，然详其症，意欲食矣，而复不能食，或有美时，或闻食臭有不用时，似里病而非里病也。常默然静矣，而又欲卧不能卧，欲行不能行也。如寒如热，似外感矣，而又无寒无热，知非外感也。诸药不能治，得药则剧吐利矣。而又身形如和，全是恍惚去来，若有若无，不可为凭之象。惟口苦小便赤脉微数，则其常也。所以者何，热邪散漫，游走无定，故其病亦去来无定，非一齐并见者也。而病之所以为热者，则征于脉，见于口与便，有不可掩然者矣。

夫膀胱者太阳之腑，其脉上至颠顶，溺时头痛者，以气动太阳之邪而争也。不痛而淅然者，则太阳之邪，已减而微矣。若溺而快然，则热邪由膀胱而解，故觉快然。其所以头眩者，因前太阳之邪气盛，则实而痛。今邪虽去而正已伤，伤则虚，虚则但头眩矣。盖头痛因邪未去，故必至六十日之久而后愈。头眩则邪已去尽，惟俟其正气之复，故约以二十日即可愈矣。此病多伤寒热病前后见之。其未病而预见者，热气先动也。其病后四五日或二十日或一月见者，遗热不去也。各随其症以治，具如下文。

百合病发汗后者，百合知母汤主之。

尤氏曰：人之有百脉，犹地之有众水也。众水朝宗于海，百脉朝宗于肺，故百脉不可治，而可治其肺。百合味甘平微苦，色白入肺，治邪气，补虚清热，故诸方悉以为君，而随症加药治之。用知母者，盖百合病因于热邪在内为患，当用清热之品，不应则求其属以衰之，亦当用壮水主①以镇之，则阳焰自无光矣。若用辛温之药发汗，是助其热而邪愈炽，故加之佐百合以清其热。

百合知母汤

百合七枚　知母三两

上先以水洗百合，渍一宿，当白沫出，去其水，别以泉水二升，煎取一升。去滓，别以泉水二升煎知母，取一升。后合煎取一升五合，分温再服。

百合病下之后者，百合滑石代赭汤主之。

百合病是无形之热邪为患，何可用下？若下之则怯中②，恐中焦不治，致胃气上冲，故以滑石代赭汤清而镇之也。尤在泾以为因下药之势，而抑之使下，导之使出，亦在下者引③而竭之之意也。

百合滑石代赭汤

百合七枚　滑石三两，碎，绵裹　代赭石如弹丸大一枚，碎，绵裹

上先煎百合如前法，别以泉水二升煎滑石、代赭。取一升，

---

① 壮水主：指养阴生津的治法。

② 怯中：使中焦虚弱。

③ 引：原作“因”，据《素问·阴阳应象大论》“其下者，引而竭之”改。

去滓。后合和重煎取一升五合，分温再服。

百合病吐之后者，百合鸡子汤主之。

百合病之欲食不能食，是热气游走，怫郁上焦所致。非实邪壅塞而可吐出，若吐之，是徒伤脏气而虚其中，则病仍不去。以百合鸡子汤，清热补虚而安五脏。

百合鸡子汤

百合七枚，擘　鸡子黄一枚

上先煎百合如前法，去滓。内鸡子黄搅匀，煎五分，温服。

百合病不经吐下发汗，病形如初者，百合地黄汤主之。

尤氏云：此百合病正治之法也。盖肺主行身之阳，肾主行身之阴。百合色白入肺，而清气中之热；地黄色黑入肾，而除血中之热。气血既治，百脉俱清，虽有邪气，亦必自下。服后大便如漆，则热除之验也。《外台》云：大便当出黑沫。《摘要》曰：方后云中病勿更服。是可知其不得过服生地黄，而致大便常如漆也。

百合地黄汤

百合七枚，擘　生地黄汁一升

上先煮百合如前法了，内地黄汁，煎取一升五合，温分再服。中病勿更服，大便当如漆。

百合病变发热者，百合滑石散主之。

百合病如寒无寒，如热无热。本不发热，今变发热者，则热聚于里而见于外可知矣。滑石甘寒利窍，能除六腑之热，而从小便出，故得微利则止服。而里热已除，则表热亦自退矣。

百合滑石散

百合一两，炙　滑石三两

上为散，饮服方寸匕，日三服。当微利，则止服，热则除。

百合病一月不解，变成渴者，煮百合洗方主之。

百合病本不渴，今一月不解变成渴者，邪热留聚在肺也。单用百合渍水外洗者，以皮毛为肺之合，其气相通故也。洗已食煮饼①，按《外台》云：洗身讫食白汤饼，今馎饦②也。《本草》粳米小麦并除热止渴，勿以咸豉者，恐咸味耗水而增渴也。

百合洗方

百合一升

以水一斗，渍之一宿。以洗身。洗已食煮饼。勿以咸豉也。

百合病渴不差者，瓜蒌牡蛎散主之。

病变成渴，与百合洗方而不差者，热盛而津伤也。瓜蒌根苦甘、酸寒，生津止渴；牡蛎咸寒，引热下行，不使上烁也。

瓜蒌牡蛎散方

瓜蒌根 牡蛎熬，等分

上为细末，饮服方寸匕，日三服。

百合病见于阴者，以阳法救之；见于阳者，以阴法救之。见阳攻阴，复发其汗，此为逆；见阴攻阳，乃复下之，此亦为逆也。

尤在泾曰：病见于阴，甚必及阳。病见于阳，穷必归阴。以法救之者，养其阳以救阴之偏，则阴以平而阳不伤；补其阴以救阳之过，则阳以和而阴不敝。《内经》用阴和阳、用阳和阴之道也。若见阳之病而攻其阴，则并伤其阴矣。乃复发汗，是重伤其阳也，故为逆。见阴之病而攻其阳，则并伤其阳矣。乃复下之，是重竭其阴也，故亦为逆。以百合病为邪少虚多之症，

① 煮饼：犹汤面。指煮面。

② 馎饦（bó tuō 搏脱）：汤饼。或以为汤面。

故不可直攻其病，亦不可误攻其无病如此。

愚按百合病，乃差后阴阳俱虚之症，虽余热未清，不可汗下，惟宜和养，故以百合之甘苦微寒，补虚凉热为主。若见阳发汗，似为攻阳，其实伤其阴液，以发汗之药，皆辛温耗阴，故云攻阴。攻阴则真阴益竭，而阳邪愈亢，且阴竭不能滋养，则少火变为壮火，是以为逆。见阴下之，似乎攻阴，其实伤其阳气，以攻下之药，皆苦寒消阳，故云攻阳。攻阳则阳气愈衰，而阴邪泛溢，且阳衰不能蒸化，则真阴亦无由生，而余热上烁。如首章之症，殆有甚也，故亦为逆。虽分阴阳对讲，观其以上诸条，皆是热邪为患，用药以益阴和阳为治，则知此病之阴阳，有宾主之分，而不得作两平对看也。

卷之九（上）

平脉法

脉者血之府也，为气血之先，故脉盛则血盛，脉虚则血虚。所以诊病必先察脉，以候气血之盛衰。盖气血盛而盈者，正气有余，足以制敌，病气必易治而可生也。气血衰而亏者，正气不足以御侮，病气必难除。故本论①云：阴病见阳脉者生，阳病见阴脉者死。然不宜太过，但取中和，所以《三部九候论》云：形盛脉细，少气不足以息者危；形瘦脉大，胸中多气者死，形气相得者生。盖至而和则平，至而甚则病，以大则邪至小则平。《终始》篇有云：邪气来也紧而疾，谷气来也徐而和。故李东垣曰：脉贵有神。《摘要》云：平脉者，平人不病之脉也。如四时平脉、五脏平脉、阴阳同等平脉之类是也。人病则脉不得其平矣，如四时太过不及，阴阳脏腑相乘相侮，及百病相错生死不平之脉之类是也。平者又准之谓也。言诊者诚能以诸平脉准诸不平之脉，则凡太过不及之差，呼吸尺寸之乖，莫不了然于心手之间，而无少差谬。

程郊倩云：经曰知阳者知阴，知阴者知阳。脉有阴阳，病机之盈虚倚伏在此，医道之辅相裁成亦在此。能于此穷其所谓，则于病之先一层上有了工夫，亦于病之深一层上有了工夫，从此范围自无犯手处。

问曰：脉有三部，阴阳相乘。营卫血气，在人体躬。呼吸

① 本论：指《伤寒论·辨脉法第一》。

出入，上下于中，因息游布，津液流通。随时动作，效象形容，春弦秋浮，冬沉夏洪。察色观脉，大小不同，一时之间，变无常经，尺寸参差，或短或长。上下乖错，或存或亡。病辄改易，进退低昂。心迷意惑，动失纪纲。愿为具陈，令得分明。师曰：子之所问，道之根源。脉有三部，尺寸及关。营卫流行，不失衡铨①。肾沉、心洪、肺浮、肝弦，此是经常，不失铢分。出入升降，漏刻②周旋，水下二刻，一周循环。当复寸口，虚实见焉。变化相乘，阴阳相干。风则浮虚，寒则牢坚，沉潜水滀③，支饮急弦，动则为痛，数则热烦。设有不应，知变所缘，三部不同，病各异端。太过可怪，不及亦然，邪不空见，中必有奸，审察表里，三焦别焉，知其所舍，消息④诊看，料度腑脏，独见若神，为子条记，传与后人。（原一）

脉有三部者，即《内经》所云：上附上，左外以候心，内以候膻中；右外以候肺，内以候胸中；中附上，左外以候肝，内以候膈，右外以候胃，内以候脾；尺外以候肾，尺里以候腹之三部是也。阴阳相乘，是阴虚阳凑，阳虚阴凑之意。荣卫血气，皆水谷之气所化，运荣于人之体躬也。程郊倩曰：荣行脉中，卫行脉外，无不随脉道呼吸而出入于上下中之三焦，凡脉之见于寸口手太阴者无非此也。荣卫因息以游布，津液因荣卫以流通。故凡血气津液，皆得依荣卫之盛衰，呈现于脉，随时动作，效象形容，自是不爽。所以经脉者能决死生。

---

① 衡铨：铨衡，衡量轻重。此指规律。

② 漏刻：古计时器，亦称刻漏、壶漏。

③ 滀（chù 处）：原作“畜”，据《伤寒论·平脉法第二》改。（水）聚积。

④ 消息：进退、斟酌。

夫五脏虽因胃气，乃至于手太阴。然五脏又各以其时自为，而至于手太阴。如春而木用事，荣卫发陈，脉应以弦；秋而金用事，荣卫容平，脉应以浮；冬而水用事，荣卫闭藏，脉应以沉；夏而火用事，荣卫蕃秀，脉应以洪之类。其间色脉可以兼参，大小各不一样，从而广之，脉何难乎。然此自其经常言之，谁人不懂。迨夫经者不经，常者不常，变生一时之间。尺寸长短有参差，上下存亡有乖错，病一至辄改易其常，进退低昂间，皆心迷意惑处。平日所为恃为纪纲者，到此毫无把柄，何得不从道上讨根源也。脉有三部，不过尺寸及关，使荣卫流行其间者，不失衡铨。肾心肺肝者，不失其沉洪浮弦。此是经常，铢分何失。

然无病之经常，不可以之治有病，则无病经常之脉，不可以脉有病，贵在得其虚实，得其变化之相乘，阴阳之相感，方谓之道。道于根源上有法也，脉之出入升降，不徒然出入升降，实应刻漏，而循环五脏六腑为终始。成无已云：肾北方水，旺于冬而脉沉；心南方火，旺于夏而脉洪；肺西方金，旺于秋而脉浮；肝东方木，旺于春而脉弦。此为经常，铢分之不差也。

人身之脉，计长一十六丈二尺。一呼脉行三寸，一吸脉行三寸，一呼一吸为一息，脉行六寸，一日一夜，漏水下百刻，人一万三千五百息，脉行八百一十丈，五十度周于身，则一刻之中，人一百三十五息，脉行八丈一尺。水下二刻，人二百七十息，脉行一十六丈二尺，一周于身也。《脉经》之行，终而复始，若循环之无端也。经脉之始，从中焦注于手太阴寸口，二百七十息，脉行一周身，复还至于寸口。寸口为脉之经始，故以诊视虚实焉。经曰：虚实死生之要，皆见于寸口之中。清者注阴，浊者注阳，清浊相干，阴阳交争。《离合真邪论》云：夫邪之入于脉也，寒则血凝泣①，暑则气淖泽②。虚邪因而入客，亦如经水之得风也。经之动脉，其至也亦时陇起，其行于脉中循循然。其至寸口中手也，时大时小，大则邪至，小则平。如风为阳，故脉浮虚；寒为阴，故脉牢紧。沉则水积于下，急弦为饮者，阴寒之气与水饮相结也。动则阴阳相搏，相搏则痛生焉。数为阳邪气胜，阳胜则热烦焉。脉与病不相应者，必缘传变之所致。三部以候五脏之气，随部察其虚实焉。太过不及之脉，皆有邪气干于正气。审看在表在里入腑入脏，随其所舍而治之。

程扶生云：衡铨，称也。古以六铢为一分，四分为一两。言荣卫流行，若衡铨之有常度。脉应四时，若铢之无差忒③。《内经》曰：五脏六腑之气，皆出于胃，变见于气口。《集注》高子④曰：感风寒湿热之病，而见浮沉牢数之脉。设有脉病不相应，当知变之所缘。世医但曰脉证不相应，不审其所以不应之缘。此为粗工，不明经义，故不知审变耳。

师曰：呼吸者，脉之头也。（原二）

《灵枢·脉度》篇云：人一呼脉行三寸，一吸脉行三寸。以脉随呼吸而行，故言呼吸者脉之头也。头，头绪也。

初持脉来疾去迟，此出疾入迟，名曰内虚外实也。初持脉来迟去疾，此出迟入疾，名曰内实外虚也。（原三）

外为阳，内为阴。《内经》曰：来者为阳，去者为阴。是出

---

① 凝泣：凝涩。

② 淖泽：湿润。

③ 忒：差错。

④ 高子：指高世栻。清代医家，字士宗。撰《灵枢直解》《金匮集注》等书。

以候外，入以候内。疾为太过，太过为邪气实；迟为不及，不及为正气虚。来疾去迟者，即出疾入迟。出主外，疾主太过，是为外实。入主内，迟主不及，是为内虚，故名曰内虚外实也。若初持脉来迟去疾者，即出迟入疾。出主外，迟主不及，是为外虚。入主内，疾主太过，是为内实，故名曰内实外虚也。此平脉而得其内外之虚实也。刘氏[①]曰：来者，自骨肉之分而出于皮肤之际，气之升而上也。去者，自皮肤之际而还于骨肉之分，气之降而下也。出呼而来，阳也；入吸而去，阴也。疾则言其脉气之行，易而数疾。即首条之太过，亦阳也。迟则言其脉气之行，难而迟滞。即首条之不及，亦阴也。然则内虚外实者，阴不及阳太过也。内实外虚者，阴太过而阳不及也。

《玉机真脏论》云：其气来实而强，此为太过，病在外；其气来不实而微，此为不及，病在中。又云：其气来盛去亦盛，此为太过，病在外；其气来不盛去反盛，此为不及，病在中。《素问·脉要精微论》曰：来疾去徐，上实下虚，为厥巅疾[②]。来徐去疾，上虚下实，为恶风也。虽云伤于风者上先受之，然必由外而入内，故仲景采此以推广为内外也。

问曰：上工望而知之，中工问而知之，下工脉而知之，愿闻其说。师曰：病家人请云，病人苦发热，身体疼，自卧。其脉沉而迟者，知其差也。何以知之？表有病者，脉当浮大。今反沉迟，故知其愈也。假令病人云，腹内卒痛，病人自坐，脉浮而大者，知其差也。何以知之？里有病者，脉当沉而细，今脉浮大，故知愈也。（原四）

---

① 刘氏：指刘立之。南宋医家。

② 厥巅疾：病名，即眩晕。厥者逆也，巅者高也，气与血俱逆于高巅，故动辄眩晕也。

望以观其现在之形证，问以溯其从前所由来，脉以别其表里与虚实。病苦发热身疼，表邪正盛，当卧不安，脉应浮数。今病人自卧安寝，脉沉迟而不躁急者，表邪缓也，是有里脉而无表证，则知表邪当愈也。腹痛者，里寒也。痛甚则脉不能起而沉细。今病人自坐而脉浮大者，里寒散也，是有表脉而无里证也，则知里邪当愈。是望证问病切脉，三者相参而得之，可谓十全之医。《针经》曰：知一为上，知二为神，知三神且明矣。张锡驹曰：有问发热身疼，脉反沉迟，是阳病而见阴脉，何以说得愈也？答曰：是必望其有恬然自卧之状，问其有热除身轻之意，脉之沉迟，有和缓舒徐之气，而后可以断其愈也。

设令向壁卧，闻师到，不惊起而盼视，若三言三止，脉之咽唾者，此诈病也。设令脉自和，处言汝病太重，当须服吐下药，针灸数百处。(原五后删去半节)

魏柏乡云：设令向壁卧之病人，师到，不知惊而致敬，起而请诊，岂神识昏迷乎？然卧而盼视，目光如常，问之每发言不竟而自止，岂气弱乎？及脉之乃咽咽唾，唾足则津盛，津盛则气调。又非气歉，然则有意三言三止，诈病欺师以相尝试耳。脉之其脉自和，亦可审处而言。岂其欺师相尝者，即转相尝耶。成无已曰：诈病者非善人，以言恐之，使其畏惧则愈。医者意也，此其是欤。王肯堂云：此非治法，设为诈病规模，彼以诈病，此以诈治，然非良工，不能具是智巧。

问曰：经说脉有三菽①、六菽重者，何谓也？师曰：脉人以指按之，如三菽之重者，肺气也；如六菽之重者，心气也；如九菽之重者，脾气也；如十二菽之重者，肝气也；按之至骨

① 菽：豆的总称。

者，肾气也。假令下利，寸口、关上、尺中，悉不见脉，然尺中时一小见，脉再举头者，肾气也。若见损脉来至，为难治。

（原十一此上删去五节）

喻嘉言曰：经，《难经》也；菽，大豆也。滑氏①曰：肺最居上，主候皮毛，故其脉如三菽之重；心在肺下，主血脉，故其脉如六菽之重；脾在心下，主肌肉，故其脉如九菽之重；肝在脾下，主筋，故其脉如十二菽之重；肾在肝下，主骨，故其脉按之至骨。肾不言菽，以类推之，当如十五菽之重。

盖五脏以上下之次第而居，故其气之至，离皮肤有如此远近之约摸，乃越人教人如此用指，着意候按而取诊耳。假令二字，即顶上肾气也句，以尺部为肾脉，候肾气。《摘要》云：尺中，肾也。今特举肾脏之部例之，以概其余也。假令下利而甚，元气暴夺于中，寸口关上尺中，全不见脉，则胃气已绝，将脱也，法当死。其不死者，必是尺中时有一小见之脉也，则是肾生气之源未绝。即下利未止，尚为易治。若见损脉来至，则为难治。

程郊倩云：举按寻，诊家指下之权衡，三菽六菽，从举字内分轻重，以别心肺之气。十二菽按至骨，从按字内分轻重，以别肝肾之气。九菽从举之下，按之上，得轻重之匀以别脾气。所云菽者，特约略言之。以后言肺心肝脉者，皆照此以定举按。举按轻重之间，可以得五脏气之有余不足也。

凡五脏各有本脉之形，如肝脉微弦濡弱而长等是也。肾脉沉濡而滑，独不言之。盖以绘其形于尺中时一小见脉再举头者肾气也句内。上文云，按之至骨者肾气也。照此肾气内当有按

① 滑氏：指滑寿。元代医家，字伯仁，晚号撄宁生。撰《读素问抄》《难经本义》等书。

之至骨字，是为沉。时一小见四字，是为濡。举头二字，是为滑。再者云一呼再至也，合一吸为四至，而不言四者，中尚有太息之余在内。

然魏柏乡又云：诊之三部悉不见脉，尺中时一见，又常中止而再举头，此代脉也，更为危候。脉时一止，又止而复来，肾气将绝，自无易治之理矣，故曰难治。按损脉者，五脏之气损坏，不能随呼吸而游行于脉道，故脉离经。《难经》谓一呼一至曰损脉。比代更有甚也，故为难治。若一呼脉再举头者，是再至也。程氏所以表明也，诊家当自辨别，不得混言混治。

问曰：东方肝脉，其形何似？师曰：肝者木也，名厥阴，其脉微弦濡弱而长，是肝脉也，肝病自得濡弱者愈也。假令得纯弦脉者死。何以知之？以其脉如弦直，此是肝脏伤，故知死也。（原十五，此上删去一节移置二节在后）

东方属木，主春令。风在天为风，在地为木，在人为肝，故曰肝者木也，名足厥阴经，其脉当弦，象木之柔和而修长。若得微弦濡弱而长，此弦而有胃，是肝平脉也，虽病易愈也。《内经》云：春脉如弦，春脉者肝也，东方木也，万物之所以始生也。故其气来软弱，轻虚而滑，端直以长，故曰弦。若得纯弦脉者死，何以知之？以其脉如弦直而不软，是中无胃气，为真脏之脉。《内经》云：真肝脉至，中外急如循刀刃，责责然如按琴瑟弦。又云：死肝脉来，急益劲，如新张弓弦。此是肝脏之气伤残，无精气以滋营经脉，则脉直硬而不濡弱和缓也。魏柏乡曰：如树木将枯，枝干干硬，故知死也。

《玉机真脏论》：黄帝问于岐伯曰，见真脏曰死，何也？岐伯曰，五脏者，皆禀气于胃，胃者五脏之本也。脏气者不能自致于手太阴，必因于胃气，乃至于手太阴也。五脏各以其时自为，而至于手太阴也。邪气胜者，精气衰也。病甚者，胃气不能与之俱至于手太阴，故真脏之气独见。独见者病胜脏也，故曰死。

程郊倩曰：肝脉则按从十二菽可知，他皆仿此。微弦二字连读，弦不甚弦也。濡弱为胃脉，有冲和之象。微弦二字，单属于肝，若濡弱字，则诸脏脉内。俱要兼此，特从肝部例及之。肝病自得濡弱之自字，正指本部言也。与前条尺中时一小见之尺中字，互发以为例。方中行曰：微非脉名。盖脉以有胃气为吉，微微之弦，有胃气之谓也。

南方心脉，其形何似？师曰：心者火也，名少阴，其脉洪大而长，是心脉也。心病自得洪大者愈也。假令脉来微去大，故名反，病在里也。脉来头小本大，故名覆，病在表也。上微头小者，则汗出，下微本大者，则为关格不通，不得尿。头无汗者可治，有汗者死。（原十六）

南方属火，主夏令热，在天为热，在地为火，在人为心，故曰心者火也，名手少阴经。其脉当洪大和缓，此洪而有胃，是心平脉也。虽有心病，自易愈也。《内经》云：夏脉者心也，南方火也，万物之所以盛长也，故其气来盛去衰。反此者病，其气来盛去亦盛，此为太过，病在外。其气来不盛去反盛，此为不及，病在中。

周禹载曰：心脉本洪大，今来微则举之无力，去大则按之有余，与本脉相异，故曰反。因其沉取而大，知病为在里。上小者，阳气衰而不能固护于外，则汗出。下大者，邪盛于里，而阴气[1]不得下通也，故不得尿。头无汗者，是阴未上脱，故

[1] 阴气：指阴津。

犹可治。若头汗出如流珠至发润者，真阳之气，从上而脱，故曰死。按此条中脉来头小本大以下，字句难以详解，故《摘要》云：必传写之误，姑置存疑。

虽成氏随文注释，然总是曲解。成注云：心旺于夏，夏则阳外胜，气血淖溢，故其脉来洪大而长也。心脉来盛去衰为平，来微去大，是反本脉。《内经》曰：大则邪至，小则平。微为正气，大为邪气，来以候表，来微则知表和；去以候里，去大则知里病。《内经》曰：心脉来不盛去反盛，此为不及，病在中。头小本大者，即前小后大也。小为正气和，大为邪气盛，则邪气先在里，今复还于表，故名曰覆。不云去而止云来者，是知在表。《脉经》曰：在上为表，在下为里。汗者心之液，上微为浮之而微，头小为前小，则表中气虚，故主汗出。下微为沉之而微，本大为后大，沉则在里，大则病进。

程扶生云：来去即上下之义。自尺部上于寸口为来，气之升也；自寸口下于尺部为去，气之降也。心火上炎，故以来盛去衰为平。《内经》曰：夏脉者心也，南方火也，万物之所以盛长也。然洪大而长，总是脉气太过。故经又曰：其气来盛去衰。若来盛去亦盛，洪大而长之脉气，此为太过也。又云：心与小肠为表里。关格是心气不治，热秘于下，阴气不得前通，阳气不得上通之证，阴阳离决，候最危恶者也。

然关格之义，自与《内经》《难经》不同。《内经》以人迎气口言之，人迎在头，系阳明表脉，故人迎倍大者曰格阳，谓阳盛则格拒而阴不得通也。寸口在手，系太阴里脉，故寸口倍盛者曰关阴，谓阴盛则关闭而阳不得通也。格阳关阴，为阴阳睽绝，不相荣养之候。《难经》以尺寸言之。三难曰：关以前者，阳之动也，脉当见九分而浮，遂上鱼[1]为溢，为外关内格，此阴乘之脉也；关以后者，阴之动也，脉当见一寸而沉，遂入尺为覆，为内关外格，此阳乘之脉也。此真脏之脉，人不病而死。是《内经》以阴不得荣阳为格阳；《难经》则以阴乘阳为外关内格；《内经》以阳不得荣阴为关阴；《难经》则以阳乘阴为内关外格也。

仲景曰：下微本大者，则为关格不通，不得尿。又曰：趺阳脉伏而涩，伏则吐逆，水谷不化。涩则食不得入，名曰关格。又曰：脉浮而大，在尺为关，在寸为格。关则不得小便，格则吐逆。是《内》《难》以关格为脉体，仲景则以关格为病名也。

丹溪又特立关格一门，曰此证多死。寒在下，热在上，两寸俱盛四倍以上。夫两寸俱盛四倍以上，岂寒在上，热在下乎？《内经》所谓关格，乃精气羸败之候，其人必死。后人所谓关格，乃吐逆癃闭之候，未必即死。想必如仲景所谓不得尿头有汗，阴阳离决，精气乃绝耳。

西方肺脉，其形何似？师曰：肺者金也，名太阴，其脉毛浮也。肺病自得此脉，若得缓迟者皆愈，若得数者则剧。何以知之？数者南方火，火克西方金，法当痈[2]肿，为难治也。（原十七）

西方属金，主秋令燥。在天为燥，在地为金，在人为肺，故曰肺者金也，名手太阴经，其脉当浮。若得毛浮缓迟，此浮而有胃，是肺平脉也，虽有肺病，自易愈也。《内经》云：秋脉如浮，秋脉者肺也，西方金也，万物之所以收成也。故其气来轻虚以浮，来急去散，故名曰浮。成氏云：轻虚浮曰毛，肺之

① 鱼：指鱼际。
② 痈：原作“壅”，据《伤寒论·平脉法第二》改。

平脉也。缓迟者脾之脉，脾为肺之母，以子母相生，故云皆愈。数者心之脉，火克金为鬼贼相刑，故剧。肺主皮毛，数则为热，热客皮肤，留而不去，则为痈疡。经曰：数脉不时，则生恶疮。张志聪曰：若得数脉，则金受火刑，故法当痈肿。经云：热胜则肿。又云：诸病胕肿，皆属于火。火克肺金，故为难治。

问曰：二月得毛浮脉，何以处言至秋当死？师曰：二月之时，脉当濡弱，反得毛浮者，故知至秋死。二月肝用事，肝属木，脉应濡弱，反得毛浮者，肺脉也，肺属金，金来克木，故知至秋死，他皆仿此。（原十八）

《摘要》云：二月春令也，毛浮秋脉也，春得秋脉，何断言至秋当死？盖春肝木旺，秋肺金旺，二月肝旺之时，尚且夺其旺而得现毛浮肺脉，其肝木衰惫可知，至秋金气愈旺，金乘木，木愈受克则绝，故知至秋当死也，余脏仿此。程扶生云：春得秋脉，本脏之气先泄，亦有过尽之虞。曹氏曰：金来克木，故知至秋死。或谓至秋金旺，肝木气绝而死。不知春得秋脉则肺虚其本位，至秋则金气虚竭不能自旺，故死于金，不死于木，此即岁运胜复之义。所谓春有惨凄残贼之胜，则夏有炎暑燔烁之复。至秋死者，火气下流于秋，三十日而烁金也。三时皆仿此义而推之，则得之矣。

按东南西方皆有其文，惟缺北方，今从《摘要》仿经文补之。

北方肾脉，其形何似？师曰：肾者水也，名曰少阴，其脉沉滑，是肾脉也。肾病自得沉滑而濡者愈也。

北方属水，主冬令寒。在天为寒，在地为水，在人为肾，故曰肾者水也，名足少阴经，其脉当沉。若得沉滑而濡，此沉而有胃，是肾平脉也，虽有肾病，自易愈也。《内经》云：冬脉如营，冬脉者肾也，北方水也，万物之所以合藏也。故其气来沉以搏，故曰营。若发如夺索，辟辟①然如指弹石，曰肾死。

师曰：脉肥人责浮，瘦人责沉。肥人当沉今反浮，瘦人当浮今反沉，故责之。（原十九）

成氏云：肥人肌肤厚，其脉当沉。瘦人肌肤薄，其脉当浮。今肥人脉反浮，瘦人脉反沉，必有邪气相干，使脉反常，故当责之。褚澄曰：肥人如沉而正沉者愈沉，瘦人如浮而正浮者愈浮，此之谓也。

师曰：寸脉下不至关为阳绝，尺脉上不至关为阴绝，此皆不治，决死也。若计其余命生死之期，期以月节克之②也。（原二十）

《摘要》云：寸关尺三部，脉之上下，以候阴阳五脏升降也。寸位乎上，候心肺之阳，主升。升极而降，降不至关，是为孤阳，故曰寸脉下不至关为阳绝也。尺位乎下，候肝肾之阴，主降。降极而升，升不至关，是为独阴，故曰尺脉上不至关为阴绝也。关位中以候脾，界乎寸尺，所以升降出入者也。今上不至关，是升降出入息矣，故曰此皆不治决死也。若阴阳已离，胃气未绝，尚可计其余命之期，期以月节克之。如经曰阴胜则阳绝，能夏不能冬；阳胜则阴绝，能冬不能夏。肝死于秋，心死于冬，脾死于春，肺死于夏，肾死于长夏之类是也。推之于日于时亦然。

平脉三部三位虽分，其实一气相贯。如寸脉下不至关，是阳不下降也，阳不降而反飞越于上，又无阴气留恋，则阳从上

---

① 辟辟：象声词。如手指弹石之声。

② 月节克之：谓与病证相克的月令节气。如前述二月得毛浮脉，是肝病得肺脉，金来克木，从而推知至秋金旺时则死，即为“月节克之”之义。

脱，遂绝。或不能上越而窒塞，则成上闭，又无阴气滋化，亦为之绝阳。再尺脉不上至关，是阴不升也，阴不升而反漏泄于下，又无阳来固护，则阴从下脱而绝，或不得下泄而凝结，则成下闭，又无阳气运动，亦为之绝阴。

阴阳相交，则其中结纽，成一太极图。上脱阳绝，阴无所丽，下脱阴绝，阳无所附，故可以决其死也，期以月节克之，可定其生死之期。月节较时令更速，将绝余命，不能久延，故只以月节相克之气决焉，亦不外阴阳五行之克制也。盖阴阳交，则阳得阴，阴得阳，有相济之义。如不交则阳见阴争，阴见阳夺，必相克也，故死。

程郊倩云：阴阳出入，以关为界，而脏气循环，实终而复始。自下而上，则阴升为阳；自上而下，则阳降为阴。阴阳互换而亦互根，其所以为之换而为之根者，关之职也。关则必有津梁①，阳欲降，不能自降。阴欲升，不能自升，得津梁为之迎送而升者升、降者降矣。此之谓互换，关则必设防隘。阳欲降，何者不降。阴欲升，何者不升。有防隘为之闲别。而阳可降，阳之清者不许降。阴可升，阴之浊者不许升也。此之谓互根。惟其互换，所以互根。

今则寸脉下不至关，是心肺之阳，为之阻绝于上矣。尺脉上不至关，是肝肾之阴，为之阻绝于下矣。阴阳方欲互换以为根，而关河隔断，欲渡无梁，是则断绝之形，实由于关。而阴阳乃致阻绝，世未有关河不断，而能阻人以往来者。以关之不治，而成寸尺之皆不治。若能上下输转，灌溉四旁，不失和调

① 津梁：渡口上的桥梁。喻能起引导、过渡作用的事物或方法。此指阴阳升降出入之地。

洒陈之职，则上下之气，何至隔绝不通也。又云：上下俱不至关，则阴阳俱不能以其所有，易其所无，不免饱死。脾胃既不能有其所无，自当无其所有，不免饥死。不言脾，只言关，兼责胃可知。

师曰：脉病人不病，名曰行尸。以无王气，卒眩仆、不识人者，短命则死。人病脉不病，名曰内虚。以无谷神，虽困无害。(原二十一)

《摘要》云：脉病人不病者，谓外形不病，而见真脏病脉，其内根本已绝，虽生犹死。不过居余气耳，故曰行尸也。余气者，未尽五脏生旺之余气也。若旺气一退，即卒然眩仆不识人而死矣。若良工早察于旺气未退之先而图之，未必无所补也。人病脉不病，谓外形羸瘦，虽病其脉自和，以根本尚固，不过谷气不充，名曰内虚，非行尸可比，虽困无害。胃气复，谷气充，自然安矣。《内经》云：形气有余，脉气不足，死。脉气有余，形气不足者生。又云：神者水谷之精气也。水谷之精，充于形身而能运动，故称曰神。

张锡驹曰：谷神乃水谷所化之神，人赖此以资生也。内虚食少，谷气不充，即无谷神矣，故曰无害。若无本然之胃神，安得谓之无害耶？程郊倩云：脏气之乖违，岁令之乘制，形气之不合，阴阳二气之不接，俱令脉病。而人不觉悟者，以其人未病耳。孰知脉病不治，致于脉死，而人仍未病者，名曰行尸。无病之人而名为尸，其脉必见死气，非特病而已。然至现将死之绝脉，非朝伊夕矣。所以良工治病于未形者，为此行尸急救其脉，恐不遑于卧尸急救其人也。若寻常医家病家，能于旺气未乘之先，震号而如焚如溺者有几？卒眩仆不识人而死，无非短命使然。使早得良工察脉，未必不十救二三。盖脉之恶，恶在不与人以打点，致有行尸之号耳。

问曰：脉有相乘，有纵有横，有逆有顺，何谓也？师曰：水行乘火，金行乘木，名曰纵。火行乘水，木行乘金，名曰横。水行乘金，火行乘木，名曰逆。金行乘水，木行乘火，名曰顺也。（原十二）

《摘要》云：人之五脏，法天五行。肝木心火脾土肺金肾水，此相属也。木生火，火生土，土生金，金生水，水生木，此相生也；木克土，土克水，水克火，火克金，金克木，此相克也。相生者生，相克者死，人之脏气亦然。故其脉有相乘、有纵、有横、有逆、有顺也。水乘火，金乘木，乘其所胜，是相克也，名曰纵；火乘水，木乘金，乘所不胜，是反侮也，名曰横；水乘金，火乘木，子乘其母，是倒施也，名曰逆；金乘水，木乘火，母乘其子，是相生也，名曰顺。五脏之脉，肝弦、心洪、脾缓、肺浮、肾沉。五脏各见本脉，是无病也。

程扶生曰：若非其时、非其部而得之，则为相乘。纵横为患最重，顺逆犹无大害也。程郊倩云：前条言诸气皆能令人成行尸者，无非生气先去，而死气乃乘。生气去在死气未乘之先，无论纵横逆气为死气，即顺气亦成死气。况顺气一而逆气三，即无病之躯，亦且正不敌邪。虽残贼我者少，而乘我者正多，纵有须微残贼，只成病气，惟从病气中传及正气，则残贼未除，而纵横遂逆，心肝肺肾，尽化残贼之流，而生气亦成死气矣。

所以有相乘之脉，有残贼之脉。相乘为正气虚之脉，随其所虚而传及之之谓。残贼谓邪气实之脉，恃彼之强而疟①及我之谓。二脉不辨，往往自开一可乘之隙，以招残贼之来。所以

① 疟：通“虐”。

凡病以正气虚为重，以邪气实为轻。正气虚者多，邪气实者少。故特于行尸条后，揭出相乘残贼二脉以示辨焉。

问曰：何以知乘腑，何以知乘脏？师曰：诸阳浮数为乘腑，诸阴沉涩为乘脏也。（原四十五，此上删去一节）

《摘要》云：腑，阳也。浮数阳也。脏，阴也。沉涩阴也。阳乘阳，阴乘阴，各从其类而相乘也。其阴邪乘阳，阳邪乘阴，腑邪乘脏，脏邪乘腑，各以脉证错综参之，可类推矣。按诸阳二字，则不止于浮数二脉为阳为乘腑。凡大动滑脉之类见者，皆为乘腑。又玩诸阴二字，亦不止于沉涩二脉为阴为乘脏。凡弱弦微脉之类见者，皆为乘脏。不过略举沉涩浮数，以为阴阳之例耳。

寸口脉诸微亡阳，诸濡（周作涩）**亡血，诸弱发热，诸紧为寒。诸乘寒者则为厥，郁冒不仁，以胃无谷气，脾塞[①]不通，口急不能言，战而栗也。**（原四十三）

成氏云：卫，阳也。微为卫气微，故云亡阳。荣，血也。濡为荣气弱，故云亡血。弱为阴虚，虚则发热；紧为阴胜，故为寒。诸乘寒者，则阴阳俱虚，而为寒邪乘之也。寒乘气虚，抑伏阳气，不得宣发，遂成厥也。程扶生言其阳极虚而阴寒直乘之也，故为厥逆，郁冒为昏不知人也。不仁为强直而无觉，即为尸厥焉。以胃无谷气，致脾涩不通于上下，故使口急不能言。

战者，寒在表也。栗者，寒在里也。战而栗者，胃阳不能运中布外也。盖寸口诸脉必资生于脾胃之谷气者也。夫脉资生于胃，借后天谷精之气注于脾，行于心，出于肺，以生先天之

① 脾塞：脾涩。

脉气。今手足厥冷，郁冒不仁，以胃无谷精之气，不能游溢精气，上输于脾，则脾涩不通也。不能浊气归心，淫精于脉，则口急不能言也。不能上归于肺，输精于皮毛，则战而栗也。由是而知，先天之脉气全借后天水谷以生者如此。

魏柏乡云：不仁之证，由于胃虚，虚则脾气不运，饮食必减，谷气渐无，脾脉必涩，不能流动快利，因而不能通于荣卫，口为脾之窍，脾涩不能荣华唇四白，则口唇牵急而不能言。

问曰：脉有残贼，何谓也？师曰：脉有弦紧浮滑沉涩，此六脉名曰残贼。能为诸脉作病也。（原十三）

凡为诸经脉作病者，必由风寒暑湿以伤残之，饥饱酒色以戕[①]贼之。风则脉浮，寒则脉紧，热则脉滑，湿则脉涩。沉潜水畜，支饮急弦。伤外表病则脉浮，伤内里病则脉沉，所以谓之残贼。残贼者，以能伤害正气也。程郊倩云：残贼乃暴虐之名，脉中有此，当属实邪。然亦有辨，残则明伤，作病于暴，属实者多。贼则暗袭，作病于渐，属虚者半。作，起也。相乘之脉为正气虚，随我所虚而乘及之之谓也。残贼之脉为邪气实，恃彼之强而虐及之之谓也。故曰被乘之脉，必无实脉；邪残之症，必无虚证。张锡驹曰：残，伤残；贼，贼害也。言此六者之脉，足以暗伤人之经脉血气，如贼之害人而不觉，故曰能为诸脉作病也。

问曰：翕奄沉，名曰滑，何谓也？师曰：沉为纯阴，翕为正阳，阴阳和合，故令脉滑，关尺自平。阳明脉微沉，食饮自可。少阴脉微滑。滑者，紧之浮名也，此为阴实，其人必股内汗出，阴下湿也。（原二十二）

---

① 戕：杀害。

翕者，起而盛动于上也；奄沉者，旋复覆没于下也。言忽然浮合于阳，忽然沉入于阴，正以写往来流利，如珠转旋之状也。纯阴，以其没于下言也。正阳，以其盛于上言也。和合，言阴阳并集，无偏胜也。纯正和合四字妙绝，见本无邪气夹杂其间，此元气自然所致。阳明胃也，食饮自可，言胃不病也。少阴肾也，微滑即《内经》之冬胃微弱，如石之滑，故谓紧之浮名也。此为阴实三句，其义不属，未详。

王肯堂云：翕奄沉三字，状得滑脉最好。夫翕者，合也，起也。奄者，忽也。当脉气始起，合聚而盛之时，奄忽之间即已沉去，是名滑也。仲景恐人误认滑脉为沉，故下文又曰滑者紧之浮名也。曰沉曰浮，若异而同，更须慧解。观经云紧者如转索无常也一句，则知浮为转索无常之浮，非轻手便得。有常之名也。沉为翕奄之沉，非重取乃得，一定之说也。仲景下字，具有史笔，不可草草看过。故赵嗣真曰：今人不解作秦汉文字观此，可谓善读仲景之书矣。

寸口脉浮而大，浮为虚，大为实，在尺为关，在寸为格。关则不得小便，格则吐逆。（原二十七，此上删去四节，此下与原论同）

经曰：浮为虚。《内经》曰：大则病进。浮则为正气虚，大则为邪气实。在尺则邪气关闭下焦，里气不得下通，济渗膀胱，故不得小便，而为关。在寸则邪气格拒上焦，原气不能上蒸，磨泌糟粕，故遂吐逆，而为格。此邪实不能运化，实由正虚不能运化耳。朱丹溪曰：《难经》云吸入肾与肝。夫盈天地之间者，一元之气也。气之升者为阳，气之降者为阴。肾足少阴也，肝足厥阴也。位居下，主吸与入。其所吸之气，不能达肾至肝而还者，此阴之弱也。浮大之脉属阳，见于寸者，阳气偏盛，阴不得配之也，为格，主吐逆，此无阴则呕之谓。见于尺者，阴血不足，阳往乘之，也为关，主不得小便。此东垣滋肾丸之意。

趺阳胃脉，气不宣，血不濡，名曰关格。主水谷不化与食不得入，亦阳有余，阴不足，故有升而无降也。何注文不之及，而以邪气关格闭拒为言欤。《摘要》云：《平脉》以脉内外候关格，此以脉尺寸候关格。于此推之，凡阴阳盛极，皆病关格，而不必定在内外尺寸也。

趺阳脉伏而涩，伏则吐逆，水谷不化，涩则食不得入，名曰关格。

趺阳脉，一名会元，一名冲阳，在脚背上，去陷谷三寸脉动处是也，乃足阳明胃经之动脉。胃者水谷之海，五脏六腑之长。若胃气已惫，水谷不进，谷神已去，脏腑无所禀受，其脉不动而死也，故必诊趺阳以察胃气焉。今虽未至于不动，而已不能鼓舞其脉气上行而沉伏，伏则胃气难以升降，故伏而不宣。涩则三焦之元气枯竭，故涩滞不利。中焦关格，正气壅塞，故吐逆而水谷不化。涩则枯涩，咽门不利，无津液以滑润，故食不得入，名曰关格。

程郊倩曰：或关或格，虽属阴阳水火不交，而上下部只成偏胜之局，苟中焦升降之职未经革除，关尚可开，格尚可撤。今趺阳复伏而涩，则胃中之阳已亡，脾中之阴亦槁，中州之气索然矣。吐逆水谷不化，是无火也。食不得入，是无水也。水火两亡，则上焦之阳为死阳，下焦之阴为死阴。格而且关，不特不得小便，而且无小便之得矣。殆亦寸不至关为阳绝，尺不至关为阴绝之脉。

按：阴阳不升降之关格，即《内经》阴气太盛阳气不能荣之关证，阳气太盛阴气弗能荣之格证，是阴阳之太过为病。此阳衰不能化谷之吐逆，阴枯不能滋润之食不得入，乃阴阳之不及为病。故在彼则宜调和阴阳，而此当以一力补虚。阳虚而水谷不化者，益火之原。阴槁而食不得入者，大壮其水。若彼之阳炽而阴不能滋荣者，是当抽薪息燔，又须滋荣兼以宣通而调和之。阴漫而阳不能运荣者，固当温通烊化，又宜运荣兼以清疏而调和之。此阴阳虚实，俱能令人关格。诊者当辨焉。

脉浮而大，浮为风虚[1]，大为气强[2]。风气相搏，必成瘾疹。身体为痒者名泄风，久久为疥癞。

张志聪云：脉浮而大，即上文寸口脉浮而大也。上文浮为虚者，正气虚也。此言浮为风虚，是正气虚而风薄之也。上文大为实者，邪气实也。此言大为气强者，风邪在表，而卫气强盛也。风邪与湿气相搏于皮肤肌腠之间，故必成隐疹而身体为痒。此因汗欲外泄而不得泄，风当解散而无由解，故久久而成疥癞也。疥癞者，眉少发稀，身有干疮而醒（腥）臭。《内经》曰：脉风成为疠。《金匮要略》云：风气相搏，风强则为瘾疹。是风热胜于湿气也。气强则为水，是水湿胜于风也。程扶生曰：气者，雾露不正之气也。

寸口脉弱而迟，弱者卫气微，迟者营中寒。营为血，血寒则发热；卫为气，气微者心内饥[3]，饥而虚满不能食也。

魏柏乡云：阳不足于中，卫外之阳气亦弱也。荣中寒气凝泣，则脉道之流行亦迟也。荣虽属血，然赖气以行，赖阳以温。如阳气衰，荣血寒，其证反见发热，何也？寒在血则行迟，迟则必郁，郁则必热矣，此血寒发热之由也。至于卫气之微，由

---

① 风虚：即虚风，指八方不正之气。
② 气强：指邪气强。
③ 心内饥：指胃内饥。心，指心下胃脘。

于胃中雾气不足，不能充塞，故心常饥。饥而饮食不化则满，虚气亦能作满，虚气满布，正阳无力化谷，虽饥焉能食耶。喻嘉言曰：寒之为言虚也，与贫之称寒同。虚寒发热者，血气之在人身，犹水火在天地，水干则火炽也。《内经》云：阴虚生内热是也。

趺阳脉大而紧者，当即下利为难治。

程扶生云：大为邪实。成无己曰：大为虚，紧为寒。胃中虚而寒邪乘入，当即下利。下利脉当微小，反紧大者邪胜也，故云难治。经曰：下利脉大者为未止。况兼紧乎？王氏云：大为实，大为虚。上下纷纷不一者，只要识得虚者正气虚，实者邪气实之义。

寸口脉弱而缓，弱者阳气不足，缓者胃气有余，噫而吞酸，食卒不下，气填于膈上也。

魏柏乡云：寸口脉弱而缓，寸口虽候胸膈，然膻中阳气足，亦由于胃中阳气足也。今见弱则上焦之阳气虚，而中焦之阳气必不足也。阳能消谷，阳气不足，不能消化谷食，则胃中多滞气，似胃气有余，其实乃食物之滞气，胃正气总不足也。故脉见迟缓而弱。盖饮食实物在胃，能助胃气，亦能滞胃气。正气稍不足，则食物之气，胜于胃气也。善噫者，食物不消，气上逆也。气上而食物在内，变热作酸，滞气填塞于胸膈，食岂能再下？

喻嘉言曰：阳气以胃中之真气言，不足则不能化谷。胃气以胃中之谷气言，有余言有宿食也。胃有宿食，则郁而生痰生热，填塞中脘①，故噫饱而吞酸，此盖以饮食之内伤者言也。

---

① 脘：原作“腕”，据文义改。

程郊倩云：食入于阴，长养于阳，阳气不足，则无从克化，而食宿于胃，是以阳气之不足，成其胃气之有余也。传送之官失理，则水精不布，而浊气上壅，故噫而吞酸，食卒不下，气填于膈上也。张卿子云：胃气有余，即《内经》所谓陈气，不必指定未消谷物说。

趺阳脉紧而浮，浮为气，紧为寒；浮为腹满，紧为绞痛。浮紧相搏，肠鸣而转，转即气动，膈气乃下。少阴脉①不出，其阴肿大而虚也。

前仅脾滞病虚，而未至于寒。若趺阳脉紧而浮，则虚而且寒矣。张志聪云：浮为气，阳气外出也；紧为寒，寒邪内入也；浮为腹满，阳气外浮而内虚也；紧为绞痛，寒邪内入而相搏也。浮紧相搏，阳气寒气两相搏击也。肠鸣而转，阳气寒气从中土而行于大肠也。夫肠胃皆属于土，少阴君火之气从膈而下，少阴肾水之气从阴而上，皆归中土。转即气动，膈气乃下，是君火之气，下归中土。少阴脉不出，其阴肿大而虚，是肾水之气，不归中土，水气不上承，聚水而从其类，故阴肿大而虚浮也。由是而知少阴之脉，上出于中土，不但中土之下交于少阴矣。

周禹载曰：脾胃虚寒，是无火也。胃气虚则腹满，脾气寒则绞痛，虚寒两持，肠鸣而转，则中虚不能健运，而三焦元气，有降无升，遂使少阴之脉内伏，明是真阳绝无以生土，土气不旺，无以制水，其人之阴必肿大而虚，盖言火虚也。

寸口脉微而涩，微者卫气不行，涩者荣气不足，营卫不能将相②，三焦无所仰③，身体痹不仁。营气不足，则烦疼口难

① 少阴脉：指足少阴肾脉，位于太溪穴处。

② 将相：协调。

③ 仰：依赖，仰给。

言；卫气虚者，则恶寒数欠。三焦不归其部。上焦不归者，噫而吞酸；中焦不归者，不能消谷引食；下焦不归者，则遗溲。

人养三焦者血也，护三焦者气也。血属于荣，荣出于中焦。气统于卫，卫出于上焦。荣卫流行，一身所依仰也。荣为血，血藏于肝，肝为将军之官，荣不足故不能将血。卫为气，气藏于肺，肺为相傅之官，卫不足故不能相气。荣卫不能相将而行，三焦无所仰承，身体为之顽痹而不仁。《内经》曰：荣气虚则不仁。《针经》[1] 曰：卫气不行，则为不仁。荣为血，血不足则不能荣养其筋脉，故烦疼。荣属心与脾，心脾不足，不能通荣舌本，故口难言。卫为阳，阳微不能护外，则恶寒。卫为气，气虚不能引伸，故数欠。三焦因荣卫不足，无所依仰，其气不能归其部。《金匮要略》曰：上焦竭，善噫。上焦受中焦气，中焦未和，不能消谷，故令噫耳。下焦竭即遗溺。盖天地之内，人身之中，无非一气充塞，为之运动耳。不归者不能充足也。上焦之气，不能充足运动，则不能宣布五谷之气味，故噫而吞酸。中焦在胃之中，主腐熟水谷，水谷化则思食。中焦若无气充足其部，以蒸腐运化，则旧谷尚存，何能即引新谷使之再入？故云不能消谷引食。下焦在膀胱上口，主分别清浊。溲，小便也。下焦之气不归其部，则无气收摄，不能约制溲便，故溲无关而遗失。

魏柏乡曰：微者气虚，卫气自不能畅行，涩者血虚，荣气自不能充足。荣卫俱虚，则表里之间，不能相为匡济，而三焦无所仰承矣。盖三焦之如雾如沤如渎者，皆气为之也。夫正气充塞，周布于躯壳之内，则三焦之气皆满，气虚则无处非无入

---

① 《针经》：指《灵枢》。

之境矣。于是表虚而外邪易入，中于分肉者成痹；中于经络者，半身不遂，或但擘不举，皆谓之不仁。不仁者，志动而气不随，志不足以帅气，邪之所居，不听正令也。心之所及，即仁之所至。心所及而邪阻之不能及，则谓之不仁也。烦疼虽非心病，乃因疼而烦也。然亦中气虚，心血不足，故疼而易致于烦焉，故痛在荣而烦生于心。卫气虚，不足以御寒邪于表，则拘挛束缚而恶寒。隧道之气，往来不能自适，必借欠以引伸其气，所以数欠伸以取快也。周禹载云：三焦无形之气不归，则有形之物不化，不化则荣卫总无所生。然则其始也，因荣卫不足，无以仰于三焦，其既也三焦不归，复无以仰夫荣卫。

趺阳脉沉而数，沉为实，数消谷，紧者病难治。

沉为实者，里气结实而不虚浮也。数消谷者，数为阳热胜，阳能化谷也，虽病不足为害。紧为肝脉，见于脾部，木来克土，为鬼贼相形（刑），况紧为邪胜，故云难治。周禹载曰：沉数为热实于内，尚能消谷。脾虽病而气犹强，故一去其热，则数退而沉自起矣。若沉而兼紧，则里气虚寒，不能化谷，岂易治耶。

寸口脉微而涩，微者卫气衰，涩者营气不足。卫气衰，面色黄。营气不足，面色青。荣为根，卫为叶，荣卫俱微，则根叶枯槁，而寒栗咳逆，唾腥吐涎沫也。

卫气虚而不能充肥肤腠以固护经脉，则脉微。荣气虚而不能充足流利以濡养经脉，则脉涩。程扶生曰：卫气衰，则阳不能温胃，而脾土之色现于面。荣气不足，则血不荣面，而肝木之色现于面。卫虚则外寒而栗，荣虚则内热而咳逆。荣虚则以咳伤肺而吐腥，卫虚则以寒入脾而吐涎沫。亦以寸口脉微涩故也，均是脉微而涩，故均是荣卫不足。但上文为伤其六腑之病，此为损其五脏之病也。成氏云：荣为根者，言血荣于人身之内，犹木之根本也。卫为叶者，言气卫于人身之外，犹木之枝叶也。今营卫俱微，则根叶皆病，故根叶枯槁，枯槁者气血并竭也。

趺阳脉浮而芤，浮者卫气虚，芤者营气伤。其身体瘦，肌肉甲错，浮芤相搏，宗气衰微，四属①断绝。

浮者卫气衰，衰则不能充肥肌肉，而身体消瘦。《内经》云：血脱者色白，夭然不泽，其脉空虚。故仲景曰芤者荣气伤，伤则不能濡养皮肤，而肌肉甲错。胃中水谷之气，既不能内外荣卫，至身体消瘦，且肌肉甲错如是，而何有积于胸中，达于四末？此宗气之所以衰微，以及四属之无力而如断绝也。

程郊倩曰：趺阳脉浮而芤，则浮已无根，芤成中脱，根基中堕，一身谁主？因知卫虚而乏资生之气，荣伤而成枯槁之形矣。故不特肌消而成索泽，抑且呼吸莫续，而见宗气衰微。夫宗气者，荣卫之精气，积于胸中而名气海者是也。气海以其所积者，主呼吸而布之经遂，是为脏气之所禀。宗气衰微，知无所积，何有所布？是以四属断绝，而损骨损筋损肉损皮毛之无不损也。大都此为医所病也，大发其汗，则液亡于外，又数大下之，则血亡于内矣，故见此浮芤夺血之脉。

张志聪云：上文皆以寸口论荣卫，趺阳论中土，此即以趺阳论荣卫者，言中土主荣卫阴阳之气也。趺阳脉浮者，卫气虚而不归于中土也。趺阳脉芤者，荣气伤而不归于中土也。中土主荣卫阴阳之气，循行于身体肌肉。今脉浮芤，故其身体瘦，瘦者卫气不充也。肌肉甲错，甲错者荣气不充也。浮芤相搏，中土内虚，不能上行而循宗气，故宗气衰微。不能外达而行四肢，故四肢属断绝。不曰四肢而曰四属者，言四肢属于身体，

① 四属：四肢。

因身体瘦肌肉甲错之所致也。

寸口脉微而缓，微者卫气疏，疏则其肤空；缓者胃气实，实则谷消而水化也。谷入于胃，脉道乃行，而入于经，其血乃成。营盛则其肤必疏，三焦绝经，名曰血崩。

脉赖卫气护卫而行，故脉微则卫微。卫气者，充皮肤，肥腠理也。卫气衰微，则分肉疏而不能充肤肥腠，故曰空虚也。成无已云：经曰缓者胃气有余，有余为实。故云缓者胃气实。《内经》曰：食入于胃，淫精于脉。是谷入于胃，脉道乃行也。《针经》曰：饮而液渗于络，合和于血。是水入于经，其血乃成也。胃中谷消水化而为血气，今卫疏荣盛，是荣气强而卫气弱也。卫气弱者，外则不能固密皮肤，而为之气疏，内则不能卫护其血，而血为之崩。经，常也。三焦者气之道路，卫气疏则气不循常度，三焦绝其常度也。

王肯堂云：经文曰而入于经，而字乃承上文谷字，水亦在其中矣。成注引《针经》水入于经，乃是互文以见意。仲景独重于谷，故用而字。若欠理会，则血为水所化，岂理也哉。玩合和于三字，则成氏之说未莹。

魏柏乡曰：肤空卫疏，外邪易入，人知之矣。抑知里荣无所统摄，多入于经者，亦易乱出于经乎，何也？气有行于荣中者，荣气也。气有护于荣外者，卫气也。卫气既疏，则里血无力，血易泛滥，不由经道而下泄也。三焦为气之道路，皆阳气充塞。三焦之气绝其常度，则血无帅而妄行矣。

程扶生云：荣血之在经也，必以阳气为固卫，以气者血之帅也。三焦者气之道路也，今荣气偏盛，则阳并入脉中而不卫外矣。《内经》曰：气之所并为血虚，血之所并为气虚。有者为实，无者为虚。故气并则无血，血并则无气。无气则其肤必疏，而三焦之行失其常经，血以无所统摄而下崩也。崩者，堕也。如山之崩坏，曰实曰盛，皆病也。

程郊倩曰：卫疏肤空，阳气衰乏故也。胃气实，无阳化气，致积瘀凝胃而成燥热故也。瘀而兼燥，所以谷入胃而徒消。去，水入胃而徒化。去，不复游溢精气。上输下淫，使水精之四布，五经之并行也。夫谷入于胃，脉道乃行，而入于经，其血乃成，恒人之常也。今则谷消而水化，则消化之水谷，不能入胃而充其肤之疏者，当自夹瘀而积成荣之盛。荣盛则其肤愈疏，灌溉不到故也。荣以不行脉不入经之水谷而盛，则所盛者死阴之属。不但其卫愈疏，而三焦亦成败绝。盛血无经可归，势必妄溢奔波。既奔之后，恐荣之盛者未盛，而卫之疏者则益疏矣。《内经》云：荣者水谷之精气也，和调于五脏，洒陈于六腑，乃能入于脉也。入脉则盛者不盛，疏者不疏，此为平人。今之营盛肤疏者，自是荣卫之行，已不能循脉上下，以贯五脏络六腑也。

趺阳脉微而紧，紧则为寒，微则为虚，微紧相搏，则为短气。

张志聪云：趺阳者，阳明之胃脉也。以寒邪而病阳明，故紧则为寒，中土虚而脉微，故微则为虚。既虚且寒，则阳明中土之气，不能上合于肺以司呼吸，故微紧相搏，则为短气。短气者，呼吸短促，宗气不足也。宗气者，积于胸中，出于喉咙，以贯心脉而行呼吸。呼吸短促，鼻息奔急，则知宗气衰微，乃寿夭之征也。

少阴脉弱而涩，弱者微烦，涩者厥逆。

少阴动脉名太溪，在足内踝后跟骨上。少阴脉弱，则精血内虚，肾水不能上交于心，故心微烦。少阴脉涩，涩则血不充而气不利，阴阳之气，不相顺接，所以四肢厥逆也。

趺阳脉不出，脾不上下[1]**，身冷肤硬**。

脾胃为荣卫之根，脾气能上下运动输布，则水谷磨消，荣卫之气得以行也。脾气虚衰，不能上下，则荣卫之气，不得通荣于外，故趺阳脉不出。身冷者，卫气不温也。肤硬者，荣血不濡也。

少阴脉不至，肾气微，少精血，奔气促迫，上入胸膈，宗气反聚，血结心下，阳气退下，热归阴股，与阴相动，令身不仁，此为尸厥。当刺期门巨阙。

尸厥者，为其从厥而生，形无所知，其状若尸，故名尸厥。少阴动脉不至者，盖因肾中真阳微，不能鼓其脉于中。真精少，不能行其荣于中，而厥气得以乘之也。经曰：厥气上行，满脉去形，故厥气上奔，填塞于胸膈，壅遏正气，使宗气反聚而结血于心下。《针经》曰：五谷入于胃，其糟粕津液宗气，分为三隧。宗气积于胸中，出于喉咙，以贯心脉而行呼吸。又曰：荣气者，泌其津液，注之于脉，化而为血以荣四末。今宗气被厥气促迫，不得升降而司呼吸，故反聚而不布，血亦无所附而结于心下，故心神为之昏塞。

盖上焦之气血，既结聚不通，则厥逆之阳，不得上奔，必退而居下，故热归阴股，与阴相搏。今荣阴卫阳之气血，俱不流通，则身脉虽动，而形体无知，其状若尸也。此乃虚体受实邪所致，当随其实而泻之。刺期门以通结血，刺巨阙以行宗气。血气流通，厥气退则苏矣。期门肝之募，在两乳下。巨阙心之募，在心鸠尾下。募者，脏气结聚之所也。《摘要》云：肾者，阴中藏阳者也。肾阴虚竭，不能藏阳，阳气上奔，迫促胸膈，

---

① 脾不上下：指升降失司。

宗气反为所阻聚而不行矣。

寸口脉微，尺脉紧，其人虚损多汗。知阴常在，绝不见阳也。

寸为阳，微为虚。阳虚则卫不固，所以多汗。尺为阴，紧为寒，阴寒而乘阳虚之人，其阳愈损而益虚。兼之汗多则亡阳，故知阴常在，绝不见阳也。按寸口脉微为虚，尺脉紧为损。虚可为而损难为。故凡虚劳之脉微，犹可补其虚而渐至实。若见弦劲之紧脉，则真脏之气，业已损坏而现出，不可为也。程郊倩云：虚损所该固广，独着一多汗证，则内热烦蒸种种虚阳之现，包含在内可知。在人未有不认为阴虚者。仲景独曰阴常在绝不见阳者，于何知之。知之于寸微尺紧耳，顾微即诸微亡阳之微，紧即诸紧为寒之紧。

卷之九（下）

辨脉法

成氏云：辨脉者，辨脉之阴阳死生也。平脉者，平脉之太过不及，使归于脏气时气之和平也。辨脉虽间及杂病，而多是言伤寒。平脉虽间及伤寒，而多是言杂病。故伤寒杂病二论，当合为一书，以复仲景之旧云。程郊倩云：经曰别于阳者，知病之所由生；别于阴者，知死生之期。实实虚虚，皆能致死。使非辨之于阴阳，辨之于表里脏腑。何从得其孰为正而不虚其虚，孰为邪而不实其实。此辨脉法之所以不容已也。

问曰：脉有阳结阴结者，何以别之？答曰：其脉浮而数，能食不大便者，此为实，名曰阳结也，期十七日当剧。其脉沉而迟，不能食，身体重，大便反硬，名曰阴结也，期十四日当剧。

成无已曰：结者，气偏结固。阴阳之气，不得而杂之。阴中有阳，阳中有阴，阴阳相杂以为和，不相杂以为结。浮数，阳脉也。能食而不大便，里实也，为阳气结固，阴不得而杂之，是名阳结。沉迟，阴脉也，不能食身体重，阴病也。阴病见阳（阴）脉，则当下利。今大便硬者，为阴气结固，阳不得而杂之，是名阴结。魏柏乡曰：阳结期以十七日剧[1]者，少阴之数八，二八十六日，而阴为阳邪所耗将亡，故剧也。阴结期以十四日者，少阳之数七，二七十四日，而阳为阴邪所痼将灭，故

① 剧：原作“愈”，据上下文改。

亦剧也。阳实故数常嬴[1]，十六日间增一日，方应。阴虚故数常缩，足十四日即应矣。程扶生云：本文皆阳明胃实之证，阳结为热邪，阴结为寒邪。详其脉证，未必即死。然结而不解，延至十七日、十四日，荣卫不行，脏腑不通，虽欲勿剧得乎？是以贵早辨其阴阳，而议下、议温也。程郊倩曰：阳结者，偏于阳而无阴以滋液，责其无水。阴结者，偏于阴而无阳以化气，责其无火。无水者壮水之主，无火者益火之原，济其偏以滋培其气化，是为治法。皆于脉之浮而数沉而迟辨之也。沈尧封云：阳结即风热入阳明之证，阴结即寒湿假阳明之证。

阳脉浮阴脉弱者，则血虚。血虚则筋急也。其脉沉者，营气微也。其脉浮而汗出如流珠者，卫气衰也。营气微者，加烧针则血流不行，更发热而烦躁也。

成无己云：阳为气，阴为血。阳脉浮者，卫气强也；阴脉弱者，荣血弱也。《难经》曰：气主煦[2]之，血主濡之。血虚则不能濡养筋络，故筋急也。《内经》曰：脉者血之府也。脉实则血实，脉虚则血虚，此其常也。脉沉而弱者，知荣气不能鼓舞其脉而沉也。

《针经》云：卫气者，所以温分肉，充皮肤，肥腠理，司开合者也。脉浮汗出如流珠者，腠理不密，开合不司，为卫气外衰也。浮主候卫，沉主候荣。以浮沉别荣卫之衰微，理固然矣。然而衰甚于微。所以于荣言微而卫言衰者，以其汗如流珠，为阳气外脱，所以卫病甚于荣也。卫，阳也；荣，阴也。烧针益阳而损阴。荣气微者，谓阴虚也。《内经》曰：阴虚生内热。方

---

① 嬴：同“赢”。满，有余。

② 煦：原作“呴”，据《难经·二十二难》“气主煦之”改。

其内热，又加烧针以补阳，不惟两热相合而荣血不行，必更外发热而内躁烦也。

程扶生曰：寸浮则阴不内守，尺弱则血不内荣，是以不可大汗也。水谷之精气为荣，荣行脉中；水谷之悍气为卫，卫行脉外。荣行内而主血，故沉以候荣；卫行外而主气，故浮以候卫。脉沉则荣不内充，浮而汗如流珠，则卫不外固。

脉蔼蔼[①]如车盖者，名曰阳结也。脉累累[②]如循长竿者，名曰阴结也。脉瞥瞥[③]如羹上肥[④]者，阳气微也。脉萦萦[⑤]如蜘蛛丝者，阴（阳）气衰也。脉绵绵如泻漆之绝[⑥]者，亡其血也。

成氏云：蔼蔼如车盖者，大而厌厌聂聂也，为阳气郁结于外，不与阴气和杂也。累累如循长竿者，连连而强直也，为阴气郁结于内，不与阳气和杂也。瞥瞥如羹上肥者，形容其轻浮无力，而主阳微也。萦萦，滞也。若萦萦惹惹之不利也。如蜘蛛丝者，至细也。《内经》曰：细则气少。微为阳微，细为阳（阴）衰。绵绵者，连绵而软也。如泻漆之绝者，前大而后细也，细则无血，以连续，故亡其血也。喻嘉言曰：蔼蔼团聚貌如车盖，言浮旋于上也，形容其浮数中有拥上之象也。王肯堂云：车盖，浮大也。即前浮数之阳结也。长竿，紧弦也。即前沉迟之阴结也。

脉来缓，时一止复来者，名曰结。脉来数，时一止复来者，

---

① 蔼蔼：盛大之貌。

② 累累：强直而连连不断貌。

③ 瞥瞥：虚浮貌。瞥，通“潎”。

④ 羹上肥：肉汁上漂浮的脂沫。

⑤ 萦萦：织细貌。

⑥ 泻漆之绝：谓脉来如漆汁下落的状态，前大而后细，连绵柔软之状。绝，落也。

名曰促。**脉阳盛则促，阴盛则结，此皆病脉**。

成氏云：脉一息四至曰平，一息三至曰迟，一息六至曰数。时有一止者，阴阳之气，不得相续也。阳行也速，阴行也缓，缓以候阴。若阴气胜而阳不能相续，则脉来缓而时一止。数以候阳，若阳气胜而阴不能相续，则脉来数而时一止。伤寒有结代之脉，动而中止，不能自还为死脉。此结促之脉，正是阴阳偏胜。而时有一止，即非脱绝，而止云此皆病脉。王肯堂曰：结促代皆动而中止，但自还为结促，不能自还为代，无常数为结促，有常数为代。结促为病脉，代为死脉，不可不辨。杂病脉结促，多有痰食气血阻滞隧道而然。不然者病多难治也。太阳病，下之脉促不结胸为欲解，未必尽凶也。少阴病，手足厥冷脉促宜灸之，非必皆阳盛也。按结促二脉，非泥定缓时一止为结，数时一止为促，此特举其例耳，已详一卷太阳内。

阴阳相搏名曰动，阳动则汗出，阴动则发热，形冷恶寒者，此三焦伤也。**若数脉见于关上，上下无头尾，如豆大，厥厥**①**动摇者，名曰动也**。

动为阴阳相搏，方其阴阳相搏，而虚者则动。阳被阴搏，则阳虚不能固护而动，动则阳气沸溢，故汗出。阴被阳搏，则阴虚不能内濡而动，动则血被煎熬，故发热。三焦者元气之别使，主行气于阳。三焦既伤，则阳气不通而微，致身冷而恶寒也。《金匮要略》曰：阳气不通即身冷。经曰：阳微则恶寒。《脉经》曰：阳出阴入，以关为界，关为阴阳之中也。若数脉见于关上，上下无头尾，如豆大厥厥摇动者，是阴阳之气相搏也，故名曰动。方中行言形冷恶寒者，此三焦伤也，二句不相蒙，

① 厥厥：动摇不定貌。

疑有脱误。亦是。

王宇泰曰：阳升阴降，二者交通，上下往来于尺寸之间，则冲和安静，焉睹所谓动者哉。惟夫阳欲降而阴逆之，阴欲升而阳逆之，两者相搏，不得上下，鼓击之势陇然高起，而动脉之形著矣。程扶生云：阳欲升而阴不足以和之使降，则两相搏击，其脉如数。而蹶蹶动摇者，见于关上矣。厥与蹶同，跳动之貌也。阳出阴入，以关为界，关前为阳，关后为阴。阴中之阳动于阳位，则外扰而汗出；阴中之阳动于阴位，则内躁而发热。周禹载云：厥厥摇动，旋转如豆，正是相搏之处。上下无头无尾，如豆大厥厥摇动，言其状也。然曰阳动，曰阴动，曰关上。仲景明明示人止见一部，不似滑脉之属于实者，或兼见于三部也。

趺阳脉浮而涩，少阴脉如经[①]也，其病在脾，法当下利。何以言之？若脉浮大者，气实血虚也。今趺阳脉浮而涩，故知脾气不足，胃气虚也。以少阴脉弦而浮，才见此为调脉，故称如经也。若反滑而数者，故知当屎脓也。

成无己云：趺阳者胃之脉。诊得浮而涩者，脾胃不足也。浮者以为气实，涩者以为血虚者，此非也。经曰：脉浮而大，浮为气实，大为血虚。若脉浮大，当为气实血虚。今趺阳脉浮而涩，浮则胃虚，涩则脾寒，脾胃虚寒，则谷不消而水不化，法当下利。少阴，肾脉也。肾为肺之子，为肝之母。浮为肺脉，弦为肝脉。少阴脉弦而浮，为子母相生，故云调脉。若滑而数者，则客热在下焦，使血流腐而为脓，故屎脓也。

程扶生曰：少阴脉，阴血之所属，二便之总司也。少阴脉

---

① 如经：如常。

若反滑数，则为热入少阴，法当屎脓。盖水谷之下利，属于脾胃之寒；而脓血之下利，属于肾之热。此可诊趺阳太溪而辨之也。王肯堂云：趺阳乃足阳明胃经之动脉也，故必诊趺阳以察胃气焉。切脉下指轻重，以为气血之分。浮而大者，轻取有余，重取不足，故为气实血虚之诊也。若轻取之便不大而涩，知脾胃之气不足也。脾胃之气不足，则转输失职，而下利之证见矣。下利属少阴证，故云少阴脉如经也。少阴之脉，微细沉紧，而此乃以弦而浮为调脉，最宜活看。《摘要》云：少阴脉弦而浮，岂可谓如经乎？当改沉而滑字。

趺阳脉迟而缓，胃气如经也。趺阳脉浮而数，浮则伤胃，数则动①脾，此非本病，医特下之所为也。营卫内陷，其数先微，脉反但浮，其人必大便硬，气噫而除。何以言之？本以数脉动脾（《脉经》云：脾脉本缓，今数脉动脾）。**其数先微，故知脾气不治②，大便硬，气噫而除。今脉反浮，其数改微，邪气独留，心中则饥，邪热不杀谷，潮热发渴，数脉当迟缓。脉因前后度数如法，病者则饥，数脉不时③，则生恶疮也。**

趺阳脉迟而和缓，是胃气不病，如经之脉也。经，常也。若浮而数则病矣。胃气伤，则气不内守而外浮，故脉浮。脾气动，则损其津而数矣。脾为阴主血，故阴虚者脉必数。此非本然之脾胃脉，以误下亡其津液，胃中空虚所致也。胃中空虚，荣卫之气内陷，盖荣卫之气，即脾胃之气所为也。胃伤脾动，则内虚不能鼓舞荣卫之气外行，而内陷矣。

---

① 动：伤。“动”与前文“伤”对举。

② 治：旺。《素问·逆调论》曰：“少水不能灭盛火，而阳独治。”王冰注：“治者，王也。”王，通“旺”。

③ 数脉不时：数脉始终不退。

成无已云：荣卫内陷，邪客于脾，以数则动脾。今数先微，则是脾邪先陷于里也。胃虚脾热，津液干少，大便必硬。《针经》曰：脾病善噫，得后出余气，则快然而衰。今脾客邪热，故气噫而除。脾能磨消水谷，则邪气独留于脾。脾气不治，心中虽饥而不能杀谷也。脾主为胃行其津液，脾为热烁，故潮热而发渴也。趺阳之脉本迟而缓，因下之后，变浮为数。荣卫内陷，数复改微，是脉因前后度数如法。邪热内陷于脾，而心中善肌也。数脉不时者，为数当改微而复不微。

王宇泰曰：胃能纳，脾不能化，则食而不消。所以然者，脾中真火，乃能杀谷，邪热不能杀谷也。谷不化，反增胃中之热，则潮热而渴，势所必至矣。程扶生云：若其数者，先不数而但微浮，则脾胃虽伤，犹无大害。其人之病，止于津少便硬，得气噫而除。盖脾病善噫，得后出气，则快然而衰也。今脉已伤胃，而浮数者已改变为（其）微，则邪热之气，留陷于中，饥而不能杀谷，必至潮热发渴矣。妄下之变如此。若脉数不时而见，必邪郁荣卫之间，而为恶疮也。喻嘉言曰：恶疮与屎脓虽不同，其为血热则皆然也。

师曰：病人脉微而涩者，此为医所病也。大发其汗，又数大下之，其人亡血，病当恶寒，后乃发热无休止时。夏月盛热，欲著[①]复衣。冬月盛寒，欲裸其身。所以然者，阳微则恶寒，阴弱则发热，此医发其汗，使阳气微。又大下之，令阴气弱。五月之时，阳气在表，胃中虚冷，以阳气内微，不能胜冷，故欲著复衣。十一月之时，阳气在里，胃中烦热，以阴气内弱，不能胜热，故欲裸其身。又阴脉迟涩，故知亡血也。

① 著：同“着”，穿。下同。

成无己云：微为亡阳，涩则无血。不当汗而强与汗之者，令阳气微，阴气上入阳中则恶寒，故曰阳微则恶寒。不当下而强与下之者，令阴气弱。阳气下陷阴中则发热，故曰阴弱则发热。气为阳，血为阴。阳脉以候气，阴脉以候血。阴脉迟涩，为荣血不足，故知亡血。经曰：尺脉迟者，不可发汗，以荣气不足血少故也。

王宇泰曰：大发其汗，伤阳也，宜其脉微而恶寒。又数大下之，伤阴也，宜其脉涩而发热。阴阳两伤，则气血俱损。而首末独言亡血者，何也？曰下之亡阴不必言，汗亦血类故也。内虚之人，夏月阳气在表，则其内无阳也，故不胜其寒。冬月阳气在里，里阴既虚，不能当阳之灼烁也，故不胜其热。程郊倩云：欲著复衣，欲裸其身，是一时递见之证。夏月欲着复衣，则发热时裸其身不必言；冬月欲裸其身，则恶寒时着复衣不必言。极言寒热势之剧盛有如此。魏柏乡曰：血有形，气无形。血之亡可见，气之亡谁识乎？盖汗即血也，多出焉得不病阴？所下之津液，气之化也，大下焉得不病阳耶？此可以推广误汗下阴阳交病之理也。

按：此条非仲景原文，必后人所附，何也？阳微则恶寒，阴弱则发热，的是仲景采用《灵》《素》之意。夏月盛热，欲着复衣，冬月欲裸其身，是极言阳微之甚。虽值夏月炎热阳旺之时令，犹不能相助，而仍著复衣，则阳微极矣。阴弱之甚，虽当冬月严寒阴盛之时令，尚不足以济，而仍裸其身，则阴微极矣。若言五月之时，阳气在表，胃中虚冷，以阳气内微，不能胜冷。故欲着复衣数语，是统论夏月阳在表而阴在内，内阳微而不能胜冷，故欲着复衣，偏谬已极，断非仲景之语。观夏月人俱裸身，已可概见，何得云故欲著复衣？即有欲著复衣之人，乃此人之阳微所致，非因时令而然也。如果夏令胃中虚冷，阳气内微，不能胜冷，何以夏月反欲饮冷乎？王氏之注，亦不过随文释义而已，并未究其理之然否，故特辨之。

脉浮而大，心下反硬，有热属脏者攻之，不令发汗。属腑者不令溲数，数溲则大便硬，汗多则热愈，汗少则便难，脉迟尚未可攻。

浮大之脉，当责邪在表，不宜心下硬，故曰反。若心下反硬者，则热已甚而内结也。有热属脏四字内，已包藏便硬、消水、口燥、唇焦种种里热之症，故曰攻之。王宇泰曰：此舍脉而从症也。属脏者，宿屎在脏也。属腑者，小便不利也。大便则许攻之，小便不许者，以利大便则内热除，而利小便则徒走其津液也。成氏云：溲，小便也。勿为饮结而利小便，使其溲数，大便必硬也。经曰：小便数者，大便必硬。谓走其津液也。汗多则邪气除而热愈，汗少则津不充而邪不尽，故便难。迟脉即非虚寒，里气总是未实，断无实热之证。正与上文有热二字相照，故云脉迟尚未可攻。

程扶生云：其在腑者，攻之无疑矣。若有属脏者，则为邪入于阴，亦宜急下以救津液，不令发汗，恐津液去而热邪益炽也。故阳明有攻下之法，少阴有急下之证，均以发汗为戒也。唐不严[①]曰：热愈当作热愈甚为是。

脉浮而洪，身汗如油，喘而不休，水浆不下，形体不仁，乍静乍乱[②]，此为命绝也。

病有不可治者，为邪气胜于正气也。《内经》曰：大则邪

---

① 唐不严：明清医家，生平不详。对仲景伤寒有注述，载于《张卿子伤寒论》中。

② 乍静乍乱：忽而安静，忽而烦躁。

至。又曰：大则病进。脉浮而洪者，邪气胜而真气弛也。身汗如油者，液外亡而精内竭也。喘而不休者，阴不能维持于阳，而阳气上脱也。人之所受气者谷也，谷之所注者胃也。水浆不下，中土败而胃气尽也。身以荣卫为充，形体不仁者，荣卫之气，绝而不行也。不仁，为痛痒俱不知也。《针经》曰：荣卫不行，故为不仁。争则乱，安则静。乍静乍乱者，正与邪争。正负邪胜，精神散而无主持也。正气已脱，胃气又尽，荣卫俱绝，邪气独胜，神气将散于顷刻矣，故曰命绝也。

程郊倩云：上条尚未可攻，留作歇后语，以接此条浮洪之脉。洪即大脉，涌则为洪。夫浮大之脉，非命绝之脉，必然无根，是为真阳飞越之诊，故得此阴阳离脱之象，其命之自绝乎，抑或有误汗误下以灾之者。

又未知何脏先受其灾，若汗出发润，喘而不休者，此为肺先绝也。阳反独留，形体如烟熏，直视摇头者，此为心绝也。唇口反青，四肢漐习者，此为肝绝也。环口黧黑，柔汗①发黄者，此为脾绝也。溲便遗失，狂言，目反直视者，此为肾绝也。

成氏云：肺为气之主，为津液之帅。汗出发润者，津脱也；喘而不休者，气脱也。肺主气，心主血。气为阳，血为阴。阳反独留者，则为身体大热，是血先绝而气独在也。形体如烟熏者，为身无精华，是血绝不荣于身也。心脉夹咽系目，直视者，心经之精不运而绝也。头为诸阳之会，摇头者，阴绝而阳无根也。唇吻者脾之候。肝色青，肝绝则真色现于所胜之部也。四肢者脾所主。肝主筋，肝绝则筋脉引急，发于所胜之分也。漐习者，为振动若搐搦，手足时时引缩。脾主口唇，绝则精华去，

① 柔汗：冷汗。

故环口黧黑。柔，为阴柔。汗，冷汗也。脾胃为津液之本，阳气之宗。柔汗发黄者，脾绝而阳脱，真色现也。肾司开合，禁固便溺。溲便遗失者，肾绝不能约制也。肾藏志，狂言者，志不守也。

《内经》曰：狂言是失志，失志者死。《针经》曰：五脏之精气，皆上注于目。骨之精为瞳子，目反直视者，肾绝则骨之精不上荣于瞳子，而瞳子不转也。手太阴肺脉，行气温于皮毛者也。今汗出至发润湿，则气不能护卫皮毛，而津液尽亡。喘而不休，即经所谓病人肺绝口张，但气出而不还。心之于卦，离也。阳外而阴内也。阳反独留，则心血已尽，而惟浮游之火独光耳。经云：少阴气绝，则脉不通，不通则血不流而色不泽。故其面黑如漆柴者，血先死。又曰：病人心绝目停，停二日死。摇头者，头为诸阳聚会，阴去则阳无依附，故不宁也。经云：头者精明之府。头倾视深，精神将夺矣。

肝者，筋之合也。其脉支者，从目系下颊里环唇，故《内经》以唇青舌卷卵缩，为脉弗荣而筋先死，则四肢汗出而颤摇。漐，汗出貌；习，鸟数飞也。言手足颤摇，如鸟之习飞，奋振而不已也。但欲伏眠，目视而不见人，为肝绝。

脾其华在唇四白，环口黧黑，其华萎矣。经曰：病人脾绝，口冷足肿，腹热颅[1]胀，泄利不觉，出无时度。又云：太阴终者，腹胀闭，不得息，善噫善呕。呕则逆，逆则面赤，不逆则上下不通，不通则面黑皮焦而终矣。

又未知何脏阴阳先绝，若阳气前绝，阴气后竭者，其人死，身色必青；阴气前绝，阳气后竭者，其人死，身色必赤，腋下

---

① 颅：原作“胪”，据文义改。

温，心下热也。

《经络论》云：寒多则凝泣，凝泣则青黑；热多则淖泽，淖泽则黄赤。故成氏曰：阳主热而色赤，阴主寒而色青。其人死也，身色青，则阴偏盛而未离乎体，故曰阴气后竭；身色赤，腋下温心下热，则阳独炽而未离乎体，故曰阳气后竭。《针经》曰：人有两死而无两生。此之谓也。《摘要》云：有两死者，谓阴阳皆可死也；无两生者，谓阴阳不能独生也。阳气前绝，寒病；阴气前绝，热病也。寒热之治苟误，人死尚有征验，可不畏哉。沈尧封云：身色或青或赤，未死之前，必以渐而来，非死后突见也。医有望色一法，真防微杜渐之意，不可废也。因思蓝斑一证，即色青之渐，实为阳绝之征。世反谓热极胃烂，重投寒药，是乃速绝其阳，宜乎旦发夕死，百无一生矣。曾见一老医大用参附奏效，读此始悟治法之有本，益深叹服。张卿子云：论中几称无血血绝者，即是指此阴气先绝。

趺阳脉浮，浮则为虚，虚浮相搏，故令气䭇[1]**，言胃气虚竭也**。**脉滑则为哕，此为医咎，责虚取实，守空逼血，脉浮鼻中燥者必衄也**。

成氏云：《内经》曰阴在内，阳之守也；阳在外，阴之使也。发汗攻阳，亡津液而阳气不足者，谓之守空。经曰：表气微虚，里气不守，故使邪中于阴也。阳不为阴守，邪气因得而入之。内搏阴血，阴失所守而乃妄行，未知从何道而出。若脉浮鼻燥者，知血必从鼻中出也。喻嘉言云：此皆逼汗而不得汗之所致也。责虚，言求病于虚；取实，言反以虚为实而攻取[2]

---

① 䭇：同“噎”。

② 取：原作“耴”，据《伤寒论条辨·辨脉法下篇》“取实，言反以虚为实，而攻取之也”改。

之也。迫血，言劫汗也。程扶生云：馅者，气噎塞而不通之名，义同噎也。哕，即俗所谓呃逆也。趺阳浮虚则为馅，滑则为哕，皆医妄汗与冷水之过也。王肯堂曰：哕则气自脐下，直冲上出于口，而吃吃然作声，频频相续为实，可治。半时哕一声为虚，难治也。唐不严云：阴伤，则阳失所守，故曰守空。

寸口脉阴阳俱紧者，法当清邪中于上焦，浊邪中于下焦。清邪中上，名曰洁也；浊邪中下，名曰浑也。阴中于邪，必内栗也，表气微虚，里气不守，故使邪中于阴也。阳中于邪，必发热头痛，项强颈挛，腰痛胫酸，所谓阳中雾露之气。故曰清邪中上，浊邪中下。阴气为栗，足膝逆冷，便溺妄出。表气微虚，里气微急，三焦相混，内外不通。上焦怫郁，脏气相熏，口烂蚀龈也。中焦不治，胃气上冲，脾气不转，胃中为浊，营卫不通，血凝不流。若卫气前通者，小便赤黄，与热相搏，因热作使，游于经络，出入脏腑，热气所过，则为痈脓。若阴气前通者，阳气厥微，阴无所使，客气内入，嚏而出之，声嗢咽塞。寒厥相逐，为热所壅，血凝自下，状如豚肝。阴阳俱厥，脾气孤弱，五液注下，下焦不合，清便下重，令便数难，脐筑湫痛①，命将难全。

成无己云：浮为阳，沉为阴。阳脉紧则雾露之气中于上焦，阴脉紧则寒邪中于下焦。上焦者太阳也，下焦者少阴也。发热头痛、项强颈挛、腰疼胫酸者，雾露之气，中于太阳之经也。浊邪中下，阴气为栗，足膝逆冷，便溺妄出者，寒邪中于少阴也。

---

① 脐筑湫痛：脐腹悸动凝痛。筑，捣也，此谓悸动如杵相击状。湫，谓气聚集；湫痛，即气血凝滞不行而痛。

因表气微虚，邪入而客之。又里气不守，邪乘里弱，遂中于阴。阴虚遇邪，内为惧栗，致气微急矣。《内经》曰：阳病者上行极而下，阴病者下行极而上。此上焦之邪，甚则下于中焦；下焦之邪，甚则上于中焦，由是三焦混乱也。三焦主持诸气，三焦既相混乱，则内外之气，俱不得通。膻中为阳气之海，气因不得通于内外，怫郁于上焦为热，与脏气相熏，口烂食①龈。《内经》曰：膈热不便，上为口糜。中焦为上下二焦之邪混乱，则不得平治。中焦在胃之中，中焦失治，胃气因上冲也。脾，坤也。坤助胃气磨消水谷。脾气不转，则胃中水谷，不得磨消，故胃中浊也。《金匮要略》曰：谷气不消，胃中苦浊。

荣者，水谷之精气也。卫者，水谷之悍气也。气不能布散，致荣卫不通，血凝不流。

卫气者，阳气也；荣血者，阴气也。阳主为热，阴主为寒。卫气前通者，阳气先通，而热气得行也。《内经》曰：膀胱者津液藏焉，化则能出。以小便赤黄，知卫气前通也。热气与卫气相搏而行，出入脏腑，游于经络。经络客热，则血凝肉腐而为痈脓，此见其热气得行。若阴气前通者则不然。阳在外，为阴之使。因阳气厥微，阴无所使，遂阴气前通也。《内经》曰：阳气者卫外而为固也。阳气微则不能卫外，寒气因而客之。

王宇泰曰：此所言邪，似是湿邪。盖有天之湿，雾露两是也。天本乎气，故中上、中表、中经络。有地之湿，水泥是也。地本乎形，故中下、中里、中筋骨。今既明言清邪为雾露之气矣，则所谓浊邪者，非地之湿气而何？《内经》曰：风者上先受之，湿者下先受之。又云：清湿地气之中也，必从足始。若是

① 食：通“蚀”。

寒邪，则足太阳当先受之，不应独中下焦，而见足膝逆冷便溺妄出之证也。《难经》论五邪，以中湿为肾邪，其病足胫寒而逆，则云足膝逆冷为肾中湿明甚。治天之湿，当同司天法。湿上甚而热者，平以苦温，佐以甘辛，以汗为效而止，当于伤寒法中选用。治地之湿，当同在泉法，湿淫于内，治以苦热，佐以酸淡，以苦燥之，以淡泄之。

三焦者，元气之别使，主通行上中下之三气，经历于五脏六腑也。通行三气，即纪氏[①]所谓下焦禀真元之气，即元气也。上达至于中焦，中焦受水谷精悍之气，化为荣卫，荣卫之气与真元之气，通行达于上焦也。三焦通，则上下内外左右皆通也。今表气微虚，里气微急，三焦相混，则内外不通矣。上焦病，则郁热熏灼而为口糜蚀龈。中焦病，则[②]脾不能化，胃之所纳，而胃中为之秽浊而不蒸泌，胃中浊，则无水谷之精气以为荣，无水谷之悍气以为卫，而荣卫何由通也。荣卫不通，则血凝泣而不流矣。

夫人之所以生者荣卫耳，荣卫不通而可以久乎？荣行脉中，卫行脉外，不能一时而通，必有先浚[③]。欲知荣与卫孰为先通，则于何而验之？若卫气先通者，必先小便赤黄，而后发痈脓；若荣气先通者，必先嚏嗢咽塞，而后下血如豚肝也。

《内经》谓三焦者决渎之官，水道出焉。膀胱者州都之官，津液藏焉，气化则能出矣。夫岂独从下焦膀胱之气化而已？肺主通调水道，下输膀胱，而脾病者九窍不通，小便不利，是小便亦从上中二焦之气化者也。故卫气通则小便赤黄也。

---

① 纪氏：指纪天锡。金代医家，字齐卿。集注《难经》五卷。
② 则：原为“则则”，据文义改。
③ 浚：疏通。

《内经》论噫，或因寒气下临，心气上从，或因热气下临，肺气上从。李明之①云：阳气不得出者曰塞，阴气不得下降者曰噎。又曰：塞者五脏之所主，阴也，血也。噎者六腑之所主，阳也，气也。二者皆由阴中伏阳而作也。由此观之，则噫塞皆阴阳寒热相搏之候耳，故曰寒厥相逐。

魏柏乡云：以表阳微而里阳亦素虚也。表阳既虚，平日多致汗出，易招邪入，惟其多汗，知里气不能固守，常有宣泄。里阳既尔外越，内反空虚。所以雾露易犯于上表，而寒湿易袭于下里矣。

三焦相混者，湿邪兼寒，凝滞充塞，亦如重雾迷空，湿气遍野，内外不通，脾气得湿热而不运，荣卫之间，因脾气不运，亦将为湿热滞泥，行不通畅，荣卫且粘黏于经隧之间不流矣。于是四肢浮肿，身黄体重，水气黄疸诸症将作矣。如久而卫气为湿热所混，不能畅行，或前得通，必从小便而出，此黄疸之小便赤黄也。

盖因正气与湿热相搏混，为热使作，既不能透表而散，不得不由前阴而出，如果成发黄，得从医治，除湿清热，犹可为也。不然则邪热无从发泄，必周游于遍身经络，且出入于脏腑之中。湿热蓄久，遂为热毒，毒气所过，即为痈为脓。此假外感内伤，俱为寒湿。非此则脉不阴阳俱紧，且不致三焦一时俱混为一邪，不分经络，不论脏腑，横行竖撞，上冲下决。如此之始而弥漫，继而奔突也。

愚按此条大意俱是湿温之气。成氏注为寒湿之邪，怫郁化

---

① 李明之：即李杲。金元医家，字明之，自号东垣老人。撰《脾胃论》《内外伤辨惑论》等书。

热，湿热相混，营卫壅滞。但寒湿虽能化热，总属阴邪，乌能骤变若是。魏氏从而和之，谓非此寒湿，则脉不致阴阳俱紧。殊不知仲景辨脉者，正欲辨此等处也。言湿温症亦有脉阴阳俱紧者，故辨脉必辨及证。所以太阳篇云：脉阴阳俱紧者，名曰伤寒。必先辨之于症之恶寒体痛，而后紧脉为伤寒。若紧脉即是伤寒，不必辨症，则脉亦不难辨矣。何仲景每篇必曰辨病脉证。

或问：发热、头痛、项强颈挛、腰痛、胫酸，皆系太阳伤风寒之证；足膝逆冷、便溺妄出者，亦是寒中少阴之厥逆遗溺症。何反言其温热耶？盖太阳篇有云：太阳病发热而渴，不恶寒者为温病。称太阳病，则温邪亦有头项强痛颈挛胫酸之症矣。因温邪伤于太阳经，则现是症也。又伤寒脉滑而厥者，里有热也，白虎汤主之。是热气壅塞，阴阳之气，不相顺接所致。又三阳合病及风温病，皆有遗溺一症，乃热伤气而气不收摄也。然则何谓清浊之邪，以致脉阴阳俱紧也？清指无形之邪，如温热之气是也。浊指有形之邪，如雾露之气是也。

浮为阳，沉为阴。脉浮而紧者，名曰弦也。故阳中于邪而发热头痛者，则脉浮弦。阴中于邪而清便下重者，则脉沉弦。所以厥阴篇云：脉沉弦者下重也。温热与雾露之气胶结，如油入面，糊涂不分，内外不通，最难驱治。

惟喻嘉言曰，凡二百六十九字，阐发奥理，全非伤寒中所有事，乃论温疫从入之门，变病之总。

篇中大意，谓人之鼻气通于天，故阳中雾露之邪者为清邪，从鼻息而上入于阳，入则发热头痛，项强颈挛。人之口气通于地，故阴中水土之邪者，为饮食浊味，从口舌而下入于阴，入则其人必先内栗，足膝逆冷，便溺妄出，清便下重，脐筑湫痛。然从鼻从口所入之邪，必先注中焦，以次分布上下。故中焦受邪，因而不治，中焦不治，则胃中为浊，荣卫不通，血凝不流，其酿变即现中焦。若三焦邪混为一，内外不通，脏气熏蒸，上焦怫郁，则口烂蚀龈。卫气前通者，因热作使，游行经络脏腑，则为痈脓。荣气前通者，因召客邪嚏出，声嗢咽塞，热拥①不行，则下血如豚肝。然以荣卫渐通，故非危候。若上焦之阳不降，下焦之阴不升，两不相接，则脾气于中，孤弱，不能独运散精，斯五脏之液注下，下焦不能司其开合，致清便下重，令便数难。脐为生气之原，脐筑湫痛，则生气欲绝，故曰命将难全。伤寒之邪，繇②外廓而入，温疫之邪，则直行中道，流布三焦。上焦为清阳，故清邪从之上入。下焦为浊阴，故浊邪从之下入。中焦为阴阳交界，凡清浊之邪，必从此区分。甚者三焦相混，上行极而下，下行极而上。故声嗢咽塞口烂蚀龈者，亦复下血如豚肝，非定中上不及下，中下不及上也。伤寒邪中外廓，故一表即散。温邪行在中道，故表之不散。伤寒邪入胃腑，则腹满便坚，故可攻下。温邪在三焦散漫不收，下之复合。此与治伤寒表里诸法，自当变化。

奈何十年愦愦，试折衷以圣言，从前谬迷，宁不涣然冰释哉！

治法，未病前预饮芳香正气药，则邪不能入，此为上也。邪既入急，以逐秽为第一义。

伤寒咳逆上气，其脉散者死，谓其形损故也。

伤寒至咳逆上气，其气中之邪盛可知。盛则脉应实，今脉反散乱无绪，其真气已被邪损坏，而不能聚敛，则元神将去，而阴阳不能交钮，故死。

① 拥：通“壅”，阻塞。

② 繇：通“由”，经。

《伤寒论》原本编次

辨脉法第一　三十七节

平脉法第二　四十五节

伤寒例第三　叔和伪撰

辨痉湿暍脉证第四　十五节

辨太阳病脉证并治上第五　三十节

辨太阳病脉证并治中第六　百三节

辨太阳病脉证并治下第七　五十一节

辨阳明病脉证并治第八　八十四节

辨少阳病脉证并治第九　十节

辨太阴病脉证并治第十　九节

辨少阴病脉证并治第十一　四十五节

辨厥阴病脉证并治第十二　五十七节

辨霍乱病脉证并治第十三　十一节

辨阴阳易差后劳复病脉证并治第十四　七节

辨不可发汗病脉证并治第十五　十四节

辨可发汗病脉证并治第十六　六节

辨发汗后病脉证并治第十七　一节

辨不可吐第十八　一节

辨可吐病脉证并治第十九　五节

辨不可下病脉证并治第二十　二十三节

辨可下病脉证并治第二十一　十一节

上除伤寒例外共五百六十五节

总书目

扁鹊脉书难经
伤寒论选注
伤寒经集解
伤寒纪玄妙用集
伤寒集验
伤寒论近言
重编伤寒必用运气全书
伤寒杂病论金匮指归
四诊集成
秘传常山杨敬斋先生针灸全书
本草撮要
（新编）备急管见大全良方
（简选）袖珍方书
经验济世良方
师古斋汇聚简便单方
新锲家传诸证虚实辨疑示儿仙方总论
静耘斋集验方
普济应验良方
苍生司命药性卷
（新刊东溪节略）医林正宗

医圣阶梯
诸证提纲
颐生秘旨
医学集要
医理发明
辨证求是
温热朗照
四时病机
治疫全书
疫证治例
（袖珍）小儿方
类证注释钱氏小儿方诀
儿科醒
外科启玄
疡科选粹
王九峰医案
医贯辑要
栖隐楼医话
医学统宗
仁寿堂药镜